U0711405

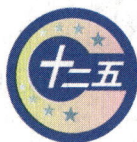 全国中医药行业高等教育"十二五"规划教材
全国高等中医药院校规划教材（第九版）

儿科护理学

（新世纪第二版）

（供护理学专业用）

主　编　梁伍今（长春中医药大学）
副主编　翟文生（河南中医学院）
　　　　寇　敏（南京中医药大学）
　　　　黄辉斌（湖南中医药大学）
　　　　刘继芬（湖北中医药大学）

中国中医药出版社
·北　京·

图书在版编目（CIP）数据

儿科护理学/梁伍今主编 . —2 版 . —北京：中国中医药出版社，2012.8（2015.1 重印）
全国中医药行业高等教育"十二五"规划教材
ISBN 978 - 7 - 5132 - 0982 - 3

Ⅰ.①儿…　Ⅱ.①梁…　Ⅲ.①儿科学 - 护理学 - 中医药院校 - 教材　Ⅳ.①R473.72

中国版本图书馆 CIP 数据核字（2012）第 120567 号

中 国 中 医 药 出 版 社 出 版
北京市朝阳区北三环东路 28 号易亨大厦 16 层
邮政编码　100013
传真　010 64405750
北京市卫顺印刷厂印刷
各地新华书店经销

*

开本 787×1092　1/16　印张 20.5　字数 457 千字
2012 年 8 月第 2 版　2015 年 1 月第 3 次印刷
书　号　ISBN 978 - 7 - 5132 - 0982 - 3

*

定价　33.00 元

网址　www.cptcm.com

如有印装质量问题请与本社出版部调换
版权专有　侵权必究

社长热线　010 64405720
购书热线　010 64065415　010 64065413
微信服务号　zgzyycbs
书店网址　csln.net/qksd/
官方微博　http://e.weibo.com/cptcm
淘宝天猫网址　http://zgzyycbs.tmall.com

全国中医药行业高等教育"十二五"规划教材
全国高等中医药院校规划教材（第九版）
专家指导委员会

名誉主任委员　王国强（卫生部副部长兼国家中医药管理局局长）

　　　　　　　　邓铁涛（广州中医药大学教授　国医大师）

主 任 委 员　王志勇（国家中医药管理局副局长）

副主任委员　王永炎（中国中医科学院名誉院长　教授　中国工程院院士）

　　　　　　　　张伯礼（中国中医科学院院长　天津中医药大学校长　教授
　　　　　　　　　　　　中国工程院院士）

　　　　　　　　洪　净（国家中医药管理局人事教育司巡视员）

委　　　　员（以姓氏笔画为序）

　　　　　　　　王　华（湖北中医药大学校长　教授）

　　　　　　　　王　键（安徽中医药大学校长　教授）

　　　　　　　　王之虹（长春中医药大学校长　教授）

　　　　　　　　李亚宁（国家中医药管理局中医师资格认证中心）

　　　　　　　　王国辰（国家中医药管理局教材办公室主任
　　　　　　　　　　　　全国中医药高等教育学会教材建设研究会秘书长
　　　　　　　　　　　　中国中医药出版社社长）

　　　　　　　　王省良（广州中医药大学校长　教授）

　　　　　　　　车念聪（首都医科大学中医药学院院长　教授）

　　　　　　　　孔祥骊（河北中医学院院长　教授）

　　　　　　　　石学敏（天津中医药大学教授　中国工程院院士）

　　　　　　　　匡海学（黑龙江中医药大学校长　教授）

　　　　　　　　刘振民（全国中医药高等教育学会顾问　北京中医药大学教授）

　　　　　　　　孙秋华（浙江中医药大学党委书记　教授）

　　　　　　　　严世芸（上海中医药大学教授）

　　　　　　　　杨　柱（贵阳中医学院院长　教授）

　　　　　　　　杨关林（辽宁中医药大学校长　教授）

　　　　　　　　李大鹏（中国工程院院士）

　　　　　　　　李玛琳（云南中医学院院长　教授）

　　　　　　　　李连达（中国中医科学院研究员　中国工程院院士）

李金田（甘肃中医学院院长　教授）

吴以岭（中国工程院院士）

吴咸中（天津中西医结合医院主任医师　中国工程院院士）

吴勉华（南京中医药大学校长　教授）

肖培根（中国医学科学院研究员　中国工程院院士）

陈可冀（中国中医科学院研究员　中国科学院院士）

陈立典（福建中医药大学校长　教授）

陈明人（江西中医药大学校长　教授）

范永升（浙江中医药大学校长　教授）

欧阳兵（山东中医药大学校长　教授）

周　然（山西中医学院院长　教授）

周永学（陕西中医学院院长　教授）

周仲瑛（南京中医药大学教授　国医大师）

郑玉玲（河南中医学院院长　教授）

胡之璧（上海中医药大学教授　中国工程院院士）

耿　直（新疆医科大学副校长　教授）

徐安龙（北京中医药大学校长　教授）

唐　农（广西中医药大学校长　教授）

梁繁荣（成都中医药大学校长　教授）

程莘农（中国中医科学院研究员　中国工程院院士）

谢建群（上海中医药大学常务副校长　教授）

路志正（中国中医科学院研究员　国医大师）

廖端芳（湖南中医药大学校长　教授）

颜德馨（上海铁路医院主任医师　国医大师）

秘　书　长　王　键（安徽中医药大学校长　教授）

洪　净（国家中医药管理局人事教育司巡视员）

王国辰（国家中医药管理局教材办公室主任
　　　　全国中医药高等教育学会教材建设研究会秘书长
　　　　中国中医药出版社社长）

办公室主任　周　杰（国家中医药管理局人事教育司综合处处长）

林超岱（国家中医药管理局教材办公室副主任
　　　　中国中医药出版社副社长）

李秀明（中国中医药出版社副社长）

办公室副主任　王淑珍（全国中医药高等教育学会教材建设研究会副秘书长
　　　　中国中医药出版社教材编辑部主任）

全国中医药行业高等教育"十二五"规划教材
全国高等中医药院校规划教材（第九版）

《儿科护理学》编委会

主　　编　梁伍今（长春中医药大学）

副 主 编　翟文生（河南中医学院）

　　　　　寇　敏（南京中医药大学）

　　　　　黄辉斌（湖南中医药大学）

　　　　　刘继芬（湖北中医药大学）

编　　委　（以姓氏笔画为序）

　　　　　任新生（福建中医药大学）

　　　　　刘　虹（长春中医药大学）

　　　　　刘冬梅（吉林大学）

　　　　　杜富秀（天津中医药大学）

　　　　　陈　霞（成都中医药大学）

　　　　　赵文晓（山东中医药大学）

　　　　　施珍妮（广州中医药大学）

　　　　　贾丽丹（黑龙江中医药大学）

　　　　　倪志宏（甘肃中医学院）

　　　　　郭小兰（陕西中医学院）

　　　　　黄　丽（安徽中医学院）

学术秘书　刘　虹（长春中医药大学）

前　言

全国中医药行业高等教育"十二五"规划教材是为贯彻落实《国家中长期教育改革和发展规划纲要（2010－2020年)》、《教育部关于"十二五"普通高等教育本科教材建设的若干意见》和《中医药事业发展"十二五"规划》，依据行业人才需求和全国各高等中医药院校教育教学改革新发展，在国家中医药管理局人事教育司的主持下，由国家中医药管理局教材办公室、全国中医药高等教育学会教材建设研究会在总结历版中医药行业教材特别是新世纪全国高等中医药院校规划教材建设经验的基础上，进行统一规划建设的。鉴于由中医药行业主管部门主持编写的全国高等中医药院校规划教材目前已出版八版，为便于了解其历史沿革，同时体现其系统性和传承性，故本套教材又可称"全国高等中医药院校规划教材（第九版)"。

本套教材坚持以育人为本，重视发挥教材在人才培养中的基础性作用，充分展现我国中医药教育、医疗、保健、科研、产业、文化等方面取得的新成就，以期成为符合教育规律和人才成长规律，并具有科学性、先进性、适用性的优秀教材。

本套教材具有以下主要特色：

1. 继续采用"政府指导，学会主办，院校联办，出版社协办"的运作机制

在规划、出版全国中医药行业高等教育"十五"、"十一五"规划教材时（原称"新世纪全国高等中医药院校规划教材"新一版、新二版，亦称第七版、第八版，均由中国中医药出版社出版)，国家中医药管理局制定了"政府指导，学会主办，院校联办，出版社协办"的运作机制，经过两版教材的实践，证明该运作机制符合新时期教育部关于高等教育教材建设的精神，同时也是适应新形势下中医药人才培养需求的更高效的教材建设机制，符合中医药事业培养人才的需要。因此，本套教材仍然坚持这个运作机制并有所创新。

2. 整体规划，优化结构，强化特色

此次"十二五"教材建设工作对高等中医药教育3个层次多个专业的必修课程进行了全面规划。本套教材在"十五"、"十一五"优秀教材基础上，进一步优化教材结构，强化特色，重点建设主干基础课程、专业核心课程，加强实验实践类教材建设，推进数字化教材建设。本套教材数量上较第七版、第八版明显增加，专业门类上更加齐全，能完全满足教学需求。

3. 充分发挥高等中医药院校在教材建设中的主体作用

全国高等中医药院校既是教材使用单位，又是教材编写工作的承担单位。我们发出关于启动编写"全国中医药行业高等教育'十二五'规划教材"的通知后，各院校积极响应，教学名师、优秀学科带头人、一线优秀教师积极参加申报，凡被选中参编的教师都以积极热情、严肃认真、高度负责的态度完成了本套教材的编写任务。

4. 公开招标，专家评议，健全主编遴选制度

本套教材坚持公开招标、公平竞争、公正遴选主编原则。国家中医药管理局教材办公室和全国中医药高等教育学会教材建设研究会制订了主编遴选评分标准，经过专家评审委员会严格评议，遴选出一批教学名师、高水平专家承担本套教材的主编，同时实行主编负责制，为教材质量提供了可靠保证。

5. 继续发挥执业医师和职称考试的标杆作用

自我国实行中医、中西医结合执业医师准入制度以及全国中医药行业职称考试制度以来，第七版、第八版中医药行业规划教材一直作为考试的蓝本教材，在各种考试中发挥了权威标杆作用。作为国家中医药管理局统一规划实施的第九版行业规划教材，将继续在行业的各种考试中发挥其标杆性作用。

6. 分批进行，注重质量

为保证教材质量，本套教材采取分批启动方式。第一批于2011年4月启动中医学、中药学、针灸推拿学、中西医临床医学、护理学、针刀医学6个本科专业112种规划教材。2012年下半年启动其他专业的教材建设工作。

7. 锤炼精品，改革创新

本套教材着力提高教材质量，努力锤炼精品，在继承与发扬、传统与现代、理论与实践的结合上体现了中医药教材的特色；学科定位准确，理论阐述系统，概念表述规范，结构设计更为合理；教材的科学性、继承性、先进性、启发性及教学适应性较前八版有不同程度提高。同时紧密结合学科专业发展和教育教学改革，更新内容，丰富形式，不断完善，将学科、行业的新知识、新技术、新成果写入教材，形成"十二五"期间反映时代特点、与时俱进的教材体系，确保优质教育资源进课堂，为提高中医药高等教育本科教学质量和人才培养质量提供有力保障。同时，注重教材内容在传授知识的同时，传授获取知识和创造知识的方法。

综上所述，本套教材由国家中医药管理局宏观指导，全国中医药高等教育学会教材建设研究会倾力主办，全国各高等中医药院校高水平专家联合编写，中国中医药出版社积极协办，整个运作机制协调有序，环环紧扣，为整套教材质量的提高提供了保障机制，必将成为"十二五"期间全国高等中医药教育的主流教材，成为提高中医药高等教育教学质量和人才培养质量最权威的教材体系。

本套教材在继承的基础上进行了改革与创新，但在探索的过程中，难免有不足之处，敬请各教学单位、教学人员以及广大学生在使用中发现问题及时提出，以便在重印或再版时予以修正，使教材质量不断提升。

国家中医药管理局教材办公室

全国中医药高等教育学会教材建设研究会

中国中医药出版社

2012年6月

编写说明

为了更好地贯彻落实《国家中长期教育改革和发展规划纲要》、《医药卫生中长期人才发展规划（2011－2020 年)》，根据《教育部关于"十二五"普通高等教育本科教材建设的若干意见》，做好新一轮行业规划教材建设工作，国家中医药管理局教材办公室和全国高等中医药教材建设研究会共同组织编写了全国中医药行业高等教育"十二五"系列规划教材。

《儿科护理学》的编写注重科学性、先进性、实用性相结合的原则，在借鉴其他教材经验的基础上，在加强基础医学、护理理论知识、基本实践的同时，新增了部分疾病的中医知识链接；常用护理技术中增添了中医护理操作，如小儿捏脊疗法、推拿法；补充了新近出现的一些操作方法和病种，如婴儿抚触、婴儿游泳、手足口病等；删减了传染病管理等与其他学科交叉重复的内容。同时，我们对全书的结构进行了一些调整：小儿年龄阶段的划分归纳到小儿生长发育章节中；传统的儿童保健改为儿童健康促进，新增社区儿童健康促进。为了突出临床实用性，体现整体护理理念，在每章结尾增加了一些病案分析，使学生能更全面、系统地掌握儿科护理学的基础理论、基本知识和基本技能，提高临床观察、分析、判断和解决问题的能力。

全书共分为 17 章，第一章由梁伍今编写，第二章由倪志宏编写，第三章由刘虹、刘冬梅编写，第四章由贾丽丹编写，第五章由施珍妮编写，第六章由施珍妮、任新生编写，第七章由黄丽编写，第八章由赵文晓编写，第九章由郭小兰编写，第十章由杜富秀编写，第十一章由翟文生编写，第十二章由刘继芬编写，第十三章由寇敏编写，第十四章由梁伍今编写，第十五章由黄丽编写，第十六章由黄辉斌编写，第十七章由陈霞编写。

在编写过程中，我们得到了有关学校的大力支持，来自全国 15 所医学院校的 16 名编者团结协作，积极配合，付出了巨大的努力，在此表示衷心的感谢。希望通过我们的努力，力求做到内容和形式上有所突破，符合临床专业课程的教学规律，以达到提高学生综合能力的目的及适应学科发展的需要。

本教材经过了多次认真修改和审校，但由于编者水平有限，书中还存在不足之处，恳请各院校师生提出宝贵意见，以便修订提高。

《儿科护理学》编委会
2012 年 6 月

目　录

第一章　绪　论

【学习目标】

1. 熟悉小儿解剖生理特点、临床特点及用药特点。
2. 了解儿科护理学的任务和范畴、发展和展望等。

儿科护理学（pediatric nursing）是一门研究小儿各年龄阶段生长发育规律、健康保健、疾病预防和护理，以促进小儿身心健康的科学。儿科护理学的服务对象为具有不同于成人特征及需要的、处于不断生长发育中的儿童和青少年。

第一节　儿科护理学的任务和范畴

随着医学模式的转变和社会的发展，儿科护理学已从单纯在医院内的护理工作扩展到家庭、社区护理和保健，儿科护理学的任务和范围也随之变化。

一、儿科护理学的任务

儿科护理学的任务是适应医学模式的转变，从体格、智能、行为和社会等各方面综合评价小儿，提供综合性、广泛性、整体性的护理，减少发病率、降低死亡率、增强小儿体质，促进身心发育，提高民族的整体健康素质。

二、儿科护理学的范畴

儿科护理学所涉及的范围很广，所有儿童和青少年时期的疾病和健康卫生问题都属于儿科护理学的范畴，包括正常小儿的发育、保健、疾病的预防、知识普及和护理。儿科护理学除了本身的内容外，尚需要社会学、教育学、心理学、流行病学、医学统计学等多个学科的密切配合。

随着医学科学和护理学的迅猛发展，儿科护理已发展成以小儿及其家长为中心的身心整体护理，儿科护理的范畴和内容有了质的变化，所涉及的相关学科也越来越多，这些变化和发展将有力地促进儿科护理学的发展。

第二节　小儿特点

儿科护理学与其他临床护理学科相比有其特点：一是小儿处于不断的生长发育过程之中，在发育过程中不仅存在个体差异，还有更明显的年龄差异。故在实际工作中应掌握小儿各年龄期的特点，才能做到有的放矢。二是对小儿来说预防更加重要。因此，学习儿科护理学时不能将小儿视为成人的缩影。

一、解剖生理特点

1. 解剖特点　在生长发育过程中，小儿的外观不断发生变化，体重、身高（长）、头围、胸围等不断增长；身体各部分比例、出牙、前囟、神经系统等随年龄增加而发生变化；主要内脏器官的大小、位置等解剖特点亦与成人有所不同，如新生儿时期两侧心室壁厚度几乎相等，2 岁以下幼儿的心脏多呈横位。熟悉小儿正常解剖特点和发育规律，才能做好保健护理工作，如抱婴儿时注意保护头部（婴儿 2 个月前因颈椎肌肉和颈椎发育相对滞后不能抬头）；给小儿进行操作时不能压迫或过度牵拉（婴儿期骨骼柔软，长期受压易变形）等。

2. 生理生化特点　小儿处在不断的生长发育过程中，不同年龄阶段有不同的生理生化正常值，如心率、呼吸频率、血压、血象等。婴儿肾脏功能不成熟，容易发生水电解质代谢紊乱；小儿生长发育快，代谢旺盛，营养需求相对较高，但胃肠消化吸收功能相对不成熟，很容易发生腹泻；呼吸系统功能不完善，尤其是气管、支气管黏膜血流丰富，易感染，易出现呼吸困难。掌握不同年龄阶段小儿的生理生化特点，才能作出正确判断与处理，也是儿科护士具备的基本功之一。

3. 免疫特点　小儿时期体液免疫和细胞免疫均不成熟。小儿皮肤、黏膜娇嫩，易破损，淋巴系统、体液免疫及细胞因子等发育不完善，防御能力差，易患感染性疾病。6 个月以内的新生儿体内有来自母体的 IgG 尚未消失，患某些传染病的机会较少。IgM 是抵抗革兰阴性细菌感染的主要抗体，由于母体 IgM 不能通过胎盘，因此小婴儿易患革兰阴性细菌感染。分泌型 IgA 是黏膜局部的主要免疫物质，婴幼儿期常缺乏，易患呼吸道和消化道感染。一般在 6~7 岁时，小儿自行合成 IgG 的能力才达到成人水平。

二、临床特点

1. 疾病种类特点　小儿时期各系统疾病的种类与成人有很大的区别。如新生儿以先天性疾病多见，婴幼儿以遗传性疾病、感染性疾病多见，发高烧时可有热性惊厥，这些病在成人少见；小儿恶性肿瘤以白血病多见，而成人则以肺癌、肝癌、食管癌等多见；心血管疾病中小儿以先天性心脏病多见，而成人则以冠心病、高血压多见。

2. 病理特点　小儿对致病因素的病理反应往往与成人有所不同。如维生素 D 缺乏在婴幼儿可引起佝偻病，在成人则表现为骨软化病。肺炎球菌所致的肺部感染，在小婴儿导致支气管肺炎，在年长儿和成人则导致大叶性肺炎。

3. 临床表现特点 小儿病情变化快、来势凶、易反复、变化多端，护士需更加仔细和严密的观察。如小儿患感染性疾病时，由于机体抵抗力低下、缺乏局限能力，容易发展为败血症，常引起循环衰竭、水电解质紊乱；新生儿化脓性脑膜炎，缺少典型临床表现，仅有反应低下、拒乳和体温不升等非特异性的表现；新生儿患有严重感染性疾病时其表现与病理改变常不相符，缺乏定位性症状与体征。

4. 诊断特点 婴幼儿不会主动诉说病情，有了语言表达能力后也往往不能正确描述症状。医护人员应密切观察病情的同时，还要注意不同年龄阶段小儿的临床表现特点，更要考虑患儿的年龄因素。不同年龄的患儿即使是同一症状，所引起的原因往往有很大区别。以小儿惊厥为例，发生在早期新生儿时，首先要考虑产伤、缺氧缺血性脑病和颅内出血等；发生在婴幼儿时首先要考虑维生素 D 缺乏性手足搐搦症或热性惊厥；发生在年长儿则要考虑癫痫。

5. 治疗特点 因小儿处在生长发育的动态过程中，治疗时药物的剂量随年龄而异。有些治疗方法为小儿所特有，如蓝光与换血疗法为治疗新生儿溶血病的特有方法。小儿患病时容易发生水电解质平衡紊乱，液体疗法时需要定量、定性与定速。由于小儿发育不成熟，机体抵抗力差，患某个系统疾病时往往会累及多个系统，如肺炎时易发生腹泻和惊厥。因此，在治疗原发病的同时，也要积极处理各种并发症。

6. 预防特点 加强预防措施是儿科护理学工作的特点，而计划免疫是预防工作的重点，通过计划免疫控制许多急性传染病，如麻疹减毒活疫苗、脊髓灰质炎减毒活疫苗糖丸、乙肝基因工程疫苗在我国的广泛应用有效地控制了麻疹、脊髓灰质炎和乙肝的传播。通过生长发育的监测可早期发现问题，及时给予纠治。遗传性疾病通过遗传咨询和新生儿筛查可防止发生和发展，如珠蛋白生成障碍性贫血、苯丙酮尿症、先天性甲状腺功能低下等。重视保健工作，可减少常见病、多发病的发病率和死亡率（如营养不良、肺炎、腹泻等）。积极进行体育锻炼，增强小儿体质，还可防止肥胖症的发生。因此，做好预防工作是减少发病率，促进小儿健康的重要一环。

7. 预后特点 小儿新陈代谢和生命力旺盛，组织修复能力强，患病时虽然起病急、来势凶、变化快，但只要发现及时、治疗和护理得当，疾病好转也快，后遗症少。相反，新生儿、体弱患儿病情恶化迅速，如果估计不足，不积极抢救，易造成突然死亡。

三、住院小儿心理特点和护理特点

住院对患病的小儿来说是件重大事情，会对小儿的心理和身体产生很大影响。这种影响的大小、强弱，与患儿的年龄、疾病的严重程度及所处的环境有密切的关系。护士要了解每个住院患儿的心理反应，有针对性地进行护理，使患儿尽快适应住院生活。

（一）婴儿的心理反应与护理

1. 心理反应 婴儿期是小儿生长发育最快的时期，对住院的反应随月龄增加而有所不同。

6 个月以前的患儿，如生理需要获得满足，入院后较少哭闹，能够安静，即使不能与母亲在一起，也不会出现明显的不适感。但因缺乏有效的外界刺激，感知觉和动作方面的发育受到一定影响。

6个月后婴儿一般能认识母亲，开始认生，对母亲或抚育者的依恋性越来越强。故6个月~1岁的患儿住院反应强烈，以哭闹来表现分离性焦虑，对陌生环境与人持拒绝态度。

2. 护理重点　应鼓励父母多陪伴患儿。如父母不在身边时护士多与患儿接触，尽量多抚摸、怀抱患儿，满足患儿的生理、心理需要。向家长了解并在护理中尽量保持患儿住院前的生活习惯，患儿喜爱的玩具或物品放在床旁。提供适当的颜色、声音等刺激，促进感知觉的发育。协助患儿进行合理的动作训练，保持患儿正常的发育。

（二）幼儿的心理反应与护理

1. 心理反应　幼儿对医院的环境、生活等各方面均不熟悉，住院期间与父母分离而产生分离性焦虑，同时受语言表达与理解能力的限制，与他人交往出现困难，对住院限制自己的活动产生不满情绪。患儿常拒绝接触医护人员，表现为反抗（哭闹、攻击行为、不听劝阻等）、失望（抑郁、对任何事不感兴趣等）和否认（克制自己的感情、满不在乎等）。

2. 护理重点　以和蔼可亲的态度对待患儿，讲解医院的环境和生活安排，了解患儿的需求。多与患儿交谈，以促进患儿语言能力的发展，达到互相理解和接受。护士要注意语言和举止，给患儿留下良好的形象，以利于沟通。对患儿入院后出现的心理反应予以理解，允许患儿表达自己的情感和不满，不可当众指责、辱骂患儿。为患儿创造娱乐、学习和表现的机会，尽量减少住院对患儿的负性影响。

（三）学龄前患儿的心理反应与护理

1. 心理反应　学龄前患儿住院后同幼儿一样也会出现分离性焦虑，虽迫切希望得到父母的关爱和照顾，但因智能发展更趋完善，思维能力进一步发展，故表现较温和，一般不出现哭闹、攻击行为、拒绝等，表现为难以入睡，悄悄哭泣，且能做到情感和注意力的转移，如玩游戏、绘画等来控制和调节自己的情绪和行动。患儿因对陌生环境的不习惯、对疾病知识的不了解、惧怕治疗带来的痛苦等，可有恐惧心理。

2. 护理重点　学龄前期患儿能够理解和执行护士的一些指令，有自尊心，护士要关心、爱护、尊重患儿。介绍病房环境及同室其他患儿，如病情允许组织适当的游戏，目的首先是使患儿理解治疗和护理的必要性及意义，让患儿有安全感；其次是以游戏来调节患儿的情绪，克服恐惧心理。鼓励患儿适当的自我照顾，以帮助其树立自信心。

（四）学龄患儿的心理反应与护理

1. 心理反应　此期患儿已进入学校学习，学校生活对他们来说相当重要，住院的主要反应是离开学校与同学分离，感到孤独，担心耽误学习、落后。因对疾病缺乏了解，患儿会担心预后，有时怕羞而不愿意配合体格检查。此期患儿自尊心较强、独立性增加，尽管心理活动很多，但不愿表达出来，努力掩盖内心的恐慌。

2. 护理重点　护士要与患儿多沟通、交谈，态度要真诚，多关注患儿的表现，建立良好的护患关系。介绍有关病情、治疗和护理的目的，解除患儿的疑虑。协助他们与同学保持联系，了解学校及学习情况。患儿参与制定每日的生活安排，鼓励患儿坚持学习。进行体格检查及各项操作时，采取必要的遮挡措施维护患儿的自尊。尽量使患儿独立完成力所能及的事情，树立信心。

四、小儿用药特点

药物治疗是小儿综合治疗的重要组成部分，合理正确的用药常常起到关键作用。由于药物在体内的分布受诸多因素的影响，小儿用药具有下述特点：

1. 药物在体内的分布及反应因年龄不同而异　不同药物进入人体内后，在组织内的分布与患儿的年龄有关。巴比妥类、吗啡、四环素等药物在幼儿脑内浓度明显高于年长儿；药物的敏感性也与年龄有关，有的药物在某些年龄阶段可有明显作用，但在其他年龄段却不显著，如吗啡对新生儿呼吸中枢的抑制作用明显高于年长儿，麻黄素的血压升高作用在早产儿低得多。

2. 肝肾功能不完善，代谢及解毒功能差　小儿肝脏解毒功能尚未成熟（尤其是新生儿、早产儿），对某些药物的代谢和半衰期延长，增加药物的血浓度和毒性作用。如新生儿使用氯霉素可导致急性中毒，引起"灰婴综合征"；维生素 K_3、磺胺药等与胆红素竞争结合白蛋白，诱发或加重新生儿黄疸，严重者可致胆红素脑病。新生儿，特别是未成熟儿的肾功能不完善，药物及其分解产物在体内滞留的时间延长，增加药物的毒副作用。

3. 乳儿可受母亲用药的影响　乳母用药后，乳汁中含有浓度较低的药物，一般对乳儿的影响不大，但有些药物在乳汁中的含量较大，可影响乳儿。如苯巴比妥、地西泮、水杨酸盐、阿托品等可引起毒性反应，须慎用；而放射性药物、抗癌药、抗甲状腺药，在乳汁中浓度较高，可影响乳儿的正常发育，哺乳期应禁用。

小儿用药应慎重选择，不可滥用。小儿用药剂量应计算准确，小儿给药的方法应以保证用药效果为原则，综合考虑患儿的具体情况决定适宜的剂型、给药途径。

第三节　儿科护士应具备的素质

一、儿科护士的角色

随着护理学的发展，护士的角色有了扩展，儿科护士也被赋予了多元化角色。

1. 护理活动的执行者和计划者　护士是提供各种护理措施的执行者、照顾者，尤其对生活尚不能自理或不能完全自理的小儿来说更是如此。儿科护士帮助小儿恢复或促进健康的过程中应发挥自己的特长，指导小儿营养的摄取和搭配、感染的预防和护理、药物的给予、心理的支持等，以满足小儿身心两方面的需要。为促进小儿身心健康发展，护士必须运用专业知识和技能，收集小儿生理、心理、社会状况等方面的资料，全面评估小儿的健康状况，提出健康问题，并制定系统全面、切实可行的护理计划。

2. 健康教育的宣传者　在护理小儿的过程中，护士应依据各年龄阶段小儿智力发展水平，有针对性地进行疾病知识的介绍，帮助小儿了解疾病过程，培养良好的生活、卫生习惯，纠正不良行为。同时，护士还应向小儿家长宣传科学育儿知识，达到预防疾病、促进健康的目的。

3. 保健活动的协调者　护士应有良好的沟通能力，需要与有关人员和机构联系时充当协调员的角色，协调各方面的相互关系，维持一个有效的沟通网，以利于诊断、治疗、救助的顺利进行，有关小儿保健工作得以互相协调、配合，保证小儿获得有效的照顾。

4. 健康咨询者　护士应向小儿及其家长提供有关疾病的信息，给予健康指导，解答与疾病和健康有关的问题，帮助他们能够以积极有效的方法面对压力和心理问题，找到有利于身心健康的最佳途径和方法。

5. 患儿的代言人　护士是患儿合法权益的维护者，在小儿不会表达或不能表达自己的要求和意愿时，护士有责任解释并维护小儿的权益不受侵犯或损害。护士还了解影响小儿健康的问题和事件，提供给医院行政部门改进，或提供给卫生行政部门作为拟定卫生政策和计划的参考。

6. 护理研究者　护士应积极进行研究工作，通过研究提高护理理论知识水平，发展护理新技术，用研究结果指导、改进护理工作，提高儿科护理质量，促进护理专业发展。同时，护士还需具备敏锐的观察力，能发现问题的本质，更实际、深入地认识和解决问题。

二、儿科护士的素质要求

作为一名儿科护士，必须具有良好的素质，才能对小儿的健康发展起促进作用。

1. 思想道德素质　热爱小儿，热爱本职工作，要有高度的社会责任感、同情心和奉献精神。具有诚实的品格、实事求是的工作作风、高尚的道德情操。对待小儿像自己的亲人，倾注爱心，一切为小儿着想，尊重小儿的人格，在小儿面前注意自己的仪表和语言，严于律己，以身作则。

2. 科学文化素质　具备一定的文化素养，掌握专业知识和相关学科的知识。能指导小儿预防保健、疾病护理等方面的知识，掌握一门外语和计算机应用技术，掌握现代护理科学发展的新理论、新技术。

3. 专业素质　具有扎实的医学护理理论基础和合理的知识结构，有较系统完整的专业理论知识和较强的实践技能。具有敏锐的观察力和综合分析能力，正确判断出现的问题。有较强的整体护理观念，运用护理程序解决健康问题。具有开展护理教育和护理科研的能力。

4. 身体心理素质　具有健康的心理和较强的适应能力，具备良好的自控力及忍耐力，思维灵活敏捷。具有强烈的进取心，能与小儿及其家长建立良好的人际关系，同事间相互尊重，团结协作。要有健康的身体和良好的状态。

第四节 儿科护理学发展和展望

中医学在小儿疾病的防治与护理方面有丰富的经验。早在公元前五六世纪，中医学已有关于儿科疾病的记载。《黄帝内经》记载了有关小儿的医疗保健；《史记》首次记载扁鹊为"小儿医"；隋代《诸病源候论》提出了正确的小儿养育观；唐代孙思邈比较系统地记载了正常小儿的发育顺序，叙述了某些小儿疾病的治疗方法以及有关断奶、浴儿等小儿喂养和护理的原则，并提到在必要时可用各种兽乳喂哺婴儿。

药物护理在宋代医籍中有较详细的论述。如北宋《太平圣惠方》就指出服药方法应根据患者情况灵活变通，不可千篇一律；儿科鼻祖钱乙强调不同药物应有不同服法；南宋时期的医学书籍中详细记录了婴儿的保育方法；金代就记载了简易的物理降温的护理措施。

明清时期，儿科护理又有了进一步的发展。《保婴撮要》中提倡脐带烧灼消毒以预防脐风；16 世纪中叶，应用接种人痘的方法预防天花已在民间流行，并在张琰的《种痘新书》中记载，在医学史上开创了免疫学的先河。明清时期儿科医家辈出，对儿科护理内容也有诸多论述；清代还出现了最早较全面论述护理的专书——钱襄的《侍疾要语》，叙述了对患者的精神、生活、饮食、疾病、用药等方面的护理要点，促进了儿科护理学的发展。

19 世纪下半叶，西方医学迅速发展并传入我国，西医儿科护理学在我国逐渐形成并得到发展。各国传教士开办的医院中出现了儿科门诊及病房。

中华人民共和国成立以后，儿童医疗保健工作得到了迅速的发展。自 1949 年第一次提出保护母亲和儿童的条款后，相继出台了一系列旨在提高儿童卫生保健水平的政策和条例，大大降低了儿童急性传染病的发病率和病死率，小儿体质普遍增强。

改革开放以后，护理事业进入了一个新的发展阶段，国家非常重视护理事业，大力扶持护理工作和护理教育事业，儿科护理学也得到不断的发展，从简单的儿科门诊病房阶段发展到如今的儿科监护中心和专科医院，儿科护理水平也不断提高，为小儿的健康保健和疾病护理作出了巨大的贡献。

小儿的身心健康问题越来越受到国家、社会和家庭的关注。我国通过在城市和农村建立儿童保健网，积极开展儿童保健工作，推广科学的接生法、计划免疫，提倡优生优育和科学育儿，使我国新生儿和婴儿死亡率大大降低，与发达国家差距明显缩小。儿童体格发育水平也得到了很大提高，全国大规模儿童体格发育调查结果显示，儿童平均体重、身高逐步增加。儿童营养状况已有明显改善，我国 5 岁以下男、女儿童营养不良发病率显著低于发展中国家的平均水平。

随着社会的发展和科学的进步，儿科护理学的范围、小儿疾病谱发生了改变，儿科护理工作也应与之相适应，注意预防感染性疾病、意外事故、小儿精神卫生问题和环境对小儿健康的危害。护士应不断努力学习先进经验、科学技术和最新护理手段，加强儿科护理学的研究，发挥团结协作、奉献精神，使我国的儿科护理事业有更好、更快的发展。

思考题

比较小儿与成人的临床特点的异同点。

第二章　生长发育

【学习目标】

1. 掌握小儿各年龄分期的界定、生长发育规律及体格生长常用指标。
2. 熟悉影响小儿生长发育的因素及小儿体格发育的评价。
3. 了解小儿神经心理发育、心理行为异常及干预。

第一节　小儿年龄分期及各期特点

生命活动的开始，起于胚胎。小儿处于一个连续渐进的、不断生长发育的动态变化过程中，各系统组织器官逐渐长大和发育完善，功能愈趋成熟。不同年龄、不同阶段小儿在形体、功能活动、智能上各有特点。为了更好地了解小儿各年龄阶段的特点，整体、动态的考虑小儿的健康问题，将小儿年龄划分为 7 个时期。

一、胎儿期

从受精卵形成到胎儿出生为止称为胎儿期，约 40 周，胎儿的周龄即为胎龄，或称为妊娠龄。

受精后的前 8 周，从受精卵细胞分化开始，直到初具人形称为胚胎期，是机体各组织器官原基分化的关键时期。此时若受到不利因素的影响，包括母亲感染、创伤、滥用药物、接触放射性物质、毒品等均可影响胎儿各器官的正常分化，导致胚胎发育障碍，从而造成流产或各种畸形。8 周后到出生前为胎儿期，以组织器官迅速生长和功能渐趋成熟为主要特点，母亲的营养、疾病、心理和精神状况、不良的生活习惯、卫生环境、生活工作条件等可影响胎儿的生长发育。

二、新生儿期

自胎儿娩出脐带结扎后至满 28 天称为新生儿期。按年龄划分，此期实际包含在婴儿期内，但由于此期小儿在生长发育和疾病方面具有非常明显的特殊性，故单独列为新生儿期。此期小儿脱离母体开始独立生存，所处的内外环境发生根本的变化，但其适应能力和调节能力尚不完善，发病率和死亡率高。此外，分娩过程中的损伤、感染延续存在，先天性畸形也常在此期表现。

胎龄满 28 周（体重≥1000g）至出生后 7 足天，称为围生期（又称围产期），此期包括胎儿晚期、分娩过程和新生儿早期 3 个阶段。是小儿最危险的时期，死亡率最高（包括死胎、死产，1 周内死亡）。围生期的死亡率是衡量产科和新生儿科质量的重要标准。

三、婴儿期

自出生后到满 1 周岁称为婴儿期。此期是生长发育极其迅速的阶段（生长发育第一高峰期），因此对营养的需求量相对较高。此时各系统器官的功能仍不够成熟、完善，尤其是消化系统常常不能耐受大量食物的消化吸收，故易发生营养和消化紊乱。婴儿 5~6 个月后从母体获得的抗体逐渐消失，自身的免疫功能又未发育成熟，抗感染能力较弱，易发生各种感染和传染性疾病。

四、幼儿期

自 1 周岁后到满 3 周岁之前称为幼儿期。此期小儿体格生长发育速度较前期减慢，中枢神经系统发育加快，特别是活动能力增强，与周围环境接触增多，智能发育迅速，语言、思维和应人应物能力增强，但对危险的识别和自我保护能力不足，发生意外伤害几率非常高。随着活动增加、接触面扩大，感染性疾病及传染病发病率增高。此期消化系统功能仍不完善，营养的需求量仍然相对较高，加上乳牙萌出、断奶后食物种类转换等在此期进行，易发生消化功能紊乱性疾病。

五、学龄前期

自 3 周岁后至 6~7 岁入小学前，称为学龄前期。此时小儿体格生长发育速度进一步减慢，处于稳步增长状态，而智能发育更趋完善，求知欲强，好奇、好问、好模仿，此期小儿的可塑性较大，是小儿性格特点形成的关键时期。与同龄小儿和社会事物有广泛的接触，知识面能够得以扩大，自理能力和初步社交能力能够得到锻炼。此期机体抗病能力虽逐渐增强，但由于活动范围的扩大而生活经验不足，可发生传染病和各种意外，如中毒，烫伤等。此期免疫反应性疾病（如肾炎、风湿热等）开始增多。

六、学龄期

从入小学起（6~7 岁）至青春期前，称为学龄期。此期小儿的体格发育稳步增长，乳牙开始脱落，长出恒牙，肌肉发育加强。除生殖系外，各系统器官发育已接近成人。大脑皮质进一步发育，理解、分析、综合和学习能力逐步增强，是长知识、接受文化教育的重要时期，是小儿心理发展的一个重大转折时期。此期机体抵抗力增强，感染性疾病减少，但变态反应性疾病的发病率仍高。

七、青春期

从第二性征出现到生殖功能基本发育成熟，身高停止增长，称为青春期。一般女孩从 11～12 岁开始到 17～18 岁，男孩从 13～14 岁开始到 18～20 岁。青春期的进入和结束年龄存在较大个体差异，约可相差 2～4 岁。近年来，小儿进入青春期的平均年龄有提早的趋势。

青春期是从小儿向成人过渡的时期，形体增长出现第二次高峰，同时生殖系统的发育也加速并渐趋成熟。但由于神经内分泌调节不够稳定，加之外界环境的影响大，易引起心理、行为、精神不稳定。

第二节　小儿生长发育规律及影响因素

生长是指小儿各器官、系统的长大和形态变化，可测出其量的改变；发育是指细胞、组织、器官的分化完善和功能上的成熟，为质的改变。生长和发育两者紧密相关，不能截然分开。生长发育过程非常复杂，且受许多因素影响，监测和促进小儿生长发育是儿科工作者的重要职责之一。

一、生长发育规律

不论在总体上还是各器官、系统的发育方面，生长发育都遵循一定的规律。认识生长发育规律性有助于儿科护士对小儿生长发育状况进行正确评价与指导。

1. 生长发育的连续性和阶段性　生长发育在整个小儿时期不断进行，呈连续不断的过程，但各年龄阶段生长发育的速度不同。一般年龄越小，生长发育越快。如体格增长出生后以最初 6 个月生长最快，尤其是前 3 个月，出现生后第一个生长高峰，以后生长速度逐渐减慢，至青春期又猛然加快，出现第二个生长高峰。

2. 系统器官发育的不平衡性　人体各器官、系统的发育遵循一定规律，有各自的生长特点。神经系统发育较早，生殖系统发育较晚，淋巴系统则先快而后回缩，皮下脂肪在年幼时较发达，而肌肉组织则到学龄期才发育加速。其他如心、肝、肾等系统的增长基本与体格生长平行（图 2-1）。各系统发育速度的不同与其在不同年龄的生理功能有关。

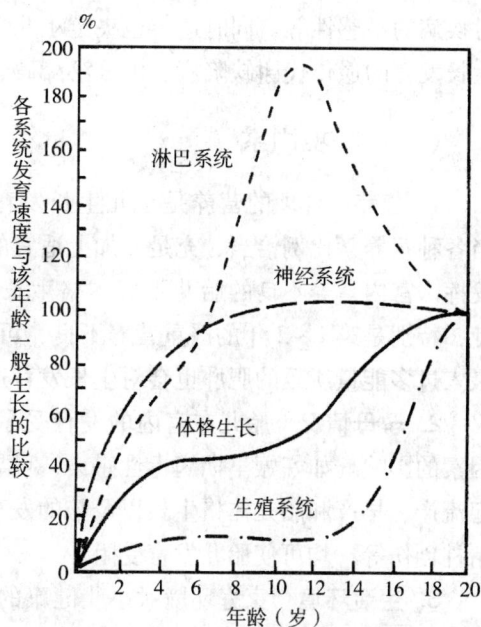

图 2-1　生后主要系统的发育规律

3. 生长发育的顺序性　生长发育通常遵循由上到下、由近到远、由粗到细、由低级到高级、由简单到复杂的顺序或规律。如出生后运动发育的规律是：先抬头，后抬胸，再会坐、立、行（自上到下）；先抬肩、伸臂，再双手握物，先会控制腿到再控制脚的活动（由近到远）；先会用全手掌握持物品，以后发展到能以手指端摘取（从粗到细）；先会画直线，进而能画图、画人（由简单到复杂）；先会看、听和感觉事物、认识事物，再发展到记忆、思维、分析、判断（由低级到高级）。

4. 生长发育的个体差异　小儿生长发育虽按上述一般规律发展，但在一定范围内因受各种内外因素的影响而存在着相当大的个体差异，每个人生长的"轨道"不会完全相同。体格上的个体差异一般随年龄增长而越来越显著，青春期差异更大。小儿的生长发育水平虽有一定的正常范围，但所谓正常值不是绝对的，判断小儿生长发育是否正常必须考虑各种因素对个体的影响，并应做连续动态的观察，才能作出正确的判断。

二、影响生长发育的因素

遗传因素和环境因素是影响小儿生长发育的两个最基本因素。遗传决定生长发育的潜力，这种潜力从受精卵开始就受到众多外界因素的作用与调节，表现出个人的生长发育模式；环境则决定发育的速度及最终达到的程度。两个因素相互作用，决定每个小儿的生长发育水平。

（一）遗传因素

父母双方的遗传因素决定小儿生长发育的"轨道"。种族、家族的遗传信息影响深远，如皮肤、头发的颜色，面部特征，身材高矮，性成熟的迟早，对营养素的需要量，对疾病的易感性等。同时遗传也决定小儿性格、气质和学习方式等特点。严重影响小儿生长发育的遗传代谢缺陷病、内分泌障碍、染色体畸形等，更与遗传有直接关系。

（二）环境因素

1. 营养　合理的营养是小儿生长发育的物质基础，年龄越小受营养的影响越大。当各种营养素比例恰当、充足，加上适宜的生活环境，可使小儿的生长潜力得到最好的发挥。宫内营养不良的胎儿不仅体格生长落后，严重时还影响脑的发育。生后营养不良，特别是第 1~2 年的严重营养不良，可影响体重、身长（高）及智能的发育。小儿摄入过多能量所致的肥胖也会对生长发育造成严重影响。

2. 孕母情况　胎儿在宫内的发育受孕母生活环境、情绪、营养、健康状况等各种因素的影响。如妊娠早期病毒性感染，可导致胎儿先天畸形；孕母患严重营养不良可引起流产、早产和胎儿体格生长以及脑的发育迟缓；孕母受药物、射线、环境毒物污染和精神创伤等，均可使胎儿发育受阻。

3. 生活环境　家庭环境对小儿健康的重要作用易被家长和医护人员忽视。良好的居住环境和卫生条件，如阳光充足、水源清洁、空气新鲜、无噪音等能促进小儿生长发育，反之则带来不良影响。健康的生活方式、良好的教养、科学的护理、适当的锻炼和完善的医疗保健服务等是保证小儿体格、神经心理发育达到最佳状态的重要因素。

4. 疾病和药物 疾病对生长发育的影响十分明显。急性感染常使体重减轻；长期慢性疾病则同时影响体重和身长（高）的增长；内分泌疾病常引起骨骼生长和神经系统发育迟缓；先天性疾病，如先天性心脏病、21 - 三体综合征等，对体格和神经心理发育的影响更为明显。通常 2 岁以内的小儿，疾病痊愈后，如营养充足，会出现"追赶生长"现象，即小儿身长（高）、体重等短期内加快增长，且不改变生长发育规律。药物也可影响小儿的生长发育，如大剂量或长期使用链霉素、庆大霉素可致听力减退（甚至耳聋）和影响肾脏；长期应用肾上腺皮质激素可致身高增长的速度减慢。

第三节 小儿体格发育评价

一、体格生长

（一）评价指标

1. 体重 体重为各器官、系统、体液的总重量。体重是最易获得的反映小儿生长与营养状况的敏感指标，也是儿科临床计算药量、静脉输液量等的重要依据。

新生儿出生体重与胎次、胎龄、性别以及宫内营养状况有关。我国 2005 年九市城区调查结果显示男婴平均出生体重为 3.33 ± 0.39kg，女婴为 3.24 ± 0.39kg。生后 1 周内因乳量摄入不足，加之水分丢失、胎粪排出，可出现暂时性体重下降（生理性体重下降），约在生后 3 ~ 4 天达最低点，下降范围为 3% ~ 9%，以后逐渐回升，至出生后第 7 ~ 10 天应恢复到出生时的体重。如果体重下降超过 10% 或至第 10 天还未恢复到出生时的体重，则视为病理状态，应分析其原因。如生后及时合理喂哺，可减轻或避免生理性体重下降的发生。出生时体重受宫内因素的影响大，生后的体重与营养、疾病等因素密切相关。

随年龄的增加小儿体重的增长逐渐减慢。我国调查资料显示，正常足月儿生后第 1 个月体重增加可达 1 ~ 1.7kg，生后 3 ~ 4 个月体重约等于出生时的 2 倍；第 1 年内婴儿前 3 个月体重的增加值约等于后 9 个月内体重的增加值，即 12 个月龄时婴儿体重约为出生时的 3 倍（10kg），是生后体重增长最快的时期（第 1 个生长高峰）；生后第 2 年体重增加 2.5 ~ 3.5kg；2 岁至青春前期体重增长减慢，年增长值约 2kg。进入青春期后体格生长又加快，每年可达 4 ~ 5kg，约持续 2 ~ 3 年，呈现第 2 个生长高峰。

小儿体重的增长为非等速增加，且存在个体差异，所测得的数据只能作为参考。当无条件测量时，为便于医护人员计算小儿用药量和液体量，可用以下公式估计体重（表 2 - 1）。

表 2 - 1 正常小儿体重估计公式

年龄	体重（kg）
12 个月	10
2 岁	12
2 ~ 12 岁	年龄（岁）×2 + 8

2. 身长（高）   身长（高）是指从头顶到足底的全身长度。3 岁以下仰卧位测量身长，3 岁以后立位测量身高。卧位与立位测量值约相差 1 ~ 2cm。身长（高）的增长规律与体重增长相似，年龄越小，增长越快，也出现婴儿期和青春期两个生长高峰。新生儿出生时身长平均为 50cm。生后第 1 年身长平均增长约 25cm，上半年增长比下半年快，其中前 3 个月约增长 11 ~ 12cm。第 2 年增加速度减慢，平均为 10cm，到 2 岁时身长约 85cm。2 岁后身长（高）稳步增长，平均每年增加 5 ~ 7cm，进入青春早期出现第 2 个身高增长高峰，其增长速度可达小儿的 2 倍，持续 2 ~ 3 年。女孩进入青春期较男孩约早 2 年，故 10 ~ 13 岁的女孩常较同龄男孩高。但男孩到达青春期后身高加速增长，且持续时间较长，故最终身高高于女孩。估计身长（高）的公式见表 2 - 2。

身长（高）包括头、躯干（脊柱）和下肢的长度。这 3 部分的增长速度并不一致。生后第 1 年头部生长最快，躯干次之，而青春期身高增长则以下肢为主，故各年龄期头、躯干和下肢所占身长（高）的比例各不相同。某些疾病可使身体各部分比例失常，需要测量上部量（从头顶至耻骨联合上缘）和下部量（从耻骨联合上缘到足底）以进行比较，帮助判断。出生时上部量 > 下部量，中点在脐上；随着下肢长骨增长，中点下移，2 岁时在脐下；6 岁时在脐与耻骨联合上缘之间；12 岁时恰位于耻骨联合上缘，此时上部量与下部量相等（图 2 - 2）。

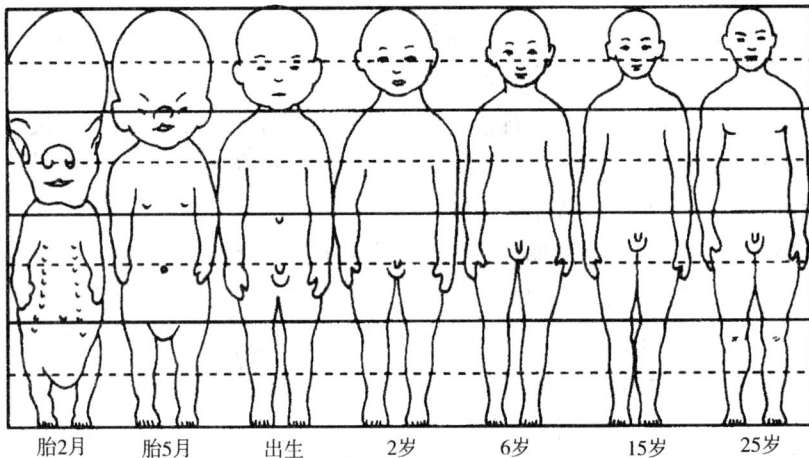

图 2 - 2   胎儿时期至成人身体各部比例

身长（高）的增长与遗传、种族、内分泌、营养、运动和疾病等因素有关。明显的身材异常往往由甲状腺功能减低、生长激素缺乏、营养不良、佝偻病等引起。短期的疾病与营养波动不会明显影响身长（高）。

表 2 - 2   正常小儿身长（高）估计公式

年龄	身高（cm）
12 个月	75
2 岁	85
2 ~ 12 岁	年龄（岁）× 7 + 70

3. **坐高** 坐高是指由头顶至坐骨结节的长度。3 岁以下取仰卧位测量，称为顶臀长。坐高代表头颅与脊柱的发育，其增长规律与上部量增长相同。

4. **头围** 头围指经眉弓上方、枕后结节绕头一周的长度，与脑和颅骨的发育密切相关。胎儿期脑生长居全身各系统的领先地位，故出生时头围相对大，平均 32 ~ 34cm；第 1 年前 3 个月头围的增长（6cm）约等于后 9 个月头围的增长值（6cm），即 1 岁时头围约为 46cm；生后第 2 年头围增长减慢，约增加 2cm；2 岁时头围约 48cm；2 ~ 15 岁头围仅增加 6 ~ 7cm。头围的测量在 2 岁以内最有价值，头围过小常提示有脑发育不良的可能，头围过大往往提示脑积水。

5. **胸围** 胸围是沿乳头下缘水平绕胸一周的长度。胸围代表肺与胸廓的生长。出生时胸围 32cm，略小于头围，1 岁左右胸围约等于头围。1 岁至青春前期胸围应大于头围，胸围（cm）约等于头围（cm）＋年龄－1cm。1 岁左右头围与胸围的增长在生长曲线上形成头、胸围的交叉，此交叉时间与小儿营养、胸廓的生长发育有关。我国 2005 年九市城区体格生长的衡量数字显示男童头、胸围交叉时间为 15 个月，提示我国小儿胸廓生长较落后，除营养因素外，可能与不重视爬的训练和胸廓锻炼有关。

6. **腹围** 腹围指平脐（小婴儿以剑突与脐之间的中点）水平绕腹一周的长度。2 岁前腹围与胸围大约相等，2 岁后腹围较胸围小。腹围异常增大多提示腹水及消化道先天畸形，如先天性巨结肠等。

7. **上臂围** 上臂围指沿肩峰与尺骨鹰嘴连线中点水平绕上臂一周的长度，代表上臂骨骼、肌肉、皮下脂肪和皮肤的生长。生后第 1 年内上臂围增长迅速。1 ~ 5 岁期间增长缓慢，为 1 ~ 2cm。在无条件测体重和身高的地方，可用上臂围测量筛查 5 岁以下小儿营养状况：＞13.5cm 为营养良好；12.5 ~ 13.5cm 为营养中等；＜12.5cm 为营养不良。

知识链接

体格生长常用指标，一般称为生理常数。生理常数是健康小儿生长发育规律的总结，是用来衡量小儿健康状况的标准。凡是在这个范围的均可称为健康小儿。反之，则显示可能有某种疾患影响小儿生长发育，但必须根据小儿的家庭、母亲孕期营养及患病情况、性别（女孩一般比男孩稍轻稍矮）、小儿营养情况、生活环境等特点，全面观察，方能作出正确的判断。

（二）评价方法

了解小儿各阶段生长发育的规律、特点，正确评价其生长发育状况，及早发现问题，给予适当的指导与干预，对促进小儿的健康生长十分重要。

1. **均值离差法** 正常小儿生长发育状况多呈正态分布，常用均值离差法，以平均值（$\overline{X}$）加减标准差（SD）来表示，如 68.3% 的小儿生长水平在 $\overline{X} \pm 1SD$ 范围内；95.4% 的小儿在 $\overline{X} \pm 2SD$ 范围内；99.7% 的小儿在 $\overline{X} \pm 3SD$ 范围内。

2. **百分位数法**　当测量值呈偏正态分布时，百分位数法能更准确地反映所测数值的分布情况。当变量呈正态分布时，百分位数法与离差法两者相应数相当接近。由于样本常呈偏正态分布，则两者的相应数值略有差别。在体格生长评价时两者都广泛应用，目前一般都用百分位数法。离差法计算较简单；百分位数法计算相对较复杂，但精确。

3. **标准差的离差法（Z 积分或 Z score，SDS）**　可进行不同质人群间比较，用偏离该年龄组标准差的程度来反映生长情况，结果表示也较精确。计算公式为：

$$Z\ score = \frac{X - \bar{X}}{SD}$$

其中，X 为测得值，$\bar{X}$ 为平均值，SD 为标准差。Z 积分可为正值，也可为负值。

4. **中位数法**　当样本变量为正态分布时中位数等于均数与第 50 百分位数。当样本变量分布不是完全正态时，选用中位数而不是算术平均数作为中间值。因此时样本中少数变量分布在一端，用算术平均数表示则对个别变量值影响大。故用中位数表示变量的平均水平较妥。

注意事项：①采用规范的测量工具及正确的测量方法，获取准确的各项体格评价指标数据进行统计分析。②选择合适的正常小儿体格生长标准参照值作为比较，并采用适当的体格生长评价方法。卫生部建议采用 2005 年中国九大城市小儿的体格发育数据为我国小儿参照人群值。③应定期纵向观察、横向比较，以了解小儿的生长趋势，不可单凭一次检查结果就作出结论。④早产儿体格生长有一允许的"落后"年龄范围，对早产儿进行发育水平评价时，应矫正胎龄至 40 周（足月）后再评价。一般身长至 40 月龄、头围至 18 月龄、体重至 24 月龄后不再矫正。⑤体格测量的评价结果应结合全面体格检查、实验室检验数据、生活现状和健康史等综合分析，以得出较确切和实际的判断。

二、骨骼的发育

1. **头颅骨的发育**　颅骨随脑的发育而增长。可根据头围大小、骨缝及前后囟闭合时间来评价颅骨的发育。婴儿出生时颅骨缝稍有分离，约于 3～4 个月时闭合。前囟为顶骨和额骨边缘形成的菱形间隙（图 2－3），其对边中点连线长度在出生时约 1.5～2cm，后随颅骨发育而增大，6 个月后逐渐骨化而变小，1～1.5 岁时闭合。前囟早闭或过小见于小头畸形；前囟迟闭、过大见于佝偻病、先天性甲状腺功能减低症等；前囟饱满常提示颅内压增高，见于脑积水、脑炎、脑膜炎、脑肿瘤等疾病，而前囟凹陷则见于极度消瘦或脱水者。后囟为顶骨与枕骨边缘形成的三角形间隙，出生时即已很小或已闭合，至迟约于生后 6～8 周闭合。

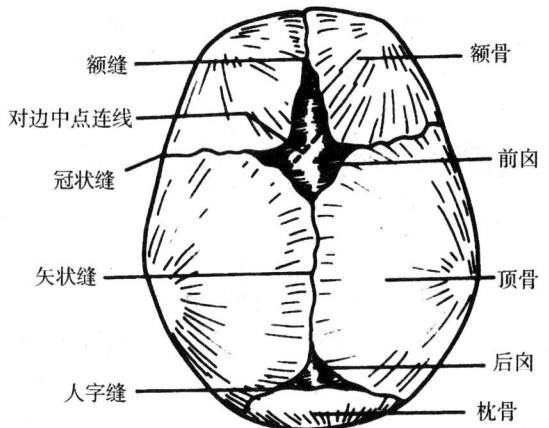

图 2－3　小儿的囟门

2. 脊柱的发育　脊柱的增长反映脊椎骨的发育。出生后第 1 年脊柱增长快于下肢，1 岁以后则落后于下肢增长。出生时脊柱无弯曲，仅呈轻微后凸。3 个月左右随着抬头动作的发育出现颈椎前凸，此为脊柱的第 1 个弯曲；6 个月后会坐时出现胸椎后凸，为脊柱的第 2 个弯曲；1 岁左右开始行走时出现腰椎前凸，为脊柱的第 3 个弯曲。至 6 ~ 7 岁时韧带发育后，这 3 个脊柱自然弯曲为韧带所固定。注意小儿坐、立、走姿势，选择适宜的桌椅，避免小儿脊柱发生弯曲畸形。

3. 长骨的发育　长骨的生长主要由长骨干骺端的软骨骨化、骨膜下成骨，使长骨增长、增粗，当骨骺与骨干融合时，标志着长骨停止生长。随年龄的增加，长骨干骺端的软骨次级骨化中心按一定顺序及骨解剖部位有规律的出现。骨化中心出现可反映长骨的生长成熟程度。用 X 线检查测定不同年龄小儿长骨干骺端骨化中心出现的时间、数目、形态的变化，并将其标准化，即为骨龄，可判断骨骼发育情况。

骨生长与生长激素、甲状腺素、性激素有关。骨龄在临床上有重要诊断价值，如甲状腺功能减低症、生长激素缺乏症骨龄明显延后；真性性早熟、先天性肾上腺皮质增生症骨龄超前。但正常骨化中心出现的年龄差异较大，诊断骨龄延迟时一定要慎重。

三、牙齿的发育

人一生有乳牙（共 20 个）和恒牙（28 ~ 32 个）两副牙齿。生后 4 ~ 10 个月乳牙开始萌出，乳牙萌出顺序一般为下颌先于上颌、自前向后（图 2-4），约于 2.5 岁时乳牙出齐，2 岁以内乳牙的数目约为月龄减 4 ~ 6。乳牙萌出时间个体差异较大，与遗传、内分泌、食物性状有关。12 个月尚未出牙可视为异常。

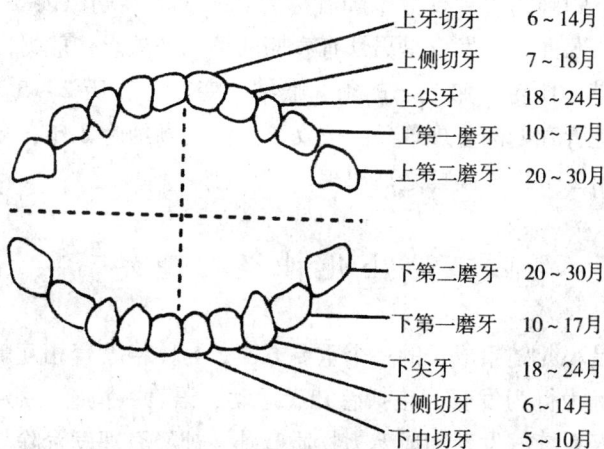

上牙切牙	6 ~ 14 月
上侧切牙	7 ~ 18 月
上尖牙	18 ~ 24 月
上第一磨牙	10 ~ 17 月
上第二磨牙	20 ~ 30 月
下第二磨牙	20 ~ 30 月
下第一磨牙	10 ~ 17 月
下尖牙	18 ~ 24 月
下侧切牙	6 ~ 14 月
下中切牙	5 ~ 10 月

图 2-4　乳牙萌出顺序

6 岁左右萌出第一颗恒牙，在第二乳磨牙之后；6 ~ 12 岁乳牙逐个被同位恒牙替换；12 岁萌出第二磨牙；约在 18 岁以后萌出第三磨牙（智齿），也有终生不萌出者。

出牙为生理现象，出牙时个别小儿可有低热、唾液增多、流涎及睡眠不安、烦躁等症状。牙齿生长异常可见于外胚层生长不良、钙或氟缺乏、甲状腺功能减低症等疾病。较严重的营养不良、佝偻病、甲状腺功能减低症、21-三体综合征等患儿可有出牙迟缓、牙质差等。

四、生殖系统发育

生殖系统的发育通过下丘脑－垂体－性腺轴调节。青春期生殖系统迅速发育，持续6～7年。青春期分为3个阶段：①青春前期：女孩9～11岁，男孩11～13岁。性腺、性器官开始发育，出现第二性征，具有生殖能力，身高生长加速，约2～3年。②青春中期：出现第二生长高峰，第二性征全部出现，约2～3年。③青春后期：女孩17～21岁，男孩19～24岁，身高生长停止，性发育完全成熟，约3～4年。青春期发育的年龄与第二性征出现顺序有很大个体差异。

性早熟（即青春期提前出现）是指女孩在8岁以前，男孩10岁以前出现第二性征；女孩14岁以后，男孩16岁以后无第二性征出现为性发育延迟。

1. 女性生殖系统发育　包括女性生殖器官的形态、功能发育和第二性征发育。女性生殖器官包括卵巢、子宫、输卵管、阴道。乳房、阴毛、腋毛的发育标志第二性征发育。青春前期卵巢发育非常缓慢，月经初潮时卵巢尚未完全成熟，重量仅为成人的1/3，性功能随卵巢成熟逐渐完善。一般女孩第二性征发育顺序依次是乳房、阴毛、初潮、腋毛。乳房发育是第二性征中发育最早的征象，月经初潮是性功能发育的主要标志，大多在乳房发育1年后或生长高峰之后出现。

2. 男性生殖系统发育　包括男性生殖器官的形态、功能和第二性征发育。男性生殖器官包括睾丸、附睾、阴茎。第二性征生长主要表现为阴毛、腋毛、胡须、变声及喉结的出现。出生时男婴睾丸大多已降至阴囊，约10%男婴睾丸尚位于下降途中某一部位，一般1岁内都下降到阴囊，少数未降者称为隐睾。青春期以前睾丸保持婴儿状态，功能处于静止状态。睾丸增大发育是男性青春期的第一征象。一般男性第二性征发育顺序依次是睾丸、阴茎、阴毛、腋毛、胡须、喉结、变声，经历2～5年，个体差异大。男孩出现首次遗精是青春期的生理现象，较女孩月经初潮约晚2年，多在青春中期，阴茎发育1年左右或第2个生长高峰之后出现。

第四节　小儿神经心理发育

神经心理发育是小儿健康成长的一个重要方面，与体格发育相互影响，主要反应在日常的行为，故又称为行为发育，包括感知、运动、语言、情感、思维、判断和意志、性格等方面，以神经系统的发育和成熟为物质基础。神经心理发育除与先天遗传因素有关外，还与后天所处环境及受到的教育等密切相关，与体格发育一样，神经心理发育的异常可能是某些系统疾病的早期表现。

一、神经系统的发育

在胎儿期，神经系统的发育领先于其他各系统，尤其是脑的发育最为迅速，新生儿脑重量已达成人的25%左右，此时神经细胞数目已与成人相同，但其树突与轴突少而短。出生后脑重量的增加主要由于神经细胞体积增大和树突的增多、加长，以及神经髓鞘的形成和发育。神经髓鞘的形成和发育约在 4 岁左右完成，在此之前，尤其在婴儿期，各种刺激引起的神经冲动传导缓慢，且易于泛化，不易形成兴奋灶，易疲劳而进入睡眠状态。小儿初生时的活动主要由皮质下系统调节，以后随脑实质的增长、成熟，转为由大脑皮质中枢调节，对皮质下中枢的抑制作用也渐明显。生长时期的脑组织耗氧较大，小儿脑耗氧在基础代谢状态下占总耗氧量的 50%，而成人为 20%。

脊髓随年龄而增长。在胎儿期，脊髓下端在第 2 腰椎下缘，4 岁时上移至第 1 腰椎，在进行腰椎穿刺时应注意。髓鞘的形成自上而下，延续到 3 岁。

初生时小儿即具有觅食、吸吮、吞咽、握持、拥抱等一些先天性反射和对强光、寒冷、疼痛的反应，其中有些无条件反射如吸吮、握持、拥抱等会随年龄增长而消失，否则会影响动作发育。若不能引出这些先天反射，或持续不消退，表明神经系统异常。婴儿肌腱反射较弱，腹壁反射和提睾反射也不易引出，到 1 岁时才稳定。3 ~ 4 个月前的婴儿肌张力较高，凯尔尼格征可为阳性，2 岁以下小儿巴宾斯基征阳性亦可为生理现象。

二、感知的发育

1. 视感知的发育　新生儿已有视觉感应功能，瞳孔有对光反应，在安静清醒状态下可短暂注视物体，但只能看清 15 ~ 20cm 内的事物。1 个月后可凝视光源，开始有头眼协调；3 ~ 4 个月时喜看自己的手，追寻活动的人或物体，头眼协调较好；6 ~ 7 个月时目光可随上下移动的物体垂直方向转动，出现眼手协调动作，开始认识母亲和常见物品如奶瓶，喜红色等鲜艳明亮的颜色；8 ~ 9 个月时开始出现视深度感觉，能看到小物体；18 个月时已能区别各种形状，喜看图画；2 岁时可区别垂直线与横线；5 岁时已可区别各种颜色；6 岁时视深度已充分发育。视觉发育的关键期在 3 个月到 6 岁。

2. 听感知的发育　小儿出生时鼓室无空气，听力差；生后 3 ~ 7 天听觉已相当良好；3 ~ 4 个月时头可转向声源，听到悦耳声时会微笑；7 ~ 9 个月时能确定声源，区别语言的意义，听懂自己的名字；13 ~ 16 个月时可寻找不同响度的声源，能听懂简单的吩咐；3 岁以后能更精细地区别不同声音；4 岁时听觉发育已经完善。

3. 味觉和嗅觉的发育　小儿的味觉和嗅觉出生时已基本发育成熟。3 ~ 4 个月时能区别愉快与不愉快的气味；4 ~ 5 个月时对食物轻微的味道改变已很敏感，是味觉发育的关键期，应适时添加各类辅食，适应不同味道；7 ~ 8 个月时开始对芳香气味有反应。

4. 皮肤感觉的发育　皮肤感觉包括触觉、痛觉、温度觉及深感觉等。新生儿眼、口周、手掌、足底等部位的触觉已很灵敏，而前臂、大腿、躯干的触觉则较迟钝。新生儿已有痛觉，但较迟钝，疼痛刺激后出现泛化的现象，可引起全身或局部的反应，2 个月起才逐渐改善。出生时温度觉就很灵敏，尤其对冷的反应。2 ~ 3 岁时小儿能区分物体的大小、软硬和冷热等；5 岁时能分辨体积相同而重量不同的物体。

5. 知觉的发育　知觉是人对事物的综合反应,与各种感觉能力的发育密切相关。5~6个月时随动作能力的发展及手眼的协调动作,逐步了解物体各方面的属性。其后,随着语言的发展,1岁末小儿开始有空间和时间知觉,3岁能辨上下,4岁能辨前后,5岁能辨左右,4~5岁时开始有时间概念,如早晚、今天、明天和昨天等。

三、运动的发育

运动发育是以脑的发育为前提,运动能力反映小儿神经系统的发育水平。运动发育分为大运动(包括平衡)和精细运动两大类。

(一)平衡与大运动

1. 抬头　新生儿俯卧时能抬头1~2秒,2个月竖抱时能抬头,3个月时抬头较稳,4个月时抬头很稳并能自由转动。

2. 翻身　婴儿7个月时能有意识地从仰卧位翻身至俯卧位,然后从俯卧位翻身至仰卧位。

3. 坐　生后3~4个月扶坐时背腰呈弧形,5个月能直腰,6个月时能双手向前撑住独坐,7~9个月时能坐稳,并能左右转身。

4. 爬　婴儿7~8个月时已能用手支撑胸腹,有时能在原地转动身体;8~9个月时可用双上肢向前爬,但上、下肢的协调性不够好;12个月左右能用手与膝跪爬,18个月时可爬上台阶。

5. 站、走、跳　5~6个月扶立时双下肢可负重,并能上下跳动;9个月时可自己扶物站立;11个月时能独站片刻;15个月时能独自走稳;18个月时能跑,会倒退行走;2岁时可双足并跳;2岁半时会单足跳;3岁时双足交替走下楼梯;5岁时能跳绳。

(二)精细运动

新生儿两手握拳,2个月时握拳姿势逐渐松开,3~4个月时握持反射消失后可胸前玩手,开始有意识地取物;6~7个月时能用单手抓物,并独自摇摆或玩弄小物体,出现换手与捏、敲等探索性动作;9~10个月时可用拇、食指取物,喜撕纸;12~15个月时学会用匙,乱涂画;18个月时叠2~3块方积木;2岁时可叠6~7块方积木,会一页一页地翻书,能握杯喝水;3岁时在别人的帮助下会穿衣服,能临摹简单图形;4岁时能独自穿脱简单的衣服。

四、语言的发育

小儿语言的发育除受语言中枢控制外,还需要正常的听觉和发音器官。需要经常与周围人群进行语言交流,其语言才能得以发展。语言的发育经过发音、理解和表达三个阶段。

1. 发音阶段　哭是新生儿第一个反射性的发音,哭叫声在不同刺激(如饥饿、不适、疼痛等)时有所区别。婴儿2个月时能发出和谐的喉音,3~4个月咿呀发音,7~

8个月能发"爸爸"、"妈妈"等复音，但都没有词语的真正意义，8~9个月能重复成人所发简单音节。

2. 理解语言阶段 婴儿在发音过程中逐渐理解语言。小儿通过视觉、触觉、体位觉等与听觉的联系，逐步理解一些日常用品，如"奶瓶"、"电灯"等。9个月左右的婴儿能听懂简单的词意，如"再见"、"抱一下"等。10~12个月时有意识地叫"爸爸"、"妈妈"。亲人对婴儿自发的"爸爸"、"妈妈"等语言的及时应答，促使婴儿逐渐理解这些音的特定含义。

3. 表达语言阶段 一般12个月时会说简单的词句，如"再见"、"没了"；1岁半时能用15~20个字，能指认并说出家庭主要成员的称谓；2岁时能指出简单的人名、物名和图片；到3岁时能指认许多物品名，并能说由2~3个字组成的短句；4岁时能讲述情节简单的故事。

五、心理活动的发展

1. 注意的发展 新生儿在强烈的声光刺激、红色物体的刺激下可引起无意注意，3个月开始能短暂地集中注意人的脸和声音。幼儿时期虽有有意注意，但稳定性差，易分散、转移。5~6岁后才能较好地控制自己的注意力，但集中时间约15分钟，7~10岁约20分钟，10~12岁约25分钟，12岁以后约30分钟，注意的范围也逐渐扩大。

2. 记忆的发展 记忆是对过去事物的感知、思考和体验在头脑中的反映，包括识记（大脑中形成暂时联系）、保持（大脑中留下痕迹）和回忆（大脑中痕迹恢复）3个基本环节。回忆又可分为再认和重现。再认是以前感知的事物在眼前重现时能认识；重现则是以前感知的事物虽不在眼前出现，但可在脑中重现。5~6个月的婴儿能再认母亲和其他亲近的人，但1岁以后才有重现。婴幼儿时期的记忆特点是时间短、内容少，易记忆带有欢乐、愤怒、恐惧等情绪的事情。小儿的记忆以机械记忆为主，且精确性差、暗示性大，常被误认为说谎。随着思维、理解、分析能力的发展，才有有意记忆和逻辑记忆，使记忆能力进一步拓宽加深，能记忆大量较复杂的事情。

3. 思维的发展 婴幼儿的思维与客观事物、行动分不开，不能脱离人物和行动来主动思考；1岁后小儿开始产生思维，3岁以前只有形象思维，3岁以后开始有初步抽象思维，学龄前期小儿则以具体形象思维（直觉思维）为主，随着年龄的增长，小儿才逐渐学会综合、分析、分类、比较等抽象思维方法，使思维具有目的性、灵活性和判断性，再进一步发展独立思考的能力。

4. 想象的发展 新生儿无想象能力；1~2岁时想象处于萌芽状态，局限于模拟成人生活中的某些个别动作；3岁以后想象内容稍多，但仍为片断、零星的想象；学龄前期小儿想象力有所发展，但以无意想象和再造想象为主，想象的主题易变；有意想象和创造性想象到学龄期才迅速发展。

5. 情绪、情感的发展 新生儿因生后不易适应宫外环境，常处于消极情绪中（如不安、啼哭），而哺乳、抱、抚摸等可使婴儿情绪愉快；2个月时积极情绪增多；6个月后认生时逐渐产生对母亲的依恋，至9~12个月时达高峰。婴幼儿情绪常表现为时间短暂，反应强烈，容易变化，外显而真实，易冲动。随着年龄的增长和与周围人的接触增多，小儿对不愉快因素的耐受性逐渐增强，能够有意识地控制自己的情绪，使情绪反应渐趋稳定。

6. 意志的发展 新生儿没有意志。婴幼儿为了表现坚强，暂时不放声大哭等为意志的最初形式。随着年龄的增长，语言思维发展的深入，社会交往的增多和成人教育的影响，小儿意志品质逐步形成和发展。

7. 个性和性格的发展 婴儿期由于一切生理需要均依赖成人，逐渐建立对亲人的依赖性和信任感。幼儿时期已能独立行走，说出自己的需要，故有一定自主感，但又未脱离对亲人的依赖，常出现违拗言行与依赖行为相交替现象。学龄前期小儿生活基本能自理，主动性增强，但主动行为失败时易出现失望和内疚。学龄期开始正规学习和生活，重视自己的学习成绩，如发现不如意将产生自卑心理。青春期体格生长和性发育开始成熟，社会交往增多，心理适应能力增强，但易出现波动，在感情和朋友问题或道德评价和人生观等问题上处理不当易发生性格变化。

知识链接

小儿心理卫生

WHO 指出："健康不仅是没有疾病和病痛，而且是个体在身体上、精神上、社会上的完满状态"。小儿心理卫生是以培养小儿健康的心理、健全的性格、灵活的适用能力，使小儿心身健康得到全面的发展。随着我国社会转型，人口和家庭结构的变化，以及社会竞争压力的加大，小儿的身体发育处于加速期，而心理发育相对滞后，其心理卫生已成为重大的公共问题和突出的社会问题。因此，家长、学校和社会应遵照小儿神经心理发育特点进行正确引导、教养，使小儿具有良好的社会适应能力，促进其身心健康发展。

六、社会行为的发展

新生儿醒觉时间短，对周围环境反应少，不舒服即哭闹，抱起即安静；2 个月时注视母亲的脸，逗引会微笑；4 个月认出母亲和熟悉的东西，喜欢玩弄自己的手、脚等，开始和别人玩，高兴会发出笑声；6 个月能辨别陌生人，玩具被拿走会表示反对；8 个月会注意周围人的行动；9 ~ 12 个月是认生的高峰，会模仿别人的动作，呼其全名会转头；1 岁以后独立性增强，能正确地表达喜怒、爱憎、害怕、同情等情感；2 岁左右不再认生，爱表现自己，吸引别人注意，能执行简单的命令；3 岁时人际交往更为熟练，与小朋友玩游戏，并能遵守游戏规则。

小儿神经心理发育进程见表 2－3。

表2-3 小儿运动、语言和适应性能力的发育过程

年龄	粗细动作	语言	适应周围人和物的能力、行为
新生儿	无规律、不协调动作，紧握拳	能哭叫	音乐和铃声使全身活动减少
2月	直立位及俯卧位时能抬头	发出和谐的喉音	能微笑，有面部表情，眼随物转
3月	仰卧位变为侧卧位，能用手摸东西	咿呀发音	头部可随看到的物或听到的声音转动180°，注意自己的手
4月	扶住髋部时能坐，可以在俯卧位时用两手支持抬起胸部，手能握持玩具	笑出声	抓面前物体，玩自己的手，见食物表示喜悦，较有意识的哭笑
5月	扶腋下能站直，两手能各握一玩具	能喃喃地发出单调音节	伸手取物、辨别人声，望镜中人笑
6月	能短暂独坐，用手摇玩具	—	能识别熟人和陌生人，自拉衣服，自握足玩
7月	会翻身，独坐较久，将玩具从一手换到另一手	能发出"爸爸"、"妈妈"等复音，但无意识	能听懂自己的名字，自握饼干吃
8月	会爬、会坐起和躺下，会扶着栏杆站起来，会拍手	会重复大人所发的简单音节	注意观察大人的行动，开始认识物件，两手会传递玩具
9月	试着独站，会从抽屉中取出玩具	能懂"再见"等较复杂语句	见熟人会伸出手来要人抱，能与人合作游戏
10~11月	能独站片刻，扶椅或推车走几步，能用拇、食指对指拿东西	开始用单词、能用一个单词表示很多意义	能模仿成人动作，会招手"再见"，抱奶瓶自食
12月	可独走，弯腰拾东西，会将圆圈套在木棍上	能说出物品名字如灯、碗，指出自己的手、眼	对人、事物有喜憎之分，穿衣合作，用杯喝水
15月	走得很好，能蹲着玩，能叠一块方木	会说出几个词和自己的名字	能表示同意或不同意
18月	能爬台阶，拉着玩具车走，能倒退几步，有目标地扔皮球	能认识并指出自己身体各部位	会表示大小便，懂命令，会自己进食
2岁	能双脚跳，手的动作更准确，会用勺子吃饭	会说2~3个字构成的句子	能完成简单动作如拾物品，表达懂、喜、怒、恐等
3岁	跑、跳稳，会骑三轮车，会洗手、洗脸，穿脱简单衣服	能说短歌谣，数几个数	认识图画上的东西，能识别男女，自称"我"表现自尊心，同情心，怕羞
4岁	能爬梯子，会穿鞋，扣衣扣	能唱歌，认识三种颜色	能画人像，初步思考问题，记忆力强，好发问
5岁	能单腿跳，快跑，会系鞋带	开始识字	能分辨颜色，数10个数，知道物品用途及性能
6~7岁	会简单的劳动和手工，如扫地、擦桌子、剪纸、泥塑、结绳等	能讲故事，开始写字	能数几十个数，可做简单加减，喜独立自主，形成性格

第五节　小儿心理行为异常及干预

一、小儿行为问题及其干预措施

小儿在发育过程中常见一些行为问题，对小儿身心健康影响很大。近年调查资料表明，我国少年儿童的行为问题检出率为 8.3% ~ 12.9%。小儿行为问题表现在小儿日常生活中，是非特异性的，容易被家长忽略或被过分严重估计。因此，区别正常和异常的小儿行为非常必要，应定期检测，尽早发现问题，寻找原因及时进行干预。

小儿的行为问题一般可分为生物功能行为问题（遗尿、多梦、夜惊、过分挑剔饮食等）、运动行为问题（小儿擦腿综合征、咬指甲、磨牙、吸吮手指、挖鼻孔、活动过多等）、社会行为问题（破坏、偷窃、说谎、攻击等）、性格行为问题（惊恐、害羞、忧郁、社交退缩、交往不良、违拗、易激动、胆怯、过分依赖、过分敏感、发脾气）和语言问题（口吃）等。

男孩的行为问题常多于女孩，男孩多表现为运动与社会行为问题；女孩多表现为性格行为问题。小儿行为问题与年龄、性格、发育水平、父母教养方式、父母的文化、学习环境等有密切关系。

多数小儿的行为问题可在发育过程中自行消失。对小儿行为问题的处理应以积极强化反应为主，即鼓励良好行为。对小儿不良行为不予理睬是阻止这种行为发展的较好办法，不理睬有消极强化意义。

1. **屏气发作**　表现为呼吸运动暂停的一种异常性格行为问题，多见于 6 ~ 18 个月婴幼儿，5 岁前会逐渐自然消失。屏气发作常在情绪急剧变化时，如发怒、恐惧、剧痛、剧烈叫喊时出现，因换气过度，使呼吸中枢受抑制，脑血管扩张，脑缺氧时可有昏厥、口唇发绀、躯干、四肢挺直，甚至四肢抽动，持续 0.5 ~ 1 分钟后呼吸恢复，症状缓解，一日可发作数次。屏气发作与以后惊厥发生无关。这种小儿性格多暴躁、任性、好发脾气，常用此来控制环境和抚养者。

对此类小儿应加强家庭教养，遇矛盾冲突时应耐心说理解释，避免粗暴打骂，尽量不让孩子有发脾气、哭闹的机会。

2. **吮拇指、咬指甲癖**　3 ~ 4 个月后的婴儿生理上有吮吸要求，常自吮手指尤其是拇指，以安慰自己。这种行为常发生在饥饿时和睡前，多随年龄增长而消失。但有时小儿因心理上得不到满足而精神紧张、恐惧焦急，或未得到父母充分的爱，又缺少玩具、音乐、图片等视听觉刺激，孤独时便吮拇指，渐成习惯，直至年长时尚不能戒除。长期吮手指可影响牙齿、牙龈及下颌发育，致下颌前突、齿列不齐，妨碍咀嚼。咬指甲癖的形成过程与吮拇指相似，多见于学龄前期和学龄期小儿。

对这类小儿要多加爱护和关心，消除其抑郁孤独心理；当小儿吮拇指或咬指甲时应分散其注意力，鼓励小儿建立改正坏习惯的信心，不能打骂讽刺，以免产生自卑心理。

3. **遗尿症**　正常小儿在 2 ~ 3 岁时已能控制排尿，如在 5 岁后仍发生不随意排尿即为遗尿症。大多数发生在夜间熟睡时，称夜间遗尿症。遗尿症可分为原发性和继发性两类。原发性遗尿症较多见，多半有家族史，男孩多于女孩（2～3:1），无器质性病变，多因控制排尿的能力迟滞所致。健康状况欠佳、疲倦、过度兴奋紧张、情绪波动等都可使症状加重，有时会自动减轻或消失，亦可复发。部分患儿持续遗尿直至青春期，往往造成严重的心理负担，影响正常生活与学习。继发性遗尿症大多是由疾病引起，如糖尿病、尿崩症、泌尿道畸形、感染（尤其是膀胱炎、尿道炎、会阴部炎症）等，智力低下、神经精神创伤等也可引起继发性遗尿现象。继发性遗尿症在处理原发疾病后症状即可消失。

帮助小儿树立信心，合理安排生活和坚持排尿训练，绝不能责骂、讽刺、处罚等，以免加重心理负担。应训练小儿将排尿间隔时间逐渐延长，每次排尽尿液；晚餐后应控制入水量，睡前排尿，不宜过度兴奋；睡熟后父母在遗尿时间之前唤醒，养成觉醒时主动排尿的习惯，必要时可采用警报器协助训练。亦可考虑针灸推拿、中药治疗。

4. 小儿擦腿综合征 是通过擦腿引起兴奋的一种运动行为障碍，是小儿较常见的行为问题，女孩与幼儿多见。发生擦腿综合征的小儿智力正常，发作时神志清醒，多在入睡前、醒后或玩耍时发作。女孩表现为喜坐硬物，手按腿或下腹部，双下肢伸直交叉夹紧，手握拳或抓住东西使劲；男孩多表现俯卧在床上来回蹭，或与女孩类似表现。女孩发作后外阴充血，分泌物增多或阴唇色素加深；男孩阴茎勃起，尿道口稍充血，有轻度水肿。

平时使小儿生活轻松愉快，解除心理压力，鼓励小儿参与各种游戏活动。发作时以有趣事物分散注意力、睡前安排活动让小儿疲倦易于入睡，醒后立即起床等均可减少发作机会。每天应清洗会阴部，婴幼儿白天玩耍时应使用尿布或纸尿裤，尽早穿封裆裤以保护会阴部皮肤清洁卫生，避免感染。小儿擦腿综合征多随年龄增长而逐渐自行缓解。

5. 注意力缺陷多动症 为学龄小儿中常见的行为问题，主要表现为注意力不集中、多动、冲动行为，常伴有学习困难，但智能正常或接近正常。男孩发生率明显高于女孩。病因尚不肯定（详见第十四章第三节）。

二、学习障碍及其干预措施

学习障碍亦称学习困难。是由智力低下、多动、情绪和行为问题等多种原因所引起的学业失败，统称学习困难。学习障碍属特殊发育障碍，是指在获得和运用听、说、读、写、计算、推理等特殊技能上有明显困难，并表现出相应的多种障碍的一类综合征。中枢神经系统的某些功能障碍也会导致学习技能上的困难。学龄期小儿发生学习障碍者较多，小学2～3年级是发病的高峰，男孩多于女孩。学习障碍可有学习能力的偏异（如操作或语言能力差），协调运动障碍（如眼手协调能力差，影响绘图等精细运动技能），听觉辨别能力差（分不清近似音，影响听说与理解），理解与语言表达不平衡（听与阅读时易遗漏或替换，不能正确诵读，构音障碍，交流困难），知觉转换障碍（如听到"狗"时不能想到"狗"，立即写出"狗"字）及视觉-空间知觉障碍（辨别能力差，常分不清6与9，b与d等，影响阅读能力）等。学习障碍的小儿不一定智力低下，但由于其认知特性导致不能适应学校学习和日常生活。拒绝上学的小儿中有相当部分是学习障碍小儿。

应仔细了解、分析学习障碍的原因，采取特殊教育对策，加强教育训练，进行重点矫治，同时须取得家长的理解和密切配合。

小　　结

生长发育是小儿机体各组织、器官形态的增长和功能成熟的动态过程，是小儿机体的基本特征。本章重点阐述小儿年龄分期、小儿生长发育规律及影响因素、小儿体格发育（体格生长常用指标、骨骼发育、牙齿发育、生殖系统发育）及神经心理发育。本章内容为护士掌握和处理小儿生长发育特点及可能出现的生理、心理行为问题提供理论依据，正确指导小儿保健、康复工作，以促进小儿身心健康发展。

思考题

1. 简述小儿生长发育的规律及影响因素。

2. 健康小儿体重8.9kg，身长77cm，头围46cm，胸围46cm，前囟已闭，乳牙8颗，能叫出物品的名字，能独立行走。其可能的月龄是多少？

3. 小儿出现行为异常问题时作为家长如何处理？

4. 写出发育正常的1岁小儿所有生长发育的指标。

第三章 健康促进

【学习目标】

1. 掌握意外事故的预防措施、各年龄期小儿健康促进的主要措施。

2. 熟悉计划免疫的程序、禁忌证和注意事项。

3. 了解小儿的健康评估。

健康促进是研究小儿各年龄期生长发育规律及其影响因素，采取有效措施，促进有利因素，预防疾病，保障小儿身心健康成长。

目前我国已建立了较完整的妇幼卫生保健网和相应的保健机构，完善了相关的预防保健制度，通过各级小儿保健组织对不同年龄阶段的小儿进行预防保健指导、计划免疫和生长发育的监测，以及儿科疾病的管理等，以达到增强小儿体质、促进小儿身心健康、降低小儿发病率和死亡率的目的。

第一节 各年龄期小儿的健康促进及具体措施

一、胎儿期保健

胎儿期是小儿"先天之本，一生之基"，做好胎儿期保健，使胎儿形神俱备，将为小儿出生后的健康发育成长打下良好的基础。胎儿期主要是通过对孕母的产前保健，保护胎儿在宫内健康生长发育，直至安全娩出。

1. **预防遗传性疾病与先天畸形** 提倡和普及婚前遗传咨询，有遗传性疾病家族史者应做产前诊断，以决定是否保留胎儿。孕母避免接触放射线和铅、汞、苯、有机磷农药等化学毒物；避免吸烟、酗酒；避免感染及妊娠并发症，预防先天畸形、流产、早产和异常分娩的发生。患有心肾疾病、糖尿病、甲状腺功能亢进或低下、结核病等慢性疾病的孕母应在医生指导下确定能否怀孕及进行用药治疗，定期做产前检查，必要时终止妊娠。

2. **保证充足营养** 胎儿生长发育所需的营养物质完全依赖于孕母的供给，孕母的营养状况影响胎儿正常的生长发育。妊娠后期应加强铁、维生素 D、锌、钙等重要营养素的补充，合理搭配膳食。

3. 其他 孕母应保持心情愉悦,减少精神负担和心理压力,生活要有规律,注意劳逸结合,加强对高危孕妇的监护。

二、新生儿期保健

新生儿期是小儿出生后适应环境的阶段,但新生儿的适应能力和调节能力差,易患各种疾病。新生儿期,特别是生后1周内的早期新生儿发病率和死亡率极高,小儿死亡中约2/3为新生儿。故新生儿期的健康促进是小儿健康促进的重点,而生后1周内新生儿的保健是重中之重。

(一)保暖

保暖是新生儿期重要的护理措施。居室应阳光充足,温、湿度要适宜,冬季新生儿易患与低体温相关的疾病,应因地制宜地采取不同的保暖措施,夏季避免室内温度过高、衣被过厚或包裹过严,以防止体温升高。

知识链接

　　家庭访视是根据新生儿及家庭的具体情况进行有针对性的保健指导,早期发现问题,及时指导处理,降低发病率或减轻发病程度。

　　家庭访视时间:①初访:出院后1~3天内。②周访:生后5~7天。③半月访:生后10~14天。④满月访:生后27~28天。

　　家庭访视的内容:①了解新生儿出生和回家后的情况。②在喂养和护理过程中是否出现新的问题,给予及时的指导和示教。③预防接种情况。④测量体格生长的指标,检查有无产伤、有无听觉障碍以及其他先天畸形;皮肤与脐部有无感染、有无黄疸发生,如有问题应立即到医院诊治。⑤健康咨询及宣传新生儿期的家庭护理知识,进行喂养和护理指导。

(二)合理喂养

提倡母乳喂养,宣传母乳喂养的优点,指导正确的哺乳方法和技巧,如母乳不足或无法进行母乳喂养,应指导科学的人工喂养方法。

(三)日常生活护理

1. 指导家长学会观察新生儿 包括体温、呼吸、面色、大小便、精神状态等。

2. 保证充足的睡眠 每天最好达20小时,睡眠时要更换体位,以侧卧为好,不主张用枕头。

3. 清洁卫生 新生儿新陈代谢旺盛,每天进行沐浴,沐浴前后做好脐带护理;保持臀部皮肤清洁干燥,便后用温水清洗臀部并吸干;选用柔软吸水性强的棉布类尿布,避免使用不透气的塑料布或橡皮布,防止尿布皮炎发生;女婴注意会阴部的清洁和干燥，防止上行性尿路感染。

4. 衣着　根据室温选择合适的衣被，衣服样式要简单、宽松、柔软，便于穿脱。

（四）预防意外伤害

防止因包被蒙头过严、哺乳姿势不当乳房堵塞新生儿口、鼻部或溢乳时未能及时发现，奶液呛入气管引起窒息，避免物品遮盖口、鼻或压迫胸腹部引起呼吸困难。

（五）预防疾病

保持室内空气清新，定时开窗通风，新生儿用具应专用，食具用后要煮沸消毒，保持衣被和尿布的清洁干燥。接触新生儿之前应洗手，凡患有感染性或传染性疾病者不能接触新生儿，家人患感冒时必须戴口罩，缩短与新生儿的接触时间，尽量减少探视和亲吻新生儿，避免交叉感染。按时接种卡介苗和乙肝疫苗。出生两周后开始口服维生素 D。

（六）神经心理保健

指导父母进行新生儿抚触，经常与新生儿说话、唱歌并用彩色玩具逗引，以促进视、听、触觉的发展和智力的发育，建立和培养父母与新生儿之间的感情，促进新生儿身心健康的发展。对新生儿进行先天性遗传代谢病筛查和听力筛查。

三、婴儿期保健

婴儿期的生长发育迅速，需要的能量和营养素相对多，但婴儿的消化和吸收功能尚未成熟，容易发生消化功能紊乱和营养不良等疾病，故合理喂养是婴儿期的重点护理措施。

（一）合理喂养

应提倡母乳喂养，部分母乳喂养或人工喂养婴儿则应选择配方奶粉。4 个月开始按原则逐渐添加辅食，以减少以后挑食、偏食的发生，并为断奶做准备。在添加辅食的过程中，要注意观察婴儿的粪便，及时判断辅食添加是否恰当。

（二）日常生活护理

1. 清洁卫生　养成每天早、晚给婴儿擦洗的良好习惯，有条件者每天沐浴，沐浴后应注意擦干皮肤皱褶处，并涂婴儿爽身粉。婴儿头部前囟处易形成鳞状污垢，可涂植物油，24 小时后用婴儿皂和温水清洗干净，不可强行剥离，以免引起皮肤破损或出血。

2. 牙齿保健　在 4~10 个月乳牙开始萌出时，婴儿可有一些不舒服的表现，为减轻不适感，可提供一些较硬的饼干、烤面包片等食物咀嚼。指导家长每天用湿润的纱布擦洗齿龈和乳牙，婴儿不能含乳头入睡，因乳汁中的糖分易导致蛀牙。

3. 衣着　婴儿的衣服尽量不用纽扣，宜用带子代替，样式简单、宽松、便于穿脱及四肢活动。

4. 睡眠 3~4个月后保证每天15小时左右的睡眠时间，掌握婴儿睡眠时间逐渐缩短的生理特点，逐步养成夜间以睡眠为主、白天以活动为主的作息习惯。睡眠环境不需要过分安静，但光线应柔和、稍暗。睡前避免过度兴奋，保持身体清洁、干爽和舒适，可以放一些舒缓轻柔的乐曲，不可用喂哺催眠，不拍、不摇、不抱，否则醒来后不容易再次入睡。各种卧位均可，最好是侧卧睡，因小婴儿易吐奶或溢奶，仰卧位可导致窒息，侧卧时要注意两侧经常更换，以免面部或头部变形。不要轻易打扰熟睡的婴儿或破坏已养成的睡眠习惯。

5. 大小便训练 指导家长对婴儿进行大小便的训练，婴儿3个月后即可把尿，会坐后可以坐便盆练习大小便，每次约3~5分钟，6个月开始白天不用尿布，夜间按时叫醒小便，逐渐训练晚上也不用尿布。随食物性质的改变和消化功能的成熟，婴儿大便次数减少到每日1~2次时，开始训练坐便盆、定时排大便。

6. 活动 父母可帮助1~6个月的婴儿进行肢体被动运动，6~12个月的婴儿根据发育特征在家长的指导下每天进行大动作（爬、扶站、走）和精细动作（抓、取物品）的训练。家长应每天带婴儿进行户外活动，以增强身体对外界环境的适应能力和预防佝偻病的发生。

（三）防止意外伤害

意外伤害是婴儿期最常见的死亡原因之一，包括异物吸入、窒息、中毒、触电、跌落、烧伤和烫伤等。应向家长特别强调意外伤害的防范。

（四）预防疾病

婴儿对传染性疾病有较高的易感性，必须按照计划免疫程序，完成预防接种的基础免疫。同时要定期为婴儿做健康检查和进行生长发育的监测，以便及早发现问题，及时纠正。

（五）神经心理保健

1. 视、听能力训练 婴儿期是感知觉发育的重要时期，应结合生活实践，逐渐认识和熟悉生活环境，通过看、指、找、摸，促进感知觉发展，培养观察力。

2. 动作的发展 父母为婴儿提供运动的空间和机会。2个月的婴儿可开始练习空腹俯卧，培养俯卧抬头以扩大婴儿的视野；3~6个月的婴儿应用玩具练习婴儿的抓握能力，并训练翻身；7~9个月时用能够滚动的、颜色鲜艳的软球等玩具逗引婴儿爬行，同时练习婴儿站立、坐下和迈步；10~12个月婴儿会玩"躲猫猫"的游戏，鼓励婴儿学走路。

3. 语言的培养 家长要利用一切机会和婴儿说话或逗引婴儿学语，利用日常接触的人和物，引导婴儿把语言同人、物及动作联系起来。婴儿期与父母接触密切的小儿，其语言和智能发育较好。

4. 促进父母与小儿的情感交流　哺乳过程是一种与婴儿进行沟通的方式，特别是母乳喂养的婴儿能频繁地与母亲皮肤接触，母亲的抚摸、温柔的话语，带给婴儿最大的安全感，婴儿通过父母的皮肤接触能获得情绪上的满足，在安稳、舒适、温馨和喜悦中，感受到父母的疼爱和关怀，有利于婴儿生长发育，也加深亲子之间的浓厚感情，有利于良好性格的培养。

四、幼儿期保健

幼儿期小儿的生长速度较前期减慢，其能量需求也有所下降，但神经心理发育迅速，行走和语言能力增强。

（一）合理安排膳食

幼儿正处在断奶之后乳食变更阶段，且生长发育速度仍较快，应保证各种营养素充足且均衡。大部分幼儿在 18 个月左右会出现营养需求和食欲下降，称为生理性厌食。幼儿的咀嚼消化功能虽较婴儿期成熟，但 2 ~ 2.5 岁前乳牙未出齐，咀嚼和胃肠消化能力较弱，食物应细、软、碎，种类和制作方法需多样化，形、色、香、味应俱全，以增进幼儿食欲。

（二）日常生活护理

1. 衣着　幼儿的衣着应颜色鲜艳、宽松、保暖、舒适，以利于自己穿脱和自理。幼儿 3 岁左右应学习穿脱衣服，整理自己的用品，培养幼儿自我服务意识和能力，成人应为他们创造自理条件。

2. 牙齿　乳牙已出齐，应注意牙齿的清洁卫生，因幼儿不能很好地刷牙，有效的牙齿清洁可由父母协助。初期可选择用软布轻轻清洁牙齿表面，逐渐改用软毛牙刷，早晚各 1 次，牙膏应选择幼儿自己喜欢的味道。为保护牙齿应少吃易致龋齿的食物（如食用糖、面包、土豆等），鼓励饭后漱口，杜绝含奶嘴入睡的习惯，定期进行口腔检查。

3. 睡眠　睡眠时间随年龄和活动量的增加而减少。每天保证 12 ~ 14 小时睡眠，培养幼儿按时入睡和独立睡眠的习惯。睡眠之前不做节奏快、吸引注意力的事情，减弱房间的灯光、带一个喜欢的玩具上床等帮助小儿入睡。

4. 大小便训练　幼儿期的重要任务之一是大小便训练。2 岁左右的幼儿在生理和心理上做好大小便训练的准备，理解应在什么时间和地方排泄，并能用语言或动作表达这一需求。训练时家长应多采用赞赏和鼓励的方式，训练失败时不要表示失望或责备幼儿。

5. 户外活动　坚持每日户外活动，保证每天 2 ~ 3 小时进行空气浴、日光浴，以增强对环境的适应能力。

（三）预防意外伤害

幼儿期意外伤害事故发生率较高，应指导家长防止意外发生，如在户外玩耍时应加以监督，过马路要有成人带领；让小儿远离热源和电源；保管好可能引起中毒的物品和药品；门窗、阳台、床都应牢固，设有栏杆，防止小儿跌落；根据幼儿期的发育特点选择适合的游戏和安全的游戏场所进行活动。

（四）预防疾病

幼儿免疫功能仍不健全，感染性疾病和传染病发病率较高。应继续加强预防接种和防病工作，每3~6个月进行1次健康检查，预防龋齿等。

（五）神经心理保健

1. **动作发展**　根据年龄选择合适的游戏和玩具，成人可引导或帮助幼儿玩耍，鼓励其独自活动，以发展动作协调性。
2. **语言发展**　满足幼儿的好奇心、求知欲和表现欲，重视与幼儿的语言交流，鼓励幼儿多说话，促进语言发育。与幼儿进行语言交流时，用词要正确，发音要准确，语句要连贯完整。
3. **培养良好品德**　幼儿期应重视品德教育，教会尊敬长辈、互助友爱、讲礼貌等，教育过程中成人要给小儿树立好榜样。
4. **防治常见的心理行为问题**　针对幼儿常见的心理行为问题（包括违拗、发脾气、抗拒和破坏性行为等），父母应采取有效措施。

五、学龄前期保健

学龄前期小儿智力发展快、独立活动范围大，具有好奇、多问的特点，是性格形成的关键时期。

（一）合理营养

学龄前期小儿饮食类型接近成人，但食品制作仍要多样化，做到粗细交替，荤素合理搭配，保证能量和蛋白质的摄入，切忌食物品种单调，每餐雷同。利用小儿喜欢参与食品制作、布置餐桌的机会进行营养知识、食品卫生知识的教育，培养小儿定时进食、不偏食、不挑食的健康饮食习惯和良好的进餐礼仪。

（二）日常生活护理

此期小儿能表达自己的愿望并能独立行事，但动作缓慢、不协调，应鼓励自理或他人协助，不要包办。

（三）预防疾病

每年应进行1~2次健康检查和体格测量，进行视力、龋齿、缺铁性贫血及寄生虫病等常见病的筛查与矫治。

（四）预防意外伤害

学龄前期小儿好奇、好模仿，接触面广而无经验，常有外伤、溺水、中毒、交通事故等事件发生。要积极开展安全教育，采取相应的安全措施，防止意外伤害的发生。

（五）神经心理保健

1. 品德教育　根据小儿心理发展的特征，通过日常生活锻炼其独立生活能力，同时培养关心集体、遵守纪律、团结协作、热爱劳动等道德品质。

2. 促进智力发展　此期小儿智能发育更趋完善，语言和思维能力进一步发展，具有较强的可塑性。通过讲故事、组织各种游戏（绘画、搭积木、剪贴和做模型）、弹奏乐器、唱歌和跳舞、参观等活动，培养小儿多方面的兴趣和爱好，提高想象、思维能力，陶冶情操，为入小学打好基础。

3. 防治常见的心理行为问题　此期小儿心理行为问题包括吸吮拇指、咬指甲、遗尿、手淫、攻击性或破坏性行为、害怕等，家长应针对原因采取有效措施。

六、学龄期保健

学龄期小儿智力发育更加成熟，对事物具有一定分析、理解能力，认知和心理发展非常迅速，是小儿接受科学文化教育的重要时期，也是小儿心理发展的一个重要转折时期。

（一）合理营养

学龄期小儿的膳食要求营养充分、均衡，以满足小儿体格生长、心理和智力发展、紧张学习等需求。重视早餐和课间餐，安排饮食时可让小儿参与制定菜谱和准备食物，以增加食欲。经常进行营养卫生宣教，纠正挑食、偏食、吃零食、暴饮暴食等不良习惯。

（二）日常生活护理

1. 体格锻炼　学龄期小儿动作的速度和控制能力增强，可进行较大运动量的锻炼和较持久的运动，具备必要的动作协调性、时间控制和专注能力。每天应进行户外活动和体格锻炼，要注意活动的兴趣性、适合性、安全性及娱乐性，在运动中建立自尊意识和团体意识，应教会适当的技巧和安全防护原则。

2. 睡眠　根据年龄、活动量、健康状况等因素制定个体化的休息和睡眠方案，每天保证 9 ~ 10 小时的睡眠时间。

3. 牙齿保健　此期小儿正处于换牙的关键时期，应注意口腔卫生，定期牙科检查。培养每天早晚刷牙、餐后漱口的习惯，预防和治疗龋齿、牙齿错位咬合、牙痛、口腔感染等疾病。

4. 预防近视　学龄期小儿应特别注意保护视力，教育小儿保持正确的写字、读书姿势，光线充足，看书、写字时间不能太长，课间到户外活动，积极开展眼保健操活动，预防近视发生。一旦发生近视，要及时到医院进行检查和治疗。

5. 培养正确的坐、立、行等姿势　学龄期是骨骼生长发育的重要阶段，某些不良姿势，如听课、看书、写字时弯腰、歪头、扭身，站立和行走时歪肩、驼背等能使脊柱异常弯曲，可影响胸廓的正常发育，造成骨骼的畸形。

（三）预防意外伤害

学龄期小儿常发生的意外伤害包括车祸、溺水，以及在活动时的擦伤、割伤、挫伤、扭伤或骨折等。应教会正确使用活动器具，学习交通规则和意外事故的防范知识，以减少伤残的发生。

（四）预防疾病

定期进行健康检查，继续按时进行预防接种，预防传染性疾病和肠道寄生虫病等。

（五）神经心理保健

1. 培养良好习惯　注意培养良好的学习习惯和性格，加强素质教育，通过体育锻炼培养小儿的毅力和奋斗精神，培养健康的兴趣爱好，陶冶高尚情操，帮助小儿抵制社会上各种不良风气的影响。

2. 防治常见的心理行为问题　此期常见的问题是不适应学校生活，表现为焦虑、恐惧或拒绝上学。其原因较多，如不愿意与家人分开，上学时产生分离性焦虑；对学校陌生环境产生恐惧；害怕某位老师；害怕考试等。家长首先要查明原因，采取相应措施。同时，需要学校和家长的相互配合，帮助小儿尽快适应学校生活。

七、青春期保健

青春期是个体由小儿过渡到成人的时期，有显著的生理及心理社会的变化，是一生中决定体格、体质、心理和智力发育、发展的关键时期。

（一）加强营养

青春期体格生长迅速，脑力劳动和体力运动消耗增加，需增加能量和蛋白质、维生素及矿物质（如铁、钙、碘等）等营养素的摄入。

（二）日常生活护理

1. 保证充足睡眠　青少年需要充足的睡眠和休息以满足迅速生长的需要，睡眠每天不少于9小时，养成早睡早起的睡眠习惯。

2. 加强体育锻炼　按学校规定的锻炼项目开展体育锻炼，以增强体质，锻炼意志。青春期的体育活动能减少高血压、高血脂、肥胖的发生，减少青少年发生抑郁和情感障碍的危险。

3. 培养良好的卫生习惯　重点强调少女的经期卫生指导，如保持生活规律，避免受凉、剧烈运动及重体力劳动，注意会阴部卫生，避免坐浴等。

4. 建立健康的生活方式　受社会不良因素的影响，青少年容易染上吸烟、饮酒、吸毒及滥用药物等不良习惯，应加强正面教育，宣传吸烟、吸毒的危害，应对自己的生活方式和健康负责，帮助养成良好、健康的生活习惯。

（三）预防意外伤害

意外创伤和事故是青少年，尤其是男孩常见的问题，包括运动创伤、打架斗殴所致的损伤、交通事故、自杀等，除继续进行安全教育外，还应进行不良情绪和行为的筛查、咨询等。

（四）预防疾病

青少年应重点防治结核病、风湿病、沙眼、屈光不正、龋齿、肥胖、神经性厌食和脊柱弯曲等疾病，可通过定期健康检查，早期发现、早期治疗。由于青少年神经内分泌调节不够稳定，还可出现良性甲状腺肿、痤疮、贫血等，女孩易出现月经不规则、痛经等。日常生活中应注意观察，一旦出现及时处理。

（五）神经心理保健

1. 加强教育　包括法制、品德和性教育。青少年易受外界环境因素的影响，需要接受系统的法制教育，自觉抵制腐化堕落思想的影响。性教育是青春期健康教育的一个重要内容，家长、学校和保健人员可通过交谈、宣传手册、上生理卫生课等方式对青少年进行性教育，去除青少年对性的困惑。对于青少年的自慰行为，如手淫等应给予正确引导，避免夸大其对健康的危害，以减少恐惧、苦恼和追悔的心理冲突和压力。

2. 防治常见的心理行为问题　青少年最常见的心理行为问题为多种原因引起的出走、自杀及对自我形象不满等，家庭及社会应给予重视，并采取积极措施解决此类问题，帮助青少年顺利渡过青春期。

第二节　社区儿童健康促进

社区儿童（children in community）是指从出生至入小学前未进入托儿所或幼儿园而散居在各个家庭中的小儿。管理重点为 0～3 岁婴幼儿，此期间小儿生长发育速度快，是体格生长和心理发育的关键时期。由于社区儿童居住地分散、人数众多，要让每个小儿都能够享有卫生保健，就必须依靠各级儿童保健机构形成的城乡保健网，实行城乡分级分工、分责任开展儿童护理保健工作。

一、建立保健卡

掌握社区儿童的基本情况是做好社区儿童健康促进工作的必备条件，为每一个儿童建立健康档案，包括姓名、性别、出生日期、家庭地址、父母的一般情况；记录新生儿访视、定期体检或生长监测情况等；了解并核实社区内人口资料，包括总人口数、出生数、婴儿及5岁以下小儿死亡数、各年龄组小儿数等；了解各年龄组小儿体格发育水平、营养状况、常见病和多发病患病情况等；尤其要关注高危儿、体弱儿、发育迟缓儿的家庭，为其提供更多的服务和帮助。

二、新生儿家庭访视

建立新生儿健康管理卡和预防接种卡。每次访视的重点内容不同，对早产儿、低体重儿或足月小样儿应增加访视的次数。

三、保健门诊

保健门诊主要任务是促进小儿健康成长，目的是采用先进的检查诊断技术，早发现问题，给予正确的健康指导，以降低各种疾病的患病率和死亡率，提高小儿健康水平。定期对小儿进行健康检查和体格测量，通过连续的纵向观察可获得小儿的体格生长和社会心理发育趋势，以早期发现问题，给予正确的健康指导、宣教和采取相应的措施。

1. **检查频度** 6个月以内婴儿每月1次；7~12个月婴儿2~3个月1次；幼儿3~6个月1次；学龄前小儿每年1~2次；高危儿、体弱儿宜适当增加检查次数。

2. **检查内容** 体格测量及评价，测量头围、胸围、身长（高）、体重等，3岁后每年测视力、血压1次；全身各系统的体格检查；建立保健卡；询问个人史，包括出生史、喂养史、生长发育史、预防接种史、疾病情况、家庭环境与教育等；常见病的定期辅助检查，如缺铁性贫血、寄生虫病等，可定期做辅助检查以明确诊断；对临床可疑佝偻病、发育迟缓、微量元素缺乏等疾病应做相应的进一步检查。

四、特殊保健门诊

如体弱儿或高危儿随访门诊；视觉和听觉检测门诊，可及时发现和治疗有视、听障碍的小儿；口腔门诊指导预防和矫治口腔疾病；还可设立营养指导门诊、智力筛查门诊、心理咨询门诊、遗传咨询门诊等，以便及早诊治。

五、完成儿童计划免疫

按照免疫程序完成预防接种工作。

六、传染病管理

及时发现传染病患儿，对已确诊的传染病患儿进行家庭访视，指导家长在居家条件下采取消毒和隔离措施，对患儿采取正确的护理措施，并向家属、邻里宣传预防知识，防止传染病的传播。对于新确诊的传染病，要及时填写传染病疫情报告卡。

七、健康教育

要重视与小儿家长的接触，进行面对面的健康教育，把护理保健工作深入到各个家庭。利用各种机会，通过各种渠道和方式，如广播、电影、电视、报纸杂志、宣传画、科普材料、墙报、宣传栏等，宣传包括营养与喂养、疾病和意外的预防、体格锻炼、小儿早期教育等保健知识。

第三节　体格锻炼

体格锻炼对肌肉的发育、肌力的增长、平衡和协调能力的发展、耐力的获得均很重要，是促进小儿生长发育、增进健康、增强体质的积极措施。通过体格锻炼能提高机体对外界环境的耐受力和抵抗力，培养小儿坚强的意志和性格，促进小儿德、智、体、美全面发展。

小儿体格锻炼的形式多种多样，体育运动、集体游戏、户外活动或皮肤锻炼（利用日光、空气和水）等，都能促进小儿机体发育。体格锻炼可增强体质，提高抵抗力和健康水平，获得适应气候变化的能力，减少疾病的发生。各种锻炼形式之间能互相补充、彼此加强，在锻炼时可以同时利用2~3种形式。

一、户外活动

户外活动一年四季均可进行。可增强小儿体温调节能力及对外界气温变化的适应能力，同时可促进小儿生长发育，预防佝偻病的发生。根据小儿年龄和不同的季节特点，安排各种不同的户外活动，时间和次数逐渐增加。外出时衣着适宜，冬季户外活动要注意保暖。

二、皮肤锻炼

1. **婴儿抚触**　抚触是通过对婴儿全身各部位皮肤、肌肉进行轻柔爱抚与温和按摩的方法，是一种简便易行、安全有效的婴儿护理方法。抚触可促进血液循环、改善消化功能、有利于肌肉的放松与活动，可给婴儿愉快的刺激，减弱应激反应，提高婴儿抗病能力，同时也是父母与婴儿之间最好的交流方式之一，促进婴儿身心发展。

2. **水浴**　水浴是利用水的机械作用和水的温度刺激身体，可提高皮肤适应冷热变化的能力，水浴可使皮肤血管收缩或舒张，从而促进机体的血液循环、新陈代谢及体温调节。根据小儿年龄特点、体质和环境温度，选择不同的水温和水浴方式，如温水浴、擦浴、淋浴和游泳。

3. **空气浴**　空气浴是利用空气的温度、湿度、气流、气压、日光等物理因素直接刺激皮肤，促进机体新陈代谢、健壮呼吸器官和增强心脏活动，提高小儿对外界环境适应能力的一种健身锻炼法，常和日光浴一起进行。气温越低，作用时间越长，刺激强度就越大，健康小儿从出生时即可进行。锻炼时间和温度可根据小儿年龄及特点而定，注意季节变化。

4. 日光浴 日光浴是通过天然太阳光的照射，调节小儿机体功能，促进身心健康发展。日光中的红外线可促进皮肤的血管扩张，使血液循环加速，增强小儿心肺功能；紫外线能使皮肤中的 7 - 脱氢胆固醇转变为维生素 D，可改善钙、磷代谢，预防佝偻病的发生。日光浴适合于 1 岁以上小儿，一般宜在气温 22℃ 以上、无大风时进行。

三、体育运动

小儿对玩耍和游戏能够无师自通，通过游戏和玩耍学习知识、认识世界，学习处理环境中的人、事、物，并对自己有所认识。了解各期小儿生理、心理特点，选择合适的游戏和活动促进小儿身心健康发展。托儿所及幼儿园可采用活动性游戏方式，如赛跑、扔沙包、滚球、丢手绢、立定跳远等；年长儿可利用器械进行锻炼，如木马、滑梯等；学龄期小儿可以由老师组织各种田径活动、体操、球类、舞蹈、游泳、滑冰、骑车、跳绳等。体育锻炼要坚持不懈、持之以恒、循序渐进，注意个体差异，配合合理的生活制度。

第四节 意外事故的预防

意外事故是指突然发生的各种事件对人体所造成的损伤，常常发生在一瞬间，后果严重。因小儿缺乏认知能力，不能识别环境中的危险因素，加上小儿有好奇心重、活泼好动和好模仿的特点，易发生意外事故，如外伤、气管异物、中毒、溺水等。跌伤、动物咬伤、交通事故、烫伤、异物、溺水被列为小儿意外伤害的前六位。小儿意外发生的原因很多，其中大部分可以防范，保护小儿和对成人进行教育是预防小儿意外事故的关键措施。

一、交通事故

交通事故是小儿常见的意外事故。家长应对小儿进行交通安全教育，以身作则，培养自觉遵守交通规则的意识；尽可能为孩子提供安全的游戏场所，不可在马路上奔跑或玩耍；学龄前小儿过马路时家长要牵着手，不要在人多或车多的公路上独自行走；在乘车、骑自行车时做好各种防护准备。

二、异物进入

出生 1~3 个月的婴儿常发生溢乳，奶液或奶块呛入气管引起窒息；较大的婴儿玩耍时可能将小物品，如豆类、塑料小玩具、硬币、纽扣等塞入鼻腔、外耳道或口中，引起鼻腔、外耳道或消化道异物；小儿口含食物哭闹、嬉笑、跑跳或打闹，食物误入气管而引起窒息。培养良好的饮食习惯，进食时不要随意说话，勿惊吓、引逗、责骂小儿，以免小儿惊叫、大笑、哭闹而将食物吸入气管；不给婴幼儿整粒花生、瓜子、豆类等坚果类及带刺、带骨、带核的食品；家长应检查玩具的小部件是否牢固，不给体积小、易吞入的玩具，如珠子、棋子等。

三、外伤

小儿缺乏预见性，自我防范意识差，在玩耍或运动时易受伤，如跌伤、脱位、骨折、烧伤、烫伤、触电、切割、挤压等。日常生活中远离电源、热源，如电器、热锅、热水瓶、明火等；婴幼儿居室的窗、楼梯、阳台、床等设栏杆；妥善放置易燃、易爆、易破损的物品；玩具、器械设备定期检查，保证完好，玩耍时应有成人陪伴。不要让小儿触及锐利的危险物品，如小刀、剪、针等。

四、其他

（一）中毒

小儿常见的急性中毒包括食物、有毒植物、药物、化学药品中毒等。其防范措施有：

1. 保证小儿食物清洁和新鲜，小儿食品应严格选择，保证制作、储备、运输、出售过程中不受污染，腐败变质及过期食品不能食用，生食蔬菜瓜果要洗净。

2. 教育小儿勿随便采集野生植物及野果，避免食用有毒植物，如毒蘑菇、含氰果仁、白果仁、河豚等。

3. 药物应放置在小儿拿不到的地方，内服药与外用药分开存放，在给小儿喂药前要认真核对药瓶标签、用量及服法，对变质、标签不清的药物切勿服用。

4. 剧毒药品及农药要妥善保管与使用，避免小儿接触。

5. 严禁小儿玩弄燃气灶，经常检查燃气是否漏气，以免一氧化碳中毒，冬季室内使用煤炉应注意通风，并定期清扫管道，以免管道阻塞。

（二）溺水

幼儿多以不慎跌入水中引起溺水，年长儿多以游泳发生意外引起。溺水的预防措施为：

1. 加强安全教育，不可将小儿单独留在澡盆中，小儿不能单独呆在水缸、水桶、浴池边；不可单独去池塘边、河边或开放性水域玩耍。

2. 告诉小儿不要单独游泳，教年长儿了解溺水的预防知识，掌握一些自救互救的方法技能。

第五节 儿童计划免疫

儿童计划免疫是根据小儿免疫特点和传染病疫情监测情况制定的免疫程序，有计划、有针对性地将生物制品接种到人体内，使之产生特异性免疫力，以达到预防传染病的目的。

一、计划免疫的种类

（一）主动免疫

主动免疫是指给易感者接种特异性抗原，以刺激机体产生特异性抗体，从而获得免疫力，预防相应的传染病。主动免疫制剂在接种后经过一定时间才能产生抗体，可持续1~5年。在完成基础免疫后，还要适时地安排加强免疫，巩固免疫效果。常用主动免疫制剂包括：

1. 菌苗　用细菌菌体或细菌多糖体制成，包括死菌苗和活菌苗：①死菌苗：由于死菌苗进入体内不能生长繁殖，维持时间短，产生免疫力不高，因此接种量大，需多次重复注射，如霍乱、百日咳、伤寒菌苗等。②活菌苗：活菌苗接种到人体后，可生长繁殖，但不引起疾病，产生免疫力时间长且效果好，因此接种量小，次数少，如卡介苗、鼠疫、布鲁氏菌菌苗等。

2. 疫苗　用病毒或立克次体接种于动物、鸡胚或组织培养，经处理后形成。包括灭活疫苗，如乙型脑炎和狂犬病疫苗等；减毒活疫苗，如脊髓灰质炎和麻疹疫苗等。活疫苗的优点与活菌苗相似，但活疫苗不可在注射胎盘球蛋白或丙种球蛋白的3周内应用，以防发生免疫抑制作用。

3. 类毒素　用细菌所产生的外毒素加入甲醛，使其变成无毒性而且仍有抗原性的制剂，如白喉和破伤风类毒素等。

（二）被动免疫

被动免疫是指未接受主动免疫的易感者在接触传染病后，给予相应的抗体，使其在短期内（一般约3周）获得免疫力。只做应急预防和治疗，如给未注射麻疹疫苗的麻疹易感儿注射丙种球蛋白预防麻疹，受伤后注射破伤风抗毒素预防破伤风等。

常用被动免疫制剂（又称免疫血清）包括抗毒素、抗菌血清和抗病毒血清以及丙种球蛋白等。此类制剂来自于动物血清，对人体是一种异型蛋白，注射后容易引起过敏反应或血清病，尤其是重复使用时应特别慎重。

二、计划免疫程序

计划免疫是根据小儿的免疫特点和传染病发生的情况，科学有计划地将有关菌苗、疫苗或类毒素接种到小儿体内，严格实施基础免疫及随后适时的"加强"免疫（复种），以确保小儿获得可靠的免疫，提高人群免疫水平，达到控制以至消灭相应传染病的目的。

我国明确规定：1岁内必须完成卡介苗、脊髓灰质炎减毒活疫苗、百白破混合制剂、麻疹疫苗和乙肝疫苗的接种，根据本地区疾病流行情况、家长的意愿，可进行乙型脑炎疫苗、流行性脑脊髓膜炎疫苗、风疹疫苗、流感疫苗、腮腺炎疫苗、甲肝疫苗等接种。建立计划免疫卡保证接种对象和接种项目能够准确、及时，避免发生错种、重种和漏种。小儿计划免疫程序见表3-1。

表3-1　小儿计划免疫实施程序表

预防疾病	结核病	脊髓灰质炎	麻疹	百日咳、白喉、破伤风	乙型肝炎
免疫原	卡介苗（减毒活结核菌混悬液）	脊髓灰质炎减毒活疫苗糖丸	麻疹减毒活疫苗	百日咳菌液、白喉类毒素、破伤风类毒素的混合制剂	乙肝疫苗
初种年龄	生后2～3天到2个月内	第1次2个月 第2次3个月 第3次4个月	8个月以上易感儿	第1次3个月 第2次4个月 第3次5个月	第一次出生时 第二次1个月 第三次6个月
复种	接种后于7岁、12岁进行复查，结核菌素试验阴性时加种	4岁时加强1次三型混合糖丸疫苗	7岁时加强1次	1.5～2岁用百白破混合制剂，7岁用吸附白破二联类毒素各加强1次	周岁时复查，免疫成功者3～5年加强，免疫失败者重复基础免疫
反应情况及处理	接种后4～6周局部有小溃疡，应保护创口不受感染。个别腋下或锁骨上淋巴结肿大或化脓时的处理：肿大可热敷；化脓用注射器抽出脓液；溃破涂5%异烟肼软膏或20%PAS软膏	一般无特殊反应，有时可有低热或轻泻	部分婴儿接种后9～12天，有发热及卡他症状，一般持续2～3天，有个别婴儿出现散在皮疹或麻疹黏膜斑	一般无反应，个别轻度发热，局部红肿、疼痛、发痒。处理：多饮开水，有硬块时可逐渐吸收	一般无反应，个别局部轻度红肿、疼痛，很快消退
注意要点	2个月以上婴儿接种前应做PPD试验，阴性才能接种	冷开水送服或含服，服后1小时内禁热饮	接种前1个月及接种后2周避免用免疫抑制剂	掌握间隔期，避免无效注射	—

三、预防接种的注意事项

（一）接种前的准备工作

1. 环境准备　接种场所应光线明亮，空气流通，温度适宜。

2. 接种者心理准备　做好解释、宣传工作，介绍所接种的疫苗的类型、益处和可能的不良反应，消除紧张、恐惧心理，争取家长和小儿的合作。接种宜在饭后进行，以免晕厥。

3. 物品的准备　制品认真检查核对，按照规定方法稀释、溶解、摇匀后使用。备好急救设备、药品。

4. 严格掌握禁忌证　接种前认真询问病史及传染病接触史。

（1）一般禁忌证：患有急性传染病（包括有接触史而未过检疫期者）；较重的心、

肝肾疾病；慢性疾病急性发作期；严重皮肤病以及正在接受免疫抑制剂治疗的患儿应推迟常规的预防接种。

（2）特殊禁忌证：各种制剂的特殊禁忌证应严格按使用说明书执行。有明确过敏史者禁种白喉类毒素、破伤风类毒素、麻疹疫苗（特别是鸡蛋过敏者）、脊髓灰质炎减毒活疫苗糖丸（牛奶或奶制品过敏）、乙肝疫苗（酵母过敏或疫苗中任何成分过敏）；发热、腹泻期忌服脊髓灰质炎减毒活疫苗糖丸；近1个月注射过丙种球蛋白者，不能接种活疫苗；有抽搐史者禁用百日咳菌苗。

（二）接种时的注意事项

1. 认真检查核对　仔细核对姓名、年龄以及疫苗名称；严格执行规定的接种剂量和途径；注意预防接种的次数，按使用说明完成全程和加强免疫；按各种制品要求的间隔时间接种，一般接种活疫苗后需隔4周，接种死疫苗后需隔2周再接种其他活（死）疫苗。

2. 严格无菌操作　要做到一人一针一管；抽吸后安瓿内如有剩余药液，需用无菌干纱布覆盖安瓿口，在空气中放置不能超过2小时；一般用2%碘酊及75%乙醇或0.5%碘伏消毒皮肤，待干后注射；接种活疫苗、菌苗时，只用75%乙醇消毒，因活疫苗、菌苗易被碘酊杀死，影响接种效果。接种后剩余药液应废弃，活菌苗应烧毁。

四、接种后的反应及护理

（一）一般反应

1. 局部反应　接种后数小时至24小时左右，注射部位会出现红、肿、热、痛，有时伴有局部淋巴结肿大或淋巴管炎。红肿直径<2.5cm为弱反应，2.6～5cm为中等反应，>5cm为强反应。局部反应一般持续2～3天不等。接种活菌（疫）苗，则局部反应出现较晚，持续时间较长。

2. 全身反应　在接种后24小时内出现不同程度的体温升高，持续1～2天。体温<37.5℃为弱反应，37.5℃～38.5℃为中等反应，>38.6℃为强反应，还常伴有头晕、恶心、呕吐、腹泻、全身不适等反应。接种活疫苗需经过一定潜伏期（5～7天）才有体温上升，一般无需特殊处理，注意适当休息、多饮水即可。高热持续不退，应到医院诊治。

（二）异常反应

1. 过敏性休克　在注射后数秒或数分钟内发生。表现为烦躁不安、面色苍白、口周青紫、呼吸困难、四肢湿冷、脉细数、恶心呕吐、惊厥、大小便失禁甚至昏迷，如不及时抢救，可在短期内危及生命。应使患儿平卧，吸氧，并立即皮下注射或静脉注射1∶1000肾上腺素0.5～1ml，必要时可重复注射，注意保暖。病情稳定后尽快转至医院继续抢救治疗。

2. 晕厥　个别小儿由于空腹、疲劳、紧张或恐惧等原因出现晕厥。一般在接种时或接种后几分钟内出现头晕、心慌、面色苍白、出冷汗、手足冰凉、心跳加快等症状，重者心跳、呼吸减慢，血压下降，知觉丧失。立即使患儿头低平卧，保持安静，饮少量温开水或糖水即可恢复正常，若数分钟后仍不恢复者，可针刺人中、合谷、十宣穴，必要时皮下注射 1 : 1000 肾上腺素，每次 0.01 ~ 0.03ml/kg。

3. 过敏性皮疹　以荨麻疹最为多见，一般在接种后几小时至几天内出现，经服用抗组胺药物后即可恢复。

4. 全身感染　有严重的原发性免疫缺陷综合征或继发性免疫功能损害者，接种活菌（疫）苗后可扩散为全身感染。

第六节　小儿健康评估

小儿健康评估主要涉及小儿生长发育、营养状况、心理发育、家庭环境等方面，在许多方面与成人不同，必须掌握小儿身心特点，运用多方面知识，以获得全面、准确的主、客观资料，为制定护理方案打下良好的基础。

一、评估内容

（一）健康史

资料来源于患儿、家长或看护人员，通过交谈掌握既往史，个人生活史（如出生史、生长发育史、喂养史及预防接种史等），发病经过，以及家庭与社会对小儿的关心、支持等。

（二）身体评估

一般采用视、听、触、嗅等方式对小儿进行体格检查以取得客观资料。护理体检的目的是对小儿身体、心理社会适应等方面进行评估，为提出护理诊断、制定合理的护理措施提供依据。评估内容包括外表、一般测量、各器官及全身情况。

（三）心理评估

1. 婴儿期患儿的心理评估　婴儿期是小儿身心发育最快的时期，对住院的反应随月龄增加而有所不同。应评估其感知觉、语言及动作的发育情况，以及所具有的适应环境的能力。

2. 幼儿期患儿的心理评估　幼儿期患儿住院后产生的心理变化比婴儿更强烈。因不熟悉医院环境感到惧怕，常出现不合作、反抗、任性、违拗等心理反应，拒绝接触医护人员。护士态度要亲切、和蔼，尽量在患儿父母在场的情况下接触小儿，了解小儿表达需求常使用的方式及生活习惯，引导患儿熟悉医院环境，采用多种方式与小儿交流，减少其恐惧和焦虑心理。

3. 学龄前期患儿的心理评估　学龄前期患儿住院的主要反应是对陌生环境的不习惯，对住院的不理解，尤其惧怕因疾病或治疗而破坏身体的完整性。但因智能发展更趋完善，思维能力进一步发展，较准确地认识事物，能控制和调节自己的行为，故表现较温和，如悄悄哭泣、难以入睡等。护士应掌握此期小儿特点，运用简单易懂的语言解释住院的原因，陪同小儿玩游戏、绘画、看电视或讲故事等，转移其恐惧、焦虑情绪。

4. 学龄期患儿的心理评估　学龄期患儿主要反应是与学校及同学分离，担心学业，感到孤独。因对疾病缺乏了解，忧虑自己会残疾或死亡，也有的患儿因住院给家庭造成严重的经济负担而感到内疚。此期小儿自尊心较强、独立性增加，表现比较隐匿，努力做出若无其事的样子来掩盖内心的恐慌。护士多了解患儿的生活、饮食习惯，向家长介绍患儿的住院反应，以便家长对小儿进行帮助。鼓励小儿完成力所能及的自我护理活动，并给予适当的选择权利，增强小儿的自信心和安全感。鼓励与同伴或老师联系，允许他们来医院探视。

5. 青春期患儿的心理评估　青春期患儿对疾病或受伤的生理和心理因素有更多的了解，知道疾病与某些器官功能的不良有关。对疾病的发生和治疗有一定的见解和自我控制能力，更关注疾病或受伤对身体形象的影响，以及隐私问题。与同伴分离常带来痛苦和不安。护士在交谈时考虑其心理反应，给予理解、关心，耐心解答提出的各种问题，建立融洽和信任的关系。

6. 临终小儿的心理评估　面对小儿死亡是最困难、最痛苦的事情，不同年龄的小儿对死亡的认识和反应是不同的。婴幼儿不理解死亡，往往用哭闹来表达不舒服；学龄前小儿常将死亡与睡眠混淆，认为死亡是暂时的，不知道死后不能复生，还会将死亡与自己的不良行为联系在一起，认为是对自己的一种惩罚，他们害怕与父母的分离，认为只要有父母在身边，就感到一切安全；学龄期小儿对死亡有了更多的认识，逐步了解死亡的概念，开始懂得死亡是生命的终结，是不可避免的，开始惧怕死亡；青少年对死亡的认识与成人相似，但很难接受生命的终止，特别害怕在自己的愿望还未实现前就死亡，会经历否认及震惊、愤怒、协议或磋商、抑郁、接受5个阶段。护士应帮助患儿面对死亡，减轻父母失去孩子的痛苦。

（四）营养评估

通过评估及时了解和发现小儿群体和个体存在的营养问题，便于采取有效干预措施，避免和减少营养性疾病的发生。营养状况的评估包括是否母乳喂养、辅食添加及饮食情况、大便的性质和次数等，均应详细记录。

（五）辅助检查

1. 实验室检查　实验室检查在医疗常规工作中处于重要的地位。通过实验室检查帮助诊断疾病，了解目前病情、推测预后、指导治疗和预防。常进行的检查有血液、体液或排泄物的检测及生化分析；对肝、肾、胰和各内分泌系统的功能检查；微生物、免疫学、血清学检查以及病理解剖学检查等。一些疾病（先天性代谢性疾病）离开实验室检查，诊断就不能确定，有些疾病（代谢异常病）在新生儿期进行筛查，可早期发现、早期进行相应治疗。实验室检查受多种因素的影响，收集标本时应注意技术细节。

2. 影像学检查　包括X线、CT、磁共振、超声、核医学等技术。通过影像学检查获得更多的信息，辅助临床诊断，观察疗效，具有相当重要的价值。

二、评估技巧

1. 收集资料　护士主要通过视、听、嗅、味、触等感觉来收集资料。收集资料的基本方法是观察和交谈，按照预先确定的项目和内容进行收集。与小儿交谈时态度要和蔼，使其感到亲切、可信，以便获得更多所需要的资料信息。与小儿家长交谈时要考虑其对小儿住院的心理反应，给予理解和关心，对提出的各种问题耐心解释，同时收集更多关于小儿的资料。

2. 注意事项　检查时室内光线充足，温度适宜，周围安静，检查物品齐全、适用。检查者手要清洁、温暖。检查时一般应遵循自上而下的原则，为获得准确的检查结果，应视小儿病情、年龄特点、耐受程度及当时情绪灵活掌握，适当调整顺序。如检查小婴儿时，可先听诊胸部和心脏，最后检查眼部、口腔及咽部等易引起小儿不适哭闹的部位；对幼儿可先检查四肢后再检查其他部位，以减少小儿的恐惧；对急诊及抢救病例，先重点检查生命体征及与疾病有关的部位，边询问边检查、边抢救，全面的体检待病情稳定后再进行，以免耽误救治。

小　　结

小儿的健康促进包括合理营养、日常生活护理、预防意外伤害及预防疾病、神经心理保健等内容。社区儿童健康促进根据小儿的特点开展健康检查、安全教育、传染病预防及健康教育等活动。父母和儿科护士应结合小儿心理卫生特点，加强与小儿的沟通，帮助小儿应对各种情况，避免心理和行为问题的发生，预防或减少意外事故的发生。

思考题
1. 比较各年龄期小儿的健康促进的重点内容。
2. 写出常见意外事故种类及预防小儿中毒的措施。
3. 写出 1 岁以内小儿的预防接种程序及注意事项、禁忌证。

第四章　住院小儿护理及护理技术

【学习目标】

1. 掌握儿科常用护理技术。
2. 熟悉儿科入院、住院和出院护理常规。
3. 了解儿科门诊、急诊、病房的设置和管理要求。

我国儿童医疗机构有3种类型：儿童医院、综合型医院的儿科和妇幼保健院。儿童医疗机构应设有门诊、急诊和病房三部分。

第一节　儿童医疗机构的设置及护理管理

一、儿科门诊

由于小儿抵抗力差，而综合型医院中成人患者比小儿多，为防止交叉感染，儿科门诊应设在一层楼的一侧，有独立的出入口。设置应符合小儿心理，环境安全、舒适、温馨，消除小儿紧张、不安的情绪。

1. **设置**　儿科门诊应设有预诊处、挂号处、测体温处、候诊室、诊查室、隔离室、治疗室、化验室、配液中心、输液中心、饮水处、厕所等。

（1）预诊处：是儿科门诊特有的部门。护士可运用望诊、问诊和简单体检协助家长选择就诊科室，节约就诊时间；早期鉴别传染病，及时隔离减少交叉感染；为急重症患儿赢得抢救时机。预诊处应设在距门诊大门最近处，或综合型医院儿科门诊入口处。预诊处应设有两个出口：一个通向候诊室，另一个通向隔离室。

（2）挂号处：小儿经过预诊后，方可挂号就诊。

（3）测体温处：就诊前为发热患儿检测体温并记录，必要时及时通知医生。

（4）候诊室：环境应宽敞、空气流通，有足够的候诊椅和1~2张小床供家长为患儿更换尿布、包裹使用。候诊室内可准备图书、玩具等缓解小儿候诊时的烦躁和哭闹。室内应有卫生宣传栏、宣传单或多媒体播放设备，及时向家长和患儿进行宣教。

（5）诊查室：应多设几个，避免就诊患儿之间的相互干扰。室内设有桌、椅、诊断床及洗手设备等。

（6）隔离室：应有数间，供不同种类传染病患儿就诊。应备有隔离衣、紫外线灯、洗手设备等消毒、隔离物品；并设专人为隔离的患儿及家长提供挂号、交费、取药等服务。

（7）治疗室：备有各种治疗所需的设备、器械和药品，可进行必要的治疗，如各种注射、敷贴等。

（8）厕所：小儿专用，座便或蹲便和洗手盆应稍低矮，方便小儿使用。备便盆、尿杯，为留标本使用。

2. 护理管理　儿科门诊的特点是陪伴就诊的人员数量多，流动量大，且家长的焦虑程度大于其他科室。因此，门诊管理上应注意以下几个方面：

（1）保证有序就诊：根据就诊的患者量弹性排班，合理搭配护士，每天有资深护士组织及管理患儿，建立电子病历信息库，将患儿每次的诊治情况录入信息库，提高就诊速度和质量。

（2）密切观察病情：护士应经常巡视，发现异常情况及时处理。

（3）杜绝差错事故：给药、注射等各项操作时严格执行查对制度，避免任何干扰。

（4）预防院内感染：从预诊开始及时发现传染病的可疑征象，及时隔离。

（5）开展健康教育：积极为就诊小儿及家长提供促进生长发育、合理喂养、常见病的预防及早期发现、药物的正确使用等方面的有针对性的健康指导，促进小儿身心健康。

二、儿科急诊

小儿急诊有发病急，病情变化快，意外事故多，且随季节变化而改变等特点。应根据这些特点设置急诊24小时开放，做好抢救准备，对处于紧急和危重状态中的患儿实施及时、准确的诊治与抢救。

1. 设置　儿科急诊应设有诊查室、抢救室、治疗室、观察室、小手术室等。

（1）抢救室：内设床位1~2张，配备抢救车1台（内有常用急救药品和手电、压舌板、开口器、舌钳子、各种型号注射器、输液器等）、心电监护仪、人工呼吸机、气管插管用具、供氧设备、吸引装置、雾化吸入器、洗胃用具等设备和各种穿刺包、切开包、导尿包、灌肠包等治疗用品，以满足抢救危重症患儿的需要。必要时还可配备应急照明灯、简易吸引器、简易呼吸器等，以备停电、停水时使用。

（2）治疗室：有各种治疗药品和设备，可进行各种治疗。

（3）观察室：设病床及常规抢救设备，供病情缓解仍需观察的患儿使用。

（4）小手术室：除手术室的基本设备外，还应准备清创小手术、烧伤的初步处理、骨折固定等器械用品和抢救药品。

2. 护理管理

（1）重视急诊抢救五要素：人、医疗技术、药品、仪器设备和时间是急诊抢救的五要素，其中人起主要作用。急诊护士应熟练掌握小儿急诊抢救的理论和各种技能，更应具有高度的责任心、敏锐的观察力和判断能力，随时发现病情变化。出现紧急情况时，有较强的组织能力和处理能力。药品种类齐全，仪器设备先进，时间上争分夺秒都是保证抢救成功缺一不可的重要环节。危重患儿应先抢救后挂号，先用药后交费，提前诊治。

（2）执行急诊岗位责任制：明确分工，各司其职，坚守岗位，随时做好抢救患儿的准备。对抢救药品和设备的保管、使用、补充、维护等有明确的分工及交接班制度，随时处于备用状态，以保证抢救工作的连续性。

（3）建立并执行各科常见急诊的抢救常规和护理流程：经常组织护士学习，熟练掌握各种疾病的抢救程序、护理要点及技术操作，不断提高抢救效率。

（4）加强急诊文件管理：建立完整的急诊病例，准确记录患儿就诊的时间、一般情况、诊治过程等。紧急抢救中遇有口头医嘱，须立即当面复述确保无误后执行，并及时补记于病历上，为进一步治疗和护理提供依据。

（5）做好登记：经过急诊观察室的患儿需登记，以便追踪总结。

三、儿科病房

1. 设置　儿科病房应设有普通病室、重症监护室、医护办公室、治疗室、游戏室、配膳室与配奶室、盥洗室、浴室、厕所等。

（1）普通病室：可分为大、小两种，大病室放置 4 ~ 6 张床，小病室为 1 ~ 2 张床。每张床占地 $2m^2$，床与床的距离为 1m，床与窗台的距离为 1m。

（2）重症监护室：收治病情危重、需要抢救和观察的小儿，室内应备齐各种抢救设备。患儿病情稳定后转入普通病室，做好监护室内收治新患儿的准备。

（3）医护办公室：设在病房中央，靠近重症监护室和较小的婴儿病室，方便观察和抢救。

（4）游戏室：设在病房入口处，室内阳光充足，布局合理。为各年龄患儿提供可清洁的玩具和图书，并播放优美的儿歌，使小儿心情愉快。

（5）治疗室：内外相通的两个房间，内间为处置室，外间为操作室，以备各种输液、注射、穿刺使用，利于无菌操作，又可避免影响其他小儿。

2. 护理管理

（1）环境：病房的颜色明快，布置要符合小儿生理、心理特点，营造欢快、活泼的气氛，可采用图案活泼、小儿喜爱的卡通画装饰，设置尽可能家庭化、儿童化、学校化，减少患儿的恐惧感和陌生感。病室光线适宜，采用自然光，既便于医护人员观察，又不影响患儿休息与睡眠。温湿度依患儿年龄而定：新生儿适宜的室温为 22℃ ~ 24℃，婴幼儿为 20℃ ~ 22℃，相对湿度为 55% ~ 65%；年长儿病室的适宜温度为 18℃ ~ 20℃，相对湿度为 50% ~ 60%。

（2）生活：合理安排饮食、衣着、睡眠和游戏，既要符合治疗疾病的需要，也要满足其生长发育的需求。餐具选择安全无毒、易清洗、不易碎的材质，患儿的衣服以浅色、样式简单无纽扣为宜，被服用柔软棉布制作。护士可带领患儿模仿他们观察到的周围活动开展游戏，为患儿选择"医生"或"护士"娃娃、"注射器"和"听诊器"等仿真玩具，消除恐惧心理，缩短护患距离，配合治疗。

（3）**安全**：病房设施首先要保证安全，如窗户、阳台、暖气应有护栏防止坠窗和磕碰；婴幼儿床安装滑动床栏并且要坚固防止坠床；病区内使用防滑地面防止滑倒跌伤；电源插座外加保护装置以防触电等。各项护理操作也要考虑安全问题，注射后医疗用品及时回收毁形，防止误服及针刺伤等。严格执行查对制度，掌握一定的约束和固定技巧，防止意外发生。护士经常巡视，防止患儿私自外出发生意外或走失。

（4）**预防感染**：根据收治患儿情况安排病室。按年龄分为新生儿室、婴儿室、幼儿室、儿童室；按有无感染可分为感染病房和非感染病室；按病情分为急性期病室和恢复期病室。急性期病室又可分为呼吸道感染和肠道感染病室等。根据季节、天气情况每天开窗通风；按时进行空气、床单位、地面的消毒；严格执行消毒隔离制度，护士应戴帽子、口罩，操作前后采用七步洗手法，保持手的清洁；做好家属陪伴及探视的管理，病室内人员不宜过多。

（5）**疫情报告**：病区内发现或有疑似传染病的患儿，应立即转至单独病室，专人护理，严格执行消毒隔离制度。同时应建立健全疫情报告和登记制度。医护人员是疫情的法定报告人，一旦发现中华人民共和国《传染病防治法》规定要报告的患儿，应立即通过填写"传染病报告卡"或电话、网络等形式向防疫机构报告，对曾接触过该患儿的易感儿应酌情做被动免疫防止传染病蔓延，并做好登记。

第二节　住院小儿的护理

小儿正处在生长发育阶段，也是人格形成的重要时期，生病住院对他们是一个挫折。不同年龄的小儿对疾病和住院的了解、反应和应对方法有一定的差异性，因此适应时间也各不相同。护士应了解不同年龄阶段住院小儿的心理社会方面的需求，利用沟通的方式给予针对性的指导，对患儿的不快乐、苦闷、焦虑恐惧等心理作出努力，以患儿及家庭为中心，制定护理计划，实施完善的护理方案，缩短小儿对住院的适应时间，积极地配合治疗。

一、入院护理常规

1. 主动、热情介绍病区环境及设施、游戏室、治疗室、护士站、经治医生、责任护士、护士长、作息时间、探视时间及住院制度。送患儿及家长至病床边，介绍病室情况及其他病友和家长。

2. 测量生命征象（体温、脉搏、呼吸、血压）及体重，必要时测身长（高）、头围、胸围、腹围等。兴奋、哭闹、哺乳会改变肤色、呼吸、脉搏等，应尽量避免，发现异常尽可能在几分钟平静后再次测量，不可延误至下一次。

3. 通过交谈、观察和体格检查等方式了解小儿的一般情况、主诉、现病史、既往史和家庭的氛围、日常活动等。

4. 建立纸质或电子病例，准确记录测得的体重和生命体征，并通知医生，制定护理计划。

二、住院护理常规

1. 监测生命体征，做好护理记录：①新入院患儿每天测体温、呼吸、脉搏 3 次，连测 3 天；体温 37.5℃ 以上时，每天测体温、呼吸、脉搏 4 次；体温 39℃ 以上时，每 4 小时测体温、呼吸、脉搏 1 次，或遵医嘱执行；体温正常 3 天后，每天测体温、呼吸、脉搏 1 次；每周测血压 1 次。②3 岁以内患儿一般免测脉搏、血压，危重患儿或有病情变化时遵医嘱监测生命体征。③每次测量后将结果及时、准确记录，必要时通知医生。

2. 每天记录大、小便次数 1 次。每周测体重 1 次，或遵医嘱执行。

3. 接到医生下达的检查医嘱后，护士及时将检查的目的、意义、时间安排和注意事项告知患儿及家长，并将检查结果及时通知医生。

4. 遵医嘱执行分级护理，按时巡视病房，严密观察患儿神志、面色、生命体征、囟门、哭声、指纹、舌脉、二便的变化，若发现异常，应报告医生，并配合抢救。

5. 遵医嘱给药，服药的时间、温度和方法依病情、药性而定，注意观察服药后的效果反应，并向患儿及家长做好药物相关知识宣教。

6. 观察分泌物、排泄物的情况，注意观察治疗效果和药物的不良反应，若发现异常，应及时报告医生。

7. 遵医嘱给予饮食护理，指导饮食宜忌，正在断奶的婴儿住院期间暂停断奶和添加辅食，继续喂哺母乳，幼儿和年长儿可在护士的协助下集体进餐，以促进食欲。餐具每次用后消毒，饭前便后洗手。与配膳室联系为特殊疾病患儿提供特殊饮食，如无盐（或低盐）低脂饮食、高蛋白饮食、低蛋白饮食、糖尿病饮食等。

8. 根据情况为患儿制定生活日志，保证充分的休息与睡眠。根据病情适当限制活动量，急重症患儿应卧床休息，病情稳定后可在床上适当活动，如坐起玩玩具、看书等，恢复期逐渐增加活动量。根据病情与季节安排患儿擦浴与洗浴，经常更换衣服与被褥，保持清洁。

9. 关心患儿，做好心理护理。根据病情，定期开设家长课堂，对患儿及家属进行相关健康指导，使之对疾病、治疗、护理等知识有一定了解，积极配合治疗。积极开展治疗性的游戏活动，如由护士组织听音乐、看动画片、讲故事、绘画等活动。

10. 严格执行消毒隔离制度，预防交叉感染。

三、出院护理

1. 住院期间就应根据患儿病情、预后和家长的接受能力有针对性地制定出院计划。住院时分次以书面或口头的方式告知家长，帮助患儿和家长掌握必要的护理知识，使之学会如何促进小儿恢复健康。

2. 接到医生下达的出院通知后，协助家属准备出院的物品。发放出院所带药品，指导用药方法，安排复诊时间，与家长共同复习出院后所需的护理知识和技术。协助家长办理出院手续，并征求家长的意见和建议，留下联络方式，以便随访。

3. 做好病室和床单位的终末消毒，铺备用床，准备迎接新患儿。

第三节 儿科常用护理技术

一、小儿给药法

(一) 口服法

[目的] 治疗疾病或缓解症状；协助诊断；维持正常生理功能。

[操作前准备]

1. **评估** 了解患儿病情，评估吞咽情况、用药史、过敏史，告知操作目的、给药时间、配合方法等。

2. **护士准备** 衣帽整洁，洗手，戴口罩。

3. **物品准备** 发药车、药杯、服药卡、研钵、搅拌棒、水壶、弯盘、纱布等。

4. **环境准备** 病室环境安静、整洁。

[操作流程]

1. 核对医嘱单、服药卡和药品，研碎药品后加入温水，搅匀。

2. 携用物至患儿床旁，核对解释，取得配合。

3. 抱起患儿或使患儿头部抬高并偏向护士一侧，颏下围治疗巾。护士左手固定患儿前额，右手持药杯将药液自口角慢慢倒入患儿口中，并停留片刻，直至其咽下药物。服药后喂少许温开水。喂药完毕将患儿平卧，头部仍要偏向一侧。

4. 服药后核对，观察服药反应。给予家长针对性的宣教。

5. 协助患儿取舒适体位，整理床单位，护士洗手，记录。

[注意事项]

1. 协助或教会年长儿自己服药，服药时适当使用鼓励性语言。

2. 了解药物性能、服药方法和时间，注意有无特殊贮存要求。

3. 任何药物不宜与牛奶、果汁、食物等混合喂哺。患儿哭闹时不可喂药，以免呛入气管或引起呕吐。

(二) 肌肉注射法

[目的] 需迅速发挥疗效；不能或不宜静脉注射或口服的药物。

[操作前准备]

1. **评估** 了解患儿病情、所用药物的性质和量、注射部位的皮肤情况。

2. **护士准备** 衣帽整洁，洗手，戴口罩。

3. **物品准备** 治疗盘、安尔碘、棉签、无菌注射器、注射药物、弯盘、砂轮、注射卡等。

4. **环境准备** 病室环境安静、整洁。

[操作流程]

1. 核对医嘱单、注射卡和药品，稀释及抽吸药液，置于无菌治疗盘内。

2. 携用物至患儿床旁，核对解释，取得配合。

3. 确定注射部位，以穿刺点为中心螺旋式消毒直径大于5cm。核对、排气，绷紧皮肤，与皮肤成90°角进针。固定针栓，抽吸无回血，注药，拔针。

4. 注射后核对，观察注射局部和患儿有无异常情况。给予家长针对性的宣教。

5. 协助患儿取舒适体位，整理衣被及床单位，护士洗手，记录。

[注意事项]

1. 注射时置患儿于安全位置，适当加以约束。

2. 婴儿注射针头长度勿超过2.5cm；2岁以下小儿注射部位多采用股外侧肌和臀中、小肌，不宜采用臀大肌，以免误伤神经；2岁以上小儿一般在臀大肌外上方和臀中、小肌注射。

3. 年长儿采用两快一慢法，对婴幼儿，可采取进针、推注药及拔针均快的三快特殊注射技术，以缩短注射时间，防止意外发生。

4. 需要同时注射两种药液时，应注意配伍禁忌。

（三）静脉注射法

[目的] 经静脉注入少量液体、药物达到治疗疾病、补充能量和协助诊断的目的。

[操作前准备]

1. **评估** 了解患儿病情，所用药物的性质和量，穿刺部位的皮肤情况、静脉充盈及管壁弹性。

2. **护士准备** 衣帽整洁，洗手，戴口罩。

3. **物品准备** 治疗盘、安尔碘、棉签、无菌注射器、一次性头皮针、药液、弯盘、砂轮、止血带、脉枕、一次性治疗巾、注射卡等。

4. **环境准备** 病室环境安静、整洁。

[操作流程]

1. 核对医嘱单、注射卡和药品，稀释及抽吸药液，安牢头皮针，置于无菌治疗盘内。

2. 携用物至患儿床旁，核对解释，取得配合。

3. 选择粗且直、弹性好的血管，避开关节及静脉瓣，穿刺肢体下方垫脉枕及治疗巾，穿刺点上方5cm处扎止血带，以穿刺点为中心螺旋式消毒直径大于5cm。核对、排气，绷紧皮肤，针头斜面向上与皮肤成30°角沿静脉方向进针。见回血后，顺静脉方向再推进1~2cm，松开止血带，嘱患儿松拳，固定针头，缓慢推药，拔针。

4. 注射后核对，观察患儿有无异常情况。对家长给予针对性的宣教。

5. 协助患儿取舒适体位，整理衣被及床单位，护士洗手，记录。

[注意事项]

1. 严格遵守"三查七对"和无菌注射原则，确保用药安全。

2. 根据药物性质和患儿病情，掌握推药速度。推药过程中，注意观察注射局部和患儿反应。

3. 注射对局部有刺激性的药物,应先注入少许生理盐水,确保针头在血管内时,再注射药物。

4. 需要较长时间推注药液时注意保护血管,由远端到近端选择静脉注射部位。

二、更换尿布法

[目的] 保持臀部皮肤的清洁、干燥和舒适,预防红臀的发生。

[操作前准备]

1. **评估** 了解婴儿诊断,评估臀部皮肤情况,告知操作目的、方法、配合方法等。

2. **护士准备** 衣帽整洁,洗手,戴口罩。

3. **物品准备** 尿布、尿布桶、温水和盆、毛巾,必要时按臀部皮肤情况备治疗药物及烤灯等。

4. **环境准备** 病室环境安静、整洁,温湿度适宜,无对流风。

[操作流程]

1. 携用物至床旁,再次核对,拉下近侧床档,尿布折成长条形备用。

2. 解开污湿的尿布,一手轻提婴儿双足,露出臀部,另一手用原尿布清洁处轻拭会阴及臀部,取下污染尿布置于尿布桶中。

3. 婴儿如有大便,将婴儿抱起用温水洗净会阴及臀部,用干毛巾拭干,必要时涂药。

4. 再一手轻提婴儿双足,使臀部抬高,另一手将清洁尿布一端置于腰下,其较厚层部分,对女婴要放在后面,对男婴要放在前面,放下双足,将两腿间的尿布另一端上拉覆盖于下腹部,系好尿布带。

5. 整理小儿衣被及床单位,拉好床档。

6. 护士洗手,记录。

[注意事项]

1. 选择质地柔软、吸水性强、透气性好的浅色棉质尿布,减少对臀部皮肤的刺激,便于观察二便情况。

2. 操作时动作轻快,避免婴儿暴露过久。

3. 尿布包扎应松紧适宜,以免过紧影响婴儿活动,或过松二便外溢。

三、婴儿沐浴法

[目的] 保持婴儿皮肤清洁,预防感染;促进皮肤排泄;促进血液循环,使婴儿感到舒适,利于健康。

[操作前准备]

1. **评估** 全面了解婴儿全身情况(皮肤、脐部、哺乳等),向家长告知婴儿沐浴的好处及注意事项。

2. **护士准备** 衣帽整洁,洗手,戴口罩。

3. **物品准备** 热水及洗澡盆、水温计,婴儿浴液、大毛巾、小毛巾、浴巾、尿布、爽身粉、清洁衣裤、床单、无菌石蜡油等。

4. **环境准备** 关闭门窗，调节室温26℃～28℃，无对流风。

[操作流程]

1. 测水温：消毒洗澡盆内备半盆温热水，测量水温38℃～40℃（或以手臂内侧试水温，以热而不烫为宜）。

2. 清洗面部：脱去婴儿衣服，保留尿布，用浴巾包裹婴儿全身，护士用左臂托住婴儿身体，左手扶住头部，右手用小毛巾蘸清水轻轻自眼内眦向外角擦拭，擦洗另一只眼时，调换小毛巾清洁部分，依次清洗鼻孔、耳廓、外耳道。用毛巾将脸部擦干净。

3. 清洗头部：护士左手托住婴儿头部，并用拇指和中指将婴儿耳廓向前推，压住外耳道口，以免水流入耳内；右手将婴儿专用洗头液涂于手上再清洗头发，而后用清水冲洗干净并用大毛巾擦干。

4. 去掉浴巾和尿布，抱起婴儿，护士以左手握住婴儿左肩及腋窝处，使婴儿头部枕于护士前臂处，右手托住婴儿双腿，轻轻将婴儿放于盆中。

5. 将浴液涂于婴儿颈下、颈后、上肢、腋下、躯干（胸部、腹部、背部）、臀部、腹股沟、外生殖器、下肢（腿、脚），而后用清水冲去。

6. 清洗阴部：女婴要用手分开大阴唇，自前向后清洗；男婴要将包皮轻轻向上推，用清水清洗。

7. 洗毕，抱出婴儿，立即用清洁的浴巾包裹，擦干全身，皮肤褶皱处涂少许爽身粉，穿衣服，更换尿布，脐部护理，剪指（趾）甲。

8. 整理床单位及物品，洗手，记录，签名。

[注意事项]

1. 沐浴时间可选在哺乳前，避免因改变体位引起吐奶。

2. 沐浴时随时观察婴儿病情变化，注意将手和皮肤褶皱处清洗干净。

3. 沐浴时婴儿头颈部不要浸入水中，避免水和泡沫呛入口鼻中。

4. 脐带未脱落或刚刚脱落时，避免脐窝进水，可使用防水护脐贴保护脐部。

5. 沐浴后婴儿体表水分蒸发会带走大量热能，因此应加强保暖，半小时内不要打开包裹，给予哺乳或喂服温开水。

四、约束法

[目的] 便于护理操作及对婴儿进行诊疗；保持某种体位限制其动作，防止婴儿发生坠床、撞伤、抓伤等意外。

[操作前准备]

1. **评估** 婴儿意识情况和活动度，能否与人进行沟通，告知家长使用约束法的目的及操作方法。

2. **护士准备** 衣帽整洁，洗手，戴口罩。

3. **物品准备** 约束带或大床单、包单。

[操作流程]

1. 全身约束法

（1）将大单或包单折成自婴儿肩部至踝部的长度，将婴儿平卧于大单上。

（2）以靠近护士一侧大单或包单紧紧包裹婴儿的手足，至对侧自婴儿腋窝处掖于身下。

（3）再用上述方法将婴儿另一侧肢体包裹好，将大单或包单紧塞于对侧肩、背下面，外面用约束带固定。

2. 四肢约束法 用约束带一端（垫纱布）系于手腕或足踝部，另一端系于床档处，约束四肢末端，限制手足活动。

[注意事项]

1. 约束带的松紧度要适宜，以可以放入一指为宜。

2. 实行四肢约束的婴儿注意手足的位置，以免拉床档时夹伤手足。加强巡视，被约束的部位要求每15分钟检查1次，每1~2小时松开1次并按摩局部，重点观察腕、踝部位的皮肤温度、颜色，以保证被约束的婴儿安全和治疗顺利进行。

3. 要使婴儿肢体处于功能位置，不要过度限制婴儿肢体活动。

4. 治疗结束及时将约束带解除。

五、头皮静脉输液法

小儿头皮静脉丰富且表浅，不滑动，便于固定，易于保温，方便小儿肢体活动，因此婴幼儿静脉输液多选用头皮静脉，常采用头部额上静脉、颞浅静脉及耳后静脉等。

[目的]

1. 纠正水和电解质失调，维持酸碱平衡。

2. 输入液体和药物，达到解毒、控制感染和治疗疾病的目的。

3. 补充营养，维持热量。

4. 纠正血容量不足，维持循环血量。

[操作前准备]

1. 评估 了解患儿年龄、病情、心肺功能、头部血管情况及周围皮肤完整性，意识状态、合作程度，告知患儿家长操作方法、目的、配合方法等。

2. 护士准备 衣帽整洁，洗手，戴口罩。

3. 物品准备 治疗车、治疗盘、医嘱单、输液卡、巡视卡、输液所需药物、一次性注射器、输液器、输液贴、胶布、棉签、一次性垫巾、砂轮、皮肤消毒剂、消毒洗手液、一次性剃须刀，弯盘。

4. 患儿准备 顺头发方向剔净局部头发，以纱布擦净，协助患儿排尿或更换衣裤。

5. 环境准备 清洁，舒适，光线明亮。

[操作流程]

1. 在治疗室内核对医嘱单、输液卡和瓶贴及药物，准确无误，检查药液质量，消毒后按医嘱加药，将输液器粗针头插入输液瓶塞内，关闭调节夹。

2. 携用物至患儿床旁，再次核对患儿及药物，无误后将输液瓶挂于输液架上，排气一次成功。

3. 将枕头放在床沿，患儿横卧于床中间，铺垫巾于头下，必要时用全身约束法约束患儿。

4. 两人操作时，一人固定患儿头部与肢体，另一人穿刺。穿刺者立于患儿头端，消毒皮肤后，再次核对，再次排气，一手绷紧血管两端皮肤，另一手持针在距静脉最清晰点向后移 0.3cm 处将针头沿向心方向平行刺入皮肤，然后将针头稍挑起，沿静脉走向缓缓刺入，见回血后，打开调节夹，见药液滴入通畅，患儿无异常，胶布妥善固定。

5. 根据患儿年龄、病情及药物性质调节滴数。再次核对，填写巡视卡挂于输液架上。

6. 整理床单位，协助患儿取舒适体位，指导家长适当约束患儿。

7. 整理用物，洗手，按要求记录，签名。

[注意事项]

1. 严格遵守"三查七对一注意"的查对制度，操作符合无菌技术原则，注意药物配伍禁忌，中西药之间用生理盐水冲管。

2. 针头刺入皮肤，如未见回血，可轻捏头皮针后部以确定回血；因血管细小或充盈不足而无回血者，可稍稍打开调节器，让极少量液体进入，如畅通无阻，皮肤无隆起及变色，且静点顺利，证明穿刺成功；如沿静脉走行皮肤变白色则说明误入动脉应快速拔针并加压按至无出血时，更换部位重新穿刺。应按压针眼 5～10 分钟。

3. 穿刺中应注意观察患儿的面色、唇色和哭声等一般情况，切不可只顾操作而忽视了病情观察。

4. 每 15～30 分钟巡视 1 次，观察输液情况，如输液是否顺利，速度是否合适，溶液是否滴完，局部有无肿胀，针头有无移动、脱出，固定是否妥善，患儿有无不适及有无输液反应发生。

六、静脉留置针穿刺法

[目的] 适用于临床静脉输液、输血和动静脉抽血等。可保留较长时间（一般为 72 小时），减少反复穿刺给患儿带来的痛苦，利于保护血管，给药和抢救迅速及时。

[操作前准备] 常规评估告知后，要告知患儿家长静脉留置针穿刺的优势和费用相对普通输液器略高，使之愿意合作。

[操作流程]

1. 参照头皮静脉输液法 1～3 条。

2. 检查留置针包装、有效期与质量，打开留置针包装。先将头皮针插入肝素帽内合适位置，待留置针内气体排尽后再将头皮针全部插入。

3. 留置针穿刺：穿刺者立于患儿头端，消毒皮肤（8cm×8cm），打开调节夹，再次使少量药液滴出，关闭调节夹，并检查针头及输液管内有无气泡，左手拇指和食指握住透明三通，右手持针翼，左右松动针芯，确定针尖斜面向上。旋转松动留置针外套管，取下护针帽。一手在消毒区外绷紧皮肤、固定血管，在选定的静脉血管最清晰点后移 0.5cm 处进针，进针速度宜慢，见回血后撤针芯少许，绷皮、持针翼及透明三通将导管及针芯全部送入血管。一手固定针翼，一手稍稍打开调节夹，待液体滴入通畅后拔出针芯，将针芯完全撤回安全保护组件，向右旋动，将其卸下，丢入废物收集箱内。再用无菌透明敷贴固定：以穿刺点为中点，透明敷贴固定，肝素帽高于导管尖端，敷贴要将白色隔离塞完全覆盖。延长管成 U 型固定，肝素帽高于导管尖端，且与血管平行。Y 型接口向外不能压迫血管。记录日期时间于透明敷贴上。

4. 输液结束封管：告知患儿输液结束，需用无菌等渗盐水或稀释肝素溶液封管。拔出头皮针，常规消毒肝素帽，用注射器向肝素帽内注入封管液，脉冲式冲管，边推边退针（无菌等渗盐水每次 5ml，每 6~8 小时重复封管 1 次；稀释肝素溶液每次用量 2~5ml）。先关闭封闭夹，再拔出注射器。

[注意事项]

1. 留置针常规留置时间为 72 小时，特殊药物和对静脉刺激性较强的药物应缩短留置时间。

2. 留置期间穿刺部位注意防水，不要用力过猛，延长管避免受压打折，以免造成大量回血而堵塞导管。注意观察针头有无移动、脱出，透明敷贴有无卷曲，固定是否牢固，必要时及时更换。

3. 每次静脉输液前先用注射器抽吸无菌等渗盐水 5ml 冲管后，再输入药物。

七、婴幼儿灌肠法

[目的]

1. 刺激肠蠕动，软化和清除粪便，解除便秘，排除肠内积气，减轻腹胀。

2. 清洁肠道，为手术、检查做准备。

3. 为高热患儿退热降温。

4. 稀释和清除肠道中的有害物质，减轻中毒。

[操作前准备]

1. **评估**　患儿年龄、体质、临床表现和病情程度、体重、既往史、排便习惯，患儿及家长心理状态，患儿肛门部位皮肤、黏膜的状况，女性年长儿询问是否在月经期。告知灌肠的目的、灌肠时的感觉和配合方法，协助患儿排尿。

2. **护士准备**　衣帽整洁，洗手，戴口罩。

3. **物品准备**　治疗盘、一次性灌肠包（含无菌手套、灌肠器和适合各年龄患儿的不同型号肛管）、弯盘、石蜡油、棉签、手套、卫生纸、量杯、水温计、橡胶单、一次性垫单、便盆、输液架、屏风、根据医嘱配制灌肠液（温度为 39℃~41℃）。

4. **环境准备**　安静整洁，温度适宜。

[操作流程]

1. 携用物至床旁，再次核对医嘱，关闭门窗，遮挡患儿。

2. 协助患儿取左侧卧位，双腿屈膝，脱裤至膝下，暴露肛门，注意保暖，臀部移至床沿，将橡胶单和垫单置于臀下，弯盘置于臀旁。

3. 打开一次性灌肠包，戴手套，连接肛管，关闭调节夹。

4. 复测灌肠液温度，将准备好的灌肠液倒入灌肠袋内，并挂于输液架上，液面距肛门 30 ~ 40cm。

5. 排尽空气，关闭调节夹，润滑肛管前端。分开臀裂，暴露肛门，嘱患儿深呼吸，轻轻插入肛管，婴儿为 2.5 ~ 4cm，年长儿为 5 ~ 7cm。

6. 固定肛管，打开调节夹，使灌肠液缓缓灌入。

7. 灌肠过程中注意灌肠液流速，有便意时嘱患儿深呼吸，适当放低灌肠袋。

8. 灌肠结束，关闭调节夹，用卫生纸包住肛管拔出放入弯盘中。擦拭并轻揉肛门部，脱去手套。

9. 协助患儿整理衣着，取舒适体位，尽可能保留灌肠液 5 ~ 10 分钟以上。取出垫单和橡胶单，整理床单位，开窗通风。

10. 清理用物，用物按医疗垃圾处理。

[注意事项]

1. 急腹症、消化道出血的患儿禁止做大量不保留灌肠。伤寒患儿灌肠量不能超过 500ml，液面距肛门不超过 30cm。

2. 高热患儿降温灌肠时，灌肠后保留 30 分钟后排便，便后 30 分钟复测体温。

3. 灌肠过程中尽量少暴露患儿，避免着凉。

4. 灌肠过程中注意与患儿交流，了解患儿的感受，并分散其注意力。

5. 灌肠过程中注意观察患儿反应，如有脉速、面色苍白、汗出肢冷、剧烈腹痛、剧烈哭闹等，应立即停止灌肠，并通知医生。

八、暖箱使用法

[目的]　为出生体重低于 2000g 的患儿创造一个温度和湿度适宜的环境，保持体温正常稳定；提高未成熟儿的成活率；保护性隔离，利于高危新生儿的成长发育。

[操作前准备]

1. **评估**　了解患儿的孕周、出生体重、日龄、测量生命体征，检查一般情况，注意有无并发症；评估家长心理状况，常见的护理问题；告知家长使用暖箱的原因。

2. **护士准备**　衣帽整洁，洗手，戴口罩。

3. **物品准备**　婴儿暖箱定期检查其性能，保证安全，使用前做好清洁消毒工作，铺好箱内婴儿床。

4. **患儿准备**　包裹尿布或只穿单衣。

5. **环境准备**　调节室温高于 23℃，以减少热损失。

[操作流程]

1. 接通电源，检查暖箱各项性能完好，湿化器中加入蒸馏水至水位指示线，铺好床单。

2. 将预热温度调至 34℃，预热约 2 小时温度能升到所需温度，此时红绿灯交替亮。

3. 根据干湿度计读数，调整湿度控制旋钮，使两个读数相遇，此时度盘窗口显示出箱内实际湿度值。箱内湿度维持在 55% ~ 65%。

4. 患儿穿单衣或裹尿布后抱至暖箱内，根据患儿体重及出生日龄调节适中温度，体重 > 2000g，暖箱温度设在 28℃ ~ 30℃；体重在 1501 ~ 2000g，暖箱温度设在 30℃ ~ 32℃；体重在 1001 ~ 1500g，暖箱温度设在 32℃ ~ 34℃；体重 < 1000g，暖箱温度设在 34℃ ~ 36℃。若保温不好，可加盖被，注意勿堵住气孔。

5. 定时测量体温，根据体温调节箱温，保持体温在 36℃ ~ 37℃ 之间，并做好记录。在患儿体温未升至正常之前应每 30 分钟 ~ 1 小时监测 1 次，升至正常后每 4 小时测 1 次，并维持相对湿度。

[出箱条件]

1. 患儿体重达 2000g 以上，体温恢复正常。

2. 室温维持在 24℃ ~ 26℃，暖箱内不加热时，患儿能保持正常体温。

3. 患儿在暖箱内生活了 1 个月以上，体重虽不足 2000g，但一般情况良好。

[注意事项]

1. 严格交接班，严格遵守操作规程，保证治疗安全。

2. 使用中随时观察使用效果，注意各种仪表显示是否正常，如暖箱发出报警信号，及时查找原因，妥善处理。

3. 严禁骤然提高暖箱温度，以免患儿体温上升造成不良后果。

4. 一切护理操作应尽量在箱内进行，如喂奶、换尿布、清洁皮肤、观察病情及检查等，尽量少打开箱门，以免箱内温度波动，若需暂出箱治疗检查，也需在保暖措施下进行，以免患儿受凉。操作者入箱操作、检查、接触患儿必须洗手，防止交叉感染。

5. 暖箱专人管理，避免放置在阳光直射、有对流风或取暖设备附近，以免影响控制箱内温度。定期检查、检测暖箱性能，有故障及时维修，处于备用状态。

6. 保持暖箱的清洁

（1）使用期间湿化器用水每天更换 1 次，每天用消毒液擦拭暖箱内外，然后用清水再擦拭 1 遍；每周更换暖箱 1 次，用过的暖箱用消毒液擦拭后，再用紫外线灯照射；定期做细菌培养，以检查清洁消毒的质量，如培养出致病菌应将暖箱搬出病房彻底消毒，防止交叉感染。

（2）机箱下面的空气净化垫每天擦拭，每月彻底清洗 1 次，若已破损应更换。

（3）暖箱使用完毕做好终末消毒，用 500mg/L 含氯消毒液彻底擦拭后用清水再次擦拭，晾干复位备用。

九、光照疗法

[目的] 氧化分解血清中的间接胆红素为水溶性的直接胆红素，通过胆汁、尿液排出体外，从而降低血清胆红素浓度，治疗新生儿高胆红素血症。

[操作前准备]

1. **评估**　了解诊断、日龄、体重、黄疸的程度和范围、胆红素检查结果等资料，家长的心理状况，测量生命体征；告知光疗的目的、方法，光疗过程中常见的护理问题。

2. **护士准备**　衣帽整洁，洗手，戴口罩，戴墨镜。

3. **物品准备**

（1）光疗箱：波长 427～475nm 的蓝色荧光灯，光亮度以 160W 或 320W 为宜，灯管与患儿的距离 33～50cm。擦拭灯管及反射板表面的灰尘。

（2）患儿护眼罩：用墨纸或胶片剪成眼睛状。

（3）其他：长条尿布、尿布带、胶布、工作人员用墨镜等。

4. **患儿准备**　测量体温，必要时测体重，取血检测血清胆红素水平。入箱前清洁皮肤，禁忌在皮肤上涂粉和油脂；剪短指甲，防止抓伤皮肤；双眼佩戴护眼罩，避免光线损伤视网膜；除会阴、肛门部用长条尿布遮盖外，其余均裸露，特别注意保护男婴阴囊。

5. **环境准备**　光疗最好在空调病室内进行。冬天要特别注意保暖，夏天要防止过热。

[操作流程]

1. 接通电源，检查光疗箱的性能完好，检查灯管亮度，湿化器水箱内加入 2/3 满的蒸馏水。

2. 预热 3～5 分钟，使箱温升至患儿适宜温度，一般为 28℃～32℃，调节箱内相对湿度达 55%～65%。

3. 将患儿全身裸露，用尿布遮盖会阴部，佩戴护眼罩，抱入已预热的光疗箱中，记录入箱时间。

4. 使患儿皮肤均匀受光，并尽量使身体广泛照射，若使用单面光疗箱一般每 2 小时更换体位 1 次，可以仰卧、侧卧、俯卧交替使用。

5. 检测体温和箱温，光疗时应每小时测体温 1 次或根据病情、体温情况随时测量，使体温保持在 36℃～37℃，根据体温调节箱温。如体温超过 37.8℃或低于 35℃，要暂停光疗，经处理体温恢复正常后继续治疗。

6. 光疗过程中，应按医嘱静脉输液，按需喂奶，保证水分及营养供给。

7. 严密观察病情并记录，注意患儿精神、反应、呼吸、脉搏及黄疸程度的变化；观察大小便颜色与性状；检查皮肤有无发红、干燥、皮疹及破损，有无呼吸暂停、烦躁、嗜睡、发热、腹胀、呕吐、惊厥等；监测血清胆红素。有异常情况须及时与医生联系，以便检查原因，及时进行处理。

8. 一般光照 12～24 小时才能使血清胆红素下降，光疗总时间按医嘱执行。一般情况下，血清胆红素＜171μmol/L 时可停止光疗。出箱前，先将包裹用衣服预热，再给患儿穿好，关闭电源，除去护眼罩，抱回病床，按要求记录，如出箱时间、生命体征等并签名。

[注意事项]

1. 保持灯管和反射板清洁，灯管累计使用时间达 1000 小时必须更换。灯管使用 300 小时后能量输出减弱 20%，900 小时后减弱 35%，2700 小时后减弱 45%。

2. 严格交接班，照射中勤巡视。俯卧照射时要有专人看护，以免口鼻受压影响呼吸，及时清除患儿的呕吐物、汗水、大小便，保持玻璃的透明度。工作人员为患儿检查、治疗、护理时，需戴墨镜。

3. 注意观察光疗不良反应，光疗过程中如有发热、烦躁、哭闹、嗜睡、皮疹、呕吐、腹泻、大便呈深绿色、低血钙抽搐等，应暂停光疗。

4. 光疗结束后，倒净湿化器水箱内水，做好整机的清洗、消毒工作。光照箱应定点放置在干净、温湿度变化较小、无阳光直射的场所。

十、换血疗法

[目的] 换出血清中的游离胆红素，防止发生核黄疸；除去血清中的免疫抗体和致敏红细胞，阻断溶血；纠正因溶血引起的贫血及心力衰竭。

[换血指征]

1. 母婴有 ABO 血型不合或 Rh 血型不合，产前确诊为溶血病；出生时 Hb < 120g/L，或脐血总胆红素 > 68μmol/L，伴水肿、肝肿大、心力衰竭等。

2. 生后 12 小时内血清胆红素上升每小时 > 120μmol/L，或已达到 342μmol/L 者。

3. 早产儿或上一胎溶血严重者，尤其伴有缺氧、酸中毒、败血症时，指征放宽。

[操作前准备]

1. **评估** 了解换血指征，评估患儿病情、出生日龄、体重、生命体征及一般状况和家长的心理状态；告知换血疗法的目的、操作方法和换血过程中可能出现的护理问题，签署操作及输血知情同意书。

2. **护士准备** 洗手，戴口罩，穿手术衣。

3. **物品准备**

（1）血源选择：备新鲜血液，对 Rh 血型不合溶血者，应选用 Rh 血型与母亲相同、ABO 血型与患儿相同的血液；对 ABO 血型不合溶血者，可用 O 型红细胞和 AB 混合血或用抗 A、抗 B 效价较低的 O 型血，所用血液与母亲血清无凝集反应。换血量为 150 ~ 180ml/kg（约为患儿全血量的 2 倍）。

（2）手术衣 2 件，无菌换药手术包 1 套，静脉切开包 1 个。

（3）输液用品及急救药品。

4. **患儿准备** 做常规血液检测，换血前 4 小时禁食或抽空胃内容物，进行静脉输液；换血前半小时肌肉注射苯巴比妥。

5. **环境准备** 于手术室或经消毒处理的环境中进行，室温维持在 26℃ ~ 28℃。

[操作流程]

1. 患儿仰卧于远红外辐射保暖床上，贴上尿袋，固定四肢，暴露脐部。

2. 常规消毒腹部皮肤（上至剑突，下至耻骨联合，两侧至腋中线）、铺无菌巾，将硅胶管自脐带残端插入脐静脉，或行脐静脉切开后插入 6~7cm，接上三通管，抽血测定胆红素及生化项目，测定静脉压后开始换血。

3. 如患儿心功能良好，开始换血时，以每次 10ml 等量进行交换，逐渐增加到每次 20ml，速度控制在每分钟 2~4ml/kg，匀速进行，每次交换不超过总换血量的 10%，对低体重儿、病情危重者，速度放慢。

4. 每换血 100ml，测静脉压 1 次，保持静脉压稳定在 0.588~0.785kPa，静脉压高提示血容量过多，有心衰的可能，则抽血量可大于注入血量；静脉压低提示血容量不足则反之。准确记录每次抽出和注入的血量、时间。

5. 留取末次抽出的血标本测定胆红素，换血完毕后拔出脐静脉导管，结扎缝合后消毒，覆盖纱布，轻轻压迫固定。

[注意事项]

1. 严格执行无菌操作，避免感染。

2. 插管动作轻柔，避免造成静脉管壁及内脏的损伤。

3. 自冰箱取出血液后应恢复至室温，抽血、注血速度均匀；注射器内不能有空气；每次注血时，都要抽回血，防止空气栓塞；换血过程中注射器必须经常用含肝素的生理盐水冲洗，防止凝血。

4. 抽血、注血不顺利时，应首先检查插管位置以及是否堵塞，切忌用力推注，以免损伤血管。

5. 术中注意患儿的保暖，密切观察患儿全身情况及反应，注意皮肤颜色，在监护装置（监护呼吸、血压、心率、血氧饱和度等）下进行，及时处理意外情况。

6. 换血前、换血中、换血结束时均需抽取血标本，测定血胆红素，并视需要检查生化项目，以判断换血效果及病情变化。

[换血后护理]

1. 继续蓝光治疗，监测生命体征，术后第 1 小时每 15 分钟 1 次，第 2 小时每 30 分钟 1 次，第 3、4 小时每 1 小时 1 次，病情平稳按常规监测。

2. 密切观察病情，如黄疸消退情况，切口有无渗血，如有呼吸不规则、双吸气、呻吟等异常现象，及时采取抢救措施。

3. 术后每小时监测血糖 1 次，连续 4 次；每 1~3 天复查 1 次血常规和血清胆红素。

4. 保持伤口局部清洁，大小便后及时更换尿布，伤口未拆线前不宜淋浴。必要时加用抗生素。

5. 换血后禁食 6 小时，6 小时后开始试喂糖水，若吸吮正常无呛咳呕吐，可进行正常喂养。

十一、小儿推拿法

[目的] 通过按摩患儿体表的一定部位或穴位，促进气血循行、经络通畅、神气安定、脏腑调和、驱邪治病。

［操作前准备］

1. **评估** 评估患儿年龄、病情、合作程度、局部皮肤完整性及家长的认知情况，告知患儿及家长操作的目的、手法及配合方法。

2. **护士准备** 衣帽整洁，洗手，戴口罩，除去戒指、手链、手表等硬物。

3. **物品准备** 治疗床、治疗车、医嘱卡、皮肤润滑剂（如爽身粉、凡士林、按摩油等）、大浴巾、毛巾、纱布、酒或姜汁等。

4. **患儿准备** 协助患儿更换尿布或排空二便，穿单衣。

5. **环境准备** 调节治疗室温度24℃～26℃，保持安静清洁。

［操作流程］

1. 根据年龄、病情和所选推拿部位及穴位，协助患儿取合适体位。婴幼儿可坐在家长的腿上，或卧在家长怀中；年长儿根据需要取合理体位。暴露所需部位，注意保暖。

2. 推拿手法

（1）**推法**：手或拳在体表做直线缓慢运动。直推法是用拇指桡侧或指面，或食、中二指指面在穴位上做直线推动；旋推法是用拇指指面在穴位上做顺时针旋转推动；分推法是两手拇指桡侧或指面或食、中二指指面自穴位向两旁分向推动；合推法与分推法相反，从穴位两侧向中间推动。

（2）**拿法**：用拇指和食指、中指拿提穴位或患处皮肤、肌肉、筋腱，然后放手的治疗方法。

（3）**揉法**：以拇指或食、中二指、掌根、鱼际贴在穴位上做回旋揉动，带动皮肉、筋脉转动。

（4）**按法**：以拇指或屈曲拇指、中指指节背侧突出部或掌根在推拿部位或穴位上向下用力按压。

（5）**摩法**：将手掌或手指指腹贴于患部，做规律的环形或来回抚摸运动。

（6）**掐法**：用指甲在选定的穴位处进行掐切，是一种强刺激手法。掐时要逐渐用力，不要掐破皮肤。

（7）**捏脊法**：手沿脊柱两旁，由下而上连续地夹提肌肤，边捏边向前推进，自尾骶部长强穴开始，一直捏到大椎穴，也可延至风府穴。重复3～5遍后，再按揉肾俞穴2～3次。一种是用拇指指腹与食指、中指指腹对合，夹持肌肤，拇指在后，食指、中指在前。然后食指、中指向后捻动，拇指向前推动，边捏边向项枕部推移。另一种是手握空拳，拇指指腹与屈曲的食指桡侧部对合，夹持肌肤，拇指在前，食指在后。然后拇指向后捻动，食指向前推动，边捏边向项枕部推移。

［注意事项］

1. 根据推拿的部位和手法不同，采用不同的体位，使患儿舒适，操作者省力。

2. 根据患儿年龄、体质、病情及发病部位选择合适的手法和刺激强度。手法娴熟，快慢轻重适宜，用力均匀，禁用暴力。一般每次15～20分钟。

3. 为减少阻力，减少患儿和操作者组织擦伤或增强推拿效果，操作者手上可适当涂擦润滑剂或生姜汁等介质。

4. 推拿后患儿安静休息，避免剧烈运动及吹风受凉，不要立即进食。

十二、婴儿抚触

[目的] 促进睡眠，增进感情，促进生长与发育，促进神经系统的发育，增强免疫力，促进母乳喂养。

[操作前准备]

1. **评估** 婴儿一般状况及合作程度，向家长解释抚触的目的及方法。

2. **护士准备** 修剪指甲，除去手表等饰物。

3. **物品准备** 润肤露或润肤油、尿布、毛巾被或毯子。

4. **环境准备** 室温调至28℃，播放柔和、舒缓的轻音乐，有利于彼此放松。

[操作流程]

1. 抚触时间：一般安排在婴儿进奶后1小时左右，不饥饿、不烦躁的时候。婴儿沐浴、排便后，抱至抚触室，除去衣服，检查皮肤黏膜的完整性。

2. 抚触者先温暖双手：倒适量的润肤油（露）于掌心，轻轻地在婴儿肌肤上滑动。

3. 头面部抚触：两拇指交替从婴儿鼻根向发际滑动；两拇指从额部中央分别向两侧滑动；一只手扶住婴儿头部，另一只手四指从婴儿前额发际向上向后滑动至耳后乳突处，两指轻轻按压；两拇指从下颌部中央向面部外侧、向上滑动，让上下唇形成微笑状。

4. 胸部抚触：两手分别从胸部的外下方肋缘向对侧上方肩避开乳头滑动，在胸部划成一个大的交叉。

5. 腹部抚触

（1）一只手固定髋部，另一只手四指并拢按摩，两手交替从婴儿的右下腹向左下腹滑动，成顺时针方向划半圆。

（2）操作者的右手在婴儿右腹由下向上划一个英文字母"I"，由右至左划一个倒的"L"，由右向左划一个倒写的"U"。同时用关爱的语调向婴儿说"我爱你"，婴儿会很开心。

6. 背部抚触：婴儿呈俯卧位（头偏向一侧），操作者两手掌分别在脊柱两侧由中央向两侧滑动。

7. 四肢抚触：双手抓住婴儿上肢近端，边轻轻挤捏边滑向远端，并揉搓大肌肉群及关节；下肢与上肢相同。

8. 手足抚触：两手拇指指腹从婴儿手掌掌面跟侧依次推向指侧，并提捏各手指关节；足与手相同。

[注意事项]

1. 操作时应注意保暖，室温低于28℃时，不要暴露婴儿全身，可以只暴露需要抚触的部位，其他部位适当遮挡，做完一个部位，再露出下一个部位。

2. 操作者应动作轻柔，用力均匀轻轻按摩，逐渐增加力量以便婴儿适应，全程手指不离开婴儿。

3. 操作者应心情放松，充满爱意，面带微笑，操作者与婴儿之间的距离小于 35cm，抚触过程中用温柔的眼神和亲切的语言与婴儿交流，使婴儿处于安静愉悦的状态。

4. 操作中要密切观察婴儿反应及合作程度，每个动作不能重复太多，先从 5 分钟开始，逐渐延长至 15~20 分钟。

5. 婴儿有发热、抽搐、哭闹、肌张力高、皮肤颜色变化时应立即停止抚触。

十三、婴儿游泳

[目的] 促进婴儿神经系统的发育，增强呼吸系统、心血管系统功能，促进消化、吸收和排泄，促进骨骼、肌肉发育，增强运动能力，提高免疫功能，减少疾病的发生，利于婴儿身心发育。

[操作前准备]

1. **评估** 婴儿的身体状况，喂奶及进食时间，与前次游泳的间隔时间，过敏史等，必要时测量体温，如体温超过 37.2℃，或有流鼻涕、打喷嚏等感冒症状时应暂停游泳。向家长解释目的、操作方法等，取得合作。

2. **护士准备** 修剪指甲，除去手表等饰物。

3. **物品准备** 婴儿游泳池、冷热水、水温计、安全气囊、脐贴、毛巾被、婴儿衣物。

4. **环境准备** 婴儿游泳室温度 28℃~30℃。

[操作流程]

1. 婴儿专用游泳池内注入适量温水，测量水温，保持 36.5℃~37℃为宜。

2. 婴儿排空二便后抱至游泳室，脱去婴儿衣物，仔细检查全身皮肤有无皮疹、破损、红肿、感染等，如有异常及时告知医生和家长，酌情决定是否进行游泳。

3. 两个月以内的婴儿应使用羊水溶质，脐部覆盖防水脐贴。

4. 根据婴儿颈围大小选择合适的安全气囊，仔细检查气囊有无破损、漏气，气体是否充足。

5. 给婴儿佩戴安全气囊，将气囊开合处置于头的侧方，检查黏扣是否扣严。佩戴好之后再次用双手整理气囊与脖颈相交处，避免气囊卡住下颏及面颊。

6. 将婴儿由脚至胸缓慢放入水中，两手分别轻托臀部及颈部，视婴儿适应情况逐步放开双手。

7. 婴儿在水中自由活动 10~25 分钟后，将其抱出游泳池，去除安全气囊及脐贴。

8. 迅速擦干水迹，用毛巾被保温，面部涂润肤膏，颈下、腋窝、腹股沟及皮肤皱褶处涂爽身粉。

9. 用 75%酒精棉球清理外耳道、脐部。必要时用一次性护脐包扎或用棉签蘸润肤油清理鼻腔。

10. 测量婴儿体重、身长，并做好记录。穿好衣服，头部包裹毛巾或头发干后离开游泳室。

[注意事项]

1. 掌握适应证和禁忌证：适应证为足月分娩的顺产儿、剖宫产儿（胎龄>38周），出生体重>2500g，Apgar评分>8分，健康状况良好的婴儿。禁忌证为难产儿、Apgar评分<8分；早产儿、低体重儿（体重<2500g）；患先天性疾病，如先天性心脏病、皮肤病、严重畸形等；患有婴幼儿疾病需要或正在接受治疗者；脐部感染者。

2. 游泳期间必须由专人看护，婴儿与看护者的距离必须在看护人一臂之内。

3. "婴儿游泳"专用保护圈使用前必须进行安全检查，如型号是否匹配，保险按扣是否牢固，是否漏气。套好后检查下颏部是否垫托在预设位置，婴儿要缓慢入水。

4. 为防止交叉感染，婴儿泳池或桶内套一次性塑料袋，一人一换水，家庭游泳器械也应定期消毒。

5. 泳池的水深应>50cm，以婴儿足不触及池底为标准。

知识链接

小儿药物剂量计算方法

①按体重计算：剂量（每日或每次）=每千克体重所需要量（每日或每次）×患儿体重（kg）。②按体表面积计算：≤30kg小儿体表面积（m^2）=0.035×体重（kg）+0.1；>30kg小儿体表面积（m^2）=0.02×〔体重（kg）−30〕×0.02+1.05。③按年龄计算：用于计算不需要十分精确的药物，如止咳药、营养药等。④按成人剂量折算：小儿剂量=成人剂量×〔小儿体重（kg）/50〕。按体重计算最常用，体表面积计算方法更为准确。

小　　结

本章主要介绍了儿童医疗机构的设置、护理管理及目前临床上常用的儿科护理技术。儿科临床护士应熟练掌握常用儿科护理技术操作步骤，为患儿（小儿）进行科学的、标准的护理技术操作，以促进康复及生长发育。

思考题

1. 比较暖箱与光疗箱使用操作方法。
2. 写出头皮静脉输液法与静脉留置针穿刺法的异同点。

第五章　小儿健康和营养

【学习目标】
1. 掌握母乳喂养及人工喂养方法、辅食添加的原则及顺序。
2. 熟悉小儿能量与营养素的需要、小儿膳食安排。
3. 了解小儿营养状况评价。

第一节　小儿能量与营养素的需要

一、能量的需要

蛋白质、脂肪、碳水化合物是供给能量的三大营养素，为维持小儿的健康提供必需的能量。三大营养素在体内的产能分别为：蛋白质 16.8kJ/g（4kcal/g），脂肪 37.8kJ/g（9kcal/g），碳水化合物 16.8kJ/g（4kcal/g）。正常小儿能量的需要包括以下 5 个方面。

1. 基础代谢所需　小儿基础代谢的能量需求比成人高。婴幼儿期，此部分能量所需占总能量的50%～60%。1 岁以内婴儿基础代谢所需能量平均每日约 230kJ/kg（55kcal/kg），以后随年龄增长而逐渐减少，7 岁小儿每日需 184kJ/kg（44kcal/kg），12 岁时的需要量已接近成人，每日约需 126kJ/kg（30kcal/kg）。

2. 食物的特殊动力作用　因摄取食物而引起的体内能量消耗增加，称为食物的特殊动力作用（又称为食物生热效应）。能量消耗主要用于食物消化、吸收、转运、代谢利用和储存。摄取不同食物的特殊动力作用不一样，以蛋白质为最高。蛋白质在消化、吸收时所需能量相当于蛋白质本身产能的30%，脂肪为4%，碳水化合物为6%。婴儿期以乳类喂养为主，蛋白质较多，其食物的特殊动力作用所需能量约占总能量的7%～8%，混合饮食的年长儿则约占5%。

3. 活动消耗　小儿活动所需能量与体格大小、活动强度、类别、持续时间等密切相关。活动频繁的小儿与同龄安静的小儿相比，此部分能量需求可高出 3～4 倍。婴儿每日约需 63～84kJ/kg（15～20kcal/kg），随着年龄增长、活动量的增加，需要量也增加，至 12～13 岁时，每日约需 126kJ/kg（30kcal/kg）。

4. 生长发育所需　此部分能量需要为小儿特有，与小儿的生长速度成正比。1 岁以内婴儿体格发育速度最快,此项能量需要量相对较多,约占总能量的 25%~30%。6 个月以内的婴儿每日所需能量可达 167~209kJ/kg(40~50kcal/kg),6 个月~1 岁每日需 63~84kJ/kg(15~20kcal/kg),1 岁以后随着生长速度逐渐平稳,能量需要随之减少,每日需 20kJ/kg(5kcal/kg),至青春期能量需要亦大幅增加。增加 1 千克体重约需摄入 18410~23849kJ(4400~5700kcal)的能量。

5. 排泄消耗　一般情况下未完全消化吸收的食物通过排泄所损失的能量不超过总能量的 10%,但腹泻或肠道功能紊乱时可增加。

以上 5 个部分能量总和为小儿能量的总需要量。依据小儿年龄、体重、生长速度来估计每日所需的总能量,新生儿第 1 周约需 251kJ/kg(60kcal/kg),第 2~3 周约 418kJ/kg(100kcal/kg)。一般常用的简单计算法:1 岁以内婴儿每日总能量所需约为 460kJ/kg(110kcal/kg),以后每增加 3 岁减去 42kJ/kg(10kcal/kg),至 15 岁时约为 251kJ/kg(60kcal/kg),成人约为 126kJ/kg(30kcal/kg)。

二、营养素的需要

(一)产能营养素

1. 蛋白质　蛋白质的生理功能主要为增加新生组织,供机体生长发育所用,也用于更替旧组织。婴幼儿和青春期儿童生长发育快,蛋白质的需要量也相对较高。

婴儿蛋白质需要量为每日 2~4g/kg,其中必需氨基酸占 43%(儿童应占 36%)。母乳蛋白质营养价值高,母乳喂养儿每日需 2g/kg,而牛乳喂养儿则需 2.5~3.5g/kg。植物蛋白的利用率较低,完全由植物蛋白供给营养的婴儿每日需 4g/kg。小儿膳食的蛋白质来源主要有乳类、蛋类、肉类、豆类及豆制品等。一般蛋白质所供的能量约占总能量的 12%~15%,年龄越小比例越高。

2. 脂类　脂类包括脂肪和类脂。脂类的生理功能主要为供给能量、构成人体组织成分、促进脂溶性维生素的吸收、维持体温和保护体内脏器等。膳食中的脂肪主要为中性脂肪,即甘油三酯。小儿膳食中的脂类主要来自母乳、乳制品、蛋黄、肉类、鱼、植物油、鱼肝油等。脂肪供能约占总能量的 30%~35%。

3. 碳水化合物　碳水化合物为人体最主要的供能物质,具有构成神经组织、保护肝脏、节氮和抗生酮等作用。碳水化合物可分为单糖(如葡萄糖、半乳糖、果糖)、双糖(如蔗糖、麦芽糖、乳糖等)和多糖(如淀粉、糊精、糖原、纤维素等)。婴儿膳食中的碳水化合物主要为乳糖、蔗糖、果糖、淀粉类,来自乳类、蔬菜水果、蜂蜜、谷类、豆类等。婴幼儿对碳水化合物的需要量相对较多,1 岁以内婴儿每日约需 12g/kg;2 岁以后每日约需 10g/kg,碳水化合物所供能量约占总能量的 55%~65%。

(二)非产能营养素

1. 矿物质　人体除去碳、氢、氧、氮以外的元素称矿物质。

(1)常量元素:每日从膳食中的摄入量在 100mg 以上,人体含量占体重 0.01% 以上的元素称为常量元素,有钙、磷、镁、钠、氯、钾、硫 7 种,其中钙的问题最多见。

小儿时期容易出现钙的缺乏，尤其在生长发育迅速或体内维生素 D 摄入不足时更易出现，缺钙可致佝偻病、手足搐搦症等。小儿膳食中的钙主要从乳类、蛋类、豆类及豆制品、蔬菜等食物中获取。

（2）微量元素：体内含量少，含量占体重 0.01% 以下，需通过食物摄入的元素，称为微量元素。其中必需微量元素有 8 种，即碘、锌、硒、铜、钼、铬、钴、铁，其中铁、锌、碘为小儿容易缺乏的微量元素。

铁是合成血红蛋白的主要物质，缺铁可致小细胞低色素性贫血，小儿膳食中的铁主要来自动物肝脏、蛋黄、动物血、肉类、深色蔬菜等；缺锌小儿可出现食欲不振、味觉差、矮小症、男孩性腺发育不良、肠病性肢端皮炎等，膳食中的锌主要来源于肉类、蛋类、谷物。缺碘可致甲状腺功能不足（甲状腺肿、地方性克汀病），膳食中的碘主要从海藻类、海鱼等食物中获取。

2. 维生素　维生素是维持人体正常生理功能所必需的一类有机物质，其主要功能是调节人体的新陈代谢。虽然需要量不大，但多数维生素不能在体内合成或合成不足，必须从食物中摄取。维生素可分为脂溶性维生素（维生素 A、D、E、K）和水溶性维生素（B 族维生素、维生素 C、叶酸等）。脂溶性维生素排泄缓慢，缺乏时症状出现较迟，过量易致中毒。水溶性维生素易溶于水，其多余部分可迅速从尿中排泄，不易储存，需每日供给，缺乏时迅速出现症状，过量一般不易发生中毒。

小儿时期容易缺乏的是维生素 A、D、C、B_1。缺乏维生素 A 可致小儿暗适应能力下降、干眼病、皮肤和黏膜角化、生长发育受阻、免疫力低下，膳食中的维生素 A 可从动物肝肾、鱼肝油、乳类、蛋黄及胡萝卜等食物中获取；缺乏维生素 D 可致佝偻病、手足搐搦症、骨软化症、生长障碍等，可通过接受日光照射自身转化合成，也可从鱼肝油、肝、蛋黄等食物中获取；维生素 C 缺乏可致坏血病，主要从新鲜蔬果中获取。维生素 B_1 可致脚气病，影响心脑功能，维生素 B_1 含量丰富的食物有动物内脏、肉类、植物性食物（如豆类、粗粮等）。

（三）其他

1. 水　水是维持生命的必要物质，是人体的重要成分，人体的新陈代谢、体温调节和生理平衡离不开水。水主要通过饮水和食物摄取，组织代谢和食物在体内氧化过程也可产生一部分水。小儿水的需要量与能量摄入、食物种类、肾功能成熟度、年龄等因素有关。婴儿新陈代谢旺盛，水的需要量相对较多，每日约 150ml/kg，以后每增加 3 岁减少 25ml/kg。

2. 膳食纤维　主要是来自植物细胞壁的非淀粉多糖类，不被肠道消化酶水解，常以原形排出。膳食纤维按来源可分为可溶性（如果胶、树胶、燕麦糖）和不溶性（如纤维素、半纤维素、木质素）。可溶性纤维可减低脂肪酸和胆固醇的吸收，影响血脂水平；不溶性纤维能促进排便。因此，小儿应摄取适量膳食纤维，可从谷物、全麦面、豆类、蔬果等食物中获取。

第二节　小儿喂养与膳食安排

小儿喂养包括以母乳或其他乳类为主要食物的喂乳阶段、在乳类喂养的基础上添加辅食的过渡阶段及成人饮食阶段3个交叉阶段。

一、婴儿喂养

婴儿喂养主要以乳类喂养为主的喂乳阶段，其喂养方式有母乳喂养、部分母乳喂养、人工喂养3种。

（一）母乳喂养

母乳喂养是一种天然喂养方式，母乳是婴儿最理想的天然食物，对婴儿的健康生长发育有不可替代的作用。一般健康、营养充足的乳母的乳汁可满足4~6个月内婴儿营养所需。世界卫生组织和联合国儿童基金会为保护儿童的生存和健康，已把母乳喂养作为重大措施之一，在全球范围大力提倡母乳喂养。

1. 母乳的成分（表5-1）

（1）蛋白质：母乳白蛋白约占总蛋白的2/3，主要为乳清蛋白，在胃内形成的凝块细小柔软，利于消化吸收。母乳富含必需氨基酸，如由半胱氨酸转化而来的牛磺酸含量高，能促进婴儿神经系统和视网膜的发育。

（2）碳水化合物：母乳中90%的碳水化合物为乙型乳糖，利于脑发育，促进双歧杆菌和乳酸杆菌的生长，抑制大肠杆菌繁殖，产生B族维生素，还有效抵御病原微生物对肠道的侵袭。

（3）脂肪：母乳中的脂肪颗粒小，含有较多脂肪酶，易于消化、吸收；含长链不饱和脂酸较多，可促进婴儿髓鞘形成及中枢神经系统发育。

（4）维生素：母乳中维生素A、C、E含量较高，B族维生素、维生素K及叶酸含量虽较少，但能满足婴儿的营养需要。维生素D在母乳中含量较低，应及时补充维生素D，如出生2周开始补充鱼肝油或鼓励尽早进行户外活动。

（5）矿物质：母乳中矿物质含量较低，适应婴儿肾功能不完善的状况，且吸收率远高于牛乳，如钙、磷比例适当（2∶1），含乳糖多，钙吸收率高；锌的吸收率高达62%；铁的吸收率为50%（牛奶为10%）。但母乳含铁量低，故母乳喂养儿4~6个月后也要补充铁剂。

（6）免疫因子：母乳中含有较多免疫因子，如分泌型IgA对预防新生儿和婴儿消化道及呼吸道感染有重要意义；乳铁蛋白能与细菌竞争结合乳汁中的元素铁，阻碍细菌的代谢和分裂繁殖，达到抑菌效果，在预防婴儿肠道感染中起重要作用；母乳中还含有大量免疫活性细胞，包括巨噬细胞、淋巴细胞等，能吞噬和杀灭病原体；双歧因子可促进肠道内乳酸杆菌生长，从而抑制大肠杆菌、痢疾杆菌的生长繁殖；母乳中溶菌酶能水解细菌细胞膜上的黏多糖，溶解其细胞膜而杀伤细菌。

表 5 - 1　母乳、牛乳成分比较（100g）

	母乳	牛乳
能量	290kJ（70kcal）	290kJ（70kcal）
pH	6.97	6.57
蛋白质（g）	0.9	3.3
乳清蛋白/酪蛋白	3/2	1/4
碳水化合物（g）	7	4.8
脂肪（g）	3.8	3.8
不饱和脂肪酸（%）	8	2
矿物质（mg）	200	800
钙：磷	2：1	1.2：1
铁（mg）	0.05	0.05
铁吸收率	50%	10%

2. 母乳的变化

（1）各期母乳成分变化：初乳为婴儿出生至产后第 5 天的乳汁；第 6～10 天的乳汁为过渡乳；第 11 天～9 个月的乳汁为成熟乳；10 个月以后的乳汁为晚乳。母乳中的脂肪、水溶性维生素、维生素 A、铁等营养素与乳母饮食有关，而维生素 D、E 与乳母饮食成分关系不大。初乳量少，每日量约 10～40ml，淡黄色、略稠，含脂肪较少而蛋白质较多（主要为免疫球蛋白），维生素 A、牛磺酸、生长因子和矿物质的含量较丰富，并含有初乳小球（由充满脂肪颗粒的巨噬细胞及其他免疫活性细胞组成），对新生儿的生长发育和抗感染十分重要；过渡乳的总量增多，脂肪含量高，蛋白质与矿物质含量逐渐减少；成熟乳的总量虽多，但蛋白质含量更少；晚乳营养价值较低，不足以满足婴儿营养的需要。各期乳汁中乳糖的含量较恒定。

（2）哺乳过程的乳汁成分变化：每次喂哺的乳汁随其分泌的先后，成分也略有差异。最初部分（第一部分）分泌的乳汁脂肪含量低而蛋白质含量高，第二部分分泌的乳汁脂肪含量逐渐增加而蛋白质含量逐渐降低，最末部分（第三部分）乳汁中脂肪含量最高（最初部分的 2～3 倍）。

（3）乳量变化：每日的泌乳量因乳母的健康状况、饮食状况略有差异。产后第 1～2 天乳汁较少，约第 3 天已能满足新生儿需要，成熟乳量每日可达 700～1000ml，一般产后 6 个月泌乳量逐渐下降。

3. 母乳喂养的优点

（1）营养丰富，满足营养需求：母乳中含有适合婴儿消化吸收的各种营养物质，且比例合适，其质与量能随着婴儿的生长发育及需要而变化，以满足婴儿的需求。

（2）增强抗病能力：母乳中含有不可代替的免疫成分，通过母乳喂养可获得免疫因子和抗体，增加抵抗力，故母乳喂养的婴儿较少患呼吸道感染、感染性腹泻等常见感染性疾病。

（3）喂哺简便：母乳温度适宜，不易污染，不需消毒，新鲜、省时、方便、经济。

（4）增进母婴感情：母乳喂养时母婴的密切接触有利于母婴之间的情感互动。通过与母亲皮肤的接触以及母亲的爱抚、温柔的话语、目光对视等刺激，可使婴儿获得安全感，并互相产生依恋感，这些有利于促进婴儿心理健康与社会适应能力的发育，也利于母亲迅速融入角色。

（5）利于母亲健康：母乳喂养可促进催产素分泌，加强子宫收缩，促进恶露排出，又可防止产后子宫出血；乳汁连续分泌超过6个月，可逐渐消耗妊娠期储备的脂肪，利于乳母体形的恢复；哺乳母亲也较少发生乳腺癌、卵巢癌等疾病。

4. 母乳喂养的护理　正常新生儿可在结扎脐带后半小时内开奶（通常为产后15分钟~2小时内），通过吸吮乳头，促进乳汁早分泌、多分泌。产后2周内容易建立诱导催产素分泌的条件反射，是建立母乳喂养的关键时期。早接触、早吸吮、早开奶不仅有利于实现母乳喂养，还有助于维持长时间的母乳喂养。

（1）哺乳技术指导：哺乳前应先更换尿布，保持婴儿舒适，再用温水清洗双手及乳房。哺乳的最佳姿势是母婴均感舒适的姿势，可采取坐位、站位、侧卧位等体位。哺乳时婴儿身体转向母亲，母婴身体紧贴，婴儿下颌贴紧乳房，母亲一手托起婴儿肩背部，另一手将拇指和其他四指分别放在乳房的上下方（呈"C"型）托起整个乳房，用乳头碰触婴儿嘴唇，当婴儿张口时将乳头及大部分乳晕送入婴儿口中。母亲哺乳时应保持心情愉悦，全身放松，专心喂哺，并随时观察婴儿吸吮情况，注意避免乳房或衣物堵住婴儿口鼻。每次哺乳时尽量让婴儿先吸空一侧乳房，再换另一侧，下次哺乳时先喂未排空的一侧，使每侧乳房尽量吸空，以促进分泌乳汁。喂完用食指轻压婴儿下颌，将乳头退出。每次哺乳后将婴儿直立抱起，头颈部靠在母亲肩上，轻拍背部，使吞入的空气排出，哺乳后半小时内应保持右侧卧位，以防溢乳。每次哺乳时能听到婴儿的咽乳声，哺乳后婴儿感到满足，可安静入睡，每周有适宜的体重增长，均为婴儿获得足量乳汁的表现。

（2）哺乳的频率与时间：0~2个月的婴儿，提倡按需哺乳。3个月以后的婴儿，可采取按时哺乳，一般每2~3小时喂哺1次，随着月龄的增长、辅食的添加，可逐渐减少哺乳的次数。每次哺乳时，开始2~3分钟内乳汁分泌较快，可达每次全部乳量的50%，以后乳汁渐少，因此每次哺乳时间以15~20分钟为宜。

（3）母乳喂养的禁忌：①母亲患急性传染病或败血症。②母亲患活动性结核病、重症心肾疾病、糖尿病、癌症、身体过于虚弱及患慢性疾病需长期用药者。③婴儿患先天性代谢性疾病，如半乳糖血症、苯丙酮尿症等，应禁止或限制母乳。④乳头皲裂、乳腺炎或乳腺脓肿时，可暂停喂哺，按时挤出乳液以免病愈后无乳。⑤早产儿、低体重儿或患腭裂、唇裂等先天性疾病，吸吮母乳确有困难时，可挤出母乳用滴管喂哺。

5. 断奶　随着婴儿的生长发育，母乳已不能完全满足4~6个月以后婴儿的营养需要，且随着婴儿消化功能、咀嚼功能的增强，可逐步适应非流质饮食的摄入。一般主张8~12个月是完全断奶的适宜时期，若婴儿身体不适或恰逢酷暑、严冬，断奶时间可延迟。断奶前需有一过渡时期，应自婴儿4~6个月起逐渐添加辅食，为完全断奶准备。断奶期间应逐渐减少哺乳次数、添加辅食，并试用奶瓶或勺子等进行喂哺。牛乳或代乳品缺乏地区，如母乳量尚可，可考虑在增加辅食的条件下继续哺乳至 1.5 岁。

（二）部分母乳喂养

部分母乳喂养是指母乳和牛乳或其他代乳品混合使用的一种喂养方法，又称为混合喂养，可分为补授法和代授法。补授法是母乳喂哺次数不变，每次先喂母乳，将两侧乳房均排空，然后再根据小儿的需要补充其他乳品。代授法是每日用其他乳品代替母乳喂养 1 次至数次。采用代授法时，每日母乳喂哺次数最好不少于 3 次，否则泌乳量会迅速减少。

（三）人工喂养

人工喂养是指由于各种原因不能采用母乳喂养，完全选用牛乳、羊乳或其他代乳品喂养婴儿的方法。

1. 常用代乳品

（1）鲜牛乳：牛乳是最常用的代乳品，牛乳中的蛋白质含量较母乳高，但以酪蛋白为主，遇胃酸后容易凝结成坚韧的乳块，不易消化；牛乳中不饱和脂酸较母乳少，脂肪颗粒大，不易消化；牛乳中各种矿物质浓度均高于母乳；乳糖含量较少；免疫成分及酶等含量极少。

1）配制：鲜牛乳食用前应经过稀释、煮沸、加糖等处理：①稀释：可降低矿物质、蛋白质浓度，减轻消化道、肾脏负荷。根据胎龄及月龄给予不同程度的稀释，生后不满 2 周的足月儿以牛乳与水 2:1 的比例稀释，随日龄增长、婴儿消化能力的增强，逐渐过渡到 3:1 或 4:1，直至婴儿满月，可用全奶。早产儿则需根据其胎龄及出生体重，可由牛乳与水 1:1 开始喂哺，逐渐增加奶的比例直至全奶。②煮沸：既可达到灭菌的目的，又可使蛋白质变性，利于吸收。除煮沸法外，还可用巴氏消毒法（将牛乳加热至 65℃~68℃持续 30 分钟），或水浴法（将牛乳置于奶瓶中隔水蒸煮，煮沸不超过 5 分钟立即冷却）。③加糖：改变牛乳的营养素比例，利于吸收，软化大便。一般在每 100ml 牛乳中加 5~8g 糖。

2）乳量计算：婴儿每日所需能量为 460kJ/kg（110kcal/kg），需水量为 150ml/kg，每 100ml 牛乳能量为 277kJ（67kcal），每 1g 糖可产生能量 16.7kJ（4kcal）。

举例：某婴儿体重为 8kg，计算其每日所需奶量及水量。

每日所需总能量：460kJ/kg × 8kg = 3680kJ

100ml 牛乳加 8g 糖后（8% 牛乳）总能量：277kJ + 8g × 16.7kJ/g = 410.6kJ（约 100kcal）

每日所需 8% 牛乳总量（X）：100ml/410.6kJ = Xml/3680kJ，X ≈ 900ml

每日需水量：150ml/kg × 8kg = 1200ml

牛乳以外的需水量：1200ml − 900ml = 300ml

将全日牛乳量及水量平均分次喂哺。

（2）牛乳制品：①全脂奶粉：由鲜牛乳经浓缩、喷雾、干燥制成，加工使其中的酪蛋白变得细、软，易于消化，且便于贮存携带。可按重量 1:8（1 份奶粉加 8 份水）

或按体积 1∶4 配成全奶。②婴儿配方奶粉：全脂奶粉经成分改变，使之接近母乳成分，并强化营养素配制而成。不能母乳喂养时，配方奶粉为优先选择的乳类来源。

（3）羊奶：羊奶所含蛋白质（尤其白蛋白）较牛乳高，脂肪含量较高，形成的脂肪颗粒较牛乳细小，易于消化。缺点为维生素 B_{12} 和叶酸含量很低，需额外补充，以免发生营养性巨幼红细胞性贫血。

（4）其他：如豆浆、豆粉等，适用于获得乳制品困难的地区或对牛乳蛋白过敏的婴儿。

2. 人工喂养的注意事项

（1）选择合适的奶嘴：奶嘴的软硬度和奶嘴孔的大小应适宜，奶嘴孔大小一般以奶瓶倒置时液体呈滴状连续滴出为宜。

（2）正确试温：喂哺前先将乳汁滴在手腕掌侧试温度，温度接近体温方可喂哺。

（3）避免吞入空气：喂哺时奶瓶要始终保持倾斜，使奶嘴端充满乳汁，以免吸入奶瓶中的空气。喂哺后轻拍婴儿后背，促使其将吞入的空气排出。

（4）加强乳制品及食具卫生：乳液应分次配制，现配现用；在冷藏情况下，可保存约 4 小时，但再次使用时除加热处理外，必须先确认有无变质。每次配乳所用的食具必须洗净、消毒。最好选用大口玻璃奶瓶，易于清洗，便于煮沸消毒。

（5）注意时间与乳量：一般牛奶喂养 3～4 小时 1 次，每日喂哺 6～7 次，以后根据情况减少次数，增加乳量。每次喂哺时间以 20 分钟为宜（不宜超过 30 分钟）。婴儿食量个体差异较大，在初次配乳后，观察婴儿食欲、体重、粪便等情况，及时调整乳量。

（四）辅助食品的添加

婴儿辅助食品又称为过渡期食品。虽然母乳和牛乳等对婴儿生长发育和营养需要较适合，但维生素 D、含铁量较少，容易发生缺乏。随着月龄的增大，婴儿能量需要和各类营养素的需要也逐渐增加，单纯乳类喂养不能满足婴儿需要，须及时补充。

1. 添加目的   添加辅食可锻炼小儿的吞咽、咀嚼功能，又可让小儿尝试不同的食物，培养其积极主动的进食行为，为断乳做准备。此外，用小勺、杯、碗等餐具进食，既锻炼小儿的动作协调与自理能力，又可通过喂食过程，建立亲子互动与沟通，促进小儿智力、心理发育。

2. 添加原则   应根据婴儿营养需要与消化能力，循序渐进地添加辅食，遵循由少到多，由稀到稠，由细到粗，由一种到多种的原则。应注意天气炎热或婴儿身体不适时，应暂缓添加新的辅食，婴儿辅食应特别制作，不要以成人食品代替。

3. 添加顺序   详见表 5-2。

表 5-2   婴儿添加辅食的顺序

月龄	食物性状	可添加的食物	供给的营养素
0.5～3 个月	液态	维生素 D 制剂或浓缩鱼肝油	维生素 A、D
		果汁、菜汤	维生素 C、矿物质

月龄	食物性状	可添加的食物	供给的营养素
4~6个月	泥状	米汤、米糊、稀粥等	能量（锻炼吞咽功能）
		蛋黄、动物血、肝泥、鱼泥、豆腐、菜泥、水果泥	蛋白质、铁、维生素、矿物质、纤维素
		鱼肝油	维生素A、D
7~9个月	末状	粥（软饭）、烂面、饼干等	能量（锻炼咀嚼功能）
		全蛋、动物血、肝、鱼、肉末、菜末、水果泥	蛋白质、铁、维生素、矿物质、纤维素
		鱼肝油	维生素A、D
10~12个月	碎、软	稠粥、软饭、面条、饼干、带馅食品、面包等	能量
		蛋、动物血、肝脏、鱼、碎肉、豆制品、碎菜、水果、油	蛋白质、铁、维生素、矿物质、纤维素
		鱼肝油	维生素A、D

二、小儿膳食安排

1周岁以后，随着年龄的增长，小儿饮食的种类、性状、进食的形式逐渐改变，同时小儿心理逐渐向个性化发展。因此，家长应了解小儿各阶段生理、心理特征及饮食需要的变化，在保证小儿营养摄入的基础上养成良好的饮食习惯、进食行为。

（一）幼儿膳食安排

幼儿消化功能逐渐成熟，饮食以谷类为主，搭配肉、蛋、鱼、蔬菜、水果等。蛋白质以优质蛋白为主，能量、维生素、矿物质供应也要充足，因幼儿的咀嚼和消化能力仍较弱，食物应软、细、烂。此期生长速度较婴儿期减缓，能量需要相对下降，食欲也相对略下降，易出现偏食或对某些食物缺乏兴趣，应经常更换食物的品种和烹制方法。鼓励幼儿独立进食，满足自主进食的欲望，锻炼自我进食的能力和培养良好的饮食习惯，避免强迫幼儿进食。此期一般安排三餐正餐，上下午各安排一次点心。晚餐后除水果外，一般不宜再进食。

（二）学龄前小儿膳食安排

此期小儿膳食接近成人，做到粗细交替、荤素搭配，但应避免油腻、坚硬或辛辣食品。每日安排三餐一点，进食间隔以4小时为宜。合理搭配膳食，经常更换食谱，进餐前不宜吃零食，进食定时、定量。此期由于骨骼生长迅速，对钙需要量较大，应注意补充。

（三）学龄期小儿与青春期少年膳食安排

学龄期小儿膳食同成人，膳食应多样化和合理均衡。供给足够的蛋白质，以增强记忆力，多食蔬菜及水果，以补充维生素及微量元素，尤其注意维生素D、钙、铁的补充。早餐要保证高营养价值，以满足脑力消耗多及体力活动量大的需求，提倡课间加餐。

青春期体格发育进入高峰期，总能量及各种营养素的需要量明显增加，应注意保证营养的摄入量，尤其是钙、锌、铁。此期还需结合其注意形体变化、寻求自身特性等心理特点，向其提供合理饮食的建议。

第三节 小儿营养状况评价

营养对小儿生长发育不可缺少，而且与疾病的发生有密切关系。小儿营养状况评估是对小儿从饮食中摄取的营养物质与生理需求之间是否合适的评价。定期对小儿营养状况进行评价，可及早发现问题，及时调整饮食，以保证小儿正常的生长发育。

一、健康史询问

详细询问进食情况可初步了解小儿每日能量及营养素的摄入状况，如进食量、进食餐数、食物种类、烹调方式、饮食习惯、辅食添加情况、食欲好坏等。母乳喂养儿要了解每日哺乳次数、哺乳后小儿情况、乳母营养状况及添加辅食情况等；人工喂养儿询问乳品种类，调配浓度、量、次数，辅食种类等。此外还需了解小儿的胎产史、疾病史、服药史、生长环境，询问有无口角炎、多汗、烦躁、前囟闭合延迟、经常性牙龈出血等营养素缺乏症状。

二、营养调查

1. **膳食调查** 膳食调查是指通过对小儿群体或某个小儿每日摄入食物的种类和数量的调查，计算出每人每日摄入的各种能量和营养素及各种营养素之间的相互比例关系，且与国家推荐的膳食供给量进行比较，分析其膳食状况。常用的调查方式有询问法、记账法、称重法。

2. **体格检查及生长发育评估** 小儿营养素缺乏和过量均可出现相应体征，如维生素D缺乏可导致骨骼改变，如鸡胸、颅骨软化等；能量过剩或缺乏可导致肥胖或消瘦等。体检时发现这些体征有助于诊断。

测量小儿体格生长指标，将自身前后测量数值或与全国（或当地）同年龄、同性别小儿的均值相比较，了解一般营养状况。常用的测量指标有体重、上臂围、皮下脂肪厚度（皮褶厚度）等。

3. **实验室检查** 通过小儿体液或排泄物中各种指标的检测结果，结合膳食调查、体格检查等，可较准确地评价小儿营养状况。常用的实验室指标有：血液微量元素含量、血液中营养成分的浓度、血液中酶活性测定、尿液中营养素的排泄量及代谢产物含量、营养素负荷试验、氮平衡试验等。

小　　结

　　小儿能量需要包括基础代谢所需、食物的特殊动力作用、活动消耗、生长发育所需、排泄消耗5个方面。可依据小儿年龄、体重、生长速度来估计每日所需的总能量，1岁以内婴儿每日总能量所需约为460kJ/kg，以后每增加3岁减去42kJ/kg，长期能量的过多或过少均影响小儿的生长发育。小儿产能营养素的需求，一般蛋白质占总能量的12%～15%，脂肪约占30%～35%，碳水化合物约占55%～65%。非产能营养素对小儿的生长发育也非常重要，小儿时期易缺乏的矿物质有钙、铁、锌、碘，易缺乏的维生素有A、D、C、B_1，缺乏时出现相应的疾病及表现，应及时补充。

　　小儿喂养包括以母乳或其他乳类为主要食物的喂乳阶段、在乳类喂养的基础上添加辅助食品的过渡阶段及成人饮食阶段3个交叉阶段。婴儿喂养包括母乳喂养、人工喂养及部分母乳喂养。母乳是最理想的婴儿食品，有许多优点，应提倡母乳喂养。随着小儿生长发育和月龄的增长，应及时、循序渐进地添加辅食，补充营养素，促进发育。家长应了解小儿各阶段生理、心理特征及饮食需要的变化，在保证小儿营养摄入的基础上养成良好的饮食习惯、进食行为。

　　营养状况是影响小儿生长发育的重要因素，而且与多种疾病的发生有密切关系。定期进行小儿健康史询问及营养调查，对小儿营养状况进行评价，可及早发现问题，及时调整饮食，以保证小儿正常的生长发育。

思考题

　　1. 为何刚哺乳完的婴儿需要保持右侧卧位？

　　2. 某婴儿3个月，体重为6kg，该婴儿每日所需的奶量和水量是多少？应添加什么辅食？

第六章 新生儿与新生儿疾病患儿的护理

【学习目标】

1. 掌握新生儿的特殊生理状态；正常新生儿的护理；新生儿疾病的治疗要点及护理措施；新生儿窒息的复苏步骤；生理性黄疸和病理性黄疸的特点。

2. 熟悉新生儿各种分类方法；正常新生儿的特点；早产儿的护理；常见新生儿疾病的定义及临床表现。

3. 了解早产儿的特点；新生儿窒息的病理生理及辅助检查；其他常见新生儿疾病的病因与发病机制，以及辅助检查；新生儿胆红素代谢的特点。

第一节 新生儿分类

新生儿（neonate）是指从脐带结扎到生后28天内的婴儿。围生期又称为围产期，是指产前、产时和产后的一个特定时期。我国目前将其定义为自妊娠28周（此时胎儿体重约1000g）至生后7天。新生儿的生存环境由母体子宫转为宫外，发生了巨大的变化，为了适应环境的巨变，各系统功能及形态随之发生了显著的变化。但由于新生儿各系统、器官功能发育不完善，故此期小儿的发病率及死亡率高，尤其是围生期的发病率及死亡率最高。新生儿和围生儿死亡率是衡量一个国家或地区卫生保健工作水平的重要指标之一。

新生儿根据胎龄、出生体重、出生体重与胎龄的关系、出生后周龄等，进行不同的分类。

一、根据胎龄分类

胎龄（gestational age，AG）是指从最后1次正常月经第1天起至分娩时为止，通常以周表示。

1. **足月儿（full-term infant）** 指胎龄满37周至未满42周（259~293天）的新生儿。

2. **早产儿（pre-term infant）** 指胎龄未满37周（<259天）的新生儿，又称为未成熟儿。其中第37周的早产儿因其成熟度已接近足月儿，又称为过渡足月儿。

3. **过期产儿（post-term infant）** 指胎龄满42周及以上（≥294天）的新生儿。

二、根据出生体重分类

出生体重是指出生 1 小时内的体重。

1. 正常出生体重儿（normal birth weight neonate）　指出生体重 2500～4000g 的新生儿。

2. 低出生体重儿（low birth weight neonate）　指出生体重 <2500g 的新生儿。其中出生体重 <1500g 者，称为极低出生体重儿（very low birth weight neonate）；出生体重 <1000g 者，称为超低出生体重儿（extremely low birth weight neonate）。

3. 巨大儿（giant neonate）　指出生体重 ≥4000g 的新生儿，包括正常新生儿与有疾病的新生儿。

三、根据出生体重与胎龄的关系分类（图 6 - 1）

1. 适于胎龄儿（appropriate for gestational age，AGA）　指出生体重在同胎龄儿平均体重的第 10 百分位至 90 百分位之间的新生儿。

2. 小于胎龄儿（small for gestational age，SGA）　指出生体重在同胎龄儿平均体重的第 10 百分位以下的新生儿。我国将胎龄已足月，而出生体重在 2500g 以下的婴儿称为足月小样儿，是小于胎龄儿中最常见的一种。

3. 大于胎龄儿（large for gestational age，LGA）　指出生体重在同胎龄儿平均体重的第 90 百分位以上的新生儿。

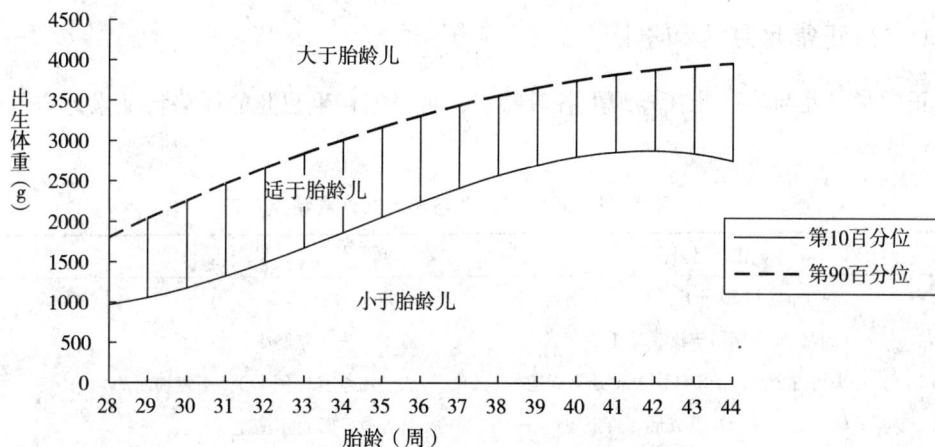

图 6 - 1　新生儿命名与胎龄及出生体重的关系
注：该图为根据《实用新生儿学》中国 15 城市不同胎龄新生儿
出生体重值及百分位数（1986～1987）数据绘制。

四、根据出生后周龄分类

1. 早期新生儿　指生后 1 周以内的新生儿，又称围产新生儿。
2. 晚期新生儿　指出生后第 2 周至第 4 周末的新生儿。

五、高危儿

高危儿（high risk neonate）指已发生或可能发生危重疾病而需要监护的新生儿。常见于以下几种情况：

1. 孕母因素 ①疾病史：孕母患有糖尿病、慢性心肺肾疾病、甲状腺疾病、癫痫、性传播疾病或感染等。②异常妊娠史：孕母年龄 >40 岁或 <16 岁、孕期有妊娠高血压综合征、羊膜早破、胎盘早剥等，或过去有流产、死胎等。③孕母有吸烟、吸毒或酗酒史，接触过有害物质，如放射线、化学毒物、药物等。

2. 分娩史 早产、难产、手术产、急产、胎位不正、脐带绕颈、产程延长、分娩过程中使用镇静药物和止痛药物史等。

3. 胎儿和新生儿因素 多胎、宫内感染、窒息、胎心异常、先天畸形、1 分钟和 5 分钟 Apgar 评分低于 7 分、任何部位的出血等。

第二节　新生儿的特点及护理

一、新生儿特点

正常足月儿（normal full – term infant）是指胎龄 ≥37 周且 <42 周，出生体重 ≥2500g，无任何畸形和疾病的活产婴儿。

（一）正常足月儿和早产儿外观特点

正常足月儿与早产儿在外观上各具特点，可根据初生婴儿的体格特征来评定其胎龄（表6 –1）。

表6 –1　正常足月儿与早产儿外观特点

	正常足月儿	早产儿
身长	≥47cm（约50cm）	<47cm
皮肤	红润，皮下脂肪丰满，胎毛少	红嫩，皮下脂肪少，胎毛多
头部	头约占全身比例1/4，头发分条清楚	头约占全身比例1/3，头发细而乱
耳壳	软骨发育好，耳舟成形、直挺	耳壳软，耳舟不清楚
指甲、趾甲	达到或超过指、趾端	未达指、趾端
跖纹	足纹较深，遍及整个足底	足底纹少
乳腺	乳晕清楚，乳头突起，乳房结节 >4mm	乳晕不清，乳房无结节或结节 <4mm
外生殖器	男婴睾丸已降至阴囊，女婴大阴唇遮盖小阴唇	男婴睾丸未降或未全降，女婴大阴唇不能遮盖小阴唇

（二）正常足月儿和早产儿生理特点

1. 呼吸系统 胎儿在宫内通过胎盘进行气体交换，呼吸处于抑制状态，仅有微弱的呼吸运动；肺内充满液体，出生时经产道挤压，约 1/3 肺液由口鼻排出，其余在建立呼吸后逐渐被肺血管和淋巴系统吸收。娩出后新生儿吸气后啼哭，肺泡扩张，开始建立自主呼吸。因呼吸中枢发育不完善，足月儿呼吸节律常不规则，频率较快，约为 40 次/分。新生儿胸腔小，肋间肌薄弱，呼吸主要靠膈肌的升降，呈腹式呼吸。新生儿鼻腔小，黏膜柔嫩，血管丰富，有炎症时易出现鼻塞。

早产儿呼吸中枢及呼吸器官发育未成熟，呼吸浅快不规则，易出现周期性呼吸和呼吸暂停（apnea）。周期性呼吸是指呼吸停止 <20 秒，不伴心率减慢及发绀；呼吸暂停是指呼吸停止 >20 秒，伴心率减慢（<100 次/分）及（或）发绀，其发生与胎龄有关。早产儿肺泡气体交换率低，呼吸肌发育不全，常有肺膨胀不全症；因肺泡表面活性物质少，易发生呼吸窘迫综合征（又称肺透明膜病）；因咳嗽反射弱，易发生肺不张或肺炎。

2. 循环系统　胎儿娩出后血液循环发生重大变化：①脐带结扎，胎盘 – 脐血循环终止。②随着呼吸建立、肺膨胀，肺循环阻力下降，肺血流增加。③从肺静脉回流至左心房的血量显著增加，压力升高，使卵圆孔功能性关闭。④由于氧分压增高，动脉导管收缩，继而功能性关闭，完成胎儿循环向成人循环的转变。新生儿心率波动大，一般为 100～150 次/分，平均为 120～140 次/分，血压平均为 70/50mmHg。

早产儿心率偏快，血压较低，部分可伴有动脉导管闭合延迟。严重肺炎、酸中毒、低氧血症时，肺血管压力升高，当压力等于或超过体循环时，可致卵圆孔、动脉导管重新开放，出现右向左分流，称为持续胎儿循环或持续肺动脉高压。

3. 消化系统　足月儿出生时吞咽功能已完善，但食管下端括约肌松弛，幽门括约肌较发达，胃容量较小（约为 30～60ml），胃呈水平位，易溢乳或呕吐。新生儿小肠吸收面积相对较大，肠壁较薄，通透性高，利于吸收母乳中的免疫球蛋白，但也易吸收其他蛋白质分子和肠腔内毒素，引起过敏和中毒。消化道已能分泌大部分消化酶，只有淀粉酶的分泌量较少，至出生后 4 个月时才达到成人水平。胎粪由胎儿肠道分泌物、胆汁及咽下的羊水等组成，为墨绿色，呈糊状，一般生后 10～12 小时开始排出，约 2～3 天排完。若生后 24 小时仍未排胎粪，应检查有无肛门闭锁或其他消化道畸形。新生儿肝内尿苷二磷酸葡萄糖醛酸基转移酶（UDPGT）的量及活性不足，约 50%～60% 的足月儿可出现生理性黄疸，对多种药物处理能力低下，易出现药物中毒。

早产儿吸吮力差，吞咽反射弱，胃容量小，胃排空更慢，易发生呕吐、腹胀、腹泻。因脂肪的消化吸收能力较差，对脂溶性维生素吸收不良。早产儿肠蠕动能力差，易发生胎粪排出延迟、粪便滞留，甚至发生功能性肠梗阻。坏死性小肠结肠炎在早产儿中发病率较高。因肝脏合成蛋白能力差，UDPGT 的量及活性比足月儿更低，超过 80% 的早产儿可出现生理性黄疸，且黄疸较重，持续时间较长。早产儿体内糖原储备少，易发生低血糖。

4. 泌尿系统　足月儿出生时肾脏结构发育已完成，但功能仍不成熟。肾脏的稀释功能与成人相似，但排磷功能较差，易导致低钙血症；肾小球滤过率低，浓缩功能差，易发生水肿或脱水。新生儿一般在生后 24 小时内开始排尿，若生后 48 小时仍未排尿，应检查有无泌尿道畸形或梗阻、肾功能障碍等。

早产儿肾浓缩功能更差，排钠分数高，肾小管对醛固酮反应低下，易出现低钠血症；葡萄糖阈值低，易发生糖尿。

5. 血液系统 新生儿出生时血液中的红细胞、网织红细胞、血红蛋白含量较高。血红蛋白以胎儿型血红蛋白为主（约占70%~80%），因胎儿型血红蛋白对氧有较强的亲和力，氧离曲线左移，不易将氧释放到组织，故新生儿缺氧时发绀不明显。生后第1天白细胞数较高，约为（15~20）×10⁹/L，以后逐渐下降，至第10天左右降至12×10⁹/L。出生时白细胞分类中中性粒细胞约占65%，随着白细胞总数的下降，中性粒细胞比例也下降，生后4~6天中性粒细胞所占比例与淋巴细胞比例相等，以后淋巴细胞比例占优势。血小板出生时已达成人水平。新生儿肝脏维生素K储存量少，凝血因子活性较低。

由于早产儿红细胞生成素水平低下、先天储铁少、血容量迅速增加，"生理性贫血"出现早，而且胎龄越小，贫血持续时间越长，程度越严重；维生素K与维生素D的储备较足月儿少，更易发生出血、佝偻病。

6. 神经系统 新生儿脑相对大，但脑沟、脑回仍未完全形成。大脑皮层兴奋性低，睡眠时间长，觉醒时间一昼夜仅为2~3小时，大脑对下级中枢抑制较弱，且锥体束、纹状体发育不全，常出现不自主和不协调动作。出生时已具备多种暂时性原始反射，如觅食反射、吸吮反射、握持反射、拥抱反射等，如新生儿期这些反射减弱或消失，常提示有神经系统疾病。另外，正常足月儿也可引出病理性反射，如克氏征（Kernig征）、巴宾斯基征（Babinski征）和佛斯特征（Chvostek征）等，腹壁和提睾反射不稳定，偶可出现阵发性踝阵挛。脊髓的发育在出生时相对较成熟，脊髓相对较长，脊髓末端约在第3、第4腰椎下缘，腰椎穿刺时应注意。

早产儿神经系统成熟度与胎龄有关，胎龄愈小，原始反射越难引出或反射不完全。早产儿易因发生缺氧、窒息而导致缺氧缺血性脑病。此外，早产儿的脑室管膜下存在发达的胚胎生发层组织，故易发生脑室内出血；早产儿常发生脑室周围-脑实质出血性坏死及脑室周围白质软化。

7. 体温 新生儿体温调节中枢功能尚不完善，皮下脂肪薄，体表面积相对较大，皮肤表皮角化层差，易散热。寒冷时主要靠棕色脂肪代谢产热，几乎不通过寒战等物理方式产热。生后如不及时保暖，可发生低体温、低氧血症、低血糖和代谢性酸中毒或寒冷损伤；室温过高时新生儿通过皮肤蒸发和出汗散热，但若体内液体不足，血液浓缩可致"脱水热"。中性温度是指机体代谢、耗氧量及能量消耗最低并能维持正常体表及体核温度的最适宜的环境温度，又称为"适中温度"。出生后因环境温度较宫内温度低，所以新生儿在出生后的1小时内体温可下降约2.5℃，如果环境温度适宜，其体温会逐渐回升，波动在36℃~37℃之间。体重、出生日龄不同，中性温度也不同。不显性失水过多可增加热的消耗，适宜的环境湿度为50%~60%。

早产儿棕色脂肪少，肌肉活动少，产热能力差，寒冷时更易发生体温不升；汗腺发育差，环境温度过高，体温易升高。

8. 能量及体液代谢 新生儿每日总能量约需418~502kJ/kg（100~120kcal/kg）。

需水量因出生体重、胎龄、日龄及临床情况等而异。生后第 1 天需水量为每日 60～100ml/kg，以后每日增加 30ml/kg，直至每日 150～180ml/kg。

早产儿吸吮力弱，消化功能差，摄入的能量在生后数周内常不能达到正常足月儿的水平，因此常需肠道外营养。

9. 免疫系统 新生儿非特异性和特异性免疫功能均不成熟。免疫球蛋白 IgG 可通过胎盘，新生儿对一些传染病（如麻疹等）有免疫力而不易感染。IgA 和 IgM 不能通过胎盘，因此新生儿易患细菌感染，尤其是革兰阴性杆菌感染。新生儿皮肤 - 黏膜屏障功能差，呼吸道纤毛运动差，同时分泌型 IgA 缺乏，易发生呼吸道和消化道感染。新生儿网状内皮系统与白细胞的吞噬作用较弱，血清补体水平较低，也易患感染。

早产儿非特异性和特异性免疫功能更弱，且 IgG 含量与胎龄相关，胎龄愈小含量越低，因此更易患感染性疾病。

10. 常见的几种特殊生理状态 ①生理性黄疸：参见本章第九节。②生理性体重下降：新生儿在出生后几天内，由于体内水分丢失较多，胎粪排出，摄入乳量较少，出现体重下降，但下降幅度一般不超过出生体重的 10%，体重约在生后 5～6 天达最低，生后 10天左右恢复到出生体重。③"马牙"和"螳螂嘴"：在口腔上腭中线和齿龈部位，有黄白色、米粒大小的颗粒，是由上皮细胞堆积或黏液腺分泌物积留形成，俗称"马牙"，数周后可自然消退。两侧颊部各有一隆起的脂肪垫，称为"螳螂嘴"，利于吸吮。二者均属正常现象，不可挑破，以免发生感染。④乳腺肿大和假月经：男女新生儿生后 4～7 天均可见乳腺增大，如蚕豆或核桃大小，2～3 周消退，切忌挤压，以免感染；部分女婴生后 5～7 天阴道流出少量血性分泌物，可持续 1 周。这两种现象均因来自母体的雌激素中断所致，一般无须处理。⑤新生儿红斑及粟粒疹：生后 1～2 天，在头部、躯干及四肢常出现大小不等的多形性斑丘疹，称为"新生儿红斑"，1～2 天后自行消失。新生儿皮脂腺功能发育未成熟，生后 3 周内可在鼻尖、鼻翼、颜面部形成小米粒大小、黄白色、突出皮肤表面的皮疹，称为"新生儿粟粒疹"，脱皮后自行消失，一般不必处理。

二、新生儿护理

1. 保持呼吸道通畅，维持有效呼吸 新生儿娩出后，应在保暖状态下立即清除口、鼻腔的黏液和羊水，避免发生吸入性肺炎或窒息。保持新生儿舒适体位，如俯卧时头偏向一侧，仰卧时避免颈部前屈或过度后仰。专人看护，经常检查鼻孔是否通畅，及时清除鼻腔分泌物，避免衣被等物阻挡其口鼻或压迫其胸部。

早产儿仰卧时在肩下放置软垫，避免颈部弯曲、呼吸道梗阻。切勿给早产儿常规吸氧，仅在出现青紫或呼吸困难时才予以吸氧，且不宜长期持续吸氧，应予以间断、低流量吸氧，以免引起视网膜病和支气管肺发育不良。吸氧流量或浓度以维持动脉血氧分压 50～70mmHg 或经皮血氧饱和度 90%～95% 为宜。呼吸暂停者可弹拍足底、托背、刺激皮肤等促使恢复呼吸，若无效时，及时给予正压通气（详见本章第三节）。条件允许者可放置水囊床垫，利用水振动减少呼吸暂停的发生。反复出现呼吸暂停，可遵医嘱静脉输注氨茶碱。

2. 维持体温稳定

（1）新生儿室条件：应安排在阳光充足、空气流通的向南区域。室内应有空调和空气净化消毒设备，室温保持在 22℃ ～ 24℃（早产儿 24℃ ～ 26℃），相对湿度 55% ～ 65%。

（2）保暖：应因地制宜采取不同的保暖措施，使新生儿处于中性温度中。保暖方法有母体胸前怀抱、戴帽、用热水袋、远红外辐射床、暖箱等。此外，接触新生儿的手、仪器设备、物品等应保持温暖或预热。早产儿最好置于温箱或远红外辐射床上，尤其是体重小于 2000g 者，应尽早置于暖箱保暖，并根据体重、日龄选择中性温度（早产儿所需的中性温度一般在 32℃ ～ 36℃ 之间）。一般早产儿的喂奶、穿衣、测量体温、更换尿片等操作应在暖箱中进行，每 4 ～ 6 小时测体温 1 次，保持体温恒定（皮肤温度 36℃ ～ 37℃，肛温 36.5℃ ～ 37.5℃）。

3. 合理喂养

提倡母乳喂养。正常足月儿宜早接触、早吸吮、早开奶，生后半小时即可抱至母亲处哺乳，按需喂哺。无母乳者可给配方奶粉。乳量根据所需能量及婴儿耐受情况计算，遵循从小量渐增的原则，以喂哺后新生儿安静、无腹胀和理想的体重增长（每日 15 ～ 30g）为标准（生理性体重下降除外）。新生儿体内贮存维生素 K 较少，足月儿生后应肌肉注射 1 次维生素 $K_1$0.5 ～ 1mg。

早产儿也应酌情尽早母乳喂养。目前主张早期、从微量逐渐增加到足量的喂养方法。生命体征平稳的早产儿出生 2 小时即可喂养，以防止低血糖的发生。第一次经口试喂少量 5% 的葡萄糖液，如无吸吮吞咽问题，再给乳类。吸吮能力差、吞咽功能不协调、胃排空延迟者可用管饲法喂养。早产儿哺乳量及喂奶间隔时间因胎龄、出生体重而定，一般胎龄越小，出生体重越低，每次哺乳量越少，喂奶间隔时间也越短，并根据喂哺后有无腹胀、呕吐、胃内残留（管饲喂养）及体重增长情况调整。哺乳量不足时应辅以静脉营养。早产儿体内贮存维生素 K 更少，生后应连续 3 天肌肉注射维生素 K_1，每次 0.5 ～ 1mg，预防出血症。早产儿生后 2 周应开始补充维生素 D。除此之外，早产儿还应补充维生素 A、C 及铁剂等。

4. 预防感染

（1）严格遵守消毒隔离制度：接触新生儿前后应严格洗手，各种护理操作遵守无菌制度。感染者及带菌者应暂时调离新生儿室，患感染性疾病的新生儿应立即隔离，以防交叉感染。应做好新生儿室及暖箱的日常清洁消毒工作，新生儿室应避免过度拥挤，每张床最好拥有 2.5m² 的空间，床间距宜在 60cm 以上。

（2）保持脐带残端清洁干燥：脐带残端一般生后 3 ～ 7 天脱落，脱落前应保持脐部清洁干燥，每日沐浴后局部常规消毒，用无菌纱布覆盖，以防脐部感染。脱落后如有分泌物或渗血，先用 3% 过氧化氢擦拭，再用碘伏消毒，保持干燥；有肉芽组织者可用硝酸银烧灼，如有化脓感染用过氧化氢溶液或碘酒消毒。

（3）皮肤黏膜护理：生命体征稳定后，每日沐浴 1 次。每次大便后用温水清洗臀部，应选用柔软、透气性好、吸水性强的棉质尿布，勤换尿布防止红臀或尿布皮炎的发生。衣服宜宽松，柔软。新生儿口腔黏膜薄嫩，血运丰富，较干燥，易受损或发生局部感染，故不宜擦洗口腔黏膜。注意检查皮肤完整性及皮肤状况，尤其是皮肤皱褶处。

（4）预防接种：①卡介苗：生后3天接种，目前新生儿接种卡介苗有皮上划痕和皮内注射两种方法。早产儿、有皮肤病变、发热等小儿应暂缓接种，对疑有先天性免疫缺陷的新生儿绝对禁忌接种卡介苗。②乙肝疫苗：生后第1天、1个月、6个月时应各肌肉注射乙肝疫苗1次。母亲为乙肝病毒携带者或乙肝患者，婴儿出生后应立即肌肉注射高价乙肝免疫球蛋白，同时换部位注射乙肝疫苗。

5. 密切观察小儿情况 定时监测新生儿生命体征、体重变化、进食及二便情况。早产儿病情变化快，应用监护仪监测生命体征，注意观察精神反应、哭声、反射、皮肤颜色、末梢循环等情况。早产儿生后几天较常出现低血糖，且为无症状的，因此需经常检测血糖，应维持血糖水平在2.6mmol/L。早产儿生命体征平稳，能自己吸吮进乳，在一般的室温中体温平稳，体重稳定增长，并体重超过2000g，可考虑出院。对曾吸氧治疗的早产儿出院前应做眼底检查，以排除视网膜病。

6. 健康教育

（1）促进母婴感情交流：提倡母婴同室、母乳喂养。在母婴条件允许的情况下，鼓励早接触、早吸吮，进行新生儿抚触，促进感情交流，利于新生儿身心发育。

（2）宣传新生儿保健知识：向家长介绍脐部护理、喂养、保暖、皮肤护理、预防接种等知识。

（3）新生儿筛查：有条件应开展新生儿听力筛查及先天性甲状腺功能减低症、苯丙酮尿症、半乳糖血症等先天性疾病、遗传性疾病的筛查。

知识链接

发展性照顾

当早产儿不适应环境时，易发生呼吸急促甚至暂停、颤抖、肌张力降低、双眼凝视等。发展性照顾是一种适合每个小儿个体需要的护理模式，目的是使小儿所处的环境与子宫内尽可能相近，并协助小儿以有限的能力适应宫外的环境。护士应按早产儿的胎龄、出生体重等设定暖箱温度，将灯光调暗或用毯子将暖箱遮盖，使小儿侧卧或用长条的毛巾环绕小儿、提供非营养性吸吮、保持安静、集中操作，以促进早产儿体格与精神的正常发育。

第三节 新生儿窒息

新生儿窒息（asphyxia of newborn）是指新生儿出生后无自主呼吸或呼吸抑制而导致低氧血症、高碳酸血症和代谢性酸中毒，是导致新生儿死亡、脑瘫和智力障碍的主要原因之一。

【病因】

凡是降低血氧浓度的任何因素或影响母体与胎儿间血液循环、气体交换的因素均可引起新生儿窒息。90% 以上发生在宫内和产时，产后因素较少。

1. 孕母因素　孕母患有全身性疾病，如心脏病、严重贫血、糖尿病、肺部疾患、中毒及急性传染病等；孕母妊娠期有妊高征、癫痫；孕母吸毒、吸烟或被动吸烟；孕母年龄≥35 岁或 <16 岁；多胎妊娠等。

2. 胎儿因素　早产儿、小于胎龄儿、巨大儿；发育畸形；羊水或胎粪吸入气道；胎儿宫内感染、先天性代谢疾病等。

3. 分娩因素　难产、手术产、产程中麻醉药、催产药或镇痛药等使用不当等。

4. 胎盘及脐带因素　胎盘早剥、前置胎盘、胎盘老化等；脐带脱垂、栓塞、打结、受压、绕颈等。

【病理生理】

1. 胎儿向新生儿呼吸、循环的转变受阻　胎儿出生后脐带被结扎，开始强有力的呼吸，空气进入肺内，肺液从肺中清除，分泌肺泡表面活性物质，开始建立肺泡功能残气量，肺循环阻力下降，体循环阻力增加，从而终止了胎儿循环，开始新生儿循环。发生窒息时，新生儿呼吸停止或抑制使肺泡不能扩张，肺液不能清除；缺氧、酸中毒引起表面活性物质产生减少、活性降低以及肺血管阻力增加，胎儿循环重新开放、持续性肺动脉高压。后者进一步加重组织缺氧、缺血、酸中毒，最后导致不可逆性器官损伤。

2. 呼吸改变

（1）原发性呼吸暂停：胎儿或新生儿窒息缺氧时，初起 1~2 分钟呼吸加深加快，如缺氧不能纠正，立即转为呼吸抑制和反射性心率减慢，此为原发性呼吸暂停。此时患儿肌张力正常，血管轻微收缩，血压升高，循环尚好，但有发绀，如及时给氧或给予适当刺激，有时甚至在无外界帮助下仍能恢复自主呼吸。

（2）继发性呼吸暂停：如缺氧持续存在，呼吸转变为不规则，心率继续减慢，血压开始下降，肌张力消失，面色青紫加重或苍白，呼吸运动减慢，出现几次喘息样呼吸后进入呼吸暂停，此为继发性呼吸暂停。如无外界正压呼吸帮助则无法恢复而死亡。

3. 各器官缺血缺氧改变　窒息开始时，由于低氧血症和酸中毒，引起体内血液重新分布，肌肉、皮肤、肺、肠、肾等处血管收缩，血流量减少，从而保证心、脑、肾上腺等处的供血。如缺氧继续，无氧代谢使酸性产物极度增加，导致重度代谢性酸中毒。此时体内储存糖原耗尽，血流代偿机制丧失，心脏功能受损，心率和动脉压下降，生命器官（如心、脑、肾上腺等）供血减少，脑损伤发生；身体其他已处于缺血情况下的器官，则因血内含氧量的进一步下降而更易受到缺氧缺血的损害。

4. 血生化和代谢改变　缺氧导致 PaO_2 升高，pH 值下降。在窒息应激状态时，儿茶酚胺及胰高血糖素释放增加，使早期血糖正常或增高；当缺氧持续存在，糖原耗竭而出现低血糖。应激情况下，血游离脂肪酸增加，促进钙离子与蛋白结合而致低钙血症。此外，窒息酸中毒抑制胆红素和白蛋白的结合，降低肝内酶的活力而致高胆红素血症；窒息时心钠素和抗利尿激素分泌异常，可造成稀释性低钠血症。

【临床表现】

1. 胎儿缺氧（宫内窒息）　早期胎动增加，胎心率增快，≥160 次/分。晚期胎动减少甚至消失，胎心率变慢（<100 次/分）或不规则，羊水被胎粪污染呈黄绿色或墨绿色。

2. 窒息程度判断　使用 Apgar 评分系统在生后 1 分钟、5 分钟、10 分钟进行评分，判断患儿窒息程度、抢救效果及预后。Apgar 评分总分为 10 分，8~10 分为正常，4~7 分为轻度窒息，0~3 分为重度窒息。生后 1 分钟评分可区分窒息程度，5 分钟及 10 分钟评分有助于判断复苏效果和预后，详见表 6-2。

表 6-2　新生儿 Apgar 评分表

体征	评分标准			评分	
	0	1	2	1 分钟	5 分钟
皮肤颜色	青紫或苍白	身体红，四肢青紫	全身红		
心率（次/分）	无	<100	>100		
弹足底或插鼻管反应	无反应	有些动作，如皱眉	哭，喷嚏		
肌肉张力	松弛	四肢略屈曲	四肢活动		
呼吸	无	慢，不规则	正常，哭声响		

3. 多器官受损表现　缺氧缺血易造成多器官功能受损，但不同细胞组织对缺氧的易感性及耐受性不同，脑细胞对缺氧最敏感，其次为心肌、肝和肾上腺，而上皮细胞和骨骼肌对缺氧耐受性较高。故各器官损伤发生的频率和程度存在差异：①中枢神经系统：主要为新生儿缺氧缺血性脑病和颅内出血。②心血管系统：出现持续性肺动脉高压、心源性休克和心力衰竭等。③呼吸系统：易出现羊水或胎粪吸入综合征、肺出血和肺透明膜病等。④泌尿系统：发生肾功能衰竭和肾静脉血栓形成等。⑤消化系统：出现应激性溃疡和坏死性小肠结肠炎等。⑥代谢方面：常见低血糖或高血糖、低血钙、低钠血症等。

【辅助检查】

1. 血气分析　取胎儿头皮血行血气分析，当 pH≤7.25 提示胎儿有严重缺氧，检测动脉血气可提示低氧血症、高碳酸血症及混合性酸中毒。

2. 血生化检查　检查血糖、电解质、血尿素氮及肌酐等指标。

3. 影像学检查　头部影像学检查有助于判断缺氧缺血性脑损伤。

【治疗要点】

1. 一般治疗　预防并积极治疗孕母疾病等。

2. 早期预测　估计胎儿娩出后有窒息危险时，应充分做好抢救和复苏准备工作，包括人员、仪器、药品和物品等。

3. 及时复苏　复苏需要分秒必争，医护配合，遵循 ABCDE 复苏方案。A（airway）：清理呼吸道；B（breathing）：建立呼吸；C（circulation）：维持正常循环；D（drugs）：药物治疗；E（evaluation）：评估。其中前三步最为重要，A 是根本，B 是关键，评估贯穿于整个复苏过程。窒息复苏评估的三大指标是呼吸、心率和皮肤颜色，复苏过程遵循评估-决策-措施的程序，如此循环往复，直至完成复苏。

4. 复苏后处理　注意保暖，加强监测。如有严重并发症，需尽早转运到新生儿重症监护病房治疗。

【主要护理诊断/合作性问题】

1. **不能维持自主呼吸**　与缺氧引起呼吸抑制有关。
2. **气体交换受损**　与羊水、气道分泌物吸入导致低氧血症和高碳酸血症有关。
3. **体温过低**　与缺氧有关。
4. **潜在并发症**　心力衰竭、呼吸衰竭。
5. **有感染的危险**　与免疫功能低下有关。

【护理措施】

1. 复苏　积极配合医生进行复苏，严格按照 ABCDE 步骤进行，顺序不能颠倒。

（1）最初评估：出生后负责复苏的人员应用 3 ~ 4 秒时间明确有无以下问题：①是足月吗？②羊水清吗？③有呼吸或哭声吗？④肌张力好吗？若以上任何一项为"否"，则进行以下初步复苏。

（2）初步复苏步骤：①保暖：新生儿娩出后即置于远红外床或预热的抢救台上。②摆好体位：肩部垫卷好的小毛巾，使肩部抬高 2 ~ 3cm，使颈部稍后伸至中枕位。③清理呼吸道：新生儿娩出后，用吸球或吸管立即清除口、咽、鼻腔的黏液，时间不超过 10 秒，先吸口腔黏液，再吸鼻腔黏液；对于羊水清或有胎粪污染者（量少，羊水略带胎粪色，质地稀薄无胎粪颗粒），新生儿有活力（呼吸规则、肌张力好、心率 >100 次/分），不需特殊处理。如羊水混有胎粪，新生儿无活力（新生儿有活力的定义中任何一项被否定称为无活力），在婴儿呼吸前，应做气管插管，将胎粪吸出。④擦干：用温热干毛巾快速擦干全身。⑤触觉刺激：拍打或弹足底或摩擦婴儿背部的方法诱发呼吸。以上步骤应在 30 秒内完成。

（3）气囊面罩正压人工呼吸：如无自主呼吸建立、心率 <100 次/分或发绀持续不缓解者，应立即用复苏气囊加压给氧。面罩须密闭遮盖下巴尖端、口鼻，通气频率为 40 ~ 60 次/分，呼气与吸气之比为 1∶2，以心率接近正常、胸廓起伏、听诊呼吸音正常为宜。经 30 秒充分正压人工呼吸后再评估，如心率 >100 次/分，出现自主呼吸可逐步减少并停止正压人工呼吸；如呼吸无规律，或心率 <100 次/分，须继续用气囊面罩或气管插管正压通气。

（4）胸外心脏按压：如无心率或气管插管正压通气 30 秒后，心率持续 <60 次/分，应同时进行胸外心脏按压。可采用双拇指法（操作者双拇指并排或重叠于患儿胸骨体下 1/3 处，其他手指围绕胸廓托在后背）或中食指法（操作者一手的中指、食指按压胸骨体下 1/3 处，另一只手或硬垫支撑患儿背部），按压频率为 120 次/分（心脏按压与人工通气频率比为 3∶1），按压下深度为 1.5 ~ 2cm，按压放松过程中，手指不离开胸壁，按压有效时可摸到股动脉搏动。

（5）药物治疗：建立有效的静脉通路，保证药物的应用。经充分正压人工呼吸、胸外心脏按压 30 秒不能恢复正常循环时，遵医嘱给予 1∶10000 肾上腺素 0.1 ~ 0.3ml/

kg，脐静脉导管或气管导管内注入，5分钟后可重复1次，并根据医嘱及时正确输入扩容剂、纠酸等药物。必要时可给予纳洛酮及血管活性药物。

2. 病情观察 密切观察患儿神志、体温、呼吸、心率、血压、尿量、肤色；观察有无窒息所导致的神经系统症状；注意有无血气变化、酸碱失衡、电解质紊乱、大小便异常及脏器功能紊乱等。

3. 对症护理 积极配合医生进行复苏，并注意保暖，使肛温维持在36.6℃～37℃，病情稳定后置暖箱中保暖或热水袋保暖。护理操作过程要严格消毒和隔离，加强喂养以增强患儿机体抵抗力。

4. 药物护理 严格遵医嘱使用药物，注意观察用药后反应。

5. 健康教育 向患儿家长介绍有关疾病知识，细心解答病情及抢救情况。对恢复出院的患儿，指导正确的日常生活护理措施，告知家长定期复查。对有后遗症的患儿，教会家长康复护理的方法。

第四节 新生儿缺氧缺血性脑病

新生儿缺氧缺血性脑病（hypoxic – ischemic encephalopathy，HIE）是由于各种围生期窒息引起的部分或完全缺氧、脑血流减少或暂停而导致胎儿或新生儿的脑损伤。本病是新生儿窒息后的严重并发症，部分患儿可遗留不同程度的神经系统后遗症，如脑性瘫痪、癫痫等。

【病因与发病机制】

1. 病因

（1）缺氧：是发病的核心，围生期窒息、反复的呼吸暂停、严重的呼吸系统疾病，如感染性肺炎、胎粪吸入综合征、肺透明膜病等都可引起本病。其中围生期窒息是最主要的病因。

（2）缺血：见于各种引起脑血流灌注减少的疾病，如心力衰竭、严重心律失常、心跳停止、休克等。

2. 发病机制

（1）脑血流改变：缺氧早期（不完全或部分性缺氧），体内血液重新分配，保证心、脑的血液供给；缺氧后期，血液再次重新分配，保证代谢最旺盛部位，如脑干、丘脑及小脑等部位的血液供应，而大脑皮层矢状窦两旁的带状区易受损。急性完全性缺氧时，代偿机制无法及时起效，直接损害基底神经节、丘脑、脑干。缺氧导致脑血管自主调节功能障碍，当血压升高过多时，造成脑室周围毛细血管破裂出血；而低血压时脑血流量减少引起缺氧缺血性脑损伤。

（2）脑组织代谢改变：葡萄糖是脑组织最主要的能量来源，缺氧时脑组织无氧酵解增加，乳酸堆积，能量急剧减少，引起细胞膜上钠–钾泵、钙泵功能不足，导致细胞发生水肿；氧自由基生成增多、兴奋性氨基酸（尤其是谷氨酸）在细胞外聚积，最终引起脑细胞凋亡坏死。

【临床表现】

主要表现为意识障碍、肌张力和原始反射的改变。根据病情可分为轻、中、重三度，详见表6-3。

表6-3 新生儿缺氧缺血性脑病分度

临床表现	轻度	中度	重度
意识	兴奋	嗜睡	昏迷
肌张力	正常	减低	松软
拥抱反射	活跃	不完全	消失
吸吮反射	正常	减弱	消失
惊厥	可有肌阵挛	常有	多见，频繁发作
中枢性呼吸衰竭	无	有	严重
瞳孔改变	正常或扩大	常缩小，对光反射迟钝	不对称或扩大
前囟张力	正常	正常或稍饱满	饱满、紧张
病程及预后	症状在72小时内消失，预后好	症状在14天内消失，可能有后遗症	症状可持续数周，病死率高，存活者多有后遗症

【辅助检查】

1. **血生化检查** 血清磷酸肌酸激酶脑型同工酶（CKP-BB）、神经元特异性烯醇化酶（NSE）升高。

2. **B超检查** 对脑室及其周围出血的诊断有较高的特异性。

3. **CT检查** 有助于了解颅内出血的范围和类型。

4. **磁共振成像（MRI）** 对脑灰、白质的分辨率异常清晰，对足月儿和早产儿脑损伤的判断均有较强敏感性。

5. **脑电图检查** 客观反映脑损害严重程度，有助于判断预后及惊厥的诊断。

【治疗要点】

1. **支持疗法**

（1）供氧：选择合适的给氧方法。

（2）保持和恢复脑血流灌注：维持良好的循环功能，使心率和血压保持在正常范围内。

（3）维持血糖：保持在正常高值，以提供神经细胞代谢所需能量。

2. **控制惊厥** 首选苯巴比妥，顽固性抽搐者用安定静脉滴注或水合氯醛灌肠。

3. **治疗脑水肿** 控制液体量，每日液体总量不超过 $60 \sim 80mg/kg$。可首选呋塞米，严重者可用20%甘露醇。

【主要护理诊断/合作性问题】

1. **低效性呼吸型态** 与呼吸中枢损害有关。

2. **潜在并发症** 颅内压升高、呼吸衰竭。

3. **有废用综合征的危险**　与缺氧缺血导致的后遗症有关。

【护理措施】

1. 一般护理

（1）环境和休息：保持病房清洁、安静。一切必要的操作应集中进行，操作应轻、柔、准、稳，切忌用力按压头部，尽量减少对患儿过多搬动和刺激，有颅内高压时，抬高床头 15°~30°。

（2）饮食护理：合理喂养，保证足够的热量和水分。患儿无吸吮能力或吞咽能力较差时给予鼻饲或遵医嘱静脉补充营养，每日测量体重并记录。

2. 病情观察　密切观察患儿神经系统变化，注意观察有无神志、瞳孔、前囟张力、肌张力变化及抽搐等症状。及时观察并记录患儿生命体征及血氧饱和度等，如有并发症的表现，及时通知医生并协作处理。

3. 对症护理

（1）保持呼吸道通畅：及时清除呼吸道分泌物，选择合适的给氧方式。呼吸衰竭时，可考虑气管插管及机械辅助通气。

（2）功能锻炼：有功能障碍的患儿肢体固定于功能位，早期给予动作训练和感知刺激的干预措施，促进脑功能的恢复。

4. 药物护理　严格遵医嘱使用药物，注意观察药物不良反应。使用多巴胺时应注意对血管的影响，防止发生渗漏，经常更换血管输注。使用地西泮、苯巴比妥时应防止加重呼吸衰竭。

5. 健康教育　向家长介绍本病的特点，详细解答病情，以得到家长的理解和配合。定期随访，及早发现和处理后遗症。指导家长掌握早期康复干预的措施。

第五节　新生儿颅内出血

新生儿颅内出血（intracranial hemorrhage of the newborn）是新生儿时期因缺氧或产伤引起的最严重脑损伤，早产儿多见，死亡率高，存活者常有神经系统后遗症。

【病因与发病机制】

1. 缺氧缺血　缺氧缺血直接损伤毛细血管内皮细胞，使其通透性增加或破裂出血。脑血流自主调节功能丧失，引起毛细血管破裂出血或缺血性损伤。早产儿在脑室周围的室管膜下及小脑软脑膜下留存未成熟的毛细血管网，对缺氧、血压波动敏感，易导致出血。

2. 外伤　主要为产伤引起，如分娩中胎儿头部过分受压、使用产钳等造成机械性损伤。其他如头皮静脉穿刺、频繁吸引、机械通气时呼吸机参数设置不当等也可引起颅内出血。

3. 其他　不适当地输注葡萄糖酸钙、甘露醇等液体可导致毛细血管破裂出血。此外，新生儿肝功能不成熟，凝血因子不足或患有其他出血性疾病也易引起出血。

【临床表现】

临床表现与出血部位及出血量有关，轻者可无症状，重者短期内死亡。

1. **常见症状**　①意识改变：激惹、过度兴奋或表情淡漠、嗜睡、昏迷。②眼症状：双目凝视、斜视、眼球上转困难、眼球震颤。③颅内压增高：呕吐、前囟隆起、脑性尖叫、惊厥、角弓反张。④呼吸改变：增快或减慢，不规则或呼吸暂停。⑤肌张力改变：早期增高，以后减低甚至消失。⑥瞳孔：不等大，对光反应差或消失。⑦其他：不明原因的黄疸和贫血。

2. **不同部位出血的特点**

（1）脑室周围-脑室内出血：是常见类型，多见于胎龄<32周，体重<1500g的早产儿。出现呼吸暂停、嗜睡、肌张力低下及原始反射消失。严重者常很快死亡，存活者常有脑性瘫痪等后遗症。

（2）蛛网膜下腔出血：此类型十分常见，尤其是早产儿。大多出血量少，无临床症状。典型症状是在生后2天发生惊厥，发作间歇表现正常。极少数病例大量出血，常于短期内死亡。主要后遗症为脑积水。

（3）脑实质出血：出血发生在脑干，可有瞳孔、呼吸、心率改变。下肢运动障碍多见，可有脑性瘫痪、癫痫和精神发育迟缓等并发症。

（4）硬膜下出血：是产伤性颅内出血最常见类型。出血量少者症状不明显，多者往往于生后24小时后出现惊厥、偏瘫和斜视等症状。严重者可短时间内死亡。

（5）小脑出血：多见于早产儿或有产伤的足月儿，严重者主要表现为脑干症状，如呼吸不规则或频繁暂停、心动过缓、瞳孔改变、惊厥等，可在短时间内死亡。

【辅助检查】

1. **脑脊液检查**　为前后均匀的血性脑脊液，镜检红细胞呈皱缩状，蛋白含量明显升高，可确定新生儿颅内出血的诊断。

2. **B超检查**　对诊断出血部位有重要意义，但对蛛网膜下腔出血及脑实质点状出血诊断的价值有限。

3. **CT检查**　能较准确地诊断出血部位，区分颅内出血的临床类型。

【治疗要点】

1. **止血**　可选用维生素 K_1、酚磺乙胺、卡巴克洛和凝血酶等。

2. **镇静、止痉**　选用地西泮、苯巴比妥等。

3. **降低颅内压**　颅内高压可选用呋塞米。如有瞳孔不等大、呼吸节律不整、叹息样呼吸或双吸气等，可使用甘露醇。

4. **应用脑代谢激活剂**　出血停止后，可给予胞磷胆碱、脑活素静脉滴注。恢复期可给吡拉西坦，以改善脑代谢。

5. **外科处理**　出血后有脑积水可行脑室穿刺引流，进行性加重者行脑室-腹腔分流。

【主要护理诊断/合作性问题】

1. **潜在并发症**　颅内压升高。
2. **低效性呼吸型态**　与呼吸中枢受抑制有关。
3. **有窒息的危险**　与惊厥、昏迷有关。
4. **营养失调：低于机体需要量**　与吸吮反射减弱及呕吐有关。

【护理措施】

1. 一般护理

（1）环境和休息：保持绝对静卧，减少噪声。避免垂头仰卧姿势，可将肩部抬高15°~30°，可枕冰袋，减少氧耗。所有操作集中进行，动作轻柔，尽量减少对患儿的移动和刺激，以免加重病情，保证患儿足够的休息睡眠时间。

（2）合理喂养：保证足够的热量和水分，病重者禁食 72 小时以上，禁食期间按医嘱进行静脉输液，提供热量。待病情稳定后先喂水、再喂乳，喂奶时避免抱喂。

2. 病情观察
密切观察生命体征及神志、反应、瞳孔、肌张力的变化。观察有无呼吸暂停、惊厥发生，观察并及时记录喂养情况（时间、奶量等）。每日测量头围，观察有无头围增大、病情加重等。

3. 对症护理

（1）维持体温稳定：体温过高时应予以物理降温，体温过低时采取保暖措施，如使用远红外床、暖箱或热水袋保暖。

（2）保持呼吸道通畅：及时清除呼吸道分泌物，避免造成患儿呼吸困难的因素，如奶瓶、被子遮盖压迫等。根据缺氧程度用氧，注意用氧的方式和浓度，尽可能低流量给氧，避免长期高浓度给氧造成的并发症。必要时使用人工呼吸机。

4. 药物护理
控制液体入量，每日液体总量不超过 60~80mg/kg。输液速度不宜过快，保证液体 24 小时匀速输入，慎用高渗液体。注意镇静剂对呼吸的影响。

5. 健康教育
向家长讲解本病的严重性、预后，给予心理上的安慰。鼓励坚持治疗和随访，有后遗症者指导进行功能训练和智能开发。

第六节　新生儿肺透明膜病

新生儿肺透明膜病（hyaline membrane disease，HMD）又称新生儿呼吸窘迫综合征（neonatal respiratory distress syndrome，NRDS），是指由于缺乏肺表面活性物质，生后不久出现呼吸窘迫并呈进行性加重的临床综合征。多见于早产儿，是新生儿期重要的呼吸系统疾病。

【病因与发病机制】

1. 病因
肺表面活性物质是由肺泡 Ⅱ 型上皮细胞合成和分泌的一种磷脂蛋白复合物，在孕 18~20 周开始产生，缓慢增加，35~36 周迅速增加至肺成熟水平。故早产儿胎龄越小，发病率越高；在缺氧、剖宫产、糖尿病孕妇所生婴儿和肺部严重感染等情况下，肺表面活性物质生成受影响，发病率也增高。

2. **发病机制**　肺表面活性物质的生理作用是降低肺泡表面张力，防止呼气末肺泡萎陷，稳定肺泡内压和减少液体自毛细血管向肺泡渗出。肺表面活性物质缺乏使肺泡壁表面张力增高，肺泡逐渐萎陷、不张，导致通气量不足，出现缺氧和代谢性酸中毒。缺氧和酸中毒引起肺血管痉挛，阻力增加，导致在动脉导管、卵圆孔水平发生右向左分流，缺氧明显，青紫加重。同时因肺灌注不足，肺组织进一步缺氧，肺泡壁毛细血管通透性增加，血浆及纤维蛋白渗出，形成嗜伊红透明膜，加重气体弥散障碍，造成恶性循环。

【临床表现】

生后 6 小时内出现呼吸窘迫，主要表现为有呼吸急促 >60 次/分，鼻扇，呼气呻吟，三凹征，发绀。呼吸窘迫呈进行性加重是本病的特点，严重时表现为呼吸浅表、呼吸节律不整、呼吸暂停及四肢松弛。听诊两肺呼吸音减弱，可闻及细湿啰音。胸骨左缘第二肋间可听到收缩期或连续性杂音。新生儿肺透明膜病通常于生后第 2、3 天病情严重，72 小时后明显好转。

【辅助检查】

1. **血气分析**　pH 和 PaO_2 降低，$PaCO_2$ 增高。

2. **肺成熟度判定**　测定羊水或患儿气管吸引物中卵磷脂（L）和鞘磷脂（S）的比值，如 L/S <1.5，提示胎儿肺发育不成熟；1.5～2，为可疑；若≥2，提示肺成熟。

3. **泡沫试验**　取患儿胃液 1ml 加 95% 酒精 1ml，振荡 15 秒静置 15 分钟后，如沿管壁有多层泡沫形成则可排除本病。

4. **X 线检查**　是目前确诊的最佳手段。两肺野透光性普遍降低，内有散在的细小颗粒和网状阴影呈毛玻璃样；可有支气管充气征；重者可整个肺野不充气呈"白肺"。

【治疗要点】

1. **纠正缺氧**　根据患儿情况给予头罩吸氧、持续气道正压吸氧、气管插管或机械通气。

2. **替代治疗**　肺表面活性物质制剂有天然制剂、人工制剂和混合制剂等。一旦确诊，力争生后 24 小时内经气管插管注入肺内，越早越好。

3. **关闭动脉导管**　出现动脉导管开放表现，应限制液体入量并给予利尿剂；应用前列腺合成酶抑制剂和布洛芬等。使用上述药物无效且有明显的血流动力学变化者，考虑手术结扎。

4. **支持治疗**　保暖、保证液体和营养供给，纠正酸中毒，若合并感染，依据细菌培养和药敏结果选择相应抗生素。

【主要护理诊断/合作性问题】

1. **气体交换受损**　与肺表面活性物质缺乏、肺泡萎陷及肺透明膜形成有关。

2. **营养失调：低于机体需要量**　与摄入量不足有关。

3. **体温过低**　与早产儿体温调节功能差、产能量少有关。

4. **有感染的危险** 与患儿免疫功能低下有关。

【护理措施】

1. **一般护理** 保持室内温度、湿度适宜。将患儿置于暖箱内保暖，注意箱内温度保持中性温度，使皮肤温度维持在 36℃ ~ 37℃，以减少耗氧量；供给足够的热量和水分，能哺乳者按时喂养，多数患儿不能经口喂养，可经胃管和静脉补充。

2. **病情观察** 严密观察病情变化，监测生命体征及各项指标变化。使用呼吸机患儿密切观察体温、循环情况，观察分泌物的量、颜色、性质，观察呼吸方式、呼吸节律的变化，有无三凹征、烦躁、惊厥等表现。如有异常情况及时配合处理。

3. **对症护理**

（1）吸氧：根据病情及血气分析结果，选择合适的给氧方式，使 PaO_2 维持在 50 ~ 70mmHg，SaO_2 维持在 85% ~ 93%。根据病情尽早选用持续气道正压吸氧，如无效、PaO_2 仍小于 50mmHg 或 $PaCO_2$ 仍大于 60mmHg、频发呼吸暂停时，应行气管插管并采用间歇正压通气（IPPV）加呼气末正压通气（PEEP）。

（2）保持呼吸道通畅：取头稍后仰卧位，及时清除呼吸道分泌物，分泌物黏稠时可给予雾化吸入和吸痰，以保持呼吸道通畅。

（3）严格执行无菌操作，预防感染。

4. **药物护理** 使用 5% 碳酸氢钠纠正酸中毒时应稀释后缓慢注入。肺表面活性物质气管内滴入前吸净气道内分泌物，将患儿头稍后仰，使气道伸直，于患儿吸气时滴入并转动患儿体位，从仰卧位转到右侧位再到左侧位，使药液均匀进入各肺叶。每次注入后用复苏囊加压通气 1 ~ 2 分钟。应用后 4 ~ 6 小时禁止气道内吸引。

5. **健康教育** 向家长讲解本病知识，尤其介绍预后及机械通气治疗的必要性，安慰家长，使其理解和配合治疗。同时做好育儿知识的宣教工作。

第七节 新生儿肺炎

新生儿肺炎（neonatal pneumonia）是新生儿时期常见病，可分为吸入性肺炎和感染性肺炎两大类，是围生期新生儿死亡的主要原因之一。

【病因与发病机制】

1. **感染性肺炎** 感染可发生在产前、产时或产后，可由细菌、病毒、衣原体等不同病原体引起。

（1）产前感染：主要的病原体为病毒，如风疹病毒、巨细胞病毒、单纯疱疹病毒等。病原体经血行通过胎盘感染胎儿。

（2）产时感染：常见病原体为细菌，如大肠杆菌、肺炎链球菌、克雷白杆菌、李斯特菌和 B 族溶血性链球菌等，病毒、支原体亦可引起。因分娩过程中吸入污染的羊水或产道分泌物或断脐消毒不严发生血行感染。

（3）产后感染：细菌以金黄色葡萄球菌、大肠杆菌多见，病毒则以呼吸道合胞病毒、腺病毒、巨细胞病毒多见，其他病原体有衣原体、支原体、念珠菌等，经呼吸道、血行感染或医源性途径（由于医用器械的消毒不严，或呼吸机使用时间过长，或通过医护人员的手等传播）引起肺部感染。

2. **吸入性肺炎**　根据吸入物不同分为羊水吸入性肺炎、胎粪吸入性肺炎（胎粪吸入综合征）和乳汁吸入性肺炎等。

当胎儿在宫内或分娩过程中发生窒息造成低氧血症时，肛门括约肌松弛使胎粪排出。缺氧又刺激胎儿的呼吸中枢，诱发胎儿发生喘息样呼吸，将粪便吸入鼻咽和气管内。胎儿娩出后的有效呼吸使呼吸道内的胎粪吸入肺内引起气管、细支气管阻塞出现肺气肿和肺不张。胎粪中的胆酸、胆盐、胆绿素、胰酶等物质可引起化学和物理性刺激导致肺内水肿、充血等炎症反应，产生低氧血症和酸中毒。重症病例可发生纵隔气肿和气胸等。

此外，有吞咽障碍、食管畸形、食管功能不全、严重腭裂或唇裂的新生儿易吸入乳汁。

【临床表现】

1. **感染性肺炎**　产前感染的新生儿多在生后 24 小时内发病，常有窒息史；产时感染性肺炎要经过一定的潜伏期，发病时间因病原体不同而异，细菌性感染在生后 3～5 天发病，Ⅱ型疱疹病毒感染多在生后 5～10 天发病，而衣原体感染潜伏期则长达 3～12 周；产后感染性肺炎则多在生后 5～7 天内发病。

早期患儿感染时症状常不典型，尤其早产儿和低出生体重儿体温常不升。各系统表现亦不典型，主要表现为反应差、哭声弱、拒奶、口吐白沫、呼吸浅促、发绀、呼吸不规则，病情严重者出现点头样呼吸或呼吸暂停。肺部体征早期常不明显，部分患儿双肺呼吸音粗，也可出现双肺细湿啰音。

病情严重的患儿可出现心力衰竭、硬肿、腹胀、出血、惊厥等。金黄色葡萄球菌肺炎易并发气胸、脓胸、脓气胸等。

2. **吸入性肺炎**　羊水、胎粪吸入者多有宫内窘迫和（或）出生时窒息，胎粪吸入者可有皮肤、黏膜及指甲被胎粪污染，分娩时可见羊水中混有胎粪，在复苏或出生后出现呼吸急促（呼吸频率大于 60 次/分）、呼吸困难、鼻翼扇动、三凹征，双肺可闻及干湿性啰音。胎粪吸入者病情常较重。缺氧严重者可出现神经系统症状，如意识障碍、颅内压增高和惊厥等。如并发气胸和纵隔气肿时病情迅速恶化甚至死亡。

乳汁吸入性肺炎患儿，喂奶时呛咳，乳汁从口、鼻腔流出，面色发绀。吸入量过多，可发生窒息。

【辅助检查】

1. **血气分析**　pH 和 PaO_2 降低，$PaCO_2$ 增高。

2. **X 线检查**　吸入性肺炎可见双侧肺纹理增粗伴有肺气肿。感染性肺炎可显示肺纹理增粗，有点状、片状致密影，有的融合成片，可有肺不张、肺气肿。

3. **外周血常规检查**　细菌感染者白细胞总数升高。病毒感染者、体弱儿及早产儿白细胞总数多降低。

4. **病原学检查**　取血、脓液和气管分泌物等做细菌培养和病毒分离。也可用免疫学方法监测细菌抗原、病毒抗体等帮助诊断。

【治疗要点】

1. **感染性肺炎**

（1）支持治疗：积极纠正低氧血症，采用适合方式给氧，积极纠正酸中毒，保证能量及营养供给，给予血浆、免疫球蛋白等。

（2）呼吸道管理：及时清除口、鼻腔分泌物，给予雾化吸入、体位引流、拍背等，保持呼吸道通畅。

（3）控制感染：及早静脉给药，针对病原菌合理使用抗生素。李斯特菌肺炎可选用氨苄西林；衣原体肺炎首选红霉素；单纯疱疹病毒性肺炎可用阿昔洛韦；巨细胞病毒性肺炎可用更昔洛韦。

2. **吸入性肺炎**

（1）畅通呼吸道：出生时尽快清除吸入物，胎粪吸入胎儿娩出后应立即行气管插管。

（2）支持治疗：吸氧，积极纠正酸中毒，保证营养供给，有继发细菌感染者及时应用抗生素，并发气胸时做胸腔闭式引流，紧急状态下直接穿刺抽吸。

（3）其他：有先天性消化道畸形者应及早施行手术。

【主要护理诊断/合作性问题】

1. **清理呼吸道无效**　与气道狭窄、咳嗽反射差有关。

2. **气体交换受损**　与气道阻塞、肺部炎症、咳嗽无力有关。

3. **营养失调：低于机体需要量**　与摄入不足、消耗增加有关。

4. **体温调节无效**　与感染有关。

5. **潜在并发症**　心力衰竭、气胸和纵隔气肿。

【护理措施】

1. **一般护理**　病室要保持安静、舒适、空气新鲜，注意患儿体位。细心喂养，保证足够的热量和水分。鼓励母乳喂养，可按需喂奶，每次喂哺不宜过饱，少量多次，喂哺过程中可休息片刻，防止呕吐和误吸。无母乳时可用婴儿配方奶粉喂养，喂养时奶孔宜小，以防止发生呛咳。重者予以鼻饲或静脉补充营养物质及液体。

2. **病情观察**　密切观察生命体征及病情变化，注意患儿的反应、呼吸、心率等变化，做好急救准备。

3. **对症护理**

（1）吸氧：根据病情和血氧监测情况，采用鼻导管、面罩或头罩法给氧，使动脉血 PaO_2 维持在 $60 \sim 80mmHg$。重症并发呼吸衰竭者，给予正压通气。若在短期内出现心力衰竭，应遵医嘱给予吸氧、强心、利尿、镇静等处理。若患儿突然呼吸急促伴明显青紫时，考虑发生气胸或脓气胸，应立即做好胸腔引流的准备及引流后的护理。

（2）保持呼吸道通畅：患儿取半卧位，头偏向一侧，经常变换体位，加强呼吸道管理，及时清除呼吸道分泌物，分泌物黏稠时可给予雾化吸入以湿化气道，促进分泌物排出，并维持其通畅，可行胸部叩击。

（3）维持体温稳定：保持室内湿度、温度适宜，维持患儿体温正常，体温过高时应予物理降温，体温过低时用远红外辐射床、暖箱或热水袋保暖。

4. 药物护理　遵医嘱使用抗生素、抗病毒药物，并密切观察药物不良反应。

5. 健康教育　向家长讲述本病的相关知识，及时让家长了解患儿的病情，掌握治疗措施及护理要点，做好与家长的沟通、安慰工作，缓解焦虑或恐惧心理。天气变化时应注意随时增减衣服，定期进行健康检查及按时进行预防接种。

第八节　新生儿冷伤综合征

新生儿冷伤综合征（neonatal cold injure syndrome）简称新生儿冷伤，又称为新生儿硬肿症，是由于寒冷和（或）多种原因所致。以低体温和皮肤硬肿为主要临床表现，重症可并发多器官功能衰竭。

【病因与发病机制】

本病的主要病因为寒冷、早产、感染和窒息等。

1. 寒冷及保温不足　新生儿期的体温调节特点决定新生儿，尤其是早产儿易发生低体温和皮肤硬肿：①体温调节中枢发育不成熟，外界环境温度低时增加产热和减少散热的调节能力差，使自身体温降低。②体表面积相对较大而皮下脂肪少，皮肤薄、血管丰富，易于散热。寒冷时散热增加，导致低体温。③躯体小，总液体含量少，体内储存热量少，发生失热时，耐受能力差。寒冷时，即使有少量热量丢失，体温也降低。④新生儿产热主要靠棕色脂肪的代偿产热（缺乏寒战反应），但代偿产热能力差。早产儿由于棕色脂肪储存少、代偿产热能力更差，因此寒冷时易发生低体温。⑤新生儿皮下脂肪以饱和脂肪酸为主，熔点高，当受寒或其他原因引起体温降低时，易凝固硬化，出现皮肤硬肿。

2. 疾病影响　有严重感染、缺氧、心力衰竭和休克等时热量摄入不足，能量物质消耗增加，氧化产能发生障碍，产热不足，即使在正常散热的情况下，也可出现低体温和皮肤硬肿。严重的颅脑疾病可抑制尚未成熟的体温调节中枢，使其功能失调，散热大于产热，出现低体温甚至皮肤硬肿。

3. 多器官损害　低体温及皮肤硬肿可使局部血循环障碍，引起缺氧和代谢性酸中毒，导致皮肤毛细血管壁通透性增加，引起水肿。如持续低体温和（或）硬肿范围继续扩大，进一步加重缺氧和代谢性酸中毒，最终引起多器官功能损害。

【临床表现】

本病主要发生在寒冷季节或严重感染时，常于生后1周内发病，早产儿多见。

1. 一般表现　患儿出现反应低下，吸吮能力差或拒乳，哭声低弱或不哭，活动减少，心率减慢，可出现呼吸暂停等。

2. 低体温　新生儿低体温是指体温（核心温度，即距离肛门口 5cm 处的温度）<
35℃，轻症为 30℃ ~ 35℃，重症 <30℃，可出现四肢甚至全身冰冷，常伴有心率减慢。

3. 皮肤硬肿　皮肤冷、硬，紧贴皮下组织而不易捏起、不能移动，按之似橡皮样
感，呈暗红色或青紫色，伴有水肿时呈凹陷性。硬肿常呈对称性，发生顺序依次为：下
肢→臀部→面颊→上肢→全身。硬肿的面积可按头颈部 20%、双上肢 18%、前胸及腹
部 14%、背及腰骶部 14%、臀部 8%、双下肢 26% 计算。严重硬肿可使患儿活动受限，
胸部受累可致呼吸困难。

4. 多器官功能损害　早期有心音低钝、心率缓慢，重症可并发休克、DIC、急性肾
衰竭和肺出血等多器官功能衰竭。

根据肛温、腋 – 肛温差、硬肿范围及器官功能受损程度，将新生儿冷伤分为轻、
中、重 3 度，详见表 6 – 4。

表 6 – 4　新生儿冷伤综合征的病情分度

分度	肛温	腋 – 肛温差	硬肿范围	全身情况及器官功能改变
轻度	≥35℃	正值	<20%	无明显改变
中度	<35℃	0 或负值	25% ~ 50%	反应差、功能明显低下
重度	<30℃	负值	>50%	休克、DIC、肺出血、急性肾衰竭

【辅助检查】

根据病情需要，检测血常规、动脉血气和血电解质、血糖、尿素氮、肌酐、DIC 筛
查试验，必要时可做心电图及 X 线胸片等。

【治疗要点】

1. 复温　是治疗的关键。原则是逐步复温，循序渐进。

2. 支持疗法　酌情选择经口喂养或静脉营养，以利患儿体温恢复，但应严格控制
输液速度及液体入量。

3. 控制感染　有感染者根据血培养和药敏结果合理应用抗菌药物，选择对新生儿
肾脏无毒副作用的药物。

4. 纠正多器官功能紊乱　及时处理微循环障碍、肺出血、肾功能衰竭及 DIC。

【主要护理诊断/合作性问题】

1. 体温过低　与新生儿体温调节功能低下、寒冷、早产、感染、窒息等有关。

2. 营养失调：低于机体需要量　与吸吮无力、能量摄入不足有关。

3. 皮肤完整性受损　与皮肤硬肿、水肿有关。

4. 潜在并发症　感染、肺出血、DIC。

5. 知识缺乏　缺乏正确保暖及育儿知识。

【护理措施】

1. 一般护理

（1）供氧：新生儿棕色脂肪产热需要氧的参与，吸氧能促使棕色脂肪分解产热，

有助于体温恢复正常，故患儿可吸氧，吸氧时须加温、加湿。

（2）保证热量供给：充足的热量有助于复温和维持正常体温。根据患儿的吞咽、吸吮和消化功能，选择合适的喂养方法。能吸吮者可经口喂养，喂养困难或无力吸吮者可用滴管、鼻饲或静脉营养。热量从每日 210kJ/kg（50kcal/kg）开始，逐渐增加至每日 419～502kJ/kg（100～120kcal/kg）。输入液体应先预热，有明显心、肾功能损害者严格控制输液量和速度。

（3）预防感染：做好消毒隔离，遵守无菌操作规程，做好室内、暖箱的清洁消毒。严格限制探视，防止交叉感染。

2. 病情观察　密切观察体温、脉搏、呼吸、硬肿范围及程度，观察有无发热、尿量改变、出血等，详细记录护理单，备好抢救药物和设备（氧气、吸引器、复苏囊、呼吸器等），一旦发生病情突变，争分夺秒有效地抢救。

3. 对症护理

（1）复温：根据患儿体温不同，采取不同的复温方法。目的是在体内产热不足的情况下，通过提高环境稳定，以恢复和保持正常体温。

新生儿腋窝下含有较多棕色脂肪，寒冷时氧化产热使局部温度升高，此时腋温高于或等于肛温。正常状态下，棕色脂肪不产热，腋-肛温差（T_{A-R}）为负值，即 $T_{A-R}<0$。重症患儿，因棕色脂肪耗尽，故 T_{A-R} 亦为负值。疾病初期，棕色脂肪代偿产热增加，则 $T_{A-R} \geq 0$。因此，T_{A-R} 可作为判断棕色脂肪产热状态的指标。

1）肛温 >30℃，$T_{A-R} \geq 0$，提示棕色脂肪产热较好，此时可通过减少散热使体温回升。将患儿置于已预热至中性温度的暖箱中，一般在 6～12 小时内恢复正常体温。可用温暖的棉被包裹，置于 25℃～26℃环境中，或可用热水袋保暖。

2）当肛温 <30℃时，多数患儿 $T_{A-R}<0$，提示棕色脂肪被耗尽，虽少数患儿 $T_{A-R} \geq 0$，但体温过低，靠棕色脂肪自身产热难以恢复正常体温，且易造成多器官损害。只要肛温 <30℃，一般均应将患儿置于比肛温高 1℃～2℃的暖箱中进行外加温。每小时提高箱温 0.5℃～1℃，箱温不超过 34℃，在 12～24 小时内恢复正常体温。然后根据患儿体温调整暖箱温度。在肛温 >30℃，$T_{A-R}<0$ 时，仍提示棕色脂肪不产热，故此时也应采用外加温，使体温回升。

3）如无上述条件者，可采用温水浴、电热毯或母亲怀抱等方式复温，但要注意温度，防止烫伤。

（2）加强皮肤护理：衣被、床垫要柔软，勤翻身，避免皮肤受压、拖拉等，防止皮肤破损；及时更换尿布，用软毛巾擦洗臀部；经常更换体位，防止体位性水肿和坠积性肺炎；尽量避免肌肉注射，以免由于吸收不良或皮肤破损而引起感染。

4. 药物护理　硬肿症患儿肝肾功能均有不同程度的损害，容易出现药物蓄积引起中毒。出血期尽量避免使用影响凝血的药物。

5. 健康教育　向家长介绍有关本病的防治知识，说明保证热量和液体供给、使用暖箱的重要性。指导患儿家长正确的保暖方法，保持适宜的环境温度和湿度，避免引起寒冷损伤的各种因素。鼓励母乳喂养，尽早喂养，合理喂养。

第九节　新生儿黄疸

新生儿黄疸（neonatal jaundice）是由胆红素（大部分为未结合胆红素）在体内积聚引起的皮肤、黏膜、巩膜或其他脏器的黄染，为新生儿期常见症状之一。部分高未结合胆红素血症患儿，可发生胆红素脑病（核黄疸），多留有不同程度的神经系统后遗症，重者甚至死亡。新生儿血中胆红素 $>85 \sim 119.7 \mu mol/L$（$5 \sim 7mg/dl$）即可出现肉眼可见的黄疸。

一、概述

【新生儿胆红素代谢特点】

1. **胆红素生成过多**　胆红素是由血红素分解产生，约80%来源于血红蛋白，约20%来源于肝脏和其他组织中的血红素及骨髓中红细胞前体（旁路胆红素）。新生儿每日生成的胆红素约为成人的2倍（新生儿8.8mg/kg，成人3.8mg/kg），其原因是：胎儿期血氧分压偏低，红细胞代偿性增多，出生后血氧分压增高，相对过多的红细胞被迅速破坏；新生儿红细胞平均寿命比成人短，形成胆红素的周期缩短；旁路胆红素较多，产生胆红素的潜力大。

2. **血浆白蛋白联结胆红素能力差**　胆红素进入血液，与白蛋白联结后运送至肝脏进行代谢。刚娩出的新生儿常有不同程度的酸中毒，影响血中胆红素与白蛋白的联结，早产儿胎龄越小，白蛋白含量越低，联结胆红素的量也越少。

3. **肝细胞处理胆红素能力差**　未结合胆红素进入肝细胞后与Y、Z蛋白结合，通过肝细胞内尿苷二磷酸葡萄糖醛酸基转移酶（UDPGT）的催化，形成水溶性的结合胆红素，经胆汁排泄至肠道。新生儿Y、Z蛋白含量低，肝细胞摄取胆红素能力减低；肝细胞内UDPGT含量和活性极低，形成结合胆红素的功能差；新生儿肝细胞将结合胆红素排泄到肠道的能力存在暂时的缺陷，早产儿更明显，易出现暂时性肝内胆汁瘀积。

4. **肠肝循环增加**　新生儿肠道正常菌群尚未建立，不能将肠道内的胆红素还原成尿胆原及其氧化产物；肠腔内 β - 葡萄糖醛酸酶活性较高，将结合胆红素水解成葡萄糖醛酸及未结合胆红素，后者又被肠道吸收经门静脉到达肝脏，使胆红素肠肝循环增多。

由于上述特点，新生儿摄取、结合、排泄胆红素的能力差，当新生儿处于饥饿、缺氧、胎粪排出延迟、脱水、酸中毒、头颅血肿或颅内出血等时，更易发生黄疸或原有黄疸加重。

【新生儿黄疸分类】

1. **生理性黄疸**　由于新生儿胆红素代谢特点，约50%～60%的足月儿和80%的早产儿出现生理性黄疸。患儿一般情况良好，无其他临床症状，肝功能正常。足月儿生后2～3天出现黄疸，4～5天达高峰，5～7天消退，最迟不超过2周；早产儿黄疸多于生后3～5天出现，5～7天达高峰，7～9天消退，最长可延迟到3～4周。每日血清胆红

素升高 <85μmol/L（5mg/dl）。血清胆红素足月儿 <221μmol/L（12.9mg/dl），早产儿 <257μmol/L（15mg/dl）。但较小的早产儿胆红素低于 171μmol/L（10mg/dl）时，也可能发生胆红素脑病。我国有关生理性黄疸的血清胆红素值的诊断标准尚在修订中。生理性黄疸是一除外性诊断，必须排除引起病理性黄疸的各种原因后方可确定。

2. 病理性黄疸

（1）特点：①黄疸在出生后 24 小时内出现。②黄疸程度重，血清胆红素足月儿 >221μmol/L（12.9mg/dl），早产儿 >257μmol/L（15mg/dl）或每日上升 >85μmol/L（5mg/dl）。③黄疸持续时间长（足月儿 >2 周，早产儿 >4 周）。④黄疸退而复现。⑤血清结合胆红素 >34μmol/L（2mg/dl）。

（2）病因：①胆红素生成过多：红细胞增多症、血管外溶血、同族免疫性溶血、感染（败血症）、肠肝循环增加、血红蛋白病、红细胞膜异常。②肝脏摄取和（或）结合胆红素功能低下：缺氧（窒息等）、药物影响（磺胺、水杨酸盐等）、先天性甲状腺功能低下、脑垂体功能低下和先天愚型等。③胆汁排泄障碍：新生儿肝炎、先天性代谢缺陷症、Dubin – Johnson 综合征（先天性非溶血性结合胆红素增高症）、胆管阻塞等。

二、新生儿溶血病

新生儿溶血病（hemolytic disease of the newborn）是指母、子血型不合所发生的同族免疫性溶血。在已发现的血型系统中，以 ABO 血型不合最多见，其次是 Rh 血型不合。

【病因与发病机制】

由父亲遗传而母亲所不具备的显性胎儿红细胞血型抗原，通过胎盘进入母体，刺激母体产生相应的抗体，当不完全抗体（IgG）经胎盘进入胎儿血循环后，与红细胞的相应抗原结合（致敏红细胞），在单核 – 吞噬细胞系统内被破坏，导致溶血。

1. ABO 血型不合　主要发生在母亲 O 型，胎儿 A 型或 B 型，如母亲 AB 型或婴儿 O 型，则不发生 ABO 溶血病。在母子 ABO 血型不合中，仅 1/5 新生儿发生 ABO 血型。ABO 血型不合者约 40% ~50% 在第一胎发病。

2. Rh 血型不合　Rh 血型系统中，D 抗原的抗原性最强，临床上把具有 D 抗原者称为 Rh 阳性，反之称为阴性。Rh 血型不合溶血病主要发生在 Rh 阴性孕妇和 Rh 阳性胎儿。第一胎很少发生，多发生在第二胎或第二胎以后。

【临床表现】

症状的轻重与溶血程度基本一致，多数 ABO 溶血病患儿黄疸明显，其他无明显异常。Rh 溶血病症状较重，甚至死胎。

1. 黄疸　Rh 溶血病患儿大多在 24 小时内出现黄疸并迅速加重，而 ABO 溶血大多在出生后 2~3 天出现，血清胆红素以未结合型为主。

2. 贫血　Rh 溶血病患儿贫血一般出现早而重。ABO 溶血者贫血少，一般到新生儿后期才出现。重者出生时可出现全身水肿、皮肤苍白，常有浆膜腔积液、肝脾肿大及贫血性心衰。

3. **肝脾肿大** Rh 溶血病患儿多有不同程度的肝脾肿大，是由髓外造血活跃所致。ABO 溶血病患儿则不明显。

4. **并发症** 胆红素脑病（是指血中游离间接胆红素通过血 - 脑屏障引起的脑组织病理性损害，又称为核黄疸）为新生儿溶血病的最严重并发症。一般发生在出生后 4 ~ 7 天，早产儿更易发生。典型临床表现可分为 4 期：

（1）警告期：表现为反应低下，嗜睡，肌张力下降，吸吮无力，拥抱反射减弱等，偶有尖叫和呕吐，持续约 12 ~ 24 小时。

（2）痉挛期：出现抽搐，角弓反张和发热（多于抽搐同时发生）。轻者仅有双眼凝视，重者出现肌张力增高，双手紧握，双臂伸直内旋，角弓反张，呼吸暂停等。持续约 12 ~ 48 小时。

（3）恢复期：吸吮力及反应好转，肌张力逐渐恢复，角弓反张逐渐消失，抽搐减少。此期约持续 2 周。

（4）后遗症期：常见的后遗症有：①手足徐动：常出现不自主、无目的和不协调的动作。②眼球运动障碍：眼球向上转动障碍而形成落日眼。③听觉障碍：耳聋，对高音频失听。④牙釉质发育不良：牙齿呈绿色或深褐色。此外，也可留有脑瘫、智力落后、抽搐、抬头无力和流涎等后遗症。

【辅助检查】

1. **血型检查** 检查母子 ABO 和 Rh 血型，确定有血型不合存在。

2. **检查有无溶血** 溶血时血红细胞和血红蛋白减少，网织红细胞增多，血清总胆红素和未结合胆红素明显增加，有助于本病的诊断。

3. **致敏红细胞和血型抗体测定** 改良直接抗人球蛋白试验（改良 Coombs 试验）结果有红细胞凝聚为阳性，表示红细胞已致敏，是新生儿溶血病的确诊实验；抗体释放试验是检测致敏红细胞的敏感试验，阳性亦为确诊实验。

【治疗要点】

1. **常规治疗** 积极治疗原发病，尽早喂养诱导正常菌群的建立，保持大便通畅。

2. **蓝光疗法（光疗）** 是降低血清未结合胆红素简单而有效的方法。

3. **药物治疗** 供给白蛋白或血浆，增加与非结合胆红素的联结；使用肝酶诱导剂如苯巴比妥、尼可刹米等药物可增加肝内 UDPGT 的生成，促进肝脏摄取未结合胆红素的能力。此外，可用 5% 碳酸氢钠和免疫球蛋白，以纠正酸中毒和抑制吞噬细胞破坏致敏红细胞。

4. **换血疗法** 出生前已明确诊断或病情严重者可采用换血疗法。换血可以迅速降低血清胆红素，清除血中抗体和致敏红细胞，提供白蛋白和纠正贫血。

【主要护理诊断/合作性问题】

1. **知识缺乏** 缺乏黄疸的相关知识。

2. **潜在并发症** 胆红素脑病。

【护理措施】

1. 一般护理

（1）加强保暖：保持病室安静，尽量减少不必要的刺激，置患儿于适中温度中，做好保暖，避免低体温引起游离脂酸升高（游离脂酸与胆红素竞争联结白蛋白）。

（2）合理营养：根据情况提早喂养，可刺激肠蠕动，有利于建立肠道正常菌群、排出胎粪、减轻黄疸程度。应耐心喂养，按需调整喂养方式，如少量多次、间歇喂养等，保证奶液摄入。必要时静脉滴注 10% 葡萄糖液，以防止低血糖的发生。保持大便通畅，必要时灌肠处理。患儿补液时，控制输液量与输液速度，禁忌快速输入高渗性药物，以免开放血 - 脑屏障，导致胆红素脑病。

2. 病情观察 观察黄疸出现的时间、程度、进展及伴随症状；观察有无溶血性贫血及贫血进展情况；密切观察生命体征，有无呼吸、心率、尿量变化，水肿，肝脾肿大等，以判断有无心力衰竭；观察神经系统的表现，患儿有无拒食、嗜睡、肌张力改变、抽搐等胆红素脑病表现，如有异常情况，立即通知医生，做好抢救准备。

3. 对症护理 做好光疗护理。调整光疗箱内温、湿度，双眼佩戴护眼罩（保护视网膜），除会阴部、肛门用长布条遮盖外，其余均裸露。光疗时应及时补充水分，按需喂奶，勤巡视，严密观察病情。光疗时间按医嘱进行（一般不超过 4 天），如出现青铜症，停止光疗。

4. 健康教育 向家长详细介绍病情，取得家长的配合。若为母乳性黄疸，轻者可改为隔次母乳喂养，待黄疸好转后逐步过渡到正常母乳喂养；若黄疸严重、一般情况差，可考虑暂停母乳喂养，黄疸消退后再恢复母乳喂养。若为红细胞 G - 6 - PD 缺陷者，需忌食蚕豆及其制品，保管患儿衣物时勿放樟脑丸，以免诱发溶血。如胆红素脑病患儿出现后遗症，应给予康复治疗和护理。

第十节　新生儿脐炎

新生儿脐炎（neonatal omphalitis）是指细菌侵入脐带残端，并繁殖所引起的局部急性炎症。重者可引起败血症、脐周脓肿及腹膜炎。

【病因与发病机制】

由于断脐时或生后脐部残端处理不当，或脐血管置保留导管或换血时消毒不严引起。最常见的病原菌为金黄色葡萄球菌，其次为大肠杆菌、溶血性链球菌、铜绿假单胞菌等。

【临床表现】

轻者为脐轮与脐周皮肤轻度红肿，残端有少量浆液脓性分泌物；重者脐部和脐周明显红肿发硬，分泌物呈脓性、量多，常伴有臭味。炎症可向周围皮肤或组织扩散，引起腹壁蜂窝织炎、皮下坏疽、腹膜炎、败血症、门静脉炎，甚至以后发展为门静脉高压症、肝硬化。

【辅助检查】

局部分泌物涂片可见中性粒细胞及细菌。但正常新生儿生后12小时脐部除金黄色葡萄球菌外，还可有表皮葡萄球菌、大肠杆菌、链球菌集落生长，局部分泌物培养阳性并不表示存在感染，应与脐部的炎性表现相结合，方有诊断价值。

【治疗要点】

1. 轻者可先用75%乙醇溶液擦净脐带残端和脐轮，然后以3%过氧化氢溶液擦洗脐部，涂以2%碘酒，再用75%乙醇溶液脱碘。

2. 重者局部感染严重伴有全身感染中毒症状时，可根据脓液涂片或细菌培养结果及时选用敏感抗生素治疗，局部有脓肿形成则切开引流。

3. 有慢性肉芽肿时，可用10%硝酸银棒烧灼，并涂0.5%新霉素软膏。

【主要护理诊断/合作性问题】

1. **皮肤完整性受损** 与断脐和脐部感染有关。
2. **潜在并发症** 败血症。

【护理措施】

1. 一般护理

（1）病室环境温湿度要适宜，注意保持新生儿脐部干燥，衣物要保持柔软、清洁、舒适。

（2）有吸吮能力者可母乳喂养或配方奶喂养，不能进食者可行鼻饲或静脉内高营养，保证水分和热量的供给。必要时输注血浆或免疫球蛋白，以提高抗病能力。

（3）严格执行无菌操作，接触新生儿前后要严格洗手，避免交叉感染。及时更换尿布，并注意尿布或尿裤尽量包裹在脐部下方，防止大小便污染脐部。

2. 病情观察 注意观察生命体征，尤其是体温；观察脐部皮肤有无红肿、出血、渗血等情况；观察分泌物的量、色、性状；注意观察患儿全身表现，警惕有无腹膜炎、败血症、门静脉炎等并发症的发生，一旦发现，立即通知医生，配合处理。

3. 对症护理 主要是脐部护理。沐浴时保护好脐部，沐浴后用消毒干棉签吸净脐窝里的水，再行脐部消毒。多数患儿脐带结扎处干燥后形成结痂，需注意护理。每次脐部护理时，应将脐窝内分泌物清理干净。如脐部感染较严重，脓性分泌物较多，每日增加脐部护理次数。局部有少许渗血，一般不需做特殊处理，如出血较多，需通知医生做相应处理。脐部护理后暂不覆盖纱布，局部要保持清洁干燥，防止大小便污染。消毒、脱碘时将脐窝内脓性分泌物擦净，脱碘时要彻底干净，以免周围皮肤烧伤。

4. 药物护理 遵医嘱使用抗生素，观察疗效及不良反应。使用2%碘酒和10%硝酸银棒时避免触及正常组织，以免引起皮肤灼伤。

5. 健康教育 指导家长掌握新生儿脐部护理的正确方法，做好脐部清洁卫生，预防脐炎的发生。

知识链接

新生儿破伤风，中医称为"脐风"、"七日风"，以苦笑面容、牙关紧闭、阵发性抽搐为特征。病因病机为断脐处理不当或脐部护理不周，使风冷秽毒之邪侵脐，致邪阻经络，甚至邪毒中脏，累及脾、胃、肝、肾。中医辨证论治以宣通经络、祛风止痉为主，临证治以宣通经络、祛风达邪，解毒息风、清热定痉，益气养阴、健脾和胃。常用方药有玉真散合柴葛解肌汤加减、摄风散加减、人参养荣汤加减。

第十一节　新生儿败血症

新生儿败血症（neonatal septicemia）是指病原体侵入血循环并生长繁殖、产生毒素造成的全身炎症反应综合征。目前仍是新生儿期主要的感染性疾病之一，其发病率及死亡率较高（尤其是早产儿），常见病原体为细菌。

【病因与发病机制】

1. 自身因素

（1）新生儿非特异性免疫功能不完善：①皮肤黏膜屏障功能差，皮肤角质层薄，黏膜柔嫩，细菌和毒素易侵入血液循环。②淋巴结发育不全，缺乏吞噬细菌的过滤作用，不能将感染局限在局部。③血中补体少，中性粒细胞数量少，对某些细菌抗原的调理作用差，吞噬和杀菌作用不足。

（2）新生儿特异性免疫功能差：①新生儿体内缺乏 IgG，胎龄愈小，IgG 水平愈低，因此早产儿更易感染。②由于 IgM 和 IgA 分子量大，不能通过胎盘，易发生革兰阴性杆菌感染。③新生儿血中 T、B 淋巴细胞和自然杀伤细胞的免疫应答弱，直接吞噬及杀伤病原体的能力低下。

2. 病原菌

我国以金黄色葡萄球菌最多见，其次为大肠杆菌。近年随着新生儿重症监护病房（NICU）的建立和发展，极低出生体重儿存活率的提高，各种导管、气管插管技术的广泛使用，表皮葡萄球菌、克雷白杆菌、绿脓杆菌等条件致病菌败血症呈增加趋势。

3. 感染途径

（1）产前感染：病原体经母亲血液通过胎盘感染胎儿，是最常见的途径（又称宫内感染）。此外，母亲生殖道病原体上行感染羊膜囊，胎儿吸入污染的羊水等可导致感染。

（2）产时感染：胎膜早破，分娩时间延长，细菌上行污染羊水，胎儿吸入；吞入产道中污染的分泌物亦致胎儿感染；产伤也可造成细菌侵入血液。

（3）产后感染：较常见，细菌通过脐部、皮肤、黏膜、呼吸道或消化道侵入，尤以脐部多见，还可以通过医疗器械消毒不严格造成医院性感染。

【临床表现】

早期症状、体征常不典型，一般表现为面色欠佳、反应差、嗜睡、发热或体温不升、不吃、不哭、体重不增等症状。根据发病时间分为早发型和晚发型：①早发型：出生后7天内出现症状，感染发生在产前或产时，常由母亲垂直传播引起，病原菌以 G^- 杆菌为主（大肠杆菌等）。常呈暴发性多器官受累，尤以呼吸系统症状最为明显，死亡率高。②晚发型：7天以后起病，感染发生在产时或产后，常由母亲水平传播引起，病原菌以葡萄球菌、机会致病菌为主。常有脐炎、肺炎或脑膜炎等局灶性感染。

出现以下情况，常提示败血症：①黄疸：可为败血症唯一表现，如黄疸迅速加重、消退延迟或退而复现。②出血倾向：皮肤黏膜瘀点、瘀斑、呕血、便血、肺出血，严重者发生 DIC。③肝脾肿大：出现较晚，一般为轻至中度肿大。④休克征象：面色苍白，皮肤花纹，血压下降，尿少或无尿。⑤其他：呕吐，腹胀，中毒性肠麻痹，青紫；可合并坏死性小肠炎，肺炎，化脓性关节炎和骨髓炎等。

【辅助检查】

1. **血常规**　白细胞总数 $< 5 \times 10^9/L$ 或 $> 20 \times 10^9/L$，中性粒细胞中杆状核比例 $\geqslant 0.2$，粒细胞内出现中毒颗粒或空泡有诊断价值。

2. **细菌培养**　有助于明确诊断及合理选用抗生素。争取使用抗生素前做血培养和药敏试验。如有化脓病灶，可直接涂片细菌检查和脓液培养。

3. **急相蛋白**　如C反应蛋白在感染6~8小时内即可上升，8~60小时达高峰，感染控制后可迅速下降。

【治疗要点】

1. **抗生素治疗**　使用抗生素应早期、联合、足量、足疗程（疗程根据血培养结果和有无并发症而定）。病原菌明确者按药敏试验选用敏感抗生素，病原菌未明确者结合流行病学特点和耐药菌株情况选择两种抗生素联合使用。

2. **对症、支持治疗**　注意保暖，供氧，保证能量和水的供给，纠正酸中毒及电解质紊乱，及时处理局部病灶，必要时输新鲜血、粒细胞等，早产儿可静脉注射免疫球蛋白。

【主要护理诊断/合作性问题】

1. **体温调节无效**　与感染有关。
2. **皮肤完整性受损**　与脐炎等感染性病灶有关。
3. **营养失调：低于机体需要量**　与消耗过多、摄入不足有关。
4. **潜在并发症**　化脓性脑膜炎、DIC等。

【护理措施】

1. 一般护理

（1）保证营养供给：能经口进食者鼓励母乳喂养或给配方奶粉，不能进食者可行鼻饲或静脉内高营养，保证热量和营养供给。必要时输注血浆或免疫球蛋白，以增加营养，提高抗病能力。

（2）预防感染：严格执行无菌技术操作，必要时采取隔离措施，限制探视，避免交叉感染。

2. 病情观察　密切观察生命体征、神志、面色、皮肤、前囟、哭声等情况；观察全身皮肤黏膜有无局部感染灶，如有及时处理；密切观察患儿有无脑性尖叫、惊厥、出血等，以便及时发现脑膜炎、感染性休克、DIC 等表现，及时通知医生，配合抢救。

3. 对症护理

（1）维持体温稳定：当体温低或体温不升时，及时予以保暖措施，如利用暖箱或热水袋等，使患儿恢复体温；当体温过高时，可散开包被，调节环境温度，供给水分，必要时行物理降温，一般不予降温药物。

（2）皮肤护理：保持清洁干燥，局部有感染灶、破损及时处理，促进皮肤愈合，防止感染蔓延扩散。

4. 药物护理　静脉用药前需做血培养和药敏试验，取血和装送标本的过程要严格遵守无菌原则，避免污染，采血后立即送检。抗生素要现配现用，注意观察药物的毒性作用和不良反应，如使用氨基糖苷类时检测肾功能及听力。

5. 健康教育　向家长解释新生儿败血症的原因，介绍预防和护理知识，防止交叉感染，接触患儿前后严格洗手。正确指导喂养方法、脐部护理措施和保持皮肤黏膜清洁的注意事项等。

第十二节　新生儿低钙血症

新生儿低钙血症（neonatal hypocalcemia）时足月儿血钙浓度 <2mmol/L（8mg/dl），早产儿 <1.75mmol/L（7mg/dl）或血清游离钙浓度 <0.9～1mmol/L（3.5～4mg/dl）。主要与暂时的生理性甲状旁腺功能低下有关，是新生儿惊厥的常见原因之一。

【病因与发病机制】

1. 早期低血钙　指生后 3 天内出现的低钙血症，多在生后 24～48 小时内发生，多见于早产儿、小于胎龄儿、患有糖尿病及妊娠高血压综合征母亲所生婴儿。若有败血症、窒息、难产及产伤史者也易发生低钙血症。早产儿的低钙血症与维生素 D 代谢异常及肾排磷减少有关；新生儿患有缺氧性疾病时因组织缺氧，磷释放增加，血磷增高，血钙水平相应低下，导致血钙降低；糖尿病母亲所生的婴儿从母体经胎盘转运来的钙量增加，其甲状旁腺受抑制，出生后头几天血中降钙素高，导致大约一半的新生儿伴低钙血症。

2. 晚期低血钙　指发生于出生 3 天后的低钙血症，多见于人工喂养的足月儿。主要是因牛乳、代乳品及谷类食物中含磷高，且钙磷比例不适宜，影响钙的吸收，且高磷酸盐亦降低血钙。

3. 其他低血钙　多见于维生素 D 缺乏或先天性甲状旁腺功能低下的婴儿。母亲患有甲状旁腺功能亢进时由于母亲血钙高，胎儿甲状旁腺受抑制，婴儿出生后可呈顽固性低血钙抽搐。

【临床表现】

症状轻重不一，多出现于生后 5～10 天。主要是神经、肌肉兴奋性增高症状，表现为烦躁不安、惊跳或惊厥、震颤、手足搐搦等。新生儿抽搐发作时常伴有不同程度的呼吸改变、屏气、发绀、心率加快，可因胃肠平滑肌痉挛引起严重呕吐、便血等胃肠道症状。最严重时出现呼吸暂停和喉痉挛。惊厥发作间期患儿神志清楚，一般情况良好。

【辅助检查】

1. 血钙降低，血磷正常或升高，部分可伴低血糖。

2. 心电图示 Q－T 间期延长，传导阻滞，T 波倒置或心动过速。

3. 对反复、持久的低钙血症应拍 X 线，必要时测母血钙、磷和甲状旁腺激素（PTH）浓度。

【治疗要点】

1. 补充钙剂

（1）对无症状低钙血症应给予支持疗法，每日可给钙 25～35mg/kg 静脉缓慢滴注。

（2）出现惊厥或其他明显神经肌肉兴奋症状时，应静脉补充钙剂，可用 10% 葡萄糖酸钙每次 2ml/kg，以 5% 葡萄糖液稀释 1 倍后缓慢静脉注射，必要时间隔 6～8 小时再给药 1 次。

（3）惊厥停止后改为口服维持，可用乳酸钙或葡萄糖酸钙每日 1～3g。病程长或晚期低钙血症者口服钙盐 2～4 周，维持血钙在 2～2.3mmol/L（8～9mg/dl）为宜。

2. 补充维生素 D：维生素 D_3 或维生素 D_2 15 万 U，隔日肌肉注射 1 次，连用 2～3 次，以促进钙吸收。

3. 伴高血磷者可服用 10% 氢氧化铝 3～6ml，分次口服，以阻止磷在肠道的吸收。

4. 镁剂治疗：使用钙剂后，惊厥仍不能控制应补充镁剂。可用 25% 硫酸镁 0.2～0.4ml/kg 深部肌肉注射，每日 1 次，连用 2～3 次。

5. 甲状旁腺功能不全者需长期补充钙剂，同时给予维生素 D，应定期监测。

【主要护理诊断/合作性问题】

1. **有窒息的危险** 与低血钙造成的喉痉挛有关。

2. **有外伤的危险** 与抽搐有关。

3. **知识缺乏** 缺乏疾病的相关知识。

【护理措施】

1. **一般护理** 保持室内安静，避免噪音，减少对患儿的刺激。强调母乳喂养或选用配方奶粉喂养。

2. **病情观察** 密切观察患儿的生命体征，加强巡视，注意观察有无神经、肌肉兴奋性增高症状，如惊跳、手足搐搦、惊厥等。备好抢救药品及器械。

3. 对症护理   抽搐发作时应就地抢救，立即将患儿轻轻平放在床上，头下垫柔软物品。一旦发生喉痉挛，立即将患儿舌拉出口外，同时将患儿头偏向一侧，清除口鼻分泌物，进行人工呼吸或加压给氧，必要时进行气管插管。

4. 药物护理   按医嘱及时补充钙剂，10% 葡萄糖酸钙静脉注射或静脉滴注时均用 5% ~ 10% 葡萄糖稀释至少 1 倍，稀释后药液推注速度≤1ml/min，并需要有专人监护心率，以免注入过快引起循环衰竭和呕吐等毒性反应。患儿心率低于 80 次/分时，应立即停止使用，同时严禁药液外渗，以免造成组织坏死。口服钙剂应注意在两次喂奶间期给药，乳类可影响钙的吸收。

5. 健康教育   向家长讲解本病的病因及预后，以取得合作和理解。提倡母乳喂养，或选用婴儿配方奶粉喂养。指导服用钙剂和维生素 D 的方法，坚持户外活动，多晒太阳。

第十三节   新生儿低血糖

新生儿低血糖（neonatal hypoglycemia）是新生儿期常见病，多发生于早产儿、足月小样儿、糖尿病母亲所生婴儿及患有缺氧性疾病的新生儿。目前的诊断标准是全血血糖 <2.2mmol/L（40mg/dl），而不考虑出生体重、胎龄和生后日龄。

【病因与发病机制】

1. 糖原储存过少   胎儿肝糖原的储备主要发生在妊娠的最后 4~8 周，故胎龄越小，糖原储存越少；低出生体重儿糖原储存量少，生后代谢所需能量相对高，特别是脑组织中糖利用较多，而糖原合成酶系统活性较低，糖原生成障碍，易发生低血糖。

2. 需糖量增加   新生儿有窒息、硬肿症及败血症时糖消耗增加（达到正常时的 3 倍）。缺氧时无氧酵解使葡萄糖利用增多，加上去甲肾上腺素释放使糖消耗量增加，易发生低血糖。

3. 高胰岛素血症   患糖尿病母亲所生的婴儿，因孕妇血糖高，胎儿血糖随之增高，胎儿胰岛细胞代偿性增生，血中胰岛素水平增高，生后来自母亲的糖中断，可致低血糖。严重溶血病的胎儿由于红细胞破坏，红细胞内谷胱甘肽游离在血浆中，对抗胰岛素作用，也可使胎儿胰岛细胞代偿性增生，发生高胰岛素血症。

4. 其他疾病   如肾上腺皮质功能低下、垂体功能低下、半乳糖血症、果糖不耐受等，也会出现低血糖症。

【临床表现】

新生儿低血糖常缺乏特异症状，主要为无症状性低血糖表现（比症状性低血糖多 10~20 倍），主要见于早产儿。临床症状多发生在生后数小时至 1 周内，常见症状有嗜睡、哭声异常、喂养困难、震颤、青紫、多汗、惊厥等。经补充葡萄糖后症状消失，血糖恢复正常。新生儿期一过性低血糖多见，如反复发作需考虑先天性内分泌疾病和代谢缺陷。

【辅助检查】

血糖测定是确诊和早期发现本症的主要手段。高危儿可在生后 3、6、12、24 小时监测血糖。对持续性低血糖者，进一步测血胰岛素、胰高血糖素、生长激素及皮质醇等，高胰岛素血症时可做胰腺 B 超或 CT 检查。

【治疗要点】

1. **无症状低血糖** 可先进食，如无效改静脉输注葡萄糖，按每分钟 6~8mg/kg 速度输注。根据血糖水平调节输注速度。

2. **有症状低血糖** 首先用 25% 葡萄糖 2~4ml/kg，低体重儿用 10% 葡萄糖 2ml/kg，按每分钟 1ml 的速度静脉注射，随后用 10% 葡萄糖每小时 3~5ml/kg 静脉滴注，用量为 6~8mg/kg。

3. **持续或反复低血糖** 静脉输入葡萄糖，加用泼尼松每日 1mg/kg 或氢化可的松每日 5mg/kg，至症状消失 24~48 小时后停止，一般用数天至 1 周。

【主要护理诊断/合作性问题】

1. **营养失调：低于机体需要量** 与摄入不足、消耗增加有关。
2. **潜在并发症** 呼吸暂停。

【护理措施】

1. **一般护理**

（1）新生儿病室室温保持在 24℃~26℃，相对湿度 50%~60%，保证空气流通和新鲜。

（2）加强保暖，维持正常体温，减少能量消耗是防治新生儿低血糖的重要措施。

（3）早期多次足量喂养，对早产儿或有窒息者尽快建立静脉通路，严格控制输液量及速度，保证葡萄糖输入。根据患儿缺氧程度，合理用氧。

2. **病情观察** 密切观察患儿神志、哭声、呼吸、抽搐、吃奶、大小便和睡眠情况，并随时观察患儿反应，注意有无震颤、多汗、呼吸暂停等，并与输注葡萄糖以后的状况做比较。对呼吸暂停者立即进行刺激皮肤、托背等处理。

3. **对症护理** 预防低血糖的发生，对可能发生低血糖的婴儿生后每小时给 10% 葡萄糖液 1 次，3~4 次后喂奶。

4. **药物护理** 定期监测血糖，及时调整葡萄糖的输注量和速度，防止发生医源性高血糖症。

5. **健康教育** 向家长解释病因，取得患儿家长的理解，指导家长科学的育儿知识。

小 结

新生儿是指从脐带结扎至生后 28 天内的婴儿，根据胎龄、出生体重等进行不同的分类。因新生儿生理调节和适应能力弱，故发病率和死亡率高，其中围生期的发病率和死亡率最高。诸多原因导致新生儿已发生或可能发生危重情况，称为高危儿，应给予特殊监护。

新生儿期小儿各器官系统功能、形态发生巨大的变化，新生儿的生理调节能力和适应能力弱，发病率和死亡率较高，如护理不当易出现各种疾病。日常生活中应根据其生理特点，维持体温稳定，保持呼吸道通畅，合理喂养，预防感染，并向家长介绍新生儿保健知识，指导科学育儿。早产儿各系统发育更不完善，发病率和死亡率更高，应密切观察病情，给予发展性照顾。

新生儿窒息发生的本质是缺氧，表现为胎儿宫内窒息，可使用 Apgar 评分系统，从皮肤颜色、心率、对刺激的反应、肌张力和呼吸 5 项内容，在生后 1 分钟、5 分钟、10 分钟进行评分，判断患儿窒息程度、抢救效果及预后。预防和减少该病发生的根本措施在于加强围生期保健，及时处理高危妊娠，加强胎儿监护，避免胎儿宫内缺氧以及正确实施 ABCDE 复苏技术。

新生儿缺氧缺血性脑病发生的主要原因是缺氧。临床上出现一系列脑病表现，如意识、原始反射、肌张力的改变等，治疗主要以对症为主。护理重点为保持呼吸道通畅，合理用氧，降低颅内压，加强监护、保证营养供给及早期康复干预等。

新生儿颅内出血的主要病因是缺氧和产伤，临床表现与出血部位、出血量有关。护理要点为密切观察病情变化，保持呼吸道通畅和体温稳定。

新生儿肺透明膜病是由于缺乏肺表面活性物质所致，生后不久出现呼吸窘迫并呈进行性加重的临床综合征。机械通气和应用肺表面活性物质是治疗的重要手段。护理要点是改善呼吸功能，保证营养及水分供给，注意保暖及预防感染，熟练掌握机械通气。

新生儿肺炎可分为吸入性肺炎和感染性肺炎两大类，吸入性肺炎根据吸入物不同分为羊水吸入性肺炎、胎粪吸入性肺炎和乳汁吸入性肺炎。感染性肺炎由细菌、病毒、衣原体等不同病原体引起，可发生在产前、产时或产后。一般症状不典型，主要护理措施为保持呼吸道通畅，合理用氧，注意观察病情，及时处理并发症。

新生儿冷伤综合征是由于寒冷和（或）多种疾病所致，以低体温和皮肤硬肿为主要临床表现，重症可并发多器官功能衰竭。复温是治疗和护理的关键，原则是逐步复温，循序渐进。护理要点为正确复温，避免引起寒冷损伤的各种因素，保证摄入足够热量。

新生儿黄疸可分为生理性与病理性两大类。引起病理性黄疸的主要原因为胆红素生成过多、肝脏摄取和（或）结合胆红素能力低下和胆汁排泄障碍等。护士应掌握新生儿黄疸的临床特点，及时发现病情变化，观察有无胆红素脑病。应做好保暖、光疗、换血的护理，同时注意防治胆红素脑病，留有神经系统后遗症时给予康复护理。

新生儿脐炎是常见的感染性疾病，引起新生儿脐炎最常见的病原菌为金黄色葡萄球菌。其治疗原则为对症治疗及抗感染。护理重点是严格执行无菌操作，做好脐部护理，保持局部清洁干燥。

新生儿败血症是新生儿期主要的感染性疾病之一，早期症状体征常不典型，需结合病因及提示情况及时发现、及时处理。治疗原则为抗感染及对症支持。护理措施主要是保持呼吸道通畅，维持体温稳定，及时处理局部病灶。

新生儿低钙血症主要为神经、肌肉兴奋性增高的症状，表现为惊厥、喉痉挛、呼吸改变等。治疗上主要是补充钙剂。护士要加强巡视，备好抢救药品及器械，做好惊厥、抽搐及喉痉挛的护理。

新生儿低血糖是新生儿期常见病，主要病因是糖原储存过少、需糖量增加、高胰岛素血症等。临床表现常缺乏特异性，预防和治疗新生儿低血糖的关键措施是早期多次足量喂养。护理上还需加强保暖、定期监测血糖、控制感染的发生。

思考题

1. 张某，男，出生 22 日。胎龄为 34 周，出生体重 1.4kg，生后不久发生呼吸窘迫、呼吸暂停，请问如何按不同的新生儿分类方法对这名新生儿进行分类？

2. 巨大儿是否为正常新生儿？

3. 如何判断新生儿进乳量是否适宜？

4. 早产儿吸氧应注意什么？

5. 患儿，G_1P_1，孕 37 周。因胎儿宫内窘迫行剖宫产娩出，出生体重 2.67kg，生后 9 天出现体温不升，反应差，拒奶，哭声低弱，呼吸表浅，双小腿及大腿外侧、肩臂部、胸部皮肤明显硬肿，呈灰紫色，面颊轻度硬肿，四肢末端青紫发凉，有花纹。

（1）该患儿的诊断是什么？其依据是什么？

（2）该患儿主要护理诊断/合作性问题是什么？

（3）应采取哪些护理措施？

6. 患儿，G_3P_2，孕 40 周顺产，出生体重 3.2kg，生后第 1 天即出现面部明显黄染，渐遍及全身，面部及躯干、四肢皮肤中度黄染，血清总胆红素 220μmol/L，间接胆红素 214μmol/L。患儿血型为 O 型 Rh 阳性，患儿母亲为 O 型 Rh 阴性。Coombs 试验阳性。

（1）该患儿的诊断是什么？其依据是什么？

（2）该患儿主要护理诊断/合作性问题是什么？

（3）应采取哪些护理措施？

第七章　营养障碍性疾病患儿的护理

【学习目标】

　　1. 掌握维生素 D 缺乏性佝偻病的发病机制、临床表现及维生素 D 制剂治疗；常见营养障碍性疾病的临床表现、护理诊断、饮食护理、药物护理等。

　　2. 熟悉营养障碍性疾病的病因、诊断要点、治疗要点、健康教育。

　　3. 了解营养障碍性疾病的辅助检查、病理生理。

第一节　蛋白质－热能营养障碍

一、蛋白质－热能营养不良

　　蛋白质－热能营养不良（protein－energy malnutrition，PEM）是由于缺乏能量和（或）蛋白质所致的一种营养缺乏症，多见于 3 岁以下婴幼儿。主要临床特征为体重明显减轻、皮下脂肪减少和皮下水肿，并常伴有各器官系统的功能紊乱。急性发病者常伴有水、电解质紊乱，慢性者常有多种营养素缺乏。临床常见类型：以能量供应不足为主的消瘦型；以蛋白质供应不足为主的浮肿型；介于两者之间的消瘦－浮肿型。

【病因】

　　1. 摄入不足　处于生长发育阶段的小儿对营养素的需要相对增多，喂养不当是导致营养不良的重要原因，如母乳不足而未及时添加富含蛋白质的辅食；奶粉配制过稀；突然断奶而未及时添加辅食；长期以粥、米粉、奶糕等淀粉类喂养等。较大儿童的营养不良多为婴儿期营养不良的继续，或是因不良饮食习惯（如挑食、偏食、吃零食过多、不吃早餐等）引起。

　　2. 消化吸收不良　消化系统解剖或功能上的异常（包括唇裂、腭裂、幽门梗阻等）、迁延性腹泻、过敏性肠炎、肠吸收不良综合征等均可影响食物的消化和吸收。

　　3. 需要量增加　急、慢性传染病（如麻疹、结核、伤寒、肝炎等）的恢复期、生长发育快速阶段、早产或双胎均因需要量增多而造成相对不足。

　　4. 消耗量过大　糖尿病、甲状腺功能亢进、大量蛋白尿、发热性疾病、恶性肿瘤等均可使营养素的消耗量增多而导致营养不足。

【病理生理】

1. 新陈代谢异常

（1）蛋白质：因蛋白质摄入不足或蛋白质丢失过多，使体内蛋白质代谢处于负平衡。当血清总蛋白浓度 <40g/L、白蛋白浓度 <20g/L 时，即可发生低蛋白性水肿。

（2）脂肪：能量摄入不足时，为维持生命活动的需要，体内脂肪大量消耗，故血清胆固醇浓度下降。脂肪主要在肝脏进行代谢，当体内脂肪消耗过多，超过肝脏的代谢能力时，即导致肝脏脂肪浸润及变性。

（3）糖类：由于摄入不足和消耗增多，致糖原储存不足，血糖偏低，轻度时症状并不明显，重者可引起低血糖昏迷甚至猝死。

（4）水、盐代谢：由于脂肪的大量消耗，引起细胞外液容量增加，低蛋白血症可进一步加剧而呈现浮肿；PEM 时 ATP 合成减少，影响细胞膜的钠–钾–ATP 酶的运转，钠潴留在细胞内，细胞外液一般为低渗状态，易出现低渗性脱水、酸中毒、低血钾、低血钠、低血钙和低镁血症等。

（5）体温调节能力下降：与患儿热能摄入不足，皮下脂肪较薄、散热快，血糖降低，氧耗量低，脉率和周围循环血量减少等有关。

2. 各系统功能低下

（1）消化系统：由于消化液和酶的分泌减少且酶活性降低，肠蠕动减弱，菌群失调，易导致消化吸收功能低下和腹泻。

（2）循环系统：重度营养不良患儿，心脏收缩力减弱，心排出量减少，血压偏低，脉搏细弱。

（3）泌尿系统：肾小管重吸收功能减低，尿量增多而尿比重下降。

（4）神经系统：精神抑郁但有时烦躁不安，表情淡漠，反应迟钝，记忆力减退以及条件反射不易建立。

（5）免疫功能：非特异性免疫功能（如皮肤黏膜屏障功能、白细胞吞噬功能、补体功能）及特异性免疫功能均明显降低，患儿极易并发各种感染。

【临床表现】

1. 症状和体征　营养不良患儿最早出现的症状是体重不增，随营养失调的加重，体重逐渐下降。主要表现为消瘦，皮下脂肪逐渐减少以至消失，皮下脂肪消耗的顺序首先是腹部，依次为躯干、臀部、四肢、最后为面颊。皮下脂肪层厚度是判断营养不良程度的重要指标之一。皮肤干燥、苍白，逐渐失去弹性，额部出现皱纹如老人状，肌张力逐渐减低、肌肉松弛、肌肉萎缩呈"皮包骨"。营养不良初期，身高并无影响，随着病情加重，骨骼生长减慢，身高低于正常同龄儿。轻度营养不良患儿精神状态正常，重度患儿可有精神萎靡，反应差，食欲差，腹泻和便秘交替。部分患儿血浆白蛋白明显下降时，可有凹陷性浮肿，皮肤发亮，严重时可破溃、感染，形成慢性溃疡。重度营养不良患儿可有重要脏器功能损害。

2. 并发症　营养不良患儿常见的并发症有营养性贫血（缺铁性贫血最常见），主要为缺乏铁、叶酸、维生素 B_{12}、蛋白质等造血原料而致。约有 3/4 的患儿伴有锌缺乏。营养不良可有多种维生素缺乏，尤以脂溶性维生素 A、D 缺乏为常见。由于免疫功能低下，故易患各种感染，如反复呼吸道感染、鹅口疮、肺炎、结核病、中耳炎、尿路感染等。营养不良可并发自发性低血糖，若不及时诊治，可致死亡。

【辅助检查】

最重要的改变是血清白蛋白浓度降低，但因其半衰期较长（19～21 天），不够灵敏；具有早期诊断价值的有视黄醇结合蛋白（半衰期 10 小时）、前白蛋白（半衰期 1.9 天）、甲状腺结合前白蛋白（半衰期 2 天）和转铁蛋白（半衰期 3 天）等代谢周期较短的血浆蛋白质；胰岛素样生长因子 1（IGF1），不仅反应灵敏且受其他因素影响较小，是诊断蛋白质营养不良的较好指标；营养不良患儿血清淀粉酶、脂肪酶、胆碱酯酶、转氨酶和黄嘌呤氧化酶等活力均下降，经治疗后可迅速恢复正常；胆固醇、各种电解质及微量元素浓度均可下降；生长激素水平反而升高。

【治疗要点】

营养不良的治疗原则是积极处理各种危及生命的并发症，去除病因，调整饮食，促进消化功能。

1. **处理并发症**　严重营养不良常有危及生命的并发症，如腹泻导致脱水和电解质紊乱、酸中毒、休克、肾功能衰竭、自发性低血糖等，应积极治疗。有真菌感染的患儿，要及时进行抗真菌治疗及其他相应的处理。

2. **去除病因**　查明病因，积极治疗原发病，如改进喂养方法，纠正消化道畸形，控制感染性疾病等。

3. **调整饮食**　营养不良患儿的消化功能已适应低营养的摄入，如过快增加摄食量易引起消化不良、腹泻等，故饮食调整的内容和量应根据实际消化能力和病情逐步完成。

4. **促进消化**

（1）药物：可给予 B 族维生素和胃蛋白酶、胰酶等以助消化。此外，还可用苯丙酸诺龙（促进蛋白质合成，增加食欲），胰岛素（降低血糖、增加饥饿感以提高食欲），锌制剂（增加食欲）等。

（2）中医治疗：参苓白术散能调节脾胃功能，改善食欲，针灸、推拿、抚触、捏脊等方法也有一定疗效。

5. **其他**　对于病情严重、伴明显低蛋白血症或严重贫血的患儿，可考虑成分输血。酌情选用葡萄糖、高能量脂肪乳剂、多种氨基酸等静脉滴注。

【主要护理诊断/合作性问题】

1. **营养失调：低于机体需要量**　与热量和（或）蛋白质摄入不足或消耗过多有关。

2. **有感染的危险**　与机体免疫功能下降有关。

3. **生长发育迟缓**　与营养物质缺乏，不能满足生长发育需要有关。

4. **知识缺乏**　家长缺乏营养和合理喂养知识。

【护理措施】

1. 一般护理 提供舒适的环境，减少不良刺激，根据病情合理安排休息和活动。保持患儿精神愉快，保证足够的睡眠，适当进行户外锻炼。

2. 病情观察 观察患儿生命体征，密切观察重度营养不良患儿的精神状态、皮肤黏膜情况、皮下脂肪厚度等，以判断病情。观察有无低血糖、维生素A缺乏、酸中毒等并发症的表现，一旦发现要及时报告医生并做好抢救准备。定期测量身高、体重和皮下脂肪的厚度，观察治疗效果。

3. 对症护理

（1）饮食调整：原则是由少到多，由稀到稠，循序渐进，逐渐增加饮食，直至恢复正常。轻度营养不良患儿可从每日250~330kJ/kg（60~80kcal/kg）开始，中、重度营养不良患儿可参考原来的饮食情况，从每日165~230kJ/kg（40~55kcal/kg）开始，逐步少量递增；若消化吸收能力较好，可逐渐加到每日500~727kJ/kg（120~170kcal/kg），并按实际体重计算所需能量。母乳喂养儿可根据食欲按需哺喂，人工喂养儿从稀释奶开始，适应后逐渐增加奶量和浓度。除乳制品外，可给予蛋类、肝泥、肉末、鱼粉等高蛋白食物，必要时也可添加酪蛋白水解物、氨基酸混合液或要素饮食。蛋白质摄入量从每日1.5~2g/kg开始，逐步增加到3~4.5g/kg，过早给予高蛋白食物可引起腹胀和肝肿大。食物中应含有丰富的维生素和矿物质。

（2）预防感染：对患儿实施保护性隔离，保持室内温湿度适宜，减少探视，注意防寒保暖，少去公共场所，维生素A缺乏的患儿做好眼部护理，保持皮肤清洁干燥，注意口腔护理，以免引起口腔和皮肤感染。

4. 药物护理 使用胰岛素时注意剂量和给药方法，注意观察不良反应和疗效。

5. 健康教育 向家长介绍科学的喂养方法，指导正确的饮食调整方法，要从小量开始，循序渐进，指导全面补充营养，按时添加辅食，培养良好的饮食习惯，避免强迫小儿进食，以防产生畏食心理；按时进行预防接种，多到户外活动，适当进行体格锻炼，定期体格检查。

知识链接

本病属于中医"疳证"范畴。主要病因有乳食不节、疾病影响和禀赋不足，病变部位主要在脾胃，可涉及五脏。中医辨证论治根据不同证型治以和脾健运（疳气）、消积理脾（疳积）、补益气血（干疳）。常用的方药有滋生健脾丸加减、肥儿丸加减及八珍汤加减。辨证施护主要强调饮食护理、推拿等。

二、小儿肥胖症

小儿肥胖（obesity）症是由于长期能量的摄入超过人体的消耗，引起体内脂肪过度积聚，体重超过一定范围的一种营养障碍性疾病。体重超过同性别、同身高参照人群均值的 20% 称为肥胖。小儿肥胖症在我国呈逐步增多的趋势，目前发生率约为 5%～8%。肥胖不仅影响小儿的健康，且儿童期肥胖可延续至成人，易引起高血压、糖尿病、冠心病、胆石症、痛风等疾病。

【病因与发病机制】

单纯性肥胖症占肥胖症的 95%～97%，不伴有明显的内分泌和代谢性疾病，发病与以下因素有关。

1. 能量摄入过多　摄入的营养过多，超过机体代谢需要，多余的能量便转化为脂肪贮存体内，导致肥胖。

2. 活动量过少　缺乏适当的活动和体育锻炼是发生肥胖症的重要因素，即使摄食不多，也可引起肥胖。肥胖儿童大多不喜爱运动，因而形成恶性循环。

3. 遗传因素　肥胖具有高度遗传性，目前认为与多基因遗传有关。肥胖双亲的后代发生肥胖者高达 70%～80%；双亲之一肥胖者，其后代肥胖发生率约为 40%～50%；双亲正常的后代发生肥胖者仅为 10%～14%。

4. 其他　如饱食中枢和饥饿中枢调节失衡而致多食，精神创伤以及心理异常等因素亦可致小儿过量进食。

【病理生理】

引起肥胖的原因为脂肪细胞数目增多和（或）体积增大。人体脂肪细胞数量的增多主要在三个阶段，即出生前 3 个月、出生后 1 年内和 11～13 岁。发生在这三个时期的肥胖，可引起脂肪细胞数目增多性肥胖，治疗较困难且易复发，不在此三个阶段发生的肥胖，脂肪细胞体积增大而数目正常，治疗较易而效果好。

1. 体温调节与能量代谢　肥胖小儿对外界体温的变化反应能力低下，用于产热的能量消耗低于正常儿，使患儿有低体温倾向。

2. 脂类代谢　肥胖小儿常伴有血浆甘油三酯、胆固醇、极低密度脂蛋白及游离脂肪酸增加，而高密度脂蛋白减少，易并发动脉硬化、冠心病、高血压、胆石症等疾病。

3. 蛋白质代谢　肥胖者嘌呤代谢异常，血尿酸水平增高而易发生痛风。

4. 内分泌变化　较常见。肥胖儿血浆生长激素减少，血浆皮质醇可轻度增加，男性患儿雌激素水平增高，雄激素降低，女性患儿雌激素水平可增高。

【临床表现】

肥胖可发生于任何年龄，最常见于婴儿期、5～6 岁和青春期。患儿食欲旺盛且喜吃甜食和高脂肪食物。

肥胖患儿运动时动作笨拙，常有疲劳感，用力时气短或腿痛。严重肥胖儿因脂肪堆积胸廓和膈肌运动受限制，肺通气量和肺泡换气量减少，出现低氧血症、气急、发绀、心脏扩大，或出现充血性心力衰竭甚至死亡（称肥胖 – 换氧不良综合征）。

体格检查可见患儿皮下脂肪丰满，分布均匀，腹部膨隆下垂。严重肥胖儿可因皮下脂肪过多，在胸腹、臀部及大腿皮肤等处出现白色或紫色皮纹，少数患儿因体重过重，走路时两下肢负荷过重可致膝外翻和扁平足。女孩胸部脂肪堆积，应与乳房发育相鉴别，后者可触到乳腺组织硬结。男性肥胖患儿因大腿内侧和会阴部脂肪堆积，阴茎可隐匿在阴阜脂肪垫中而被误诊为阴茎发育不良。肥胖小儿性发育常较早，最终身高常略低于正常小儿。由于怕被别人讥笑而不愿与其他小儿交往，常出现自卑、孤独、胆怯等。

【辅助检查】

血清甘油三酯、胆固醇多增高，严重患儿血清 β 白蛋白也增高；常有高胰岛素血症，血生长激素水平减低，生长激素刺激试验峰值比正常小儿低。肝脏超声波检查常有脂肪肝。

【治疗要点】

小儿肥胖症的治疗原则是减少或限制产热能性食物的摄入，增加机体热能的消耗，使体内脂肪不断减少，从而体重逐渐下降。主要采取饮食疗法和运动疗法（两项最主要的措施），药物和外科手术不宜用于小儿。

【主要护理诊断/合作性问题】

1. **营养失调：高于机体需要量** 与摄入高能量食物过多、运动过少有关。
2. **自我形象紊乱** 与肥胖造成自身形体变化有关。
3. **社交障碍** 与肥胖造成行动不便有关。
4. **知识缺乏** 家长缺乏营养和合理喂养知识。

【护理措施】

1. **一般护理** 合理限制患儿饮食，以体重不增加为宜，制定合理活动计划，增加患儿活动量。选择高蛋白、低脂肪、低糖、高维生素的食物。

2. **病情观察** 应定期监测小儿体重，观察患儿运动后的身体反应及心理健康状况，注意建立患儿自信心。

3. **对症护理**

（1）饮食护理：由于小儿正处于生长发育阶段以及肥胖治疗的长期性，应给予低脂肪、低糖类和高蛋白饮食。食物的体积在一定程度上会使患儿产生饱腹感，应鼓励多吃体积大而能量低的蔬菜类食物。食物纤维可减少糖类的吸收和胰岛素的分泌，并阻止胆盐的肠肝循环，促进胆固醇排泄，且有通便作用。可选择胡萝卜、青菜、黄瓜、番茄、莴苣、苹果、柑橘、竹笋等食物。建立良好的饮食习惯，避免晚餐过饱，不吃夜宵，不吃零食，少吃多餐，减慢进食速度，细嚼慢咽等。平时不要让患儿看到美味食品，以免引起食欲中枢兴奋。

（2）运动干预：运动促使脂肪分解，减少胰岛素分泌和脂肪、蛋白质合成增加，促进肌肉发育。肥胖小儿常因动作笨拙，活动后易感累而不愿锻炼，应鼓励和帮助患儿选择喜欢和易于坚持的运动，如晨间跑步、散步、做操等，每日坚持至少运动 30 分钟，以运动后轻松愉快、不感到疲劳为原则。运动要循序渐进，不可操之过急。如果运动后感觉疲惫不堪，心慌气促以及食欲大增，则提示活动过度。

4. **健康教育** 向家长介绍肥胖症的常见原因，培养小儿良好的饮食习惯，避免营养过剩。加强小儿体格锻炼，宣传肥胖对机体的影响，使家长了解肥胖的危害性。

知识链接

中医学认为，本病的发生与饮食不节，不喜活动，痰湿内蕴及脏腑功能失调有关。主要病机转归为脾胃受损，脾不散精，或脾肾不足，水道不利，变生膏脂痰湿，郁积体内而成肥胖。病位主要在脾、胃、肾。病情多属虚实夹杂、本虚标实。治疗应根据其虚实寒热之不同，分别施治。表现为胃肠实热者，治宜清热通腑；表现为痰浊中阻者，则应燥湿化痰；表现为脾虚或脾肾两虚者，则以健脾、益肾、温阳为主，兼以渗湿、祛瘀。

第二节 维生素 D 营养障碍

一、维生素 D 缺乏性佝偻病

维生素 D 缺乏性佝偻病（rickets of vitamin D deficiency）简称佝偻病，是由于维生素 D 不足导致钙、磷代谢障碍，出现以骨骼病变为主要临床特征的一种慢性营养性缺乏病。典型表现是长骨干骺端和骨组织矿化不全。多见于 2 岁以下婴幼儿，北方发病率高于南方，为我国小儿保健工作中重点防治的疾病之一。

【维生素 D 的来源、代谢和生理功能】

维生素 D 是一组具有生物活性的脂溶性类固醇衍生物，包括维生素 D_2（麦角骨化醇）和维生素 D_3（胆骨化醇）。

1. **婴幼儿体内维生素 D 来源** ①母体 - 胎儿的转运：胎儿可通过胎盘从母体获得维生素 D，满足出生后一段时间的生长需要。母体维生素 D 的状况和胎龄影响新生儿体内维生素的量。②食物中的维生素 D：天然食物、肉、白鱼等含维生素 D 很少，母乳含量少，谷物和蔬菜、水果不含维生素 D。婴幼儿可从强化维生素 D 的食物（配方奶粉和米粉）中获取。③皮肤光照合成人类和动物皮肤中的 7 - 脱氢胆固醇经日光中紫外线照射转变为胆骨化醇，这是人类维生素 D 的主要来源。

2. **维生素 D 的代谢** 各种来源的维生素 D 进入血循环后，须与血浆中的维生素 D 结合蛋白（DBP）结合后转运到肝脏和肾脏，先后经过两次羟化才能发挥生物效应，生成具有很强生物活性的 1, 25 - 二羟维生素 D_3，即 $[1, 25 - (OH)_2D_3]$。

3. **生理作用** 血循环中的 1, 25 - $(OH)_2D_3$ 主要作用于肠、肾、骨等靶器官而发挥生理功能：①促进小肠黏膜细胞合成一种特殊的钙结合蛋白，增加肠道对钙的吸收，磷的吸收随之增加。②促进肾小管对钙、磷的重吸收，特别是磷的吸收，提高血磷浓度，有利于骨的矿化作用。③与甲状旁腺协同作用使破骨细胞成熟，促进骨重吸收，旧骨中钙盐释放入血；另一方面刺激成骨细胞促进骨样组织成熟和钙盐沉积。

【病因与发病机制】

1. 病因

（1）日光照射不足：人体日常所需的维生素 D 主要是日光中紫外线照射皮肤而获得。皮肤产生维生素 D_3 的量与日照时间、波长、暴露皮肤的面积有关。紫外线不能透过普通玻璃，婴幼儿长期在室内活动，使内源性维生素 D 生成不足；城市中高大建筑可阻挡日光照射，大气污染，如烟雾、尘埃可吸收部分紫外线，均可致内源性维生素 D 生成不足。

（2）维生素 D 摄入不足：乳类食品中维生素 D 的含量很少，不能满足小儿生长发育的需要，如户外活动少或未及时添加鱼肝油，易致维生素 D 缺乏；牛乳中钙、磷比例不当，不利于钙、磷吸收，故牛乳喂养儿更易患佝偻病。

（3）生长速度快，需要增加：早产或双胎婴儿体内贮存的维生素 D 不足，出生后生长速度较足月儿快；婴儿期处于生长发育高峰期，骨骼生长速度快，维生素 D 需要量相对较多，如不及时补充，易致佝偻病发生。2 岁后生长速度渐慢，且户外活动增多，佝偻病的患病率和活动性佝偻病较少；而重度营养不良患儿因生长迟缓，发生佝偻病者不多。

（4）疾病影响：胃肠道疾病（如慢性腹泻等）影响维生素 D 和钙、磷的吸收和利用；肝肾功能严重损害可导致维生素 D 的羟化障碍，1，25 - $(OH)_2D_3$ 生成不足而引起佝偻病。

（5）药物影响：长期服用抗惊厥药物，如苯妥英钠、苯巴比妥等，使维生素 D_3 和 25 - 羟维生素 D_3 [25 - (OH) D_3] 加速分解为无活性的代谢产物；糖皮质激素有对抗维生素 D 对钙的转运作用，长期应用可引起佝偻病。

2. 发病机制

维生素 D 缺乏性佝偻病可以看成是机体为维持血钙水平而对骨骼造成的损害，长期严重维生素 D 缺乏使肠黏膜对钙、磷的吸收减少，引起低钙血症，低血钙刺激甲状旁腺分泌功能代偿性增强，甲状旁腺激素（PTH）分泌增加，加速旧骨溶解，释放骨钙入血，以维持血钙浓度正常或接近正常水平。但同时 PTH 也抑制肾小管对磷的重吸收，尿磷排出增加，导致机体严重钙、磷代谢失调；细胞外液钙、磷浓度不足破坏软骨细胞正常增殖、分化和凋亡的程序，最终骨样组织钙化受阻，局部骨样组织堆积，从而形成骨骼病变和一系列佝偻病的症状体征及血液生化改变。

【临床表现】

1. 初期

主要表现为精神神经症状。多见于 6 个月以内的婴儿（尤其是 3 个月以内婴儿），表现为非特异性精神神经症状，如夜惊，哭闹，睡眠不安，烦躁，易激惹，常伴睡眠时多汗（与室温、季节无关），以致患儿常摇头出现枕部脱发，称为枕秃。可持续数周至数月，与低血磷引起的神经功能紊乱有关。

2. 激期

主要表现为骨骼改变和运动机能发育迟缓，骨骼改变往往发生在生长发育较快的部位。

（1）头部：身体各部骨骼的生长速度随年龄不同而异，故不同年龄有不同骨骼表现：①颅骨软化：6个月以内的婴儿多见，指尖稍用力按压枕骨或顶骨后部可有按乒乓球样的感觉。②方颅：以7~8个月婴儿多见，因额、顶骨双侧骨样组织增生呈对称性隆起，严重时呈鞍状或十字状颅形，头围也较正常大。③前囟增宽或闭合时间延迟，严重者可延至2~3岁才闭合。④乳牙发育障碍：如出牙延迟、出牙顺序颠倒等。

（2）胸部：各种胸廓畸形多见于1岁左右小儿，严重者可影响呼吸功能，常见的有：①肋骨串珠：肋骨与肋软骨交界处因骨样组织堆积而膨大呈钝圆形隆起，上下排列如串珠状，以两侧第7~10肋骨最明显，又称佝偻病串珠。②肋膈沟：严重佝偻病患儿膈肌附着处的肋骨长期受膈肌牵拉而内陷，形成一条沿肋骨走向的横沟，又称郝氏沟。③鸡胸或漏斗胸：第7、8、9肋骨与胸骨相连处软化内陷，致胸骨柄前突，形成鸡胸样畸形，如胸肌剑突部向内凹陷，则形成漏斗胸。

（3）脊柱：活动性佝偻病患儿会坐和站立后，久坐可引起脊柱后弯，偶有侧弯者。

（4）骨盆：严重患儿骨盆亦可变形，前后径常缩短，形成扁平骨盆，日后将成为女性难产的原因之一。

（5）四肢：小儿腕部、踝部由于骨样组织堆积形成钝圆形隆起，称佝偻病手镯或足镯，多见于6个月以上患儿；由于骨质软化和肌肉关节松弛，小儿开始站立与行走后出现"O"形腿或"X"形腿，有时呈"K"形样下肢畸形。

（6）运动功能发育迟缓：严重低血磷可致肌肉糖代谢障碍，引起全身肌肉韧带松弛，肌张力低下等，表现为坐、立、行等运动功能发育迟缓，腹部肌肉松弛呈蛙腹状。

3. **恢复期** 经治疗，临床症状和体征逐渐减轻、消失。

4. **后遗症期** 重症佝偻病可留有不同程度的骨骼畸形，多见于2岁以上的小儿。

【辅助检查】

1. **血生化检查** 活动期（初期和激期）血钙、血磷下降，25 - （OH）D$_3$下降，血清碱性磷酸酶增高；恢复期血钙、血磷逐渐恢复正常，碱性磷酸酶开始下降；后遗症期血生化检查正常。

2. **X线检查** 初期无明显改变，激期可见长骨钙化带消失，干骺端呈毛刷样、杯口状改变，骨骺软骨带增宽，骨密度降低；恢复期X线改变逐渐恢复正常；后遗症期X线检查骨骼干骺端病变消失。

【治疗要点】

治疗目的在于控制病情活动，防止骨骼畸形和复发。

1. 维生素 D 制剂应以口服为主，一般每日 50~100μg（2000~4000IU）或 1，25 - （OH）$_2$D$_3$（罗钙全）0.5~2μg。1 个月后改预防量每日 400IU。重症佝偻病有并发症或无法口服者，一次肌肉注射维生素 D 20 万~30 万 IU，2~3 个月后改口服预防量。给予维生素 D 制剂的同时一般需配合钙剂治疗。

2. 严重畸形者需外科手术矫治。

【主要护理诊断/合作性问题】

1. **营养失调：低于机体需要量** 与日光照射不足或维生素 D 摄入不足有关。

2. **知识缺乏**　与家长不了解佝偻病的预防及相关知识有关。

3. **潜在并发症**　骨骼畸形、药物不良反应。

【护理措施】

1. **一般护理**

（1）**户外活动**：经常带患儿进行户外活动，接受阳光照射；冬季要保证每日 1~2 小时户外活动时间。夏季避免太阳直射，可在阴凉处活动，尽量多暴露皮肤。冬季室内活动时应开窗，使患儿皮肤接触紫外线。

（2）**饮食护理**：提倡母乳喂养，按时添加辅食，给予富含维生素 D、钙、磷和蛋白质的食物，如蛋黄、牛奶、动物肝脏等。

2. **病情观察**　观察患儿有无多汗、夜惊、哭闹、枕秃等症状；观察囟门、牙齿、颅骨、胸部、下肢有无发育障碍；评估骨骼改变程度；观察运动功能和神经精神发育是否正常；监测血生化指标和 X 线检查结果。

3. **对症护理**　主要为预防骨骼畸形和骨折。患儿衣着应柔软、宽松，床铺松软，避免早坐、久坐，以防脊柱畸形；避免早站、久站和早行走，以防下肢弯曲成"O"形腿或"X"形腿。严重佝偻病患儿肋骨、长骨易发生骨折，护理操作或日常生活中应避免重压和强力牵拉。

4. **药物护理**　遵医嘱供给维生素 D 制剂，注意观察有无维生素 D 过量中毒表现，如发现患儿厌食、烦躁不安、哭闹，继而呕吐、腹泻或顽固性便秘、体重下降等，为维生素 D 过量的表现，应立即停用。

5. **健康教育**

（1）注意孕期保健：鼓励孕妇多进行户外活动和晒太阳，选择富含维生素 D、钙、磷和蛋白质的食物；遵医嘱服用鱼肝油等维生素 D 制剂。

（2）合理喂养：宣传和鼓励母乳喂养，4~6 个月时逐渐添加辅食，如蛋黄、黄豆粉、绿色蔬菜等。

（3）小儿定期户外活动，直接接触阳光，一般出生 1 个月后可让婴儿逐渐进行户外活动。

（4）及时补充维生素 D 制剂：出生 2 周后给维生素 D 每日 400~800IU，早产儿、低出生体重儿、双胎儿出生后 1 周开始补充维生素 D 每日 800IU，均补至 2 岁。

知识链接

维生素 A、B₁、C 缺乏病

维生素 A 缺乏病又称夜盲症或干眼症，目前仍是不发达国家小儿的主要疾病之一。其临床表现除了皮肤黏膜改变（如毛囊角化、角膜软化等）和影响视网膜上视紫红质更新引起夜盲外，还出现免疫功能损伤，导致易感性上升。

维生素 B₁ 缺乏病又称脚气病，多发生在以精白米为主食的地区，临床上以消化系统、神经系统以及心血管系统的症状为主。

维生素 C 缺乏病又称坏血病，表现为出血和骨骼病变，现已少见。

维生素 A、B₁、C 缺乏的共同原因是摄入不足、需要量和消耗量增加以及吸收障碍，护理上注意调整饮食结构，及时补充相应的维生素，积极治疗并发症。

二、维生素 D 缺乏性手足搐搦症

维生素 D 缺乏性手足搐搦症（tetany of vitamin D deficiency）是维生素 D 缺乏性佝偻病的伴发症状之一，多见于 6 个月以内的小婴儿。目前由于预防维生素 D 缺乏工作的普遍开展，维生素 D 缺乏性手足搐搦症已较少发生。

【病因与发病机制】

维生素 D 缺乏的早期，钙吸收减少，血钙下降而甲状旁腺不能代偿性分泌增加，不能促进骨钙动员，血钙进一步降低，当总血钙 $<1.75 \sim 1.88$mmol/L（$<7 \sim 7.5$mg/dl），或离子钙 <1mmol/L（4mg/dl）时可引起神经肌肉兴奋性增高，出现抽搐。

【临床表现】

主要表现为惊厥、喉痉挛和手足搐搦，并有程度不等的活动期佝偻病的表现。

1. **典型表现**　血清钙低于 1.75mmol/L 时可出现惊厥、喉痉挛和手足搐搦：①惊厥：多见于小婴儿，突然发生四肢抽动，两眼上窜，面肌抽动，神志不清，发作时间数秒至数分钟，发作时间长者可伴口周发绀。发作停止后，意识恢复，精神萎靡而入睡，醒后活泼如常。发作次数可数日 1 次或每日数次，甚至每日数十次。一般无发热，发作轻时仅有短暂的眼球上窜和面肌抽动，神志清楚。②手足搐搦：可见于较大婴儿和幼儿，表现为突发手足痉挛呈弓状，双手呈腕部屈曲状，手指僵直，拇指内收掌心；足部踝关节伸直，足趾同时向下弯曲。③喉痉挛：主要见于 2 岁以下的小儿，表现为喉部肌肉及声门突发痉挛，呼吸困难，有时可突然发生窒息，严重缺氧甚至死亡。以上典型表现中以惊厥最为常见。

2. **隐性体征**　当血清钙在 1.75～1.88mmol/L 时虽没有典型表现，但可通过刺激神经肌肉而引出下列体征：①面神经征：以手指尖或叩诊锤骤击患儿颧弓与口角间的面颊部（第 7 脑神经孔处），引起眼睑和口角抽动者即为面神经征阳性，新生儿可呈假阳性。②陶瑟征：以血压计袖带包裹上臂，使血压维持在收缩压与舒张压之间，5 分钟之内该手出现痉挛症状即为阳性。③腓反射：以叩诊锤骤击膝下外侧腓神经处，引起足向外侧收缩者即为阳性。

【辅助检查】

进行血生化检查，血清总钙低于 1.75mmol/L，或血清钙离子低于 1mmol/L。

【治疗要点】

1. **急救处理**　惊厥期应立即吸氧；保持呼吸道通畅；迅速控制惊厥或喉痉挛，可用 10% 水合氯醛，每次 40 ~ 50mg/kg 保留灌肠，或地西泮每次 0.1 ~ 0.3mg/kg，肌肉或静脉注射。

2. **钙剂治疗** 尽快给予 10% 葡萄糖酸钙 5 ~ 10ml 加入 10% 葡萄糖液 5 ~ 20ml，缓慢静脉注射或滴注（10 分钟以上），可迅速提高血钙浓度，惊厥停止后口服钙剂，不可皮下或肌肉注射钙剂，以免造成局部坏死。

3. **维生素 D 治疗** 急诊症状控制后，按佝偻病补充维生素 D 治疗。

【主要护理诊断/合作性问题】

1. **有窒息的危险** 与惊厥、喉痉挛有关。

2. **营养失调：低于机体需要量** 与维生素 D 缺乏有关。

【护理措施】

1. **一般护理** 合理安排患儿日常生活，坚持每日一定时间的户外活动。合理进行喂养，选用含维生素 D 丰富的食物，如瘦肉、蛋类、猪肝等。

2. **病情观察** 密切观察生命体征及神志情况，观察有无惊厥、喉痉挛的发生，注意有无药液外漏等情况，如有病情变化应立即报告医生，及时进行处理。

3. **对症护理** 注意保持呼吸道通畅，防止窒息的发生。惊厥和喉痉挛发作时，立即将患儿头偏向一侧，松解患儿衣领，将舌尖拉出口外，必要时进行口对口人工呼吸或加压给氧，及时清除口鼻分泌物。

4. **药物护理** 静脉注射钙剂时速度宜慢，须选择较大的血管，避免使用头皮静脉，加强巡视，避免药物漏出血管外引起组织坏死，一旦漏出立即热敷或用 0.25% 普鲁卡因局部封闭；口服钙剂时避免与牛奶等同服，以免影响吸收。

5. **健康教育** 向家长解释病因及预后，以取得家长的配合与理解，宣传坚持户外活动，介绍每日补充生理需要量维生素 D 的重要性，说明使用钙剂的注意事项。

第三节 微量元素障碍

一、锌缺乏症

锌缺乏症（zinc deficiency）是指各种原因引起的体内长期缺锌所致的营养缺乏症。锌是人体必需的微量元素之一，主要存在于人体骨、牙齿、毛发、皮肤、肝脏和肌肉中，为 100 多种酶的关键成分，参与 DNA、RNA 和蛋白质的合成，正常人体含锌 2 ~ 2.5g。

【病因与发病机制】

1. **摄入不足** 是引起小儿缺锌的主要原因。动物性食物含锌量较植物性食物高且易于吸收，母乳含锌量较低，坚果类（核桃、板栗、花生等）含锌较高。单纯母乳喂养、未及时添加辅食或有不良饮食习惯的小儿容易缺锌。全胃肠道外营养如未加锌也可致锌缺乏。

2. **需要量增加**   处在生长发育迅速阶段的婴儿，或组织修复过程中，或营养不良恢复期等情况下，机体对锌需要量增多，如未及时补充可发生锌缺乏。

3. **吸收障碍**   腹泻可妨碍锌的吸收。谷类食物中含大量植酸和粗纤维，可与锌结合而妨碍其吸收。牛乳含锌量与母乳相似，但牛乳锌的吸收率（39%）远低于母乳锌（65%）。肠病性肢端皮炎是一种常染色体隐性遗传病，小肠缺乏吸收锌的载体，因此可导致严重缺锌。

4. **丢失过多**   反复出血、溶血、大面积烧伤、糖尿病、慢性肾脏疾病、长期透析、蛋白尿以及应用金属螯合剂（如青霉胺）等导致锌丢失过多，均可引起锌缺乏。

【临床表现】

1. **消化功能减退**   缺锌影响味蕾细胞更新和唾液磷酸酶的活性，引起舌黏膜增生、角化不全，导致味觉敏感度下降，出现食欲不振、厌食、异食癖。

2. **生长发育落后**   患儿出现生长发育迟缓、体格矮小、第二性征发育不全和性腺功能减退，与缺锌影响生长激素和性激素有关。

3. **免疫机能降低**   缺锌可导致 T 淋巴细胞功能损伤而容易发生各种感染，尤其是呼吸道感染。

4. **智能发育延迟**   缺锌可使脑 DNA 和蛋白质合成障碍，脑内谷氨酸浓度降低，引起智能迟缓。

5. **其他**   缺锌可导致脱发，皮肤粗糙，皮炎，反复口腔溃疡，地图舌，伤口愈合延迟，视黄醛结合蛋白减少而出现夜盲、贫血等。

【辅助检查】

1. **血清锌测定**   空腹低于 $11.47\mu mol/L$（$75\mu g/dl$）提示缺锌。

2. **餐后血清锌浓度反应试验（PICR）**   测空腹血清锌浓度（A_0）作为基础水平，给予标准饮食，2 小时后复查血清锌（A_2），按公式 PICR ＝ （$A_0 － A_2$）／$A_0 \times 100\%$ 计算，若 PICR ＞15% 则提示缺锌。

3. **发锌测定**   轻度缺锌时发锌浓度降低，但在缺锌严重时头发生长减慢，发锌值反而增高，故发锌不能反映近期体内的锌情况。

【治疗要点】

1. **病因治疗**   明确病因，给予治疗。

2. **饮食治疗**   多进食富含锌的动物性食物，如肝、鱼、瘦肉、禽蛋、牡蛎等。

3. **补充锌剂**   口服锌制剂，常用葡萄糖酸锌，每日剂量为锌元素 0.5 ~ 1mg/kg（相当于葡萄糖酸锌 3.5 ~7mg/kg），疗程为 2 ~3 个月。

【主要护理诊断/合作性问题】

1. **营养失调：低于机体需要量**   与锌摄入不足、丢失增多、需要量增加和吸收障碍有关。

2. **有感染的危险**   与缺锌导致的免疫功能低下有关。

3. **生长发育迟缓**   与缺锌影响核酸和蛋白质的合成、生长激素分泌降低有关。

4. 知识缺乏 患儿家长缺乏小儿喂养知识和相关营养知识。

【护理措施】

1. 饮食护理 提倡母乳喂养，及时添加辅食，供给含锌丰富的食物，纠正不良的饮食习惯，注意均衡营养。

2. 病情观察 观察生命体征，了解进食情况，监测患儿生长发育指标，观察有无发热等感染征象。

3. 对症护理 保持室内空气新鲜，注意口腔护理，避免与感染性疾病患儿接触，发现有发热等感染迹象，应及时处理。

4. 药物护理 锌剂一般在饭前 1~2 小时服用，锌剂过量可引起胃部不适、恶心、呕吐、腹泻等消化道刺激症状，甚至脱水和电解质紊乱。因此，补锌时注意防止中毒的发生。

5. 健康教育 向家长说明缺锌对小儿生长发育的重要性和维持正常生理功能的重要意义，讲解病因、预防措施及用药注意事项等。

二、碘缺乏病

碘缺乏可导致碘缺乏病（Iodine deficiency disorders，IDD）。碘是人体必需的微量元素之一，体内含量约为 2.5mg，主要存在于甲状腺内。碘缺乏是一种分布广泛的地方病，以前我国也是全球 IDD 流行最严重的国家之一。

【病因与发病机制】

引起本病的根本原因是食物和饮水中缺碘，碘缺乏使甲状腺素合成障碍，影响体格生长和脑发育。

【临床表现】

缺碘的主要危害是影响脑的发育。胎儿期缺碘可导致流产、早产、死胎和先天畸形；新生儿期缺碘可引起甲状腺功能低下；胎儿期和婴儿期严重缺碘可导致克汀病；儿童和青春期缺碘可引起地方性甲状腺肿、甲状腺功能低下、智能低下。儿童长期轻度缺碘则可出现亚临床型克汀病，并伴有体格生长落后。

【辅助检查】

1. 血清 T_3、T_4、TSH 测定 血清总 T_3、T_4 或游离 T_3、T_4 明显降低，TSH 增高。

2. 尿碘测定 是判断个体或群体碘营养状况的简便有效的方法。尿碘数值 < 100μg/L 提示碘摄入量不足，50~99μg/L 提示轻度缺碘，20~49μg/L 提示中度缺碘，<20μg/L 则为重度缺碘。

3. X 线检查 提示骨龄延迟。

【治疗要点】

1. 碘剂治疗 主要用于缺碘所引起的弥漫型重度甲状腺肿大且病程短者。复方碘溶液每日 1~2 滴（约含碘 3.5mg），或用碘化钾（钠）每日 10~15mg，2 周为 1 疗程，两个疗程之间需停药 3 个月，反复治疗 1 年。

2. 甲状腺素制剂　主要有 L－甲状腺素钠和甲状腺片。

3. 给予含碘丰富的食物　如海带、紫菜等海产品。

【主要护理诊断/合作性问题】

1. 营养失调：低于机体需要量　与摄入碘不足有关。

2. 生长发育改变　与缺碘影响甲状腺合成有关。

3. 知识缺乏　家长缺乏小儿喂养知识和相关营养知识。

【护理措施】

1. 一般护理　给予含碘丰富的食物，如海带、紫菜等。

2. 病情观察　监测患儿的生长发育水平，注意观察患儿的饮食结构。

3. 对症护理　改善患儿的营养，使用含碘丰富的食物，在缺碘地区可用碘化盐、碘化水等方法补充碘。

4. 药物护理　补碘后最常见的并发症是碘性甲状腺功能亢进，故补碘宜适度。

5. 健康教育　帮助家长了解缺碘的原因，掌握正确选择含碘食物的方法。

小　结

蛋白质－热能营养不良是由于缺乏能量和（或）蛋白质引起的一种营养缺乏症。主要原因是摄入不足、消化吸收不良及需要量增加。临床上以体重明显减轻、皮下脂肪减少和皮下水肿为特征。护理要点是调整饮食，预防感染。

小儿肥胖症是长期能量摄入超过人体消耗的一种营养障碍性疾病。主要是由于能量摄入过多、活动量过少等原因引起。严重肥胖患儿除了脂肪堆积、肥胖体态外，还出现肥胖－换氧不良综合征，性发育早等，因自卑而不愿意与人交往。肥胖患儿应给予饮食干预、运动干预和心理行为干预。

维生素 D 缺乏性佝偻病是儿科常见疾病。主要原因是日光照射不足、维生素 D 摄入不足等。初期临床表现主要为精神神经症状，激期除精神神经症状外，还有骨骼改变及运动功能障碍，2 岁以后留有不同程度的骨骼畸形。佝偻病患儿的护理强调户外活动，多食富含维生素 D 的食物，注意预防骨骼畸形和骨折。

维生素 D 缺乏性手足搐搦症是维生素 D 缺乏性佝偻病的伴发症状之一，其原因尚不清楚，可能与甲状旁腺功能因钙的不断降低反应过度而疲惫，导致缺钙进一步加重有关。主要表现为惊厥、喉痉挛和手足搐搦，并有程度不等的活动期佝偻病的表现。急救原则为紧急处理惊厥和喉痉挛，保持呼吸道通畅及给氧，合理用药，护理重点是防止窒息的发生和药物护理。

锌缺乏病是儿童时期较为常见的疾病。主要原因有摄入不足、需要量增加、吸收障碍、丢失过多等。缺锌可影响核酸和蛋白质的合成及其他生理功能，出现消化功能减退、生长发育落后、免疫机能降低、智能发育延迟、脱发、皮肤粗糙等临床表现。锌缺乏病患儿的护理应注意补充适当锌制剂，纠正不良饮食习惯，供给含锌丰富的食物，防止交叉感染。

碘缺乏病是一种分布广泛的地方病，主要原因是食物和饮水中缺碘。缺碘的主要危害是影响脑的发育。在小儿生长发育的不同时期，缺碘有着不同的临床表现。碘缺乏病的护理强调适度补碘，正确选择含碘食物。

案例分析

1. 患儿，女，9个月，体重5.5kg，因生长缓慢体重不增2个月就诊。母乳喂养至4个月，近2个月主要以米粉为主食。患儿近3个月来反复腹泻，呈稀水样或蛋花汤样大便，每日十余次。精神欠佳，消瘦，皮下脂肪少，无水肿，皮肤松弛无黄染，弹性差，前囟1cm×1cm，稍凹陷，发稀少，干枯，心音有力，无杂音，两肺呼吸音清，腹软，腹壁皮下脂肪0.2cm，肝脏肋下2cm，质软，脾未及，肠鸣音亢进。

（1）该患儿的诊断是什么？依据是什么？

（2）该患儿主要护理诊断/合作性问题是什么？

（3）应采取哪些饮食护理措施？

2. 患儿，6个月，今日突然抽搐1次，表现为面肌及四肢抽动，约数秒钟，抽动后神志清醒，不伴发热及呕吐，患儿平时多汗，易惊，烦躁，长期单纯牛奶喂养，未添加过鱼肝油，户外活动少，近两天腹泻。体格检查：精神可，前囟3cm×3cm，平软，心肺无异常。

（1）该患儿的诊断是什么？依据是什么？

（2）该患儿主要护理诊断/合作性问题是什么？

（3）试述该患儿发病的临床分期以及各期的主要临床表现。

3. 女婴，7个月，人工喂养，低热、咳嗽2天，今日面部肌肉及四肢肌肉抽搐4~5次，每次20~30秒，自行缓解，抽搐间歇期吃奶正常。体格检查：体温38.5℃，前囟1cm，无膨隆、凹陷，咽部略充血，有肋串珠，面神经征（＋）。实验室检查：周围血白细胞8×10^9/L，中性粒细胞60%。血钙1.75mmol/L，血糖4.44mmol/L。

（1）最可能的诊断是什么？

（2）该患儿的主要护理诊断是什么？

（3）该患儿实施的首要护理措施是什么？

第八章　呼吸系统疾病患儿的护理

【学习目标】

1. 掌握小儿呼吸系统常见疾病的临床表现、护理诊断和护理措施。

2. 熟悉小儿呼吸系统解剖、生理、免疫特点及该系统常见疾病的概述、治疗要点。

3. 了解小儿呼吸系统常见疾病的病因、发病机制和辅助检查。

呼吸系统疾病是小儿常见病，包括上、下呼吸道急慢性炎症、胸膜疾病、呼吸道异物、呼吸道变态反应性疾病、呼吸系统先天畸形及肺部肿瘤等。其中急性呼吸道感染在儿科门诊人数中所占比例最高，肺炎在住院患儿中最为多见，且是 5 岁以下小儿第一位的死亡原因。患儿年龄越小，病情越重，死亡率也越高。因此，积极做好呼吸系统疾病的防治及护理工作，降低呼吸道感染的发病率和死亡率，是儿科护士的一项重要任务，也是儿科护理学的一项重要内容。

第一节　小儿呼吸系统解剖生理特点

小儿时期易患呼吸道疾病与其呼吸系统的解剖、生理及免疫特点密切相关。呼吸道以环状软骨下缘为界，分为上、下呼吸道。上呼吸道包括鼻、鼻窦、咽、咽鼓管、喉及会厌；下呼吸道包括气管、支气管、毛细支气管、呼吸性细支气管、肺泡管及肺泡。

一、解剖特点

1. 上呼吸道

（1）鼻：小儿鼻及鼻腔相对短小，鼻道狭窄。婴幼儿无鼻毛，鼻黏膜柔嫩且血管丰富，故易受感染。感染时由于黏膜肿胀，易致鼻塞而发生呼吸困难或张口呼吸，影响吸吮。婴儿时期鼻黏膜下层缺乏海绵组织，故婴儿很少发生鼻出血，6~7 岁以后才多见。婴幼儿鼻窦不发达，随年龄增长而逐渐发育。上颌窦和筛窦 2 岁以后开始增大，至 12 岁才充分发育。额窦 2~3 岁开始出现，12~13 岁发育完全。蝶窦生后即存在，但 3 岁时才与鼻腔相通，6 岁很快增大。由于鼻窦黏膜与鼻腔黏膜相连续，鼻窦口相对较大，故急性鼻炎常累及鼻窦，发生鼻窦炎，以上颌窦和筛窦最易感染。小婴儿因鼻窦发育较差,很少发生鼻窦炎。婴幼儿的鼻泪管短,开口接近于内眦部且瓣膜发育不全,故鼻腔感染时易引起眼结膜炎症。

(2)咽部:咽部相对狭窄、垂直且富有淋巴组织。扁桃体包括咽扁桃体和腭扁桃体。咽扁桃体又称腺样体,6个月已发育,位于鼻咽顶部和咽后壁处,若腺样体肥大可阻塞呼吸道,出现张口呼吸甚至呼吸暂停。腭扁桃体1岁末才逐渐增大,在4~10岁时发育达高峰,14~15岁后逐渐退化。因此,扁桃体炎常见于年长儿,而1岁以内较少见。咽后壁间隙组织疏松,当此处淋巴组织感染时,易发生咽后壁脓肿,多见于3岁以内的婴幼儿。咽鼓管较宽、直、短,呈水平位,故鼻咽炎时易致中耳炎。

(3)喉:小儿喉部位置相对成人较高,呈漏斗形,喉腔及声门狭小,软骨柔软,黏膜柔嫩且富有血管和淋巴组织,轻微炎症即可引起喉头狭窄,出现声音嘶哑和吸气性呼吸困难。

2. 下呼吸道

(1)气管和支气管:婴幼儿气管和支气管较成人短且管腔狭窄,黏膜柔嫩,血管丰富,软骨柔软,缺乏弹力组织而支撑作用小。黏液腺分泌不足易致气道干燥,纤毛运动差,不能很好地清除吸入的微生物和有害物质,故容易发生呼吸道感染。因毛细支气管平滑肌5个月以前薄而少,3岁以后才发育,故小婴儿呼吸道阻塞主要由黏膜肿胀和分泌物堵塞所致。由于小儿气管位置较成人高,右侧支气管粗而短,是气管的直接延伸,故异物易进入右支气管,引起右侧肺不张或肺气肿。

(2)肺:小儿肺组织发育尚未完善,弹力纤维发育差,肺泡数量较少且面积小,但间质发育旺盛,血管丰富,毛细血管和淋巴组织间隙较成人宽,造成肺含气量少而含血量多,故易发生肺部感染。感染易致黏液阻塞,引起间质性炎症、肺不张或肺气肿等。肺门处有大量淋巴结,并与肺脏各处的淋巴结相互联系,当发生肺部炎症时,可引起肺部淋巴结反应。

3. 胸廓和纵隔 婴幼儿胸廓较短,呈桶状;肋骨呈水平位,膈肌位置较高,故胸腔狭小,肺脏相对较大;呼吸肌发育差,易疲劳。因此,呼吸时肺不能充分扩张、换气,尤以肺后下部为甚,易致缺氧和二氧化碳潴留而出现发绀。小儿的纵隔相对较大,周围组织柔软而疏松,富有弹性,在胸腔积液或气胸时易发生纵隔移位。

二、生理特点

1. 呼吸频率和节律 由于小儿胸廓的解剖特点,肺容量相对较小,使呼吸受到一定限制,而小儿生长快,代谢旺盛,需氧量高,故为满足机体代谢需要只能增加呼吸频率。小儿呼吸频率快,年龄越小,频率越快,且受到诸多因素的影响,如发热、活动、贫血等。新生儿、小婴儿由于呼吸中枢发育不完善,易出现呼吸节律不齐。各年龄阶段的呼吸频率见表8-1。

表8-1　各年龄阶段小儿呼吸和脉搏频率（次/分）

年　龄	呼　吸	脉　搏	呼吸：脉搏
新生儿	45～40	140～120	1：3
1岁以下	40～30	130～110	1：(3～4)
2～3岁	30～25	120～100	1：(3～4)
4～7岁	25～20	100～80	1：4
8～14岁	20～18	90～70	1：4

2. 呼吸类型　婴幼儿胸廓活动范围小，呼吸肌发育不全，呼吸时肺向膈肌方向扩张，呈腹膈式呼吸。随着年龄增长，站立行走后，膈肌下降，肋骨逐渐变为斜位，转变为胸腹式呼吸。

3. 呼吸功能特点　小儿各项呼吸功能的储备能力均较低，当患呼吸道疾病时较易发生呼吸功能不全。

小儿肺活量约50～70ml/kg。在安静状态下，年长儿仅用肺活量的12.5%进行呼吸，而婴幼儿则需用30%左右，说明婴幼儿的呼吸储备量较小。小儿潮气量约为6～10ml/kg，年龄愈小，潮气量愈小。若按体表面积计算，小儿的每分通气量与成人相近。小儿肺脏小，肺泡毛细血管总面积和总容量均较成人小，故气体总弥散量也小，但按单位肺容量计算可与成人近似。小儿气道管径细小，气道阻力大于成人，随气道管径增大而逐渐减低。

4. 血气分析　5岁以上的小儿方可做较全面的肺功能检查，新生儿及婴幼儿的肺功能不易检查，但可进行血气分析，了解气体交换和血液酸碱平衡状态，为诊断和治疗提供依据。小儿动脉血气分析正常值见表8-2。

表8-2　小儿动脉血气分析正常值

项目	新生儿	～2岁	>2岁
pH值	7.35～7.45	7.35～7.45	7.35～7.45
PaO_2（kPa）	8～12	10.6～13.3	10.6～13.3
$PaCO_2$（kPa）	4～4.67	4～4.67	4.67～6
HCO_3^-（mmol/L）	20～22	20～22	22～24
BE（mmol/L）	-6～+2	-6～+2	-4～+2
SaO_2	0.90～0.97	0.95～0.97	0.96～0.98

三、呼吸道防御及免疫特点

新生儿及婴幼儿鼻腔无鼻毛，不能有效抵御有害物质的入侵和对冷空气进行加温，咳嗽反射差，气管、支气管的黏液腺分泌及纤毛运动功能也较差，不能有效清除吸入的尘埃和异物颗粒。小儿肺泡吞噬细胞功能不足，溶菌酶、乳铁蛋白、干扰素、补体等的数量和活性亦不足，说明小儿非特异性免疫功能较差。分泌型IgA可保护呼吸道黏膜免受感染，而新生儿和婴幼儿体内IgA水平较低，尤其是分泌型IgA低。而且婴幼儿体内其他免疫球蛋白如 IgG、IgM 含量也较低，故小儿特异性免疫功能比较差。以上因素都使婴幼儿容易发生呼吸道感染。

第二节 急性上呼吸道感染

急性上呼吸道感染（acute upper respiratory infection，AURI）简称上感，是由各种病原体引起的上呼吸道急性感染，是小儿时期最常见的疾病。病原体主要侵犯鼻、鼻咽和咽部，根据感染部位的不同，常诊断为"急性鼻炎、急性咽炎、急性扁桃体炎"等。该病一年四季均可发生，以冬春季节和气候骤变时多见。

【病因与发病机制】

1. 病因 病毒和细菌均可引起急性上呼吸道感染，其中 90% 以上为病毒，如鼻病毒、呼吸道合胞病毒、流感病毒、副流感病毒、冠状病毒、腺病毒、柯萨奇病毒等。病毒感染后可继发细菌感染，最常见的细菌是溶血性链球菌，其次是肺炎链球菌、流感嗜血杆菌等。肺炎支原体也可引起上呼吸道感染。

2. 发病机制 婴幼儿时期由于上呼吸道解剖、生理和免疫特点易患本病。小儿体内分泌型 IgA 不足，肺泡巨噬细胞功能不全，病原体入侵后，早期可引起呼吸道黏膜水肿、血管扩张和单核细胞浸润，导致鼻塞、流涕等症状。若继发细菌感染可转为中性粒细胞浸润，分泌物变为脓性。若患有维生素 D 缺乏性佝偻病、营养不良、免疫缺陷病等或护理不当、气候改变、环境不良、被动吸烟等，则易发生反复上呼吸道感染或病程迁延。

【临床表现】

临床症状的急缓、轻重程度与年龄、体质、病原体及病变部位有关。婴幼儿局部症状不显著而全身症状重，年长儿症状较轻，以局部症状为主。

1. 一般类型的急性上呼吸道感染

（1）症状：局部症状主要是鼻咽部症状，出现鼻塞、流涕、喷嚏、轻咳、咽部不适、咽痛等，可持续 3~4 天。全身症状主要有发热、烦躁不安、头痛、食欲不振、乏力、腹痛等，体温可高可低，持续 1~2 天至 1 周左右。婴幼儿起病急，多有高热，体温可达 39℃~40℃，常伴有呕吐、腹泻、腹痛、烦躁不安，可因高热引起惊厥。腹痛多为脐周阵发性疼痛，无压痛，可能与肠痉挛有关，若腹痛持续存在，多为并发急性肠系膜淋巴结炎。

（2）体征：体格检查时可见咽部充血、扁桃体肿大、淋巴滤泡或扁桃体脓性渗出物。有时可见下颌、颈部淋巴结肿大且有触痛。新生儿和小婴儿可因鼻塞出现张口呼吸或拒乳。肠道病毒感染者可见不同形态的皮疹。肺部听诊一般正常。

2. 两种特殊类型的急性上呼吸道感染

（1）疱疹性咽峡炎：由柯萨奇 A 组病毒引起，好发于夏秋季。起病急，主要表现为高热、咽痛、厌食、流涎、呕吐等。检查可见咽部充血，在咽腭弓、悬雍垂、软腭等处可见数个直径约 2~4mm 的灰白色疱疹，周围有红晕，1~2 天破溃后形成小溃疡。口腔的其他部位也可发生疱疹。病程 1 周左右。

（2）咽结合膜热：病原体为腺病毒 3 型、7 型，好发于春夏季，散发或发生小流行。以发热、咽炎、结合膜炎为特征，临床表现为高热、咽痛、眼部刺痛及消化道症状。体检可见咽部充血、白色点块状分泌物；一侧或双侧眼结合膜充血，可见滤泡；颈及耳后淋巴结肿大。病程 1~2 周。

3. 并发症 以婴幼儿多见。上呼吸道感染可向下蔓延累及下呼吸道或波及其他器官，引起鼻窦炎、中耳炎、咽后壁脓肿、扁桃体周围脓肿、颈淋巴结炎、喉炎、支气管炎及肺炎等。年长儿若患溶血性链球菌性上呼吸道感染可引起急性肾炎和风湿热。

【辅助检查】

1. 外周血检查 病毒感染时白细胞计数正常或偏低，中性粒细胞减少，淋巴细胞计数相对增高。细菌感染时白细胞计数和中性粒细胞增高。链球菌感染者于 2~3 周后 ASO 滴度可增高。C 反应蛋白（CRP）和前降钙素原（PCT）有助于鉴别细菌感染。

2. 病原学检查 病毒分离和血清学检查可明确病原菌。咽拭子培养可发现特异性病毒抗原。

【治疗要点】

病毒性上呼吸道感染为自限性疾病，无须特殊治疗。

1. 一般治疗 注意休息，多饮水和补充维生素 C，保持呼吸道通畅，做好呼吸道隔离，预防交叉感染及并发症。

2. 抗感染治疗 抗病毒药物常用利巴韦林（三氮唑核苷）。细菌性感染、病毒性感染继发细菌感染或发生并发症者，可选用抗生素，常选用青霉素类、头孢菌素类、大环内酯类药物。如确为链球菌感染或既往有肾炎、风湿热病史者，青霉素疗程应为 10~14 天。

3. 对症治疗 高热患儿给予物理降温或药物降温；高热惊厥者给予镇静、止惊处理；咽痛者口服咽喉片。

【主要护理诊断/合作性问题】

1. **舒适的改变** 与上呼吸道感染或咽部炎症有关。
2. **体温过高** 与上呼吸道感染有关。
3. **潜在并发症** 肺炎、肾炎、风湿热。

【护理措施】

1. 一般护理

（1）环境与休息：室内空气要清新，定时通风，但要避免对流风；保持适宜的温湿度，温度 18℃~22℃，湿度 50%~60%，减少空气对呼吸道的刺激。注意休息，减少活动；发热患儿应卧床休息。做好呼吸道隔离，上呼吸道感染患儿要与健康小儿或患其他疾病的患儿分室居住，防止交叉感染。

（2）饮食护理：给予营养丰富、清淡、易消化饮食，少量多餐；高热患儿给予高热量、高蛋白、高维生素、流质或半流质饮食，多饮水，必要时静脉补充营养和水分。

2. 病情观察 密切观察体温、精神意识状况，警惕发生高热惊厥，有高热惊厥史的患儿，要加强巡视，床边放置床栏，备好急救药品和物品，以便及时处理；观察咳嗽的性质、神经系统症状、口腔黏膜改变和皮肤皮疹情况，以便早期发现麻疹、猩红热、百日咳、流行性脑脊髓膜炎等急性传染病；注意咽部充血、水肿、化脓的情况，及时发现咽后壁脓肿，并警惕脓肿破溃后脓液流入气管引起窒息；观察是否出现淋巴结肿大、外耳道流脓、头痛、鼻窦压痛等症状，及时发现中耳炎和鼻窦炎；观察有无出现肺炎的表现如咳嗽加剧、气促、呼吸困难等症状；观察有无心前区不适、心悸等心肌损害的表现。如果发现并发症有关表现，要及时通知医生，并协助进行处理。

3. 对症护理

（1）保持呼吸道通畅：及时清除鼻痂及鼻腔、咽喉部分泌物，保持鼻孔周围清洁，可用凡士林、石蜡油等涂抹鼻翼部的黏膜及鼻孔周围皮肤；若婴幼儿鼻塞严重，影响吸吮，可在哺乳前15分钟用0.5%麻黄素滴鼻，使鼻腔通畅；嘱年长儿不要用力擤鼻，以免炎症经咽鼓管向中耳发展引起中耳炎。

（2）促进口腔和咽部舒适：婴幼儿可以喂少量温开水，年长儿可用生理盐水或漱口液漱口，以保持口腔清洁。咽部不适时可给予润喉片或雾化吸入。

（3）降温措施：监测体温变化，每4小时测量1次，超高热者或有高热惊厥史者需1~2小时测量1次。体温超过38.5℃时给予物理降温，如头部冷湿敷，在颈部、腋下和腹股沟处放置冰袋，或用25%～35%酒精或温水擦浴。也可用25%安乃近溶液滴鼻或口服退热剂，退热处理1小时后复测体温，并准确记录。降温过程中如出现体温骤降、大汗淋漓、面色苍白、四肢湿冷等虚脱表现时，应予保暖、饮热水或静脉补液。出汗后及时更换汗湿衣服、床单，保持皮肤清洁。加强口腔护理。若婴幼儿虽有发热甚至高热，但精神状态较好，玩耍如常，在严密观察下可暂不处理。有高热惊厥史者应及早降温。发热时注意衣被不可过厚，以免影响机体散热，引起体温进一步升高。

4. 药物护理 使用青霉素、头孢菌素类抗生素前需做皮试，阳性患儿禁止使用，使用时注意观察有无发生过敏反应；使用退热剂后多饮水；使用镇静药物时注意观察止惊效果和药物的不良反应。

5. 健康教育

（1）加强营养：指导家长合理喂养小儿，及时添加辅食，提倡母乳喂养。

（2）增强体质：加强体育锻炼，多进行户外活动，多晒太阳，提高呼吸系统的抵抗力和环境的适应性。

（3）避免诱因：居室应经常开窗通风，保持空气新鲜，避免被动吸烟。气候骤变时，及时增减衣服，避免过冷或过热。在疾病高发季节，尽量少带小儿到公共场所，以减少感染的机会。在集体儿童机构中，应及早隔离患儿，如有流行趋势，可用食醋熏蒸法将居室空气消毒。易感儿可给予板蓝根、金银花、连翘等中药预防，也可注射疫苗增强机体免疫力。

知识链接

　　急性上呼吸道感染属于中医"感冒"范畴，又称"伤风"，是感受外邪引起的一种常见外感疾病，以发热、喷嚏、流涕、咳嗽等为主要临床特征。病因以感受风邪为主，也可因感受时行疫毒导致。主要病变部位在肺，可累及肝脾。病机关键是肺卫失宣。中医辨证论治以疏风解表为基本原则，据不同的证型分别治以辛温解表、辛凉解表、清暑解表、清热解毒。常用的方药有银翘散加减、荆防败毒散加减、二陈汤等。辨证施护主要强调饮食护理、对症护理等。

第三节　急性感染性喉炎

　　急性感染性喉炎（acute infectious laryngitis）是指病原体感染引起的喉部黏膜急性弥漫性炎症，累及咽部时称为咽喉炎。临床特点为犬吠样咳嗽、声嘶、喉鸣、吸气性呼吸困难。冬春季节多见，常见于 1~3 岁小儿。

【病因与发病机制】

　　本病由病毒或细菌感染引起，也可并发于麻疹、百日咳和流感等急性传染病。常见的病毒有副流感病毒、流感病毒和腺病毒等。细菌以金黄色葡萄球菌、链球菌和肺炎链球菌多见。因小儿喉腔狭小，软骨柔软，黏膜内血管及淋巴管丰富，黏膜下组织松弛，炎症时易引起充血、水肿，导致喉梗阻；小儿咳嗽能力较差，分泌物不易排出，易堵塞呼吸道；神经敏感，受刺激后易引起喉痉挛，并发喉梗阻。喉梗阻如处理不当，可造成窒息，引起死亡。

【临床表现】

　　本病起病急、症状重。初起时可有不同程度的发热、流涕、咳嗽等上呼吸道感染症状，很快出现声音嘶哑、变音及犬吠样咳嗽，少数患儿可出现呛咳。病情发展迅速，一般白天症状轻，晚上入睡后症状加重，出现突然憋醒、突发声嘶、烦躁不安、出汗、吸气性呼吸困难，常伴喉鸣。严重时可出现鼻翼扇动、三凹征、面色苍白、发绀。至晚期呼吸渐渐无力、衰竭，发绀加重，意识模糊。

　　听诊双肺呼吸音低，晚期减弱或消失。吸气延长，可闻及喉传导音，心率加快、心音低钝等。检查可发现咽部充血，喉部、声带有不同程度的充血、水肿以致喉腔狭小发生喉梗阻。

　　临床上按吸气性呼吸困难的轻重，将喉梗阻分为 4 度：Ⅰ度：安静时无症状，仅在活动后出现喉鸣和吸气性呼吸困难，肺部呼吸音清，心率无改变；Ⅱ度：患儿于安静时也出现喉鸣和吸气性呼吸困难，肺部听诊可闻及喉传导音或管状呼吸音，心率轻度加快；Ⅲ度：除Ⅱ度喉梗阻症状外，患儿因缺氧而出现烦躁不安，口唇及指趾发绀，恐惧，出汗，肺部呼吸音明显降低，心率明显快，心音低钝；Ⅳ度：患儿经过呼吸困难挣扎后，渐显衰竭、昏睡状态，由于无力呼吸，三凹征可不明显，面色苍白或发灰，肺部听诊呼吸音几乎消失，仅有气管传导音，心律不齐，心音钝、弱。

【治疗要点】

小儿急性感染性喉炎病情发展快，易并发喉梗阻，应及时治疗。使用抗生素及肾上腺皮质激素效果好。

1. 控制感染　及早静脉应用足量抗生素控制感染。一般给予青霉素、大环内酯类或头孢菌素类抗生素，重症患儿可用两种以上抗生素，最好根据咽拭子培养及药物敏感试验结果选择合适抗生素。病毒感染者应用病毒唑静脉滴注。

2. 糖皮质激素　有抗炎和抑制变态反应等作用，能及时减轻喉头水肿，缓解喉梗阻。根据病情可口服泼尼松，每日 1～2mg/kg，重症者可静脉滴注地塞米松或氢化可的松。

3. 保持呼吸道通畅　用1%～3%麻黄素或糖皮质激素超声雾化吸入，可减轻、消退黏膜水肿，促进分泌物排出。

4. 对症治疗　出现发绀、呼吸困难者予以吸氧；高热者给予物理降温或药物降温；痰液黏稠者可口服化痰药物或雾化吸入，必要时直接喉镜吸痰；烦躁不安者可用异丙嗪，有镇静、减轻喉头水肿的作用。氯丙嗪和吗啡可抑制呼吸，影响观察呼吸困难的程度，故一般不宜应用。

5. 气管切开　经上述处理仍有严重缺氧征或有Ⅲ度以上喉梗阻者，应及时行气管切开术。

【主要护理诊断/合作性问题】

1. 低效性呼吸型态　与喉头水肿有关。

2. 有窒息的危险　与喉头水肿致喉梗阻有关。

3. 体温过高　与感染有关。

4. 焦虑　与呼吸困难不能缓解有关。

【护理措施】

1. 一般护理

（1）环境与休息：保持病室安静，室内空气清新，定时通风，湿度维持在60%左右，减少对喉部的刺激，减轻呼吸困难。患儿卧床休息，有喉梗阻表现时采取半卧位。患儿保持安静，避免哭闹，护理操作尽可能集中进行，保证患儿有充足的休息时间。

（2）饮食护理：保证足够营养和水分，尤其出汗及发热的患儿要多饮水，轻者可进食清淡、流质、半流质饮食，进食、喝水时避免发生呛咳；重者可暂禁饮食。

2. 病情观察　密切监测生命体征及病情变化，观察患儿三凹征、喉鸣、发绀、烦躁等情况，判断缺氧程度，必要时使用监护仪进行监护。出现喉梗阻时，及时通知医生并协助抢救，以免因吸气性呼吸困难而发生窒息。病室内准备好气管切开包、呼吸机等抢救仪器设备。

3. 对症护理　指导患儿雾化吸入以消除喉头水肿，有效咳嗽，促进痰液咳出，保持呼吸道通畅。有缺氧或呼吸困难的患儿给予持续低流量吸氧。体温超过38.5℃时给予物理降温或药物降温。烦躁不安者，遵医嘱使用镇静类药物。做好口腔护理。

4. 药物护理　遵医嘱使用糖皮质激素和抗生素，以控制感染，减轻喉头水肿，缓解症状。注意观察药物的效果和不良反应。应用异丙嗪时注意监测呼吸状况。

5. 健康教育　指导患儿加强体格锻炼以增强抵抗力，注意气候变化，及时增减衣服，避免过热或受凉，预防发生上呼吸道感染，一旦患有上呼吸道感染积极治疗。保证机体营养供给，预防发生低血钙，从而避免喉软骨软化导致该病。保持口腔卫生，养成刷牙、漱口的卫生习惯。

第四节　急性支气管炎

急性支气管炎（acute bronchitis）是小儿时期常见的呼吸道疾病，婴幼儿多见。该病是由各种病原体感染引起的支气管黏膜炎症，同时累及气管，故又称为急性气管支气管炎，主要表现为咳嗽。多继发于上呼吸道感染，也常为某些急性传染病（如麻疹、白喉、百日咳等）的一种临床表现。

【病因与发病机制】

本病病原体为各种病毒、细菌，或为混合感染。凡能引起上呼吸道感染的病原体都可引起本病。在病毒感染的基础上，可继发细菌感染。常见的致病菌有肺炎链球菌、流感杆菌、溶血性链球菌等。另外，气候变化、有害气体刺激、空气污染、过敏反应等也可引起急性支气管炎。免疫功能低下、营养不良、特应性体质、佝偻病、支气管畸形等患儿易反复发生支气管炎。

【临床表现】

本病起病可急可缓，大多先有上呼吸道感染症状。咳嗽为主要表现，开始为干咳，以后有痰，一般在7~10天缓解，或反复发作。部分患儿可有发热，体温多在38.5℃左右，持续2~4天。婴幼儿症状较重，常有发热、呕吐、腹泻等。年长儿一般症状较轻，有时可诉头痛、胸痛，一般无全身症状。部分患儿可迁延不愈，或发展为肺炎。

体格检查双肺呼吸音粗糙，可听到散在的干、湿啰音。啰音特点为易变，不固定性，常在体位改变或咳嗽后减少或消失。婴幼儿由于痰液不易咳出，可在咽喉部或肺部闻及痰鸣音。一般无气促和发绀。

哮喘性支气管炎是一种特殊类型的支气管炎，是指一组有喘息表现的婴幼儿急性支气管感染。除上述临床表现外，其特点为：①好发生于1~3岁小儿，常有湿疹史或其他过敏史。②有类似哮喘的表现，如呼气性呼吸困难，肺部叩诊呈鼓音，听诊两肺满布哮鸣音及少量粗湿啰音。③常反复发作，大多与感染有关。④近期预后大多良好，一般到3~4岁发作次数减少，转为痊愈，少数可发展成哮喘。

【辅助检查】

1. 外周血常规　白细胞数正常或偏高，合并细菌感染时明显增高。

2. X线检查 正常或肺纹理增粗。

【治疗要点】

1. 一般治疗 注意休息，卧床休息时要经常变换体位，便于呼吸道分泌物排出。给予易消化的食物，多喝水。做好呼吸道隔离，减少继发细菌感染的机会。

2. 对症治疗

（1）止咳化痰：可用氨溴索、止咳糖浆、金振口服液等，一般不用镇咳药物，避免抑制咳嗽反射，影响痰液咳出。如咳嗽严重，妨碍休息可给予镇静药物。痰液黏稠者可用雾化吸入。

（2）止喘：喘憋严重者可口服、静脉应用氨茶碱或雾化吸入沙丁胺醇等 β_2 受体激动剂，喘憋严重者可短期使用糖皮质激素。

3. 抗感染 病毒感染者一般不用抗生素，可静脉应用病毒唑或炎琥宁等中药针剂；若合并细菌感染，可选用青霉素类抗生素；支原体感染则给予大环内酯类抗生素。

【主要护理诊断/合作性问题】

1. 体温过高 与支气管黏膜感染有关。

2. 清理呼吸道无效 与气管内分泌物多及痰液黏稠不易咳出有关。

【护理措施】

1. 一般护理 保持室内空气清新，定时通风，温湿度适宜（温度20℃左右，湿度60%左右），以减少空气对支气管黏膜的刺激，利于排痰。患儿注意休息，避免剧烈的活动。发热患儿需卧床休息，卧床时要经常变换体位，易于呼吸道分泌物的排出。多饮水，稀释痰液。给予营养丰富、易消化的食物，少量多餐。注意呼吸道隔离，减少继发细菌感染的机会。

2. 病情观察 密切观察患儿的生命体征，尤其是呼吸变化，如出现呼吸困难要及时吸氧；注意患儿咳嗽、咳痰的情况，观察痰液的颜色、性状、气味、量及咳嗽的频率、程度等，并遵医嘱及时、正确地收集痰标本以进行痰培养。

3. 对症护理

（1）保持呼吸道通畅：指导并鼓励患儿有效咳嗽，咳嗽无力的患儿经常变换体位，拍背，促进分泌物排出；痰液黏稠不易咳出者可给予雾化吸入或蒸汽吸入，以湿润呼吸道、稀释痰液；分泌物多而影响呼吸时，及时吸痰，保持呼吸道通畅。

（2）降温措施：体温超过38.5℃给予物理降温或药物降温，防止发生惊厥。

（3）口腔护理：婴幼儿进食后喂适量温开水，年长儿晨起、饭后、睡前清洁口腔，咳痰后用清水或漱口水漱口，保持口腔清洁，增加舒适度，促进患儿的食欲。

4. 药物护理 遵医嘱使用止咳化痰剂，服用止咳糖浆后不要立刻喝水，便于药物更好地发挥作用。使用青霉素类及大环内酯类抗生素时，注意观察药物的疗效和不良反应。

5. 健康教育 加强营养，积极进行户外运动，增强体质，预防发生上呼吸道感染；寒冷季节、气候骤变时，注意保暖，外出戴口罩，避免接触和吸入被污染的空气。预防营养不良、佝偻病、贫血和各种传染病；及时预防接种，增强机体抵抗力；出现上呼吸道感染，要积极治疗，以免发展为支气管炎。

第五节　小儿肺炎

肺炎（pneumonia）是指各种病原体或其他因素（如吸入羊水、油类或过敏反应等）引起的肺部炎症。主要临床表现为发热、咳嗽、气促、呼吸困难和肺部固定中、细湿啰音。重症患儿可累及循环、消化及神经系统而出现相应的临床症状。

肺炎是婴幼儿时期常见病，2岁以下婴幼儿多见，一年四季均可发病，北方以冬春寒冷季节和气候骤变时多见，南方以夏季多见。该病是住院患儿死亡的首要原因，严重影响小儿健康，是我国儿童保健重点防治的疾病之一。

【分类】

肺炎分类尚无统一方法，目前常用的有以下几种：

1. **病理分类**　支气管肺炎、大叶性肺炎和间质性肺炎，其中以小儿支气管肺炎最常见。

2. **病因分类**

（1）感染因素引起的肺炎：病毒性肺炎、细菌性肺炎、支原体肺炎、衣原体肺炎、原虫性肺炎、真菌性肺炎等。

（2）非感染因素引起的肺炎：吸入性肺炎、坠积性肺炎等。

3. **病程分类**

（1）急性肺炎：病程在1个月以内。

（2）迁延性肺炎：病程为1~3个月。

（3）慢性肺炎：病程在3个月以上。

4. **病情分类**

（1）轻症肺炎：呼吸系统症状为主，其他系统仅轻微受累，无全身中毒症状。

（2）重症肺炎：除呼吸系统症状外，其他系统也受累，全身中毒症状明显，甚至危及生命。

5. **发生肺炎的地区分类**

（1）社区获得性肺炎：无免疫抑制的患儿，在医院外或入院48小时内，发生的肺炎。

（2）院内获得性肺炎：入院时不存在，也不处于感染潜伏期，而入院48小时后发生的肺炎。

6. **临床表现典型与否分类**　典型性肺炎、非典型性肺炎。

【病因】

1. **病原体**　常见病原体为病毒和细菌，也可是病毒、细菌混合感染。发达国家以病毒为主，呼吸道合胞病毒占首位，其他为腺病毒、流感病毒、副流感病毒、肠道病毒、巨细胞病毒等。病毒感染后，由于免疫功能、呼吸道防御屏障遭到破坏，易继发细菌感染。发展中国家以细菌为主，仍以肺炎链球菌多见，其次为金黄色葡萄球菌、肺炎杆菌、流感嗜血杆菌、大肠杆菌等。近年来肺炎支原体、衣原体和流感嗜血杆菌有所增多。

2. **内在因素**　婴幼儿中枢神经系统发育不完善、呼吸系统解剖、生理特点及机体的免疫特点使其易患肺炎；低出生体重儿和营养不良、维生素 D 缺乏性佝偻病、先天性心脏病的患儿病情严重，常迁延不愈，病死率较高。

3. **环境因素**　居住环境拥挤、通风不良、冷暖失调、阳光不足、空气污染等均可使机体免疫力降低，导致肺炎发生。

【病理生理】

病原体由呼吸道入侵，少数经血行入侵肺部，支气管、肺泡出现炎症改变，造成通气和换气功能障碍，从而导致缺氧和二氧化碳潴留，造成一系列病理生理变化。由于病原体毒素和炎症产物吸收产生毒血症，可引起不同程度的感染中毒症状。

1. **呼吸功能不全**　支气管黏膜水肿，管腔狭窄，肺泡壁充血水肿，肺泡内充满炎性渗出物，从而影响通气和换气，导致低氧血症和 CO_2 潴留。肺炎早期，仅有缺氧，无明显 CO_2 潴留，为代偿缺氧，出现呼吸、心率增快。随着病情进展，在缺氧的基础上出现 CO_2 潴留，为进一步增加呼吸深度，吸进更多的氧气，呼吸辅助肌也参与呼吸活动，因而出现鼻翼扇动和三凹征，重者可发生呼吸衰竭。

2. **循环系统**　多常见心肌炎、心力衰竭和微循环障碍。病原体和毒素入侵心肌，引起心肌炎；缺氧使肺小动脉反射性收缩，肺循环阻力增高，右心负荷增加。肺动脉高压和中毒性心肌炎是引起心力衰竭的主要原因。重症患儿可出现微循环障碍、休克甚至弥散性血管内凝血（DIC）。

3. **神经系统**　缺氧和 CO_2 潴留使脑血管扩张，血流减慢，血管通透性增加，导致颅内压增高。严重缺氧使脑细胞无氧代谢增加，造成乳酸堆积，ATP 生成减少，$Na^+ - K^+$ 离子泵转运功能障碍，引起脑细胞内钠、水潴留，形成脑水肿。病原体毒素作用也可引起脑损伤，导致脑水肿。

4. **消化系统**　低氧血症和毒血症可使胃肠黏膜糜烂、出血、上皮细胞坏死脱落，导致黏膜屏障破坏，胃肠功能紊乱，出现腹泻、呕吐，甚至发生中毒性肠麻痹和消化道出血。

5. **水、电解质、酸碱平衡紊乱**　严重缺氧时，体内无氧酵解增加，加上高热、进食少、脂肪分解等，使体内酸性代谢产物增加，出现代谢性酸中毒。同时，由于 CO_2 潴留又可引起呼吸性酸中毒。重症肺炎可出现混合性酸中毒。缺氧和 CO_2 潴留还可引起肾小动脉痉挛，引起水钠潴留，严重可导致低钠血症。由于呼吸增快、呼吸道失水等可造成脱水。

【临床表现】

1. **支气管肺炎**　小儿时期最常见的肺炎。多见于 2 岁以下婴幼儿。多数起病较急，发病前数日先有上呼吸道感染。

（1）轻症肺炎：①症状：主要累及呼吸系统，一般表现为发热、咳嗽、气促。早期体温多在38℃～39℃，也可高达40℃，多为不规则发热，也可为弛张热或稽留热。新生儿或重度营养不良患儿体温可不升或低于正常。咳嗽较频繁，初为刺激性干咳，以后有痰，新生儿、早产儿仅表现为口吐白沫。气促多发生于发热、咳嗽之后。另外，还可出现精神不振、食欲减退、烦躁不安、腹泻、呕吐等全身症状。②体征：呼吸频率增快，可达40～80次/分，重者可有鼻翼扇动、点头呼吸、三凹征和唇周及指（趾）端发绀。肺部体征早期常不明显，仅有呼吸音变粗或低，以后听诊可闻及较固定的中、细湿啰音，以背部两侧下方及脊柱两旁多见，深吸气末更为明显。

（2）重症肺炎：呼吸困难明显，可发生全身中毒症状以及循环、神经、消化等系统功能障碍：

1）循环系统：可出现心肌炎和心力衰竭。心肌炎表现为面色苍白、心动过速、心音低钝、心律不齐、心电图ST段下移、T波低平或倒置。肺炎合并心力衰竭时，表现为：①呼吸突然加快＞60次/分。②心率增快＞180次/分。③极度烦躁不安，面色苍白或发绀。④肝脏短期内迅速增大。⑤心音低钝或出现奔马律。⑥少尿或无尿，颜面和四肢出现浮肿。出现前5项即可诊断心力衰竭。

2）神经系统：几乎都有不同程度的神经系统损害，表现为精神萎靡、烦躁、嗜睡，严重者可发生脑水肿或中毒性脑病，出现昏迷、惊厥、球结膜水肿、前囟膨隆等，还可有脑膜刺激征，呼吸不规则，瞳孔对光反射减弱或消失。

3）消化系统：多伴食欲减退、呕吐、腹泻等症状。重者吐咖啡色物，大便潜血试验阳性或柏油样便。发生中毒性肠麻痹时，有严重的腹胀，呼吸困难加重，肠鸣音减弱或消失。

早期合理治疗者并发症少见，若延误诊断或病原体致病力强者，可并发脓胸、脓气胸和肺大泡等并发症。

2. 几种不同病原体所致肺炎的特点

（1）呼吸道合胞病毒肺炎：是最常见的病毒性肺炎。由呼吸道合胞病毒感染所致，多见于1岁以内小儿。发病呈流行性。起病急骤，轻症患者出现发热、呼吸困难等症状，中、重症者出现明显的呼吸困难、喘憋、口唇发绀、鼻翼扇动、三凹征。发热可为低、中度热或高热。若病情严重，全身中毒症状和呼吸困难明显，亦称喘憋性肺炎。体征以喘鸣为主，肺底部可听到中、细湿啰音。胸部X线常见为小点片状、斑片状阴影，肺纹理增多和肺气肿。另一种临床类型为毛细支气管炎，有喘憋的临床表现，但中毒症状不严重。胸部X线以肺间质病变为主，常有肺气肿和支气管周围炎。

（2）腺病毒肺炎：为腺病毒引起，我国以3、7两型为主，11、12型次之。多见于6个月～2岁婴幼儿，冬春季节多发。腺病毒肺炎曾是我国小儿患病率和死亡率最高的病毒性肺炎，死亡率曾高达33%，发病率现已被呼吸道合胞病毒肺炎超越。临床特点是起病急骤、高热持续时间长、中毒症状重、啰音出现晚、X线改变较肺部体征出现早、易合并心肌炎及多器官功能衰竭。发热多呈稽留高热或弛张热，可达39℃以上，轻者持续 7~10 天，重者持续 2~3 周。全身中毒症状重，面色苍白，烦躁，嗜睡，咳嗽剧烈、频繁，呈阵发性喘憋，呼吸困难，发绀，还可出现腹泻，呕吐及消化道出血等。体格检查发现，高热 3~7 天后才开始出现肺部少许湿啰音，病变融合时可出现肺实变体征，肝脾增大，出现心率增快、心音低钝等心肌炎和心力衰竭的表现。肺部 X 线改变出现早，可见大小不等的片状阴影或融合成大病灶，故强调早期拍片。病灶吸收较缓慢，需数周至数月，往往有严重的肺功能损害。

（3）金黄色葡萄球菌肺炎：病原体为金黄色葡萄球菌，多见于新生儿和婴幼儿，当小儿免疫功能低下，滥用抗生素时，金黄色葡萄球菌由呼吸道或血行入肺，从而引起肺炎。金黄色葡萄球菌能产生多种毒素和酶，使肺组织广泛性出血、坏死，形成多发性小脓肿。病变发展迅速，组织破坏严重，易形成肺脓肿、脓胸、脓气胸、纵隔气肿等，炎症易扩散至其他部位，可引起迁徙性化脓灶，如化脓性心包炎、脑膜炎、皮肤脓肿等。临床起病急、病情重、进展快、中毒症状明显。发热多呈弛张热，早产儿可无发热或体温过低。表现为面色苍白，咳嗽、呻吟，时有呕吐、腹泻、腹胀，呼吸浅快和发绀，重者出现休克。肺部体征出现早，双肺有散在中、细湿啰音。皮肤常见猩红热样或荨麻疹样皮疹。胸部 X 线表现随病变不同而不同，可出现小片浸润影、小脓肿、肺大泡或胸腔积液等，且病变发展迅速，故短期内应重复拍片。白细胞明显增高，中性粒细胞增高并有核左移，胞浆中有中毒颗粒，少数患儿白细胞增高不明显，但中性粒细胞比例增高。

（4）肺炎支原体肺炎：病原体为肺炎支原体。四季发病，婴幼儿及年长儿均可发病。起病缓慢，潜伏期 2~3 周，病初有乏力、头痛，2~3 天后出现发热，体温可达 39℃，持续 1~3 周，可伴有咽痛和肌肉酸痛。本病突出的症状是咳嗽，初为干咳，后转为顽固性剧咳，咯出黏稠痰，偶带血丝，可持续 1~4 周。肺部体征常不明显，少数可听到干、湿啰音。部分患儿出现全身多系统的损害，如心肌炎、脑膜炎、肝炎、肾炎等。婴幼儿起病急，病程长，病情重，呼吸困难，喘憋及肺部喘鸣较突出，肺部啰音较年长儿多。肺部 X 线检查是重要的诊断依据。改变可为单侧病变，大多数在右肺中下野，有时呈弥漫性网状结节样阴影，或均匀一致的片状阴影，肺门阴影增浓和胸腔积液。肺炎病灶的 X 线改变可相互转化，呈游走性，有时呈云雾状浸润影。白细胞正常或稍高，大部分患儿血冷凝集试验阳性。

【辅助检查】

1. 病原学检查　细菌性肺炎可取气管吸取物、肺泡灌洗液、胸水、脓液和血液做细菌培养与鉴定，同时进行药物敏感试验以明确病原菌。也可用免疫学方法进行细菌特异抗原、抗体检测。取鼻咽拭子或气管分泌物标本做病毒或肺炎支原体的分离鉴定，冷凝集试验、双份血清抗体的测定和检测血清中特异性抗体等均有助于病原学诊断。

2. 外周血检查　病毒性肺炎白细胞大多正常或降低；细菌性肺炎白细胞总数增高，中性粒细胞数增多，并有核左移，胞浆中可见中毒颗粒。细菌感染时血清 C 反应蛋白浓度多上升。

3. 胸部 X 线检查　早期肺纹理增粗，以后出现大小不等的点状或小片絮状影，以双肺下野、中内带多见，有的融合成片状阴影。有肺气肿、肺不张，伴发脓胸、脓气胸或肺大泡者则有相应的 X 线改变。

【治疗要点】

采用综合治疗措施，原则为控制感染，改善肺通气，对症治疗，防治并发症。

1. 一般治疗　保持室内空气新鲜，温湿度适宜，给予营养丰富的食物。经常变换体位，减少肺部瘀血，促进炎症吸收。注意隔离，避免交叉感染。

2. 抗感染治疗

(1) 抗生素治疗：细菌感染或病毒感染继发细菌感染者，根据不同病原体选用敏感抗生素。宜早期、足量、联合、足疗程用药，重症者静脉联合用药。肺炎链球菌肺炎首选青霉素或阿莫西林，青霉素过敏者选用红霉素；金黄色葡萄球菌肺炎选用苯唑西林钠、万古霉素等；肺炎支原体肺炎首选红霉素、阿奇霉素等；流感嗜血杆菌首选阿莫西林加克拉维酸；大肠杆菌或肺炎杆菌首选头孢曲松或头孢噻肟。抗生素一般用至体温正常后 5 ~ 7 天，症状、体征消失后 3 天。支原体肺炎至少用药 2 ~ 3 周，以免复发。葡萄球菌肺炎易复发和产生并发症，疗程宜长，在体温正常后 2 ~ 3 周可停药，总疗程大于 6 周。

(2) 抗病毒治疗：病毒感染者选用病毒唑，肌肉注射或静脉应用的剂量为每日 10 ~ 15mg/kg，也可滴鼻或雾化吸入。也可选用 α - 干扰素，肌肉注射或雾化吸入。

3. 糖皮质激素　可减少炎症渗出，解除支气管痉挛，改善血管通透性和微循环，降低颅内压。对有明显中毒症状、严重喘憋或呼吸衰竭、伴有脑水肿及感染性休克等的患儿，在使用有效抗生素的同时，可短期应用肾上腺皮质激素。

4. 对症治疗　有缺氧表现时给予氧气疗法；高热者给予降温；咳嗽痰多者及时使用祛痰、止咳药；烦躁不安者可使用镇静剂；纠正酸碱平衡紊乱，维持体液平衡；中毒性肠麻痹时应禁食、胃肠减压，亦可静脉滴注酚妥拉明。

5. 并发症的治疗　并发脓胸、脓气胸者及时穿刺引流；发生感染性休克、脑水肿、心肌炎者采取相应的治疗措施。

6. 物理疗法　病程长，肺内湿啰音吸收慢者，可用红外线照射、超短波治疗、芥子泥敷胸等促进肺部炎症吸收。

【主要护理诊断/合作性问题】

1. **气体交换受损**　与肺部炎症有关。
2. **清理呼吸道无效**　与呼吸道分泌物多、黏稠、患儿无力咳痰有关。
3. **体温过高**　与肺部感染有关。
4. **营养失调：低于机体需要量**　与摄入不足、消耗增加有关。
5. **潜在并发症**　心力衰竭、中毒性肠麻痹、中毒性脑病。

【护理措施】

1. 一般护理

(1) 环境与休息：保持病室安静，空气清新，定时通风，但要避免对流风，室温以 18℃ ~ 22℃、湿度 55% ~ 60% 为宜。患儿卧床休息，经常变换体位。各种护理操作尽量集中进行，保证患儿有足够的休息时间，减少机体耗氧量。患儿保持安静，烦躁不安者，遵医嘱给予镇静药物。注意隔离，不同病原体肺炎、急性期和恢复期患儿宜分室居住，避免交叉感染。

（2）营养与水分的补充：提供高热量、高蛋白、高维生素、清淡、易消化饮食，保证机体所需营养，利于疾病的恢复。避免油腻、产气的食物，以免造成腹胀。少食辛辣、生冷、过甜或过咸的食物。少量多餐。婴幼儿喂养时要耐心，喂食时尽量抱起或使其头部抬高，以免发生误吸或呛咳。鼓励患儿多饮水，防止发热、出汗导致的脱水，并可以湿润呼吸道黏膜，有助于黏膜病变的修复，增加纤毛运动能力，稀释痰液利于排出。

2. 病情观察 肺炎患儿病情变化快，需密切监测生命体征及病情进展状况，了解疾病的发展。如出现以下并发症表现时，及时联系医生并做好抢救准备。

（1）如患儿出现烦躁不安、面色苍白、呼吸突然增快超过60次/分，心率超过160～180次/分，肝脏在短时间内急剧增大，有心音低钝、奔马律、颈静脉怒张等心力衰竭表现时，要及时报告医生，减慢输液速度，吸氧，做好抢救准备。

（2）密切观察患儿神志、瞳孔、囟门、呼吸等变化，如出现烦躁不安或嗜睡、惊厥、昏迷、呼吸不规则、肌张力增高等颅内压增高或中毒性脑病的表现，要及时通知医生，进行抢救。

（3）观察消化系统并发症，注意有无腹胀，肠鸣音减弱或消失的情况，呕吐物及大便的颜色等，及时发现中毒性肠麻痹和消化道出血。

（4）注意有无呼吸困难加重、一侧呼吸运动受限、听诊呼吸音减弱或消失、叩诊呈浊音等情况，警惕脓胸、脓气胸等。

3. 对症护理

（1）保持呼吸道通畅：帮助患儿取合适体位，如婴幼儿采取头低脚高位，有利于呼吸道分泌物的排出。指导和鼓励患儿进行有效咳嗽，排痰前先协助转换体位，病情允许可进行体位引流，即五指并拢，稍向内合掌成空心状，由下向上，由外向内轻拍背部，边拍边鼓励小儿咳嗽，促使肺泡和呼吸道分泌物借助于重力和震动作用排出。另外，雾化吸入有助于解除支气管痉挛和水肿，湿化气道，利于痰液排出。若上述方法不能有效咳出痰液，而使呼吸衰竭加重者，应及时行气管插管清除痰液。严重病例宜短期使用机械通气，接受机械通气者尤其应注意气道湿化、体位变换等，保持气道湿润、通畅。

（2）氧气疗法：凡有缺氧表现时，如烦躁、气促、发绀等要及时给予吸氧。一般用鼻前庭导管给氧，氧流量0.5～1L/min，氧浓度不超过40%，氧气应湿化，以免损伤气道纤毛上皮细胞和使痰液黏稠。婴幼儿或新生儿可用面罩、氧帐、鼻塞给氧，氧流量为2～4L/min，氧浓度50%～60%。呼吸衰竭的患儿可考虑给予机械通气。吸氧时定时评估治疗效果并做好记录。

（3）降温措施：密切监测患儿体温变化，高热患儿采取物理或药物降温，对体温不升的患儿注意保暖。

（4）皮肤及口腔护理：被褥轻暖，穿衣不要太多、太紧，以免引起烦躁不安和出汗。患儿穿宽松、棉质衣服，出汗多者需及时更换衣服，保持皮肤清洁，使患儿感觉舒适。患儿因咳嗽、痰多、张口呼吸、发热等导致口腔干燥，应随时注意保持口腔清洁，进食或喂奶后给予少量温开水，年长儿可漱口，改善口腔不适的现象。

4. 药物护理 遵医嘱使用抗生素，重症患儿一般采取静脉给药，注意观察用药效果和有无不良反应发生。静脉输液时应严格控制液体滴注速度，保持匀速滴入，防止加重心脏负担，诱发心力衰竭，重症患儿应记录出入量。使用糖皮质激素时观察可能出现的不良反应。

5. 健康教育

（1）积极开展户外活动，进行体格锻炼，加强营养，增强体质。

（2）易患呼吸道感染的患儿，在寒冷季节或气候骤变外出时，应注意保暖，避免着凉，经常呼吸道感染的小儿应少到人多的公共场合，避免交叉感染。预防或治疗营养不良、佝偻病、营养性贫血及先天性心脏病等，增强机体抵抗力，减少呼吸道感染的发病。定期查体，按时接种各种疫苗。

（3）教育患儿养成良好的个人卫生习惯，如咳嗽、喷嚏时，用面巾纸遮挡口鼻，带有痰迹的废纸扔到废物袋中，不要随意丢弃。

（4）指导家长一般呼吸道感染的处理方法，使患儿在疾病早期能得到及时处理。

知识链接

小儿肺炎属于中医"肺炎喘嗽"的范畴，典型症状为咳嗽、发热、痰鸣、气喘、鼻扇。引起肺炎的外因是感受风邪或由其他疾病传变而来，内因是小儿形气未充，肺脏娇嫩，卫外不固。病变在肺，亦可累及心、肝、脾。邪热闭肺是肺炎喘嗽的基本病机。治疗措施主要是开肺化痰、止咳平喘。常用方剂有麻杏石甘汤、养阴清肺汤、沙参麦冬汤等，出现变症者，随证施治。辨证护理强调加强生活护理、饮食护理和对症护理，病后调养为施护的关键。

第六节 支气管哮喘

支气管哮喘（bronchial asthma），简称哮喘，是由嗜酸性粒细胞、肥大细胞和T淋巴细胞等多种细胞参与的气道慢性炎症性疾病，引起气道高反应性，导致可逆性气道阻塞，表现为反复发作的喘息、呼吸困难、胸闷、咳嗽等，常在夜间和（或）清晨发作或加剧。多数患儿可经治疗缓解或自行缓解。

支气管哮喘是小儿时期最常见的慢性呼吸道疾病，也是一种全球性的小儿呼吸道变态反应性疾病。近年来发病率有上升趋势，70%~80%的儿童哮喘在5岁前发病，如诊治不及时，可产生气道不可逆性狭窄和重塑。故支气管哮喘的早期防治至关重要。

【病因与发病机制】

1. 病因 哮喘的病因复杂，尚未清楚，受遗传因素和环境因素双重影响。越来越多的证据表明，环境因素的影响更加重要。

（1）遗传因素：目前认为哮喘是一种多基因遗传病。其中过敏体质（特应性体质）与本病关系密切，多数患儿以往有婴儿湿疹史、变态反应性鼻炎、食物或药物过敏史，不少患儿有明显的家族史。

（2）环境因素：哮喘的形成和反复发作受环境因素的影响。

1）过敏原：常见过敏原有以下几类，吸入性过敏原，如尘螨、花粉、真菌、霉菌、动物毛屑等。食入性过敏原有牛奶、鱼、虾、鸡蛋等。药物性过敏原常见的有阿司匹林、β受体阻滞剂等。另外，油漆、甲醛、烟雾、汽车废气等有害物质导致的空气污染与哮喘发病率增加也有一定关系。

2）感染：病原体本身既是过敏原又是感染源。呼吸道病毒或支原体感染是诱发哮喘发作的最重要因素。研究证实，呼吸道病毒感染所诱发的气道炎症是引起支气管哮喘患儿气道高反应性的重要原因之一，除可引起气道炎症反应，导致气道黏膜损伤外，还可作为一种变应原引起气道变应性炎症。

3）其他：运动，大哭、大笑等强烈的情绪变化，过度紧张或创伤，冷空气刺激、气候骤变，咸、甜饮食等均可诱发哮喘发作。

2. 发病机制 哮喘的发病机制复杂，与以下因素有关：

（1）免疫因素：气道慢性炎症被认为是哮喘的本质。大量的研究资料发现，无论病程长短、病情轻重、哮喘患者均存在气道慢性炎症的病理改变，提示免疫因素在哮喘的发病中起着重要的作用。目前认为，哮喘患儿Ⅰ型树突状细胞（DCⅠ）成熟障碍，使 TH_0 不能向 TH_1 分化，而Ⅱ型树突状细胞（DCⅡ）可促进 TH_0 向 TH_2 分化，导致 TH_1/TH_2 细胞功能失衡。TH_2 促进 B 细胞产生大量 IgE，和分泌炎症性因子刺激上皮细胞、嗜碱性粒细胞、肥大细胞等产生一系列炎症介质，诱发慢性气道炎症。新生儿时期是影响树突状细胞（DC）发育的关键时期，且存在生理性 TH_2 细胞功能亢进，若此时接触过敏原，将加强 DCⅡ诱导的 TH_2 优势，促进特应性体质形成，增加哮喘发生机会。

（2）神经、精神因素：肺、支气管受胆碱能神经、肾上腺素能神经和非肾上腺素能非胆碱能（NANC）神经支配。β-肾上腺素能受体功能低下和迷走神经张力亢进，或同时伴有 α-肾上腺素能神经的反应性增加，可使支气管平滑肌收缩，腺体分泌增加，哮喘发作。NANC 神经为松弛气道平滑肌的主要支配神经，哮喘患儿 NANC 神经功能发生障碍，进一步加重气道高反应性。剧烈的情绪变化可激发小儿哮喘发作，尤其是对难治性哮喘患儿影响更大。

（3）内分泌因素：有些儿童哮喘在青春期完全消失，在月经期、妊娠期和甲状腺功能亢进时症状加剧，具体机制尚不清楚。

（4）遗传因素：哮喘具有明显的遗传倾向，是一种多基因遗传性疾病，目前已经发现了许多疾病相关基因，如 IgE、IL-4、IL-13 等基因多态性。

综上所述，小儿支气管哮喘发病机制可能为：如果生命早期接触过敏原，可促使具有特应性体质遗传背景个体的 TH$_2$ 细胞功能优势发展，形成特应性体质。在各种过敏原、感染、药物等诱因的刺激下，导致气道高反应性和哮喘发作。

【临床表现】

婴幼儿发病前 1～2 天多有呼吸道感染，起病较缓慢。年长儿大多在接触过敏原后发作，大多起病较急。典型哮喘发作的表现为咳嗽、阵发性喘息发作，清晨和夜间为重。发作前常有流涕、打喷嚏、胸闷等，发作时出现刺激性干咳，咳大量白色黏痰，呼吸困难和喘鸣音。严重时出现端坐呼吸，烦躁不安，大汗淋漓，面色青灰。

体格检查可见桶状胸，三凹征，双肺满布哮鸣音，严重者气道广泛堵塞，哮鸣音反可消失。肺部粗湿啰音时隐时现，在剧烈咳嗽和体位变化时可消失。在发作间歇期可无任何症状和体征。

小儿哮喘有 3 种类型，下列标准可供参考：

1. **婴幼儿哮喘**　①年龄 <3 岁，喘息发作 ≥3 次。②发作时双肺可闻及呼气相哮鸣音。③具有特应性体质。④父母有哮喘病等过敏史。

2. **儿童哮喘**　①年龄 ≥3 岁，喘息反复发作者。②发作时双肺可闻及呼气相为主的哮鸣音，呼气相延长。③支气管舒张剂有效。

3. **咳嗽变异性哮喘**　又称过敏性咳嗽，仅表现为反复和慢性咳嗽，可无喘息症状，常在夜间和清晨发作，运动可加重咳嗽。特点为：①小儿时期任何年龄均可发生。②咳嗽持续或反复发作 >1 个月，抗生素治疗无效。③支气管扩张剂可使咳嗽发作缓解（基本诊断条件）。④有过敏史或家族过敏史。⑤气道呈高反应性，支气管激发试验阳性。

若哮喘严重发作，经合理应用常规缓解药物治疗后，仍有严重或进行性呼吸困难，24 小时内仍不能缓解者称为"哮喘持续状态"，表现为咳嗽、喘息、呼吸困难、烦躁不安、大汗淋漓，甚至出现端坐呼吸、严重发绀、语言不连贯、意识障碍、心肺功能不全的症状。属危重急症，应积极抢救，否则可出现呼吸衰竭，导致死亡。

【辅助检查】

1. **肺功能测定**　主要用于 5 岁以上患儿。测定 FEV$_1$/FVC（用力肺活量）比率和呼气峰流速值（PEFR），了解有无气流受阻。FEV$_1$/FVC <70% ～75% 提示气流受阻。24 小时 PEFR 变异率 >20% 是哮喘的特点。

2. **胸部 X 线检查**　急性期胸片正常或呈间质性改变，可有肺气肿或肺不张。

3. **过敏原检测**　用多种吸入性或食物性过敏原提取液做皮肤点刺试验和皮内试验，来发现可疑过敏原。血清特异性 IgE 测定也有一定的价值。

4. **血常规检查**　白细胞大多正常，合并细菌感染或哮喘持续状态时可增高，可见嗜酸性粒细胞增高。

【治疗要点】

治疗原则为长期、持续、规范和个体化治疗。急性发作期治疗重点是抗炎、平喘，快速缓解症状。缓解期坚持长期抗炎，降低气道反应性，避免诱发因素和自我保健。

1. **去除病因**　避免接触过敏原，积极治疗和清除感染病灶，去除各种诱发因素。

2. 药物治疗

（1）糖皮质激素：是目前治疗哮喘最有效的药物。作用机制是抑制炎症细胞向气道黏膜迁移，抑制细胞因子生成和炎症因子释放。可分为吸入、口服、静脉用药：①吸入型糖皮质激素是长期控制哮喘的首选药物，药物直接作用于气道黏膜，局部抗炎作用强，而全身不良反应小。常用药物有二丙酸倍氯米松（必可酮）、布地奈德（普米克）和丙酸氟替卡松等。吸入治疗至少持续 6 个月，每 3 个月评估疗效，以决定升级治疗、维持目前治疗或降级治疗。②病情较重的急性病例给予波尼松短程口服，1～7 天，每日 1～2mg/kg，分 2～3 次。③严重哮喘发作时可静脉给予甲基泼尼松龙，一般 1～7 天，每日 2～6mg/kg，分 2～3 次静脉输注，症状缓解后即停止静脉用药，若需持续使用糖皮质激素，可改为口服泼尼松。

（2）支气管扩张剂：可迅速控制支气管痉挛，缓解气道高反应性：①$β_2$ 受体激动剂可松弛支气管平滑肌，稳定肥大细胞膜。常用药物有沙丁胺醇（舒喘灵）、特布他林（喘康速）等，可采用吸入、口服等方式给药。吸入型速效 $β_2$ 受体激动剂疗效可维持 4～6 小时，是缓解哮喘急性症状的首选药物，严重发作时第 1 小时可每 20 分钟吸入 1 次，以后每 2～4 小时重复吸入。②茶碱类药物可抑制磷酸二酯酶而解除支气管痉挛，常用药物有氨茶碱、缓释茶碱（舒氟美）等。③抗胆碱能药物，抑制迷走神经释放乙酰胆碱，使呼吸道平滑肌松弛。常用药物有溴化异丙托品，该药舒张支气管作用较 $β_2$ 受体激动剂弱，起效也慢，但长期应用不宜产生耐药性，不良反应少。

（3）其他药物：色甘酸钠为肥大细胞膜稳定剂，能抑制肥大细胞释放组胺、白三烯和前列腺素等，减少气道炎症，对运动诱发的哮喘效果好；酮替芬可抗过敏。

3. 哮喘持续状态的治疗

（1）患儿保持安静，必要时应用水合氯醛灌肠。慎用或禁用其他镇静剂。

（2）重症哮喘患儿都有不同程度的低氧血症，可采用密闭面罩给氧，吸氧浓度 40% 为宜，氧流量 4～5L/min，使 PaO_2 维持在 70～90mmHg（9.3～12kPa）。以氧驱动雾化吸入更好。吸入的氧气需湿化。

（3）纠正失水，防止痰液过黏成栓。用碳酸氢钠纠正酸中毒，改善 β－肾上腺素能受体对儿茶酚胺的反应性。

（4）病情严重时，尽早静脉应用糖皮质激素。

（5）雾化吸入或静脉应用 $β_2$ 受体激动剂，也可静脉滴注氨茶碱，缓解支气管痉挛。

（6）若发生下呼吸道细菌感染则选用敏感的抗菌药物；出现严重持续性呼吸困难者，应机械通气。

4. 预防复发 避免接触过敏原，积极治疗和清除感染病灶，去除各种诱发因素。特异性免疫治疗可使机体对过敏原产生耐受性，降低过敏性。长期正确的吸入糖皮质激素是预防复发的关键。

【主要护理诊断/合作性问题】

1. 气体交换受损 与支气管痉挛、气道炎症、气道阻力增加有关。

2. 清理呼吸道无效 与支气管黏膜水肿、分泌物增加、痰液黏稠、不能有效咳出有关。

3. **活动无耐力**   与缺氧有关。

4. **焦虑**   与哮喘反复发作有关。

5. **知识缺乏**   缺乏有关哮喘的防护知识和用药的相关知识。

【护理措施】

1. **一般护理**

（1）环境与体位：明确过敏原者，尽快脱离过敏原环境。提供安静、温湿度适宜的环境，保持室内清洁、空气流通。室内不宜摆放花草，避免强光及有害气味的刺激。根据病情提供舒适体位，如采用端坐位或半坐卧位，以利于呼吸或肺的扩张。

（2）饮食护理：提供高热量、清淡、易消化的食物，避免进食硬、冷、油煎、辛辣的食物。避免进食与哮喘发作有关的食物，如鱼、虾、蟹、蛋类、奶类等。也不易饮用刺激性的饮料，如咖啡、可乐、汽水等。要多饮水，补充哮喘发作时丢失的水分和稀释痰液。

2. **病情观察**   观察哮喘发作前的前驱症状，如喷嚏、流涕、眼痒等症状。哮喘发作时观察患儿意识状况、呼吸频率、节律、深度及有无出现三凹征等，监测呼吸音、哮鸣音变化，监测肺功能状况和动脉血气分析。观察患儿咳嗽的情况，痰液的性状和量。还要注意患儿有无大量出汗、疲倦、发绀等，警惕发生哮喘持续状态，若出现则应给予端坐位，立即吸氧，协助医生共同抢救。

3. **对症护理**

（1）氧疗：遵医嘱给予面罩吸氧，氧浓度40%为宜，氧流量4～5L/min。氧气要温暖湿润以避免刺激气道，引起气道痉挛。也可采用双鼻导管给氧。给氧过程中，注意监测动脉血气分析，使动脉血氧分压PaO_2维持在70～90mmHg（9.3～12kPa）。

（2）促进排痰：鼓励患儿做深而慢的呼吸运动、有效咳嗽，或给予雾化或蒸汽吸入、胸部叩击、震荡等，利于分泌物排出。必要时吸痰。

（3）口腔与皮肤护理：哮喘发作时，患儿大量出汗，要勤换汗湿衣服和床单，保持皮肤清洁、干燥和舒适。协助并鼓励患儿咳痰后用温水漱口，保持口腔清洁。

（4）心理护理：患儿哮喘发作，烦躁不安时给予心理支持和安慰，消除紧张和恐惧心理，避免情绪激动。帮助患儿树立战胜疾病的信心。

4. **药物护理**   观察药物的疗效和不良反应。

（1）糖皮质激素：指导患儿及家长遵医嘱用药，不得自行减量或停药。糖皮质激素吸入治疗全身不良反应少，但少数患儿可引起口咽部念珠菌感染、声音嘶哑、上呼吸道不适等局部不良反应，指导患儿吸入后立即用清水漱口以减轻局部不良反应。口服用药宜饭后服用，以减少对胃肠黏膜的刺激。长期应用可引起向心性肥胖、满月脸、皮肤变薄、紫纹、低血钾、肌无力等不良反应。

（2）β_2受体激动剂：静脉滴注沙丁胺醇时要控制滴速，观察有无心动过速、低血钾、肌震颤等不良反应。

（3）茶碱类：茶碱类主要不良反应有胃肠道症状、头晕、头痛、心律失常、血压下降、兴奋呼吸中枢等，严重者可引起死亡。由于氨茶碱的有效浓度与中毒浓度很接近，故用药时宜做血浓度监测（血液最佳浓度为 10～15μg/ml）。缓释茶碱不能嚼服，必须整片吞服。

（4）其他：色甘酸钠吸入后少数患儿可出现咽喉不适、胸闷等。抗胆碱能药物吸入后，可有口苦、口干感。酮替芬可引起头晕、口干、嗜睡等不良反应。

5. 健康教育

（1）疾病知识指导：协助患儿及家长了解有关哮喘的知识，确认哮喘患儿发作的因素、发病机制、控制目的及治疗效果等，确保患儿治疗过程中的依从性。教会患儿和家长辨认哮喘发作的早期征象、症状，并掌握适当的处理方法。

（2）避免诱因：评估家庭和生活环境的过敏原，以避免接触。避免接触寒冷空气，外出时要戴围巾或口罩；进行保护性隔离，避免与呼吸道感染的患者接触，以免发生感染，诱发哮喘；避免强烈的精神刺激和剧烈的运动；避免持续大声喊叫等过度换气动作；不养宠物；避免接触刺激性气体及被动吸烟；在缓解期，加强体育锻炼，增强体质，提高机体免疫力。

（3）用药指导：教会家长掌握患儿常用药物的名称、剂量、用法和注意事项等，了解药物的不良反应及如何采取措施避免这些不良反应。指导患儿及家长如何使用吸入器，掌握正确的药物吸入技术。与家长共同制定长期用药管理计划，以使患儿出院后不间断治疗，防止复发。

小　　结

急性上呼吸道感染（上感）主要是由病毒引起的上呼吸道急性感染，临床表现主要有发热、乏力、头痛等全身症状和鼻塞、流涕、喷嚏等鼻咽部症状。婴幼儿全身症状重，可引起高热惊厥、肺炎等并发症，年长儿以局部症状为主。病毒性上呼吸道感染是自限性疾病，无特殊治疗方法。护理措施主要强调加强营养、保持呼吸道通畅、降温、促进舒适度等。

急性感染性喉炎是婴幼儿常见的喉黏膜急性弥漫性炎症，由病毒或细菌感染引起，也可并发于麻疹、百日咳和流感等急性传染病。起病急、症状重，可有发热、犬吠样咳嗽、声嘶、吸气性喉鸣和吸气性呼吸困难等症状。该病的治疗要点主要是给予糖皮质激素，以减轻喉头水肿，使用抗生素控制感染及对症治疗。护理过程中注意使患儿保持安静，给予吸氧，雾化吸入，促进痰液排出，还要密切观察呼吸状况及病情的进展。

小儿支气管肺炎是指支气管黏膜的炎症，可由病毒、细菌感染或混合感染引起，咳嗽和发热为其主要临床表现。本病治疗主要采用抗感染和对症治疗。护理措施重点强调室内保持一定的湿度，多喝水，以湿化气道、变换体位、有效咳嗽等促进痰液排出，高热的患儿要及时做好降温处理。

小儿肺炎是由不同病原体或其他原因引起的肺部炎症。轻症肺炎主要累及呼吸系统，出现发热、咳嗽、气促等症状，重症除了呼吸系统的症状，还可出现循环、消化、神经等系统受累的症状及全身中毒症状，甚至还会出现脓胸、脓气胸等并发症。肺炎需早期诊断，早期治疗，治疗原则为控制感染，改善肺通气，对症治疗，防治并发症。护理措施强调给予足够营养和水分、保持呼吸道通畅、吸氧、降温等。肺炎的预后与患儿年龄、病原体种类、体质等有关。

支气管哮喘是小儿时期常见的呼吸道疾病，主要临床表现有反复发作的喘息、呼吸困难、胸闷或咳嗽等。主要特征是气道高反应性，其本质是气道慢性炎症。哮喘发作时，首先要脱离过敏原，然后用药物控制症状，防止病情恶化。目前治疗哮喘最有效的药物是糖皮质激素，吸入治疗是长期控制的首选方法，病情较重时要给予口服或静脉用药。急性发作时，可吸入短效 β_2 受体激动剂以缓解症状，也可选用茶碱类、抗胆碱能等药物控制症状。护理哮喘患儿时要给患儿提供安静、舒适的环境（避免过敏原），吸氧，密切监测病情变化，尤其是意识、呼吸状况、哮鸣音及动脉血气分析等，注意药物的不良反应，并做好对症护理。

案例分析

1. 患儿，男，1 岁 5 个月。2 天前开始发热，最高体温 40.5℃，伴流涎及轻咳，鼻分泌物多，吞咽时哭闹，拒食，发病以来无腹痛、腹泻及恶心、呕吐，无气喘及抽搐。睡眠好，大小便未见异常，平素体健。体格检查：体温 40℃，呼吸 40 次/分，脉搏 135 次/分，急性面容，营养良好，发育正常。前囟已闭，眼、耳未见异常。咽部明显充血，咽腭弓、悬雍垂上可见 7～8 个直径约 3～5mm 大小的疱疹，周围有红晕，心肺无异常，腹平软。神经系统无异常。血常规检查正常。

（1）该患儿的诊断是什么？依据是什么？

（2）该患儿的主要护理诊断有哪些？应采取哪些护理措施？

2. 患儿，女，4 岁。咳嗽、发热 4 天，体温 39℃，今晨咳嗽加剧，伴气促，烦躁、哭闹。既往体弱。体格检查：体温 39.5℃，脉搏 135 次/分，呼吸 40 次/分，神志清，营养中等。鼻翼扇动，咽充血，可见吸气三凹征，双肺呼吸音粗糙，可闻及较固定的中、细湿啰音，以双侧脊柱旁和背部下方多见。腹平软，肝、脾未触及，神经系统检查无异常。实验室检查：白细胞数目升高，痰液培养肺炎链球菌阳性，X 线检查示右肺下叶可见沿支气管分布的斑片状阴影。

（1）该患儿诊断是什么？诊断依据是什么？

（2）该患儿的主要护理诊断有哪些？采取什么护理措施？

第九章 消化系统疾病患儿的护理

【学习目标】

1. 掌握消化系统常见疾病的临床表现、护理诊断及护理措施等。

2. 熟悉小儿消化系统解剖生理特点，消化系统常见疾病的病因、治疗要点等。

3. 了解消化系统常见疾病的发病机制、辅助检查等。

第一节 小儿消化系统解剖生理特点

一、口腔

口腔是消化道的起始端，具有吸吮、吞咽、咀嚼、消化、味觉、感觉及语言等功能。足月新生儿口腔两颊有发育良好的脂肪垫和咀嚼肌，有利于吸吮活动，因此出生时已具有较好的吸吮和吞咽功能，早产儿则较差。新生儿及婴幼儿口腔黏膜薄嫩，血管丰富，唾液腺不够发达，唾液分泌少，口腔黏膜干燥，因此容易发生损伤和局部感染；3个月以下婴儿因唾液中淀粉酶分泌不足，故不宜喂淀粉类食物；婴儿唾液分泌3~4个月开始增多，5~6个月时明显增多。由于婴儿口底浅，不能及时吞咽所分泌的全部唾液，因此常发生生理性流涎。

二、食管

新生儿和婴儿的食管呈漏斗状，黏膜纤弱，腺体缺乏，弹力组织和肌层不发达，食管下端贲门括约肌发育不成熟，控制能力差，常发生胃食管反流，一般在8~9个月时症状消失。

三、胃

婴儿胃呈水平位，当开始直立行走后逐渐变为垂直位。胃平滑肌发育尚未完善，因此在充满液体食物后易使胃扩张；贲门括约肌和胃平滑肌发育不成熟，而幽门括约肌发育较好，加之吮乳时常吞咽过多空气，故易发生幽门痉挛而出现呕吐。胃黏膜的腺体和杯状细胞较少，盐酸和各种酶的分泌比成人少且活性低，消化功能差。胃容量新生儿约为 30～60ml，1～3 个月时约为 90～150ml，1 岁时约为 250～300ml，5 岁时约为 700～850ml（成人约为 2000ml），故小儿年龄越小，喂养次数应越多，即少量多餐，但由于哺乳后不久幽门即开放，胃内容物逐渐流入十二指肠，故实际哺乳量常超过上述胃容量。胃排空时间因食物种类不同而异，如水约 1.5～2 小时，母乳 2～3 小时，牛乳 3～4 小时。早产儿胃排空较慢，易发生胃潴留。

四、肠

小儿肠管相对成人长，一般为身长的 5～7 倍。小肠血管丰富，绒毛发育较好，有利于消化吸收。黏膜肌层发育较差，肠系膜柔软而长，黏膜下组织松弛，结肠无明显结肠带与脂肪垂，升结肠与后壁固定差，肠活动度大，易发生肠扭转和肠套叠。早产儿肠蠕动协调功能差，易发生粪便滞留、排出延迟，甚至发生功能性肠梗阻。肠乳糖酶活性低，易发生乳糖吸收不良。由于小儿肠壁薄，通透性高，屏障功能差，肠内毒素、消化不全产物和过敏原易通过肠黏膜吸收进入体内，引起全身感染和变态反应性疾病。

五、肝脏

年龄越小，肝脏相对越大。婴幼儿肝脏在右肋下可触及，6 岁以后则不易触及。婴儿肝脏结缔组织发育较差，血管丰富，肝细胞再生能力强，不易发生肝硬化。肝功能不成熟，易受各种不利因素的影响，如缺氧、感染、中毒等均可使肝细胞肿胀、脂肪浸润、变性坏死、纤维增生而肿大，影响其正常生理功能。婴儿期胆汁分泌较少，故对脂肪的消化吸收功能较差。

六、胰腺

胰腺分泌胰岛素及胰液。胰岛素调节糖代谢，胰液内含有各种消化酶，与胆汁及小肠的分泌物相互作用，共同参与对蛋白质、脂肪及碳水化合物的消化。出生时胰液分泌量少，3～4 个月时增多，6 个月以内胰淀粉酶活性较低，1 岁才接近成人。婴幼儿胰脂肪酶及胰蛋白酶的活性均较低，对脂肪和蛋白质的消化吸收功能较差。婴幼儿时期胰液及其消化酶的分泌易受炎热天气及各种疾病的影响而被抑制，导致消化不良。

七、肠道细菌

胎儿肠道内是无菌的，出生后数小时细菌很快从口、鼻、肛门侵入肠道，主要分布在结肠和直肠。肠道菌群受食物成分影响，单纯母乳喂养者以双歧杆菌为主，人工喂养和混合喂养者大肠杆菌、嗜酸杆菌、双歧杆菌及肠球菌所占比例几乎相等。正常菌群对侵入肠道的致病菌有一定的拮抗作用，并参与代谢过程，如维生素 K、叶酸及生物素的合成等。婴幼儿肠道正常菌群脆弱，易受许多内外因素影响而致菌群失调，发生消化功能紊乱。

八、健康小儿粪便

由于婴幼儿大脑皮层功能发育不完善，进食时常可引起胃－结肠反射，产生便意，故排便次数多于成人，每日 1~7 次；大便颜色和性状受食物成分的影响。

1. **胎粪** 是由胎儿肠道脱落的上皮细胞、消化液及吞咽的羊水所组成。为墨绿色、糊状、黏稠、无臭味，多数在生后 12 小时内开始排出，若喂乳充足，2~3 天后逐渐过渡为黄色糊状便。若出生后 24 小时内无胎粪排出，应检查有无肛门闭锁等消化道畸形。

2. **母乳喂养儿粪便** 呈金黄色或黄色均匀糊状，偶有细小乳凝块，无臭味，呈酸性反应，每日排便 2~4 次，一般在添加辅食后次数减少。

3. **人工喂养儿粪便** 呈淡黄色或灰黄色，较干稠，因牛乳含蛋白质较多，蛋白质分解产物亦较多，致粪便有臭味，有时可混有白色酪蛋白凝块，呈中性或碱性反应，每日排便 1~2 次，易发生便秘。

4. **混合喂养儿粪便** 与人工喂养者相似，但较软、黄，添加谷类、蛋、肉、蔬菜、水果等辅食后，粪便性状逐渐接近成人。每日排便 1 次。

第二节 口 炎

口炎（stomatitis）是指口腔黏膜的炎症，由各种感染引起。若病变局限于舌、牙龈、口角可分别称为舌炎、牙龈炎和口角炎。本病多见于婴幼儿，可单独发病或继发于全身性疾病（急性感染、腹泻、营养不良、维生素 B 或 C 缺乏等）。感染大多数由病毒、细菌、真菌引起。不注意食具及口腔卫生，不适当擦拭口腔，饮食过热、过硬，误服腐蚀性物质使口腔黏膜受损，各种疾病导致机体抵抗力下降等均可致口炎的发生。

一、鹅口疮

鹅口疮（thrush，oral candidiasis）又称雪口病，为白色念珠菌感染所致的口腔炎症。黏膜表面有白色斑膜为特征。

【病因与发病机制】

本病的病因为白色念珠菌感染。多见于新生儿和婴幼儿，营养不良、腹泻、长期使用广谱抗生素或激素的患儿易患本病。新生儿多由产道感染、哺乳时乳头不洁或奶瓶等污染而感染。

【临床表现】

口腔黏膜表面覆盖点状或片状白色乳凝块样物，略高于黏膜表面。最常见于颊黏膜，其次是舌、牙龈、上腭，重症可蔓延到咽、喉、食管、气管等处。可融合成大片，不易拭去，强行擦拭剥离后，局部黏膜潮红、粗糙，可有溢血。患处不痛、不流涎，不影响进食，一般无全身症状。重症患儿可伴有低热、拒食、吞咽困难等。

【治疗要点】

可用 2% 碳酸氢钠溶液于哺乳前后清洁口腔；局部涂抹 10 万 U~20 万 U/ml 制霉菌

素鱼肝油混悬溶液，每日 2~3 次。可口服肠道微生态制剂，预防和纠正肠道菌群失调，抑制真菌生长；加强营养，增加适量维生素 B₂ 及维生素 C；注意奶瓶、奶嘴的消毒及卫生。

二、疱疹性口腔炎

疱疹性口腔炎（herpetic stomatitis）为单纯疱疹病毒 I 型感染所致的口腔炎症。多见于 1~3 岁小儿，传染性强，可在卫生条件差的托幼机构引起小流行。从患儿的唾液、皮肤病变和大小便中均可分离出病毒。

【临床表现】

起病时有发热，体温可达38℃~40℃，牙龈红肿，触之易出血，1~2 天后在牙龈、颊黏膜、舌、口唇等处出现单个或成簇的小疱疹，直径约2mm，周围有红晕，迅速破溃后形成浅表溃疡，表面覆盖黄白色膜样渗出物，多个小溃疡可融合成大溃疡。有时疱疹可累及软腭和咽部，还可见于口角和唇周皮肤。局部疼痛剧烈致患儿拒食、流涎、烦躁，颌下淋巴结常有肿大和压痛。病程约 1~2 周，体温在 3~5 天后恢复正常，淋巴结肿大可持续 2~3 周。

本病须与疱疹性咽峡炎相鉴别，后者多由柯萨奇病毒引起，常发生在夏秋季，疱疹主要分布在咽部和软腭，有时可见于舌面但不累及牙龈和颊黏膜。

【治疗要点】

保持口腔清洁，多饮水，进温凉的流质或软食，禁用刺激性食物及药物。局部可涂疱疹净抑制病毒，喷洒西瓜霜和冰硼散促进溃疡愈合及减轻疼痛，可进行全身抗病毒治疗。局部可涂 2.5%~5%金霉素鱼肝油预防继发感染，疼痛严重者可在进食前局部涂抹 2%利多卡因，发热时物理或药物降温，有继发感染时可用抗生素。

三、口炎的护理

【主要护理诊断/合作性问题】

1. **口腔黏膜改变**　与口腔黏膜感染有关。
2. **疼痛**　与口腔黏膜炎症、溃疡有关。
3. **体温过高**　与口腔黏膜感染有关。
4. **知识缺乏**　患儿及家长缺乏口腔卫生护理知识。

【护理措施】

1. **一般护理**　供给高热量、高蛋白、高维生素的温凉流质或半流质饮食，避免摄入刺激性食物。对因疼痛影响进食者，可在进食前局部涂抹 2%利多卡因。对不能进食者，可静脉补充或给予肠道外营养，以确保能量与液体的供给。患儿使用的食具应煮沸消毒或压力灭菌消毒；口腔护理前后均应洗手，防止交叉感染。

2. **病情观察**　观察患儿是否有发热、哭闹、拒乳、流涎等症状。观察患儿口腔黏膜局部表现，注意口炎发生的部位、范围、颜色、有无水疱、溃疡或白色乳凝块状物。

3. 对症护理

（1）口腔护理：鼓励患儿多饮水，进食后漱口，保持口腔黏膜湿润和清洁。对流涎者，及时清除分泌物，保持口周皮肤清洁干燥，以免引起湿疹和糜烂。用2%碳酸氢钠溶液或3%过氧化氢溶液清洁口腔后涂药，年长儿可用含漱剂。

（2）发热护理：密切观察体温变化，体温超过38.5℃时，给予松解衣物、放置冷水袋或冰袋等物理降温，必要时给予药物降温。

4. 药物护理

注意正确涂药，为确保局部用药达到目的，涂药前应先将纱布或干棉球放在颊黏膜腮腺管口处或舌系带两侧，以隔断唾液，然后用干棉球将病变部位表面吸干后再涂药，涂药后嘱患儿闭口10分钟，然后取出纱布或棉球，注意不可立即漱口、饮水或进食。

5. 健康教育

向家长介绍有关口炎发生的原因及护理方法，指导家长及患儿清洗口腔和局部涂药的方法及注意事项。指导食具专用，注意消毒隔离。纠正小儿吮指、擦拭婴儿口腔等不良习惯，培养进食后漱口、早晚刷牙的卫生习惯。宣传均衡营养对提高机体抵抗力的重要性，避免偏食、挑食，培养良好的饮食习惯。

第三节　小儿腹泻

小儿腹泻（infantile diarrhea）又称腹泻病，是一组由多病原、多因素引起的以大便次数增多及大便性状改变为特点的临床综合征，是儿科常见病、多发病。本病多见于6个月~2岁婴幼儿，1岁以内约占半数，是造成小儿营养不良、生长发育障碍的主要原因之一。本病一年四季均可发病，以夏秋季发病率最高，是我国重点防治的小儿常见病之一。严重者可引起脱水和电解质紊乱。

腹泻根据病因分为感染性腹泻和非感染性腹泻；根据病程分为急性腹泻（病程在2周以内）、迁延性腹泻（病程在2周~2个月）、慢性腹泻（病程大于2个月）；根据病情分为轻型腹泻、重型腹泻。

【病因与发病机制】

1. 病因

（1）易感因素

1）消化系统发育不成熟：胃酸和消化酶分泌不足，消化酶活性低，对食物变化的耐受性差。小儿生长发育快，所需营养物质较多，消化道负担较重，易发生消化功能紊乱。

2）机体防御功能差：胃酸偏低，胃排空较快，对胃内细菌的杀灭能力较弱；婴儿血清免疫球蛋白及胃肠道分泌型IgA较低，防御能力差，易发生肠道感染。

3）肠道菌群失调：新生儿出生后尚未建立正常肠道菌群，改变饮食使肠道内环境改变或因使用抗生素等导致肠道菌群失调，使正常菌群对入侵肠道致病菌的拮抗作用减弱或丧失，引起肠道感染。

4）人工喂养：家畜乳中缺乏分泌型IgA、乳铁蛋白、巨噬细胞、粒细胞等抗肠道感染的成分（虽有上述成分，但加热过程中被破坏），加上人工喂养的食物和食具极易被污染，故人工喂养儿肠道感染率高。

（2）感染因素

1）肠道内感染：可由病毒、细菌、真菌和寄生虫引起，尤以病毒和细菌多见：①病毒感染：寒冷季节的小儿腹泻80%由病毒感染引起，以轮状病毒最常见，其次为星状和杯状病毒、肠道病毒等。②细菌感染（不包括法定传染病）：以致腹泻大肠杆菌为多见，分为5组菌株，分别为致病性大肠杆菌（EPEC）、产毒性大肠杆菌（ETEC）、侵袭性大肠杆菌（EIEC）、出血性大肠杆菌（EGEC）和黏附－集聚性大肠杆菌（EAEC）。其次为空肠弯曲菌、耶尔森菌和沙门菌等。③真菌感染：以白色念珠菌为多见，其他有曲菌和毛霉菌等。④寄生虫感染：以蓝氏贾第鞭毛虫、阿米巴原虫和隐孢子虫等为常见。

2）肠道外感染：如中耳炎、上呼吸道感染、肺炎、泌尿系统及皮肤感染时，可由于发热、病原体毒素、抗生素治疗、直肠局部激惹（膀胱感染）作用而并发腹泻，也可由于病原体（主要是病毒）同时感染肠道而发生腹泻。

3）使用抗生素引起的腹泻：肠道外感染时长期大量使用广谱抗生素可致肠道菌群失调，肠道正常菌群减少，则耐药的金黄色葡萄球菌、变形杆菌、绿脓杆菌或白色念珠菌等大量繁殖，可引起药物较难控制的肠炎。

（3）非感染因素

1）饮食因素：①喂养不当：如喂养不定时、食物的成分或量不适宜、过早喂淀粉类或脂肪类食物等。②过敏：如对牛奶或大豆（豆浆）过敏。③双糖酶异常：主要为乳糖酶的缺乏或活性降低，可为原发性或继发性。肠道对糖的消化吸收不良，使乳糖积聚而引起腹泻。

2）气候因素：天气变冷使腹部受凉，肠蠕动增加；天气过热使消化液分泌减少或口渴饮水过多，都可导致消化功能紊乱而发生腹泻。

2. 发病机制 腹泻发生的机制包括渗透性腹泻（肠腔内存在大量不能被吸收的、具有渗透活性的物质），分泌性腹泻（肠腔内电解质分泌过多），渗出性腹泻（炎症所致的液体大量渗出）及肠道功能异常性腹泻等。临床上不少腹泻是由多种机制共同作用的结果。

（1）感染性腹泻：病原体多通过污染的食物或饮水进入消化道，也可通过污染的手、玩具、日用品或带菌者传播。当机体防御功能下降、大量微生物侵袭并产生较强毒力时即可发生腹泻。

1）病毒性肠炎：病毒侵入肠道后，在小肠绒毛顶端的柱状上皮上复制，使小肠绒毛细胞受损，导致小肠黏膜回吸收水、电解质能力下降，肠液在肠腔内大量积聚而引起腹泻；同时，发生病变的肠黏膜细胞分泌双糖酶不足且活性降低，使肠腔内的糖类消化不全而积滞在肠腔内，并被肠道内细菌分解成小分子的短链有机酸，使肠液的渗透压增高，进一步造成水和电解质的丧失，导致水样腹泻。

2）细菌性肠炎：感染的病原菌不同，发病机制亦不同：①肠毒素性肠炎：各种产生肠毒素的细菌可引起分泌性腹泻，如产毒性大肠杆菌、霍乱弧菌等。细菌侵入肠道后，一般仅在肠腔内繁殖、黏附在肠上皮细胞刷状缘，不侵入肠黏膜，主要通过释放的不耐热肠毒素和耐热肠毒素，抑制小肠绒毛上皮细胞吸收水及 Cl^-、Na^+，并促进肠腺分泌 Cl^- 增加，使小肠液量增多，超过结肠的吸收限度而发生水样腹泻。②侵袭性肠炎：各种侵袭性细菌感染可引起渗出性腹泻，如侵袭性大肠杆菌、志贺菌属等。细菌可直接侵入小肠或结肠肠壁，使黏膜充血、水肿，炎症细胞浸润而发生渗出和溃疡等病变，患儿排出含有大量白细胞和红细胞的菌痢样粪便；由于结肠病变不能充分吸收肠液，并且某些致病菌还可产生肠毒素，故亦可产生水样腹泻。

（2）非感染性腹泻：主要是由于饮食不当引起。当摄入食物的成分或量不适宜并超过消化道承受能力时，食物就不能被充分消化吸收而积滞于小肠上部，使肠腔内酸度减低，有利于肠道下部细菌上移和繁殖，食物发酵和腐败，分解产生的短链有机酸使肠腔内的渗透压升高，并协同腐败性毒性产物刺激肠壁，使肠蠕动增加而引起腹泻，严重者可发生脱水和电解质紊乱。毒性产物吸收进入血液，可出现不同程度的中毒症状。

【临床表现】

不同病因引起的腹泻常有相似的临床表现，同时又各具特点：

1. 急性腹泻

（1）腹泻的共同临床表现

1）轻型腹泻：起病可急可缓，以胃肠道症状为主。可出现食欲不振，偶有溢奶或呕吐。大便次数增多，一般每日在 10 次以内，每次大便量不多，稀薄或带水，呈黄色或黄绿色，有酸味，常见白色或黄白色奶瓣和泡沫，一般无脱水及全身中毒症状，多在数日内痊愈。多由饮食因素或肠道外感染引起。

2）重型腹泻：起病常较急，除有较重的胃肠道症状外，还有明显的脱水、电解质紊乱、酸碱失衡及全身中毒症状。多由肠道内感染引起：①胃肠道症状：常有呕吐（严重者可吐咖啡样物）、腹痛、腹胀、食欲不振等。腹泻频繁，每日大便 10 余次至数十次，多为黄绿色水样或蛋花汤样便，量多，可有少量黏液，少数患儿可有少量血便。②水、电解质和酸碱平衡紊乱表现：主要有脱水、代谢性酸中毒、低钾血症及低钙、低镁血症等。③全身中毒症状：发热，体温可达 40℃，或体温不升，烦躁不安、精神萎靡、嗜睡、昏迷、惊厥，甚至休克等。

（2）几种常见肠炎的临床特点

1）轮状病毒肠炎：是秋冬季节最常见的小儿腹泻，又称秋季腹泻。多见于 6 个月~2 岁的婴幼儿。起病急，常伴有发热和上呼吸道感染症状，无明显全身中毒症状。病初即出现呕吐，大便次数多，量多，呈黄色或淡黄色，水样或蛋花汤样，无腥臭味，常并发脱水、酸中毒及电解质紊乱。本病为自限性疾病，自然病程约 3~8 天。大便镜检偶有少量白细胞。近年报道，轮状病毒感染可侵犯多个脏器，如中枢神经系统、心肌等。

2）大肠杆菌性肠炎：多发生在夏季（5~8 月）。致病性和产毒性大肠杆菌性肠炎大便呈蛋花汤样或水样，混有黏液，常伴呕吐，重者有发热、脱水、酸中毒及电解质紊乱，大便镜检无白细胞，自然病程 3~7 天。侵袭性大肠杆菌性肠炎可排出菌痢样黏液脓血便，有腥臭味，常伴有恶心、呕吐、腹痛和里急后重，可出现严重的全身中毒症状，如高热、意识障碍，甚至休克，大便镜检有大量白细胞及数量不等的红细胞，粪便细菌培养可找到相应的致病菌。出血性大肠杆菌性肠炎大便开始为黄色水样便，后转为血水便，有特殊臭味，伴有腹痛，大便镜检有大量红细胞，常无白细胞。

3）抗生素诱发性肠炎：多继发于使用大量抗生素后，使肠道内耐药的金黄色葡萄球菌、某些梭状芽孢杆菌或白色念珠菌等大量繁殖而引起肠炎。体弱儿、长期应用肾上腺皮质激素和免疫功能低下者多见。金黄色葡萄球菌性肠炎大便为暗绿色，量多，带有黏液，少数为血便，伴有全身中毒症状，甚至休克，大便镜检有大量脓细胞和成簇的革兰染色阳性球菌，培养有葡萄球菌生长，凝固酶阳性；伪膜性小肠结肠炎是由梭状芽孢杆菌引起，重症大便呈黄绿色水样便，可有伪膜排出，大便带血，伴有腹痛、腹胀和全身中毒症状，甚至发生休克；真菌性肠炎多由白色念珠菌引起，大便次数增多，呈黄色稀便，泡沫较多带有黏液，有时可见豆腐渣样细块（菌落），常伴鹅口疮，大便镜检有真菌孢子和菌丝。

2. **迁延性腹泻和慢性腹泻**　病因复杂，多与营养不良和急性期治疗不彻底有关。表现为腹泻迁延不愈，病情反复，大便次数和性状不稳定，严重时可出现水、电解质紊乱。以人工喂养、营养不良儿为多见，由于营养不良儿患腹泻易迁延不愈，腹泻又加重营养不良，两者互为因果，形成恶性循环，最终引起免疫功能低下，继发感染，导致多脏器功能异常。

知识链接

生理性腹泻

多见于6个月以内的婴儿，外观虚胖，常有湿疹，生后不久就出现腹泻，但除大便次数增多外，无其他症状，食欲好，生长发育正常，近年研究发现此类腹泻可能为乳糖不耐受的一种特殊类型。添加辅食后大便逐渐转为正常。

【**辅助检查**】

1. **大便检查**　肉眼检查大便性状、颜色等有改变；大便镜检无或偶见白细胞常为侵袭性细菌感染以外的病因所致；有较多白细胞常为各种侵袭性细菌感染所致。

2. **病原学检查**　细菌性肠炎大便培养可检出致病菌；真菌性肠炎大便镜检可见真菌孢子和菌丝；病毒性肠炎可做病毒分离等检查。

3. **血液检查**

（1）血常规：细菌感染常有白细胞总数及中性粒细胞增高；病毒感染常有白细胞总数正常或降低及淋巴细胞增高，嗜酸性粒细胞增多常提示有寄生虫感染或过敏性病变。

（2）血生化：可有血清钾、钙降低，血钠高低根据脱水性质而异；根据血气分析可判断酸碱失衡的性质及程度。

【治疗要点】

腹泻的治疗原则是调整饮食，纠正水、电解质紊乱和酸碱平衡紊乱，合理用药，控制感染，预防并发症。

1. 急性腹泻

（1）调整饮食：强调继续进食，根据患儿病理生理状况、消化吸收功能、平时的饮食习惯等进行合理调整，以满足生理需要，补充疾病消耗，缩短腹泻后的康复时间。具体措施见护理措施。

（2）纠正水、电解质和酸碱平衡紊乱：口服补液盐（ORS）用于腹泻时预防脱水及纠正轻、中度脱水；中、重度脱水、吐泻严重或腹胀的患儿需要静脉补液；经补液后仍有酸中毒症状者（重度酸中毒），补充碳酸氢钠；纠正低钾、低钙和低镁血症。具体措施见本节附。

（3）药物治疗

1）控制感染：水样便腹泻患儿（约占70%）多为病毒及非侵袭性细菌所致，一般不用抗生素，但如伴有明显中毒症状，尤其是重症患儿、小婴儿等应选用抗生素；黏液脓血便患儿（约占30%）多为侵袭性细菌引起，应根据临床特点，针对病原菌经验性选用抗生素，再根据大便细菌培养和药敏试验结果进行调整。抗生素诱发性肠炎应立即停用原使用的抗生素，根据情况可选用万古霉素、新青霉素、抗真菌药物等。

2）微生态疗法：有助于恢复肠道正常菌群的生态平衡，抵御病原菌侵袭，控制腹泻。常用双歧杆菌、嗜酸乳杆菌、粪链球菌等制剂。

3）肠黏膜保护剂：能吸附病原体和毒素，维持肠黏膜的吸收和分泌功能，与肠道黏液糖蛋白相互作用可增强其屏障功能，阻止病原菌的侵袭。常用蒙脱石粉（思密达）。

4）对症治疗：腹泻避免用止泻剂，因会增加细菌的繁殖和毒素的吸收；腹胀明显者可肌肉注射新斯的明或肛管排气，低钾引起者可静脉补钾；呕吐严重者可肌肉注射氯丙嗪或针刺足三里等。

5）补充锌剂：世界卫生组织最近建议，对于急性腹泻患儿应给予口服元素锌，6个月以上患儿每日20mg，6个月以下患儿每日10mg，疗程10~14天。

2. 迁延性腹泻、慢性腹泻 常伴营养不良或其他并发症，病情较为复杂，必须采取综合治疗措施。积极寻找引起病程迁延的原因，针对病因进行治疗；切忌滥用抗生素，避免引起顽固的菌群失调；加强营养、合理喂养，补充微量元素和维生素；应用微生态制剂和肠黏膜保护剂；可配合中药、推拿、针灸治疗等。

【主要护理诊断/合作性问题】

1. **体液不足** 与腹泻、呕吐致体液丢失过多和摄入不足有关。

2. **体温过高** 与肠道感染有关。

3. **有皮肤完整性受损的危险** 与大便次数增多，刺激臀部皮肤有关。

4. **营养失调：低于机体需要量** 与腹泻、呕吐丢失过多和摄入不足有关。

5. **潜在并发症** 代谢性酸中毒、低钾血症等。

【护理措施】

1. 一般护理

（1）休息和环境：保持病室安静，温湿度适宜，保证患儿休息，减少能量的消耗。保持病室清洁卫生，感染性腹泻与非感染性腹泻患儿分室收住，防止交叉感染。

（2）饮食护理：限制饮食过严或禁食过久易造成营养不良，并发酸中毒，影响生长发育，故应根据患儿病情，合理安排饮食，减轻胃肠道负担，恢复消化功能。腹泻患儿除严重呕吐者暂禁食4~6小时（不禁水）外，均应继续进食。母乳喂养儿应继续哺乳，暂停辅食；人工喂养儿可给米汤、稀释的牛奶、酸奶或其他代乳品；病毒性肠炎患儿多有双糖酶缺乏，对可疑病例暂停乳类喂养，改为豆制代乳品、发酵奶或去乳糖配方奶粉以减轻腹泻，缩短病程。年长儿给清淡、易消化、半流质食物，如粥、面条等，少量多餐，随着病情的稳定和好转逐渐过渡到正常饮食；腹泻停止后逐渐恢复营养丰富的饮食，并每日加餐1次，共2周，以满足生长发育的需要。

2. 病情观察

（1）观察大便情况：观察并记录大便次数、量、颜色、性状，采集标本时注意取有黏液脓血的部分，及时送检。做好动态观察，为治疗和制定输液方案提供可靠依据。

（2）观察休克情况：密切监测生命体征，观察脉搏、血压、体温的变化及末梢循环情况，及早发现休克症状，及时抢救。

（3）观察水、电解质和酸碱平衡紊乱情况：观察脱水程度和性质，注意观察有无代谢性酸中毒、低钾血症及低钙等表现，如有及时通知医生并处理。

3. 对症护理

（1）纠正水、电解质和酸碱平衡紊乱：参见本节附。

（2）降温：密切观察体温变化并记录，体温过高时给患儿多饮水，及时擦干汗液，更换衣服，采取头枕冰袋、温水擦浴等物理降温方法，必要时药物降温。

（3）皮肤护理：选用吸水性强的柔软布类尿布，勤更换，避免使用不透气塑料布或橡胶布；每次便后用温水清洗臀部并擦干，以保持皮肤清洁干燥；局部皮肤发红涂以5%鞣酸软膏或40%氧化锌油并按摩片刻，促进局部血液循环；局部皮肤发红有渗出或溃疡者，可采用暴露疗法或灯光照射，使局部皮肤保持干燥，促进创面愈合。

4. 药物护理

婴幼儿选用氨基糖苷类时要慎重，以免引起听力或肾脏损害。服用微生态制剂时注意水温不要超过40℃，最好与抗生素间隔服用。思密达使用时要用50ml温水化开，不要过稠或过稀。

5. 健康教育

（1）向家长讲解腹泻的相关知识。指导家长正确使用ORS液的方法和注意事项，指导如何观察病情变化，以便更好地配合治疗。

（2）指导合理喂养，宣传母乳喂养的优点，避免在夏季断奶，按时逐步添加辅食，防止饮食结构突然变动。注意饮食卫生，食物要新鲜，食具要定时消毒，培养小儿饭前便后要洗手的卫生习惯。患儿的尿布和便盆要清洁消毒。

（3）加强体育锻炼，提高机体抵抗力；注意气候变化，防止受凉或过热；避免滥用广谱抗生素，以免引起肠道菌群失调。

知识链接

　　小儿腹泻属于中医"泄泻"范畴。病因以感受外邪、饮食所伤、脾胃虚弱为多见；病变脏腑在脾胃；病机为脾虚湿盛，脾失健运，升降失调，清浊不分，合污而下，而成泄泻。治疗以运脾化湿为原则，还可配合使用推拿、针灸、外治法等进行治疗。护理方面重视饮食调护、对症护理及病情观察等。

附：小儿体液平衡特点和小儿腹泻的液体疗法

　　体液是人体的重要组成部分，保持体液平衡是维持生命的重要条件。体液平衡包括维持水、电解质、酸碱度和渗透压的正常，主要依赖神经、内分泌系统和肺、肾脏等器官的调节。由于小儿体液占体重比例较大、体液代谢旺盛、体液平衡调节功能不成熟等生理特点，体液平衡易受疾病、外界环境的影响而发生紊乱，严重者可危及生命。因此，液体疗法在儿科治疗和护理中非常重要。

一、小儿体液平衡特点

（一）小儿体液的总量相对较多

　　体液由细胞内液、间质液、血浆三部分组成。后两者合称为细胞外液。细胞内液和血浆液量相对稳定，间质液变化较大。年龄越小，体液总量相对越多，间质液所占比例也越大，而血浆和细胞内液的比例与成人相近（表9-1）。

表9-1　不同年龄的体液分布（占体重的百分比%）

年龄	体液总量	细胞内液	细胞外液	
			血浆	间质液
足月新生儿	78	35	5	38
1岁	70	40	5	25
2～14岁	65	40	5	20
成人	55～60	40～45	5	10～15

（二）小儿体液的电解质组成与成人相似

　　除新生儿出生数日内血钾、氯、磷和乳酸偏高，血钠、钙和碳酸氢盐偏低外，小儿体液的电解质组成与成人相似。细胞外液中主要的电解质是 Na^+、Cl^-、HCO_3^- 等离子，其中 Na^+ 占该区阳离子总量的90%以上，对维持细胞外液的渗透压起主要作用；细胞内液中主要的电解质是 K^+、Mg^{2+}、HPO_4^{2-} 等离子和蛋白质，K^+ 大部分处于离解状态，维持细胞内液的渗透压。

（三）水的需要量相对较大，交换率高

正常人体内水的出入量保持动态平衡，以维持体液的平衡。水的需要量与热量消耗成正比。小儿生长发育快、新陈代谢旺盛，摄入热量、蛋白质和经肾排出的溶质量均较多，体表面积相对较大、呼吸频率快，不显性失水较多。小儿年龄越小，水的需要量越大，每日水的出入量相对越多。婴儿每日水的交换量为细胞外液量的1/2，而成人仅为1/7，可见婴儿体内水的交换率比成人快3~4倍。因此，小儿对缺水的耐受性比成人差，在病理情况下较成人更易发生脱水。

（四）体液平衡调节功能不成熟

肾脏的浓缩和稀释功能对体液平衡调节起着重要作用。小儿年龄越小，肾脏功能越不成熟，对体液平衡的调节作用越差。婴儿肾脏的浓缩功能不成熟，只能将尿液浓缩到渗透压700mOsm/L，而成人可达1400mOsm/L。小儿每排出1mmol溶质需带出1~2ml水，而成人仅需0.7ml。故小儿在排泄同量溶质时需水量较成人多，尿量也相对较多。小儿肾脏的稀释功能相对较好，但由于肾小球滤过率低，水的排泄速度较慢，若摄入水量过多易致水肿和低钠血症。另外，小儿肾脏排钠、排酸和产氨能力均较差，易发生高钠血症和酸中毒。肺、神经和内分泌系统以及血浆中的缓冲系统对体液平衡的调节也起一定的作用，但由于小儿各器官系统的功能不成熟，体液调节功能较差，因此很容易出现水、电解质和酸碱平衡紊乱。

二、小儿常见的水、电解质和酸碱平衡紊乱

（一）脱水

脱水是指水分摄入不足或丢失过多造成的体液总量，尤其是细胞外液量的减少。脱水时除水分丢失外，尚有钠、钾和其他电解质的丢失。

1. **脱水程度**　指患病以来累积的体液损失量。体液损失量占体重的比例常根据精神状态、前囟、眼窝的凹陷程度，皮肤黏膜的干燥程度，皮肤弹性，循环情况及尿量等临床表现综合分析判断，将脱水分为轻度、中度和重度。不同性质的脱水其临床表现不尽相同，表9-2以等渗性脱水为例介绍脱水的表现及分度。另外，同等情况下营养不良儿因皮下脂肪少，皮肤弹性差，脱水程度容易估计过高，而肥胖儿脱水程度容易估计过低，临床实践时应予以注意。

表9-2　等渗性脱水的临床表现与分度

	轻度	中度	重度
失水量占体重比例	<5%	5%~10%	>10%
累积损失量	30~50ml/kg	50~100ml/kg	100~120ml/kg
精神状态	稍差	萎靡或烦躁	昏睡或昏迷
皮肤弹性	稍差	差	极差或消失

续表

	轻度	中度	重度
前囟和眼窝	稍凹陷	明显凹陷	深度凹陷
口腔黏膜	稍干燥	干燥	极度干燥
眼泪	有	少	无
尿量	稍减少	明显减少	极少或无尿
外周循环	四肢温	四肢稍凉	四肢厥冷
休克症状	无	无	有

2. 脱水性质 指脱水后现存体液渗透压的情况。不同原因引起的脱水，水与电解质丢失的比例不同，导致体液渗透压发生不同的变化。钠是决定细胞外液渗透压的主要成分，所以根据血清钠的水平将脱水性质分为等渗性脱水、低渗性脱水和高渗性脱水3种类型。其中以等渗性脱水最常见，其次为低渗性脱水，高渗性脱水少见。

（1）等渗性脱水：水和电解质成比例丢失，血清钠130～150mmol/L，血浆渗透压正常，脱水后体液仍呈等渗状态。多见于急性腹泻、呕吐、胃肠引流、肠瘘及短期饥饿所致的脱水。由于等渗性脱水丢失的体液主要是细胞外液，故临床表现主要为一般脱水症状。

（2）低渗性脱水：电解质的丢失多于水分的丢失，血清钠＜130mmol/L，血浆渗透压降低，脱水后细胞外液呈低渗状态，导致水分由细胞外向细胞内转移，造成细胞外液量进一步减少和细胞内水肿。多见于营养不良伴慢性腹泻、腹泻时补充过多的非电解质溶液或饮水过多而摄入钠盐极少的患儿。低渗性脱水时丢失的体液主要是细胞外液，脱水症状较其他两种类型重，更容易发生血压降低甚至循环衰竭。神经细胞水肿者可出现头痛、烦躁不安、嗜睡、惊厥或昏迷等神经系统症状。

（3）高渗性脱水：水分的丢失多于电解质的丢失，血清钠＞150mmol/L，血浆渗透压增高，脱水后细胞外液呈高渗状态，导致水分由细胞内向细胞外转移，造成细胞内脱水，而细胞外液得到部分补偿，血容量变化不大。多见于腹泻伴高热，不显性失水增多而给水不足（如昏迷、发热、呼吸增快、光疗或红外线辐射保温、早产儿等），腹泻时补充过多等渗或高渗液体的患儿。由于高渗性脱水丢失的体液主要是细胞内液，脱水症状较其他两种类型轻，表现为烦渴、高热、烦躁、惊厥、昏迷、神经细胞脱水、脑血管扩张甚至破裂出血。不同性质脱水的鉴别要点见表9-3。

表9-3 不同性质脱水的鉴别要点

	等渗性脱水	低渗性脱水	高渗性脱水
主要原因	急性腹泻、呕吐、胃肠引流	营养不良伴腹泻；腹泻时补充含钠液过少	腹泻伴高热；腹泻时补充含钠液过多
水、电解质丢失比例	水电解质成比例丢失	电解质丢失多于水分	水分丢失多于电解质
血钠浓度（mmol/L）	130～150	＜130	＞150
主要的体液丢失	细胞外液	细胞外液	细胞内液
临床表现	一般脱水征	脱水征＋循环衰竭	烦渴＋神经系统症状

（二）代谢性酸中毒

正常情况下血液的 pH 值维持在 7.35～7.45，若 pH 值 <7.3 称为酸中毒，pH 值 > 7.45 称为碱中毒。代谢性酸中毒是小儿最常见的酸碱平衡紊乱类型，本节仅介绍代谢性酸中毒。代谢性酸中毒发生机制主要是 H^+ 增加或 HCO_3^- 降低。

1. 常见原因　①腹泻丢失大量碱性肠液。②进食少及肠吸收不良导致摄入热量不足，体内脂肪分解增加，产生大量酮体。③脱水致血容量减少，血液浓缩，血流缓慢，组织缺氧致乳酸堆积。④肾血流量不足，尿量减少，导致酸性代谢产物排出减少，堆积体内等。因此，腹泻患儿常伴有酸中毒，一般脱水越重，酸中毒也越重。

2. 临床表现　根据血液 HCO_3^- 的测定结果，将酸中毒分为轻（18～13mmol/L）、中（13～9mmol/L）、重（<9mmol/L）3 度。轻度酸中毒症状体征不明显；中度酸中毒可出现呼吸深快，口唇呈樱桃红色，精神萎靡，嗜睡或烦躁不安等典型症状；重度酸中毒症状体征进一步加重，出现恶心呕吐，呼气有酮味，心率加快，嗜睡或昏迷。新生儿及小婴儿可表现为精神萎靡，面色苍白，拒食等，而呼吸改变并不典型。

（三）常见电解质平衡紊乱

1. 低钾血症　正常血清钾浓度为 3.5～5.5mmol/L，当血清钾 <3.5mmol/L 时为低钾血症。

（1）常见原因：①呕吐、腹泻丢失大量钾盐。②进食少，钾摄入不足。③肾脏保钾功能差，缺钾时仍有一定量的钾继续排出，故腹泻患儿多有不同程度的低钾。④脱水、酸中毒未纠正前，由于血液浓缩，酸中毒时钾由细胞内转向细胞外，尿少而致钾排出量减少等原因，体内钾总量虽减少，但血清钾浓度多正常；随着脱水、酸中毒被纠正，血容量增加和血钾被稀释，酸中毒纠正后钾从细胞外向细胞内转移，输入葡萄糖合成糖原时消耗钾，尿量增多后钾排出增加，大便继续丢失钾等原因使血钾迅速降低。

（2）临床表现：①神经肌肉兴奋性降低：如精神萎靡，反应低下，肌肉无力，腱反射减弱或消失，腹胀，肠鸣音减弱或消失。②心脏损害：如心率增快、心音低钝，心律失常，血压降低等，心电图显示 S-T 段下降，T 波降低、双向或倒置，出现 U 波等。③肾脏损害：口渴，多饮，多尿，夜尿等。

2. 低钙、低镁血症　常见于腹泻、营养不良或有活动性佝偻病的患儿。常见原因为腹泻患儿丢失钙、镁，进食少及吸收不良，脱水、酸中毒的纠正。脱水、酸中毒未纠正前，由于血液浓缩和离子钙增加，可不出现低钙表现；当脱水、酸中毒纠正后，离子钙减少，出现手足搐搦或惊厥。补钙无效时应考虑低镁血症的可能。

三、小儿液体疗法常用溶液

（一）非电解质溶液

常用 5% 或 10% 的葡萄糖溶液。5% 的葡萄糖溶液为等渗溶液，10% 的葡萄糖溶液为高渗溶液，由于葡萄糖输入体内后，逐渐被氧化成二氧化碳和水，或转变成糖原储存于体内，主要用于补充水分和提供能量，不能起到维持血浆渗透压的作用，故视为无张力溶液。

（二）电解质溶液

主要用于补充体液、电解质，纠正体液的渗透压和酸碱平衡失调。

1. 生理盐水（0.9%的氯化钠溶液） 为等渗溶液，其 Na^+ 和 Cl^- 之比为 $1:1$，而血浆中二者之比为 $3:2$，故输入过多可致高氯性酸中毒。

2. 复方氯化钠溶液 即林格（ringer）液，每 100ml 含 0.86% 氯化钠、0.03% 氯化钾和 0.03% 氯化钙，是等渗溶液，作用与生理盐水相似，且不会因输液而发生低血钾和低血钙，但 Cl^- 含量高，不宜大量使用。

3. 碱性溶液 用于纠正酸中毒：①碳酸氢钠溶液：5%的碳酸氢钠溶液为高渗溶液，可用5%或10%葡萄糖溶液稀释3.5倍，即成为1.4%的碳酸氢钠溶液，为等渗溶液。②乳酸钠溶液：11.2%的乳酸钠溶液稀释6倍即成为1.87%乳酸钠溶液，为等渗溶液。乳酸钠进入体内后需在有氧条件下，经肝脏代谢转变为 HCO_3^- 后才能发挥作用，当患儿缺氧、休克、心力衰竭、肝功能异常及未成熟儿均不宜使用，临床少用。

4. 氯化钾溶液 用于纠正低钾血症。常用10%的氯化钾溶液，静脉滴注时需稀释为0.2% ~0.3%的浓度，不可直接静脉推注，以免发生心肌抑制而死亡。

（三）混合溶液

为了满足不同情况的补液需要，常把各种不同渗透压的溶液按不同比例配制成混合溶液。常用混合液的组成见表9-4，常用混合液的配制见表9-5。

表9-4 常用混合液的组成

溶液种类	0.9%氯化钠溶液	5%或10%葡萄糖溶液	1.4%碳酸氢钠溶液	张力	$Na^+:Cl^-$
2:1液	2份	—	1份	等张	3:2
1:1液	1份	1份	—	1/2张	1:1
1:2液	1份	2份	—	1/3张	1:1
1:4液	1份	4份	—	1/5张	1:1
2:3:1液	2份	3份	1份	1/2张	3:2
4:3:2液	4份	3份	2份	2/3张	3:2

表9-5 常用混合液的配制

溶液种类	10%氯化钠溶液（ml）	5%碳酸氢钠溶液（ml）	5%或10%葡萄糖溶液（ml）
2:1液	30	47	加至500
1:1液	20	—	加至500
1:2液	15	—	加至500

续表

溶液种类	10%氯化钠溶液（ml）	5%碳酸氢钠溶液（ml）	5%或10%葡萄糖溶液（ml）
1：4 液	10	—	加至 500
2：3：1 液	15	24	加至 500
4：3：2 液	20	33	加至 500

注：①为了配制方便，加入的各液体量均取整数，配成的溶液浓度为近似值。②1：4 液 500ml 加入 10%氯化钾溶液 7.5ml 配制成的液体即为生理维持液。

（四）口服补液盐（ORS）

口服补液盐是世界卫生组织推荐治疗急性腹泻合并脱水的一种口服溶液，具有纠正脱水、酸中毒及补钾的作用。其配方为：氯化钠 3.5g，碳酸氢钠 2.5g，枸橼酸钾 1.5g，葡萄糖 20g，加水 1000ml 配制而成，溶液张力为 2/3 张，钾浓度为 0.15%。

四、小儿液体疗法

液体疗法的目的是维持或纠正体内已经存在的水、电解质和酸碱平衡紊乱，恢复机体的正常生理功能。补液总量包括累积损失量、继续损失量和生理需要量三部分，补液方法包括口服补液法和静脉补液法。

（一）口服补液法

ORS 液适用于预防和治疗轻、中度脱水而无呕吐、腹胀的急性腹泻患儿。累积损失量轻度脱水按 50～80ml/kg，中度脱水按 80～100ml/kg 补充。频服，不限水，于 8～12 小时内服完；继续损失量根据实际丢失量补给，可给予丢失量的半量或全量。ORS 液张力较高（2/3 张），新生儿、心肾功能不全者、休克及明显呕吐腹胀者不宜使用。

（二）静脉补液法

适用于严重呕吐、腹泻伴中、重度脱水的患儿。主要用以快速纠正水、电解质和酸碱平衡紊乱。在实施静脉补液前首先根据脱水程度、性质确定补液总量、补液种类和补液速度，即进行三定（定量、定性和定时）。补液过程中应遵循"先盐后糖、先浓后淡、先快后慢、见尿补钾、见惊补钙"原则。

1. 第 1 天补液方案

（1）补液总量（定量）：包括累积损失量、继续损失量和生理需要量。

1）累积损失量：指发病后至补液时所损失的液体量。补液量根据脱水程度而定，即轻度脱水约 30～50ml/kg，中度约 50～100ml/kg，重度约 100～120ml/kg。

2）继续损失量：指补液开始后，由于腹泻、呕吐、胃肠引流等继续损失的液体量。应按实际损失量补充，一般按每日 10～30ml/kg 补充。

3）生理需要量：指补充基础代谢所需液体量。按每日 60～80ml/kg 补充，尽量口服。

综合以上三部分液量，第 1 天的补液总量为：轻度脱水约为 90 ~ 120ml/kg，中度脱水约为 120 ~ 150ml/kg，重度脱水约为 150 ~ 180ml/kg，学龄前儿童及学龄儿童应酌减 1/4 ~ 1/3。

（2）补液种类（定性）：根据脱水性质而定，一般等渗性脱水用 1/2 张含钠液、低渗性脱水用 2/3 张含钠液、高渗性脱水用 1/3 张含钠液，若临床判断脱水性质有困难时，可先按等渗性脱水处理。

（3）补液速度（定时）：主要取决于脱水程度和继续损失的量和速度，对重度脱水有明显周围循环衰竭者先扩容，用 2∶1 液 20ml/kg（总量不超过 300ml）30 ~ 60 分钟内快速静脉滴注；如酸中毒严重，可用 1.4% 的碳酸氢钠溶液代替 2∶1 液纠酸、扩容。累积损失量（扣除扩容液量）约为总液量的 1/2，在 8 ~ 12 小时内补完，余量（继续损失量和生理需要量）在后 12 ~ 16 小时补完。

（4）纠正酸中毒：因纠正脱水的混合液体中已含有一部分碱性溶液，输入体内后，随着循环和肾功能改善，轻度酸中毒即可纠正。如经处理后酸中毒不能纠正，可根据临床症状和血气分析结果补充。一般主张 pH < 7.3 时静脉补充碱性液体（首选碳酸氢钠溶液）。所需 5% 碳酸氢钠溶液量（ml）=（-BE）×0.5×体重（kg），使用时一般要稀释为 1.4% 的等渗液，先给计算量的 1/2，根据治疗效果和复查血气后再决定是否继续用药。在紧急情况或无条件进行血气分析时，可按提高血浆 HCO_3^- 5mmol/L 用 5% 碳酸氢钠溶液 5ml/kg 进行计算，必要时可间隔 2 ~ 4 小时重复应用。

（5）纠正低钾血症：补钾量每日 100 ~ 300mg/kg（即 10% 氯化钾溶液 1 ~ 3ml/kg），浓度一般不超过 0.3%，每日静脉补钾时间不得少于 6 ~ 8 小时，见尿后将钾盐均匀分配于全日静脉输液中（见尿补钾），剩余量可以口服。切忌钾盐直接静脉推注，导致血钾升高引起患儿心脏骤停而死亡。

（6）纠正低钙和低镁血症：补液过程中出现手足搐搦时可用 10% 葡萄糖酸钙溶液 5 ~ 10ml，加入等量的 5% 或 10% 的葡萄糖溶液中静脉推注，速度要慢（大于 10 分钟）。补钙后手足搐搦未见好转而加重应考虑低镁血症，用 25% 的硫酸镁按每次 0.1mg/kg 深部肌肉注射，每日 2 ~ 3 次，共 2 ~ 3 天，症状缓解后停用。

2. 第 2 天及以后的补液　经过第 1 天补液后，脱水和电解质紊乱基本纠正，第 2 天和以后主要是补充继续损失量和生理需要量，可改为口服补液。如腹泻仍频繁或口服量不足者，需要静脉补液。补液量根据吐泻及进食情况进行估算，继续损失量一般用 1/3 ~ 1/2 张含钠液，生理需要量可用 1/5 ~ 1/4 张含钠液（含 0.15% 氯化钾），仍要注意继续补钾和纠正酸中毒。

五、小儿液体疗法的护理

（一）补液前的准备

迅速做好补液前的各项准备工作，包括全面了解患儿的病史、病情、补液目的及临床意义；做好家长和患儿的解释工作以取得配合；熟悉常用液体的配制方法，准备好所用液体。

（二）补液过程中注意事项

1. **掌握输液速度**　按医嘱全面安排好 24 小时的液体总量，明确每小时输入量，计算出每分钟输液滴数，防止输液速度过快或过慢，有条件最好使用输液泵。

2. **密切观察病情**　注意观察生命体征，若患儿出现烦躁不安、脉搏加快、呼吸加快时，应警惕是否输液过量、速度过快、张力过高以及发生心力衰竭和肺水肿等；密切观察患儿有无酸中毒、低钾血症及低钙、低镁表现，如有及时发现、及时处理；准确记录 24 小时液体出入量。

3. **注意观察疗效**　注意观察患儿的精神状态、有无口渴、皮肤黏膜干燥程度、眼窝及前囟的凹陷程度、尿量，观察输液效果。若输液合理，一般于补液后 3～4 小时应排尿，表明血容量已恢复；若补液后 12～24 小时眼窝凹陷消失，口腔湿润、无口渴，则表明脱水已被纠正；若补液后尿量多而脱水未纠正，多由于输入液体中葡萄糖溶液比例过高而致，宜增加电解质比例；若补液后出现眼睑水肿，说明电解质溶液比例过高或输液量过多。

4. **药物护理**　补充碱性液体时避免漏出血管外，以防局部组织坏死；当脱水、酸中毒纠正后更容易出现低钾血症，应遵循"见尿补钾"的原则，严格掌握补钾的浓度和速度，不能直接静脉推注；出现低钙惊厥静脉推注钙剂时宜慢。

第四节　肠套叠

肠套叠（intussusception）是指部分肠管及其肠系膜套入邻近肠腔内造成的一种绞窄性肠梗阻，是婴幼儿时期常见的急腹症之一，是 3 个月至 6 岁小儿引起肠梗阻的最常见原因。60% 患儿年龄在 1 岁以内（新生儿罕见），80% 患儿年龄在 2 岁以内，多见于平时健康及营养良好的小儿，男孩、女孩发病率约为 4：1。

【病因与发病机制】

本病分为原发性和继发性两种。95% 为原发性，多见于婴幼儿，病因尚不清楚，认为与婴儿回盲部系膜固定性差、活动度大有关；5% 为继发性，多见于年长儿，发生肠套叠的肠管多有明显的机械原因，与肠息肉、肠肿瘤、腹型紫癜致肠壁水肿等牵引肠壁有关。此外，饮食改变、腹泻及其病毒感染等导致肠蠕动紊乱，也可诱发肠套叠。

肠套叠多为近端肠管套入远端肠腔内，依据套入部位不同分 6 个型，以回盲型为最常见，约占总数的 50%～60%。肠套叠可导致肠管缺血性坏死并出现全身中毒症状，严重者可并发肠穿孔和腹膜炎。

【临床表现】

1. **急性肠套叠**

（1）腹痛：平素健康的婴幼儿突然发生剧烈的阵发性肠绞痛，哭闹不安，屈膝缩腹，面色苍白，出汗，拒食。持续数分钟后腹痛缓解，安静或入睡，间歇 10～20 分钟又反复发作。阵发性腹痛是由于肠系膜受牵拉和外层肠管发生强烈收缩所致。

（2）呕吐：在腹痛后数小时发生，早期为反射性呕吐，呕吐物起初为乳汁、乳块或食物残渣，后期可含胆汁；晚期为梗阻性呕吐，可呕吐粪便样物。

（3）血便：为重要症状，约85%病例可在发病后6～12小时发生，呈果酱样黏液血便，或在做直肠指检时发现血便。

（4）腹部包块：多数病例在右上腹季肋下可触及腊肠样肿块，表面光滑，略有弹性，稍可移动；晚期发生肠坏死或腹膜炎时，可有明显腹胀、腹水、腹肌紧张及压痛，不易扪及肿块。

（5）全身情况：患儿早期一般状况尚好，体温正常，无全身中毒症状。随着病程延长，病情加重，并发肠坏死或腹膜炎时，全身情况恶化，常有严重脱水、高热、昏迷及休克等中毒症状。

2. 慢性肠套叠 主要表现为阵发性腹痛，腹痛发作时上腹或脐周可扪及肿块，缓解期腹部平坦柔软，无包块，病程有时可长达十余日。由于年长儿的肠腔较宽可无梗阻现象，肠管亦不易坏死。呕吐少见，血便发生也较晚。

【辅助检查】

1. 腹部 B 超检查 在肠套叠部位横断扫描可见同心圆或靶环状肿块图像，纵断扫描可见"套筒征"。

2. B 超监视下水压灌肠 经肛门插入 Foley 管并将气囊充气 20～40ml。将"T"形管一端接 Foley 管，侧管接血压计监测注水压力，另一端为注水口，注入 37℃～40℃ 等渗盐水匀速推入肠管内，可见靶形状块影退至回盲部，"半岛征"由大到小，最后消失，诊断治疗同时完成。

3. 空气灌肠 由肛门注入空气，在 X 线透视下可见杯口状阴影，能清楚看到套叠头的块状影，并可同时进行复位治疗。

4. 钡剂灌肠 可见肠套叠部位充盈缺损和钡剂前端的杯口状影，以及钡剂进入鞘部与套入部之间呈现的线条状或弹簧状阴影。只用于慢性肠套叠疑难病例的诊断。

【治疗要点】

急性肠套叠是一种危及生命的急症，一旦确诊应立即进行复位治疗。

1. 非手术治疗 灌肠疗法，适用于病程在 48 小时以内，全身情况良好，无腹胀、明显脱水及电解质紊乱者，包括 B 超监视下水压灌肠、空气灌肠、钡剂灌肠复位三种方法，首选空气灌肠，钡剂灌肠复位少用。

2. 手术治疗 用于灌肠复位失败病例、肠套叠超过 48～72 小时，或虽时间不长但病情严重疑有肠坏死或肠穿孔者、小肠型肠套叠者。手术方法包括单纯手法复位、肠切除吻合术、肠造瘘术等。

【主要护理诊断/合作性问题】

1. 疼痛 与肠系膜受牵拉和肠管强烈收缩有关。

2. 潜在并发症 肠穿孔、肠坏死、腹膜炎等。

3. 知识缺乏　患儿家长缺乏有关疾病治疗及护理知识。

【护理措施】

1. 一般护理　保持室内温湿度要适宜，可抱起患儿减轻腹痛，发作时或复位前暂时禁食，能经口进食时给予清淡、易消化饮食，避免刺激性、凉的食物，少量多餐。

2. 病情观察　应密切观察生命体征、腹痛特点及部位，注意呕吐、大便情况，观察有无腹部包块、腹胀、腹肌紧张及压痛、高热、昏迷或休克等，以判断有无肠坏死及腹膜炎，如有做好相关准备。

3. 疗效观察　患儿经灌肠复位后安静入睡、不再哭闹、呕吐停止、腹部包块消失，给予活性炭口服（0.5~1g）6~8小时后可见大便内炭末排出、肛门排气、排出黄色大便，或先有少许血便，继而变成黄色便，说明治疗后症状缓解；如患儿仍然烦躁不安，阵发性哭闹，腹部包块仍在，应考虑是否套叠还未复位或又重新发生套叠，应立即通知医生做进一步处理。

4. 手术护理　术前密切观察生命体征、意识状态，注意有无水、电解质紊乱，出血及腹膜炎等征象，做好手术前准备。向家长解释手术的目的及方法，以取得配合。术后注意维持胃肠减压功能，保持胃肠道通畅，预防感染及吻合口瘘。患儿排气、排便说明肠蠕动已恢复，可拔除胃肠引流管，开始经口进食。

小　　结

口炎主要是由病毒、细菌、真菌感染引起，以鹅口疮和疱疹性口腔炎多见，临床表现以口腔局部有白色乳凝状物和水疱、溃疡为特点，可有发热或因疼痛而哭闹、拒食、流涎等。治疗以抗感染和对症为主，护理重点为口腔局部正确用药和对症护理。

腹泻是小儿时期重点防治的常见病之一，可分为感染性腹泻（主要由病毒、细菌感染引起的肠炎）和非感染性腹泻（主要由饮食因素和气候因素引起）。临床表现以大便次数增多和性状改变为特点，严重者可出现水、电解质、酸碱平衡紊乱。治疗和护理重点为调整饮食，纠正水、电解质和酸碱平衡失调，皮肤、输液护理。小儿液体疗法时根据病情采取合理的输液方法，严格遵守输液原则。

肠套叠是小儿时期常见的急腹症之一，由于部分肠管套入邻近肠腔所致，临床表现以腹痛、呕吐、血便、腹部包块为特点，严重者可发生肠坏死、肠穿孔及腹膜炎，应及早进行复位治疗，注意手术前后的护理及病情观察。

案例分析

1. 10个月女婴，以腹泻伴发热2天入院。患儿2天前无明显诱因出现腹泻，呈蛋花汤样便，色黄，每日10余次，伴发热、流涕、咳嗽、呕吐。入院前4小时排尿1次，量少。足月顺产，人工牛乳喂养，按时添加辅食。查体：体温38℃，精神萎靡，哭声低微，泪少，皮肤弹性差，前囟和眼眶凹陷，口腔黏膜干燥，口唇呈樱桃红色，咽红，双肺（-），心音低钝，腹稍胀，肠鸣音2~3次/分，四肢稍凉，膝腱反射减弱。辅助检查：大便镜检偶见白细胞，血常规无明显异常，血钠 130mmol/L，血钾 3.2mmol/L，血 HCO_3^- 10mmol/L。

（1）该患儿的诊断是什么？依据是什么？

（2）判断脱水程度及性质，酸碱平衡紊乱的类型及性质。

（3）该患儿主要护理诊断/合作性问题是什么？

（4）应采取哪些护理措施？

2. 6 个月男婴，以哭闹不安伴呕吐 4 小时入院。患儿 4 小时前无明显诱因出现哭闹不安，呕吐，呕吐物为乳汁，拒食。足月顺产，母乳喂养，按时添加辅食。查体：体温 37℃，烦躁、哭闹不安，咽不红，心肺（－），右上腹部可触及腊肠样包块，表面光滑，略有弹性，可移动。做直肠指检发现血便。

（1）该患儿的诊断是什么？依据是什么？

（2）该患儿主要护理诊断/合作性问题是什么？

（3）应采取哪些护理措施？

第十章　循环系统疾病患儿的护理

【学习目标】

1. 掌握常见先天性心脏病和病毒性心肌炎的临床表现和护理措施。

2. 熟悉小儿循环系统解剖生理特点及常见先天性心脏病和病毒性心肌炎的治疗。

3. 了解常见先天性心脏病和病毒性心肌炎的病因和发病机制、辅助检查等。

第一节　小儿循环系统解剖生理特点

一、胚胎期心脏发育

（一）心管的形成

原始心脏于胚胎第2周开始形成，是一个血管源性纵直管道，故亦称为心管，由两个外表收缩环将其分为三部分：心球、心室及心房。在一系列基因调控下，心管逐渐扭曲生长，形成了动脉总干（以后分隔为主动脉和肺动脉）、心球、心室、心房与静脉窦（以后发育成上、下腔静脉和冠状窦）等结构。由于心室的扩展和伸张较快，心室渐向腹面突出，使心球、静脉窦和动脉总干都位于心脏的前端，心脏的流入和流出道并列在一端，四组瓣膜也连在一起，组成纤维支架。

（二）心腔的形成

1. **房室的分隔**　胚胎4周时，心脏外形基本形成，但心房和心室仍是共腔的。房和室的划分最早是在房室交界的背面和腹面各长出一心内膜垫，背侧内膜垫与腹侧内膜垫相互融合成为中间的分隔结构，将房室分隔开。

2. **心房的分隔**　心房的左右之分起始于胚胎3周末，心房腔的前背部长出一镰状隔，即第一房间隔，其下缘向心内膜垫生长，暂时未长合时所留孔道为第一房间孔（原发孔）。在第一房间孔未闭合前，其上部组织吸收而形成第二房间孔（继发孔），这样使左右心房仍保持相通。于胚胎第5、6周时，在第一房间隔右侧又长出一镰状隔即第二房间隔，此隔在向心内膜垫延伸过程中，其游离缘留下一孔道为卵圆孔，此孔与第一房间隔的第二房间孔上下相对。随着心脏的继续生长，第一房间隔与第二房间隔渐渐接近而黏合，第二房间孔被第二房间隔完全掩盖，即卵圆孔处第一房间隔紧贴着作为此孔的幕帘，血流可由右侧推开幕帘流向左侧，反向时幕帘遮盖卵圆孔而阻止血液自左侧流向右侧。胚胎发育过程中，若心内膜垫未能与第一房间隔完全接合，第一房间孔未关闭，就形成原发孔缺损；第一房间隔上部组织吸收过多，或第二房间隔发育不良，就形成继发孔缺损，临床以后者多见。

3. 心室的分隔　心室间隔的形成有 3 个来源：①肌膈是由原始心室底壁肌层向上生长而成，部分将左右两室分开。②心内膜垫向下生长与肌膈相合，形成室间隔。③小部分为动脉总干及心球分化成主动脉与肺动脉时的中隔向下延伸的部分。后两部分形成室间隔的膜部。在胚胎发育过程中，若肌部发育不良，形成室间隔的低位缺损；若膜部未长成，形成室间隔的高位缺损。临床以高位缺损最常见。

（三）大血管的形成

原始的心脏出口是一根动脉总干，在总干的内层对侧各长出一纵嵴，两者逐渐相连，将总干分为主动脉与肺动脉，肺动脉向前、向右旋转与右心室连接，主动脉向左、向后旋转与左心室连接。如该纵隔发育障碍，分隔发生偏差或扭转不全，则可造成主动脉骑跨、肺动脉狭窄或大动脉错位等畸形。胚胎 5~8 周时，静脉窦近端部分被右心房吸收，组成右心房壁的一部分，远端部分形成腔静脉。

原始心脏于胚胎第 2 周开始形成后，约于第 4 周起有循环作用，外表上已能分辨心房和心室；第 5 周心房间隔形成；至第 8 周房室间隔已完全长成，即成为具有四腔的心脏。因此，心脏胚胎发育的关键时期是在胚胎 2~8 周，在此期间若受到某些物理、化学或生物因素的影响，则易引起心血管发育畸形。

二、胎儿血液循环和出生后的改变

（一）正常胎儿循环

由于胎儿不存在有效呼吸运动，肺循环血流量很少，卵圆孔和动脉导管开放，故胎儿循环通路与成人不同，几乎左右心都经主动脉向全身输送血液。

胎儿期的营养和气体代谢是通过脐血管和胎盘与母体之间以弥散方式进行交换的。来自母体的动脉血，通过胎盘经脐静脉进入胎儿体内，在肝脏下缘分为两支：一支（约50% 血流）入肝与门静脉汇合，经过肝脏后入下腔静脉；另一支经静脉导管入下腔静脉，与来自下半身的静脉血混合，共同流入右心房。来自下腔静脉的混合血（以动脉血为主）入右心房后，约 1/3 经卵圆孔到左心房、左心室入升主动脉，主要供应心脏、脑及上肢；其余的流入右心室。从上腔静脉回流的来自上半身的静脉血，入右心房后，绝大部分入右心室，与来自下腔静脉的血一起进入肺动脉。由于胎儿肺脏处于压缩状态，故肺动脉的血只有少量流入肺脏经肺静脉回到左心房，而约 80% 的血液经动脉导管与来自升主动脉的血汇合后，进入降主动脉（以静脉血为主），供应腹腔器官及下肢，最后血液经过脐动脉回流至胎盘，再次进行气体和营养交换。故胎儿期供应脑、心、肝及上肢的血氧量远远较下半身为高（图 10 – 1）。

综上所述，正常胎儿血液循环的特点为：①胎儿通过脐血管和胎盘与母体之间进行营养和气体交换。②胎儿体内各部位大多为混合血，含氧程度不同，肝脏含氧最丰富，心、脑和上肢次之，而腹腔脏器和下肢含氧量最低。③静脉导管、卵圆孔、动脉导管是胎儿血液循环的特殊通道。④胎儿时期左、右心脏都向全身供血，肺处于压缩状态，肺循环只有少量血液通过。

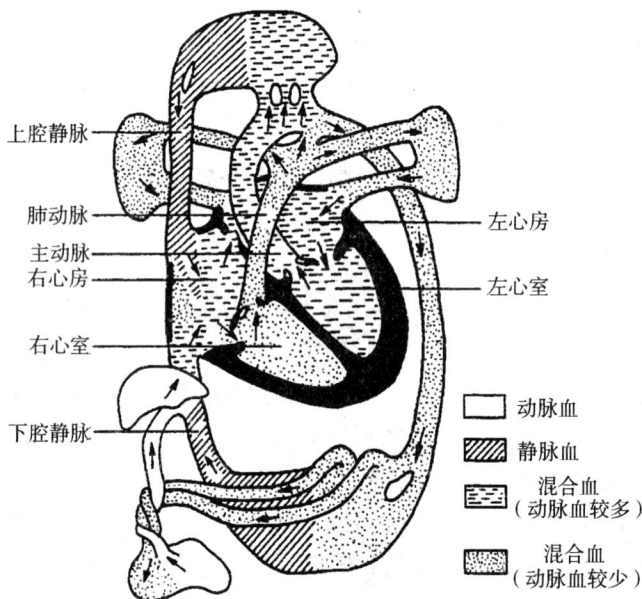

图 10 – 1　正常胎儿循环特点

（二）出生后血液循环的改变

出生后脐带结扎，脐血管被阻断，呼吸建立，肺泡扩张，肺小动脉管壁的肌层逐渐退化，管壁变薄并扩张，肺循环压力下降；从右心经肺动脉流入肺脏的血液增多，使肺静脉回流至左心房的血量也增多，故左心房压力增高。当左心房压力超过右心房时，卵圆孔瓣膜先在功能上关闭，生后 5 ~ 7 个月时，解剖上大多闭合。自主呼吸使血氧含量增高，动脉导管壁的平滑肌受到刺激后收缩，同时，低阻力的胎盘循环由于脐带结扎而终止，体循环阻力增加，动脉导管处逆转为左向右分流，高的动脉氧分压加上出生后体内前列腺素的减少，使导管逐渐收缩、闭塞，最后血流停止，成为动脉韧带。足月儿约 80% 在生后 24 小时形成功能性关闭，约 80% 于生后 3 个月、95% 于生后 1 年内解剖学上关闭。若动脉导管持续未闭，可认为有畸形存在。脐血管则在血流停止后 6 ~ 8 周完全闭锁，形成韧带。

三、小儿心脏、心率、血压的特点

（一）心脏

小儿心脏相对比成人大，其重量为 20~25g，约占体重的 0.8%。随着年龄的增长，心脏重量与体重的比值下降，且左、右心室增长不平衡。胎儿的右心室负荷较左心室大，出生时两侧心室壁的厚度几乎相等。随着小儿的生长发育，体循环量逐渐扩大，左心室负荷明显增加，而肺循环的阻力在生后明显下降，故左心室壁增厚较右心室壁更快。出生后左心室迅速发育，至 6 岁时室壁的厚度达 10mm（约新生儿时的 2 倍），而此时右心室壁的厚度不及 6mm，15 岁时左心室壁的厚度增至出生时的 2.5 倍。

心脏的位置随年龄而改变，新生儿和小于 2 岁婴幼儿的心脏多呈横位，心尖搏动位于胸骨左缘第 4 肋间、锁骨中线外侧，心尖部主要为右心室；以后心脏逐渐由横位转为斜位，3~7 岁时，心尖搏动位于胸骨左缘第 5 肋间、锁骨中线上，左心室形成心尖部。7 岁以后，心尖位置逐渐移至锁骨中线以内 0.5~1cm。位置的变更与许多因素有关，如小儿开始起立行走、肺及胸廓的发育以及横膈的下降等。

（二）心率

小儿心率相对较快，主要由于新陈代谢旺盛，身体组织需要更多的血液供给，而心脏每次搏出量有限，只有增加搏动次数才能满足机体需要。同时婴幼儿迷走神经兴奋性低，而交感神经占优势，故心搏易加速。心率随年龄增长而逐渐减慢，新生儿平均 120~140 次/分，1 岁以内 110~130 次/分，2~3 岁 100~120 次/分，4~7 岁 80~100 次/分，8~14 岁 70~90 次/分。小儿脉搏次数不稳定，易受各种内外因素的影响，如进食、活动、哭闹、发热等。因此，小儿脉搏宜在安静时测量。如脉搏显著增快且睡眠时不减慢，应考虑器质性心脏病。

（三）血压

小儿血压相对较低，主要由于心脏搏出量较少、动脉壁弹性较好、血管口径较粗等所致，但随着年龄的增长逐渐升高。动脉血压正常值，新生儿收缩压平均 60~70mmHg（8.0~9.3kPa），1 岁 70~80mmHg（9.3~10.7kPa），2 岁后可采用下列方式计算：收缩压（mmHg）= 年龄 ×2+80 [收缩压（kPa）= 年龄 ×0.26+10.7]，舒张压为收缩压的 2/3。收缩压高于此标准 20mmHg（2.6kPa）为高血压，低于此标准 20mmHg（2.6kPa）为低血压。正常情况下，下肢血压比上肢血压约高 20mmHg（2.6kPa）。

第二节　先天性心脏病

一、概述

先天性心脏病（congenital heart disease，CHD）简称先心病，是胎儿期心脏及大血管发育异常而致的先天畸形，是小儿最常见的心脏病。先心病的发病率约为活产婴儿的4.05‰~12.3‰，早产儿的发病率是成熟儿的 2~3 倍，死胎中的发生率为活产儿的 10倍。近半世纪以来，由于超声心动图、心导管检查和心血管造影等技术的应用及在体外循环、深低温麻醉下心脏直视手术的发展，术后监护技术的提高，许多常见的先心病能得到准确诊断，多数可彻底根治，而且对某些复杂心脏畸形亦能在婴儿期，甚至在新生儿期进行手术，因此先心病的预后已大为改观。

【病因与发病机制】

胎儿期任何影响心脏血管发育的因素都可使心脏的某一部分或血管发育停顿或异常，即可造成先天性心血管畸形。目前认为心血管畸形的发生主要与遗传和环境因素及二者相互作用有关。

1. **遗传因素**　主要包括染色体易位或畸变、单基因或多基因突变等。研究已证明，房室间隔缺损和动脉干畸形与第 21 号染色体长臂某些区带的过度复制和缺失有关。第7、12、15、22 号染色体上也有与形成心血管畸形有关的基因。据统计，大约有 300 余种临床综合征合并先心病，同一家族中可有数人同患某一种先心病也说明其与遗传因素有关。

2. **环境因素**　主要是孕早期宫内感染，如流感病毒、风疹病毒、流行性腮腺炎病毒和柯萨奇病毒等感染，其他还有孕母缺乏叶酸，服用抗癌、抗癫痫等药物，接触大剂量放射线，患代谢性疾病（糖尿病、高钙血症、苯丙酮尿症等），有吸烟、饮酒、吸毒等不良生活习惯，宫内缺氧等均可能与发病有关。

加强孕期保健，特别是在孕早期适量补充叶酸，积极预防流感、风疹等病毒性疾病，避免接触与发病有关的高危因素，慎用药物，保持健康的生活方式等对预防先心病具有积极的意义。另外，孕期可通过胎儿超声心动图及染色体、基因诊断等对先心病进行早期诊断和干预。

【分类】

先心病的种类很多，且可有两种以上畸形并存，可根据左、右心腔及大血管之间有无分流和临床有无青紫，将其分为 3 类：

1. **左向右分流型（潜伏青紫型）**　左右心之间或主动脉与肺动脉之间有异常通路。正常情况下由于体循环压力高于肺循环，故平时血液从左向右分流而不出现青紫。当剧烈哭闹、屏气或任何病理情况下使肺动脉或右心室压力增高并超过左心压力时，则可使血液自右向左分流而出现暂时性青紫，故又称潜伏青紫型。常见的有室间隔缺损、动脉导管未闭和房间隔缺损等。

2. **右向左分流型（青紫型）**　左右心之间有异常通道。某些畸形，如肺动脉高压或右心流出道梗阻致使右心压力增高并超过左心，使血液从右向左分流，或因大动脉起源异常使大量静脉血流入体循环，临床显示持续性青紫。常见的有法洛四联症和大动脉错位等。

3. **无分流型（无青紫型）**　左右心之间或主动脉与肺动脉之间无异常通路，故一般情况无青紫现象。常见的有肺动脉狭窄和主动脉缩窄等。

二、临床常见的先天性心脏病

小儿常见的先天性心脏病有室间隔缺损、房间隔缺损、动脉导管未闭和法洛四联症等。

（一）室间隔缺损

室间隔缺损（ventricular septal defect，VSD），简称室缺，是由胚胎期室间隔发育不全所致，是最常见的先天性心脏病，约占先心病总数的 25% 左右。室间隔缺损可单独存在，也可与心脏其他畸形并存。

【分类】

根据缺损位置的不同，可分为 4 种类型：①膜部：位于主动脉瓣及室上嵴下方，为缺损最常见的部位，约占室间隔缺损的 60%～70%。②流出道型：又称干下型或漏斗部缺损，位于室上嵴上方，肺动脉瓣下方，占室间隔缺损的 20%～30%。③流入道型：位于肌隔后部，三尖瓣隔叶的下方，一般缺损较小，临床少见。④肌部：面积最广，位于肌部室间隔的任何部位，临床亦少见。20%～50% 的膜部和肌部缺损有自然闭合的可能，一般发生于 5 岁以下，尤其是 1 岁内。

根据缺损大小的不同，可分为 3 种类型：①小型缺损：缺损直径小于 5mm 或缺损面积小于 $0.5cm^2/m^2$ 体表面积。②中型缺损：缺损直径为 5～15mm 或缺损面积为 0.5～$1cm^2/m^2$ 体表面积。③大型缺损：缺损直径大于 15mm 或缺损面积大于 $1cm^2/m^2$ 体表面积。

【病理生理】

室间隔缺损时由于左心室的压力显著高于右心室，血液自左向右分流，一般不出现青紫。分流至右心室的血量增多，进入肺循环的血量增加，使左心房、左心室的负荷加重。随着病情发展和当屏气、剧烈哭闹或任何病理情况致肺动脉和右心室压力增高时，出现双向分流或反向分流而呈现青紫。当肺动脉发生器质性改变时，可造成不可逆的阻力性肺动脉高压，因而产生右向左分流，临床出现持久性青紫，即艾森曼格（eisenmenger）综合征（图 10 - 2）。

【临床表现】

临床表现决定于缺损的大小和肺循环的阻力。

1. **症状**　小型缺损患儿无明显症状，生长发育正常，一般活动不受限制。中、大型缺损患儿在新生儿后期及婴儿期即可出现症状，表现为喂养困难，吸吮常因气促而中断，生长发育迟缓，体重不增，消瘦，面色苍白，活动后乏力、气促、心悸、多汗等。

2. **体征**　小型缺损患儿胸廓无畸形，多在体检时发现心脏杂音，于胸骨左缘第 3～4 肋间闻及粗糙的全收缩期吹风样杂音，常伴震颤，肺动脉第二音正常或稍增强。中、大型缺损患儿心界扩大，心前区隆起，搏动活跃，胸骨左缘第 3～4 肋间可闻及 Ⅲ～Ⅳ 级粗糙的全收缩期吹风样杂音，向四周广泛传导，可扪及收缩期震颤。分流量大时在心尖区可闻及二尖瓣相对狭窄的舒张期隆隆样杂音。当伴肺动脉高压时（多见于儿童或青少年期），右心室压力明显升高，可逆转为右向左分流，出现青紫，并逐渐加重，此时心脏杂音较轻而肺动脉第二音显著亢进。

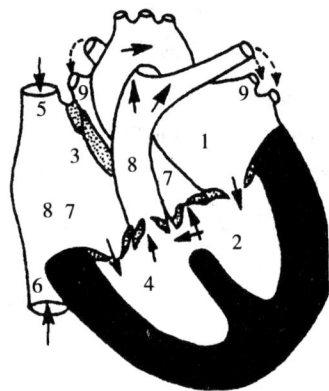

1. 左心房　2. 左心室　3. 右心房
4. 右心室　5. 上腔静脉　6. 下腔静脉
7. 主动脉　8. 肺动脉　9. 肺静脉

图 10-2　室间隔缺损的模式图

3. **并发症**　室间隔缺损易并发支气管炎、充血性心力衰竭、肺水肿及感染性心内膜炎。

【辅助检查】

1. **胸部 X 线检查**　小型缺损者无明显改变，或肺动脉段延长或轻微突出，肺野轻度充血。中型缺损者心影轻度到中度增大，左、右心室增大（以左心室增大为主），主动脉弓影较小，肺动脉段扩张，肺野充血。大型缺损者心影中度以上增大，左、右心室增大（多以右心室增大为主），肺动脉段凸出，肺野明显充血。当出现艾森曼格综合征时，肺动脉主支增粗，而肺外周血管影很少，宛如枯萎的秃枝，心影可基本正常或轻度增大。

2. **心电图**　小型缺损者心电图基本正常；中型缺损者以左心室肥厚为主；大型缺损者呈左、右心室肥厚的心电图改变。

3. **超声心动图**　小于 2mm 的缺损可能不被发现。可见左心室、左心房和右心室内径增大，主动脉内径缩小。二维超声心动图可从多个切面显示缺损直接征象；彩色多普勒超声可显示分流束的起源、部位、数目、大小及方向；频谱多普勒超声可测量分流速度，计算跨隔压差和右心室收缩压，估测肺动脉压。

4. **心导管检查**　单纯性室间隔缺损者不需施行创伤性心导管检查，如合并重度肺动脉高压或其他心血管畸形时需做心导管检查。右心导管检查可发现右心室血氧含量高于右心房，提示心室水平存在左向右分流；可测定肺动脉压力，小型缺损者右心室和肺动脉压力增高不明显，而大型缺损者增高较明显；造影可显示心腔形态、大小及心室水平分流束的起源、部位、时相、数目与大小等。

【治疗要点】

室间隔缺损有自然闭合可能，小型缺损门诊随访至学龄前期，反复呼吸道感染或充血性心力衰竭者进行抗感染、强心、利尿、扩血管等内科处理。中、大型缺损有难以控制的充血性心力衰竭者，肺动脉压力持续升高超过体循环压的 1/2 或肺循环血量与体循环血量之比大于 2∶1 时，应及时修补。室间隔缺损过去只能在体外循环心内直视下进行手术修补，随着介入医学的发展，可自动张开和自动置入的装置（amplatzer 装置）经心导管堵塞缺损已越来越广泛应用。

（二）房间隔缺损

房间隔缺损（atrial septal defect，ASD），简称房缺，是房间隔在胚胎发育过程中发育不良所致，是小儿时期常见的先天性心脏病，占先天性心脏病发病总数的 5% ～ 10%，男女性别比为 1∶2。由于小儿时期症状较轻，不少患儿到成年后才被发现，故房间隔缺损在成人先天性心脏病中居首位。

【分类】

根据病变部位的不同，房间隔缺损可分为以下 4 个类型：①原发孔型：也称为 I 孔型房间隔缺损，约占 15%，缺损位于心内膜垫与房间隔交接处。②继发孔型：最为常见，约占 75%，缺损位于房间隔中心卵圆窝部位，亦称为中央型。③静脉窦型：约占 5%，分上腔型和下腔型，上腔静脉窦型房间隔缺损占 4%，缺损位于上腔静脉入口处，下腔静脉型房间隔缺损发生率小于 1%，缺损位于下腔静脉入口处。④冠状静脉窦型：约 2%，缺损位于冠状静脉窦上端与左心房之间。

【病理生理】

出生后随着肺循环血量的增加，左心房压力超过右心房压力，房间隔缺损时出现左向右分流，分流量的大小与缺损的大小、两侧心房间的压力差及心室的顺应性有关。生后初期左、右心室壁厚度几乎相等，顺应性也相近，故分流量不多。随着年龄的增长，肺血管阻力及右心室压力下降，致使分流量增加。分流造成右心房和右心室负荷过重而产生右心房和右心室增大，肺循环血量增加和体循环血量减少。分流量大时可产生肺动脉高压，晚期当右心房压力大于左心房压力时，可产生自右向左分流，出现持续性青紫（图 10 - 3）。

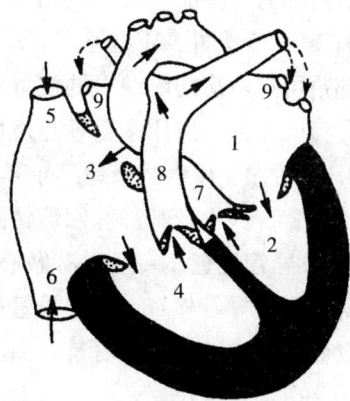

1. 左心房　2. 左心室　3. 右心房
4. 右心室　5. 上腔静脉　6. 下腔静脉
7. 主动脉　8. 肺动脉　9. 肺静脉

图 10 - 3　继发孔型房间隔缺损模式图

【临床表现】

1. **症状**　房间隔缺损的症状取决于缺损大小。缺损小者可无症状，仅在体检时才被发现。缺损大者症状发生较早，并随着年龄的增长症状越来越明显。由于体循环供血不足而表现为消瘦，面色苍白，活动后气促、乏力、多汗，生长发育迟缓；由于肺循环血流增多而易反复呼吸道感染，当哭闹、患肺炎或心力衰竭时，右心房压力超过左心房压力，产生自右向左分流，出现暂时性青紫。

2. **体征**　多数患儿在婴幼儿期无明显体征，2~3岁后心脏增大，心前区隆起，触诊心前区有抬举冲动感，一般无震颤，少数分流量大者可出现震颤。听诊有以下4个特点：①由于右心室增大，大量的血流通过正常肺动脉瓣时（形成相对狭窄），在胸骨左缘第2肋间可闻及Ⅱ~Ⅲ级喷射性收缩期杂音。②第一心音亢进，肺动脉第二音增强。③由于右心室容量增加，收缩时喷射血流时间延长，肺动脉瓣关闭落后于主动脉瓣，导致不受呼吸影响的第二心音固定分裂。④当肺循环血流量超过体循环达1倍以上时，通过三尖瓣的血流量增多，造成三尖瓣相对狭窄，在胸骨左下第4~5肋间可闻及舒张期隆隆样杂音，吸气时更响，呼气时减弱。随着肺动脉高压的进展，左向右分流逐渐减少，第二心音增强，固定性分裂消失，收缩期杂音缩短，舒张期杂音消失，但可出现肺动脉瓣及三尖瓣关闭不全的杂音。

3. **并发症**　房间隔缺损常见的并发症为支气管肺炎，至青中年期可合并心律失常、肺动脉高压和充血性心力衰竭等。

【辅助检查】

1. **胸部X线检查**　对分流较大的房间隔缺损具有诊断价值。心脏轻至中度增大，以右心房及右心室为主。肺动脉段突出，肺野充血明显，主动脉影缩小。透视下可见"肺门舞蹈"征，心影略呈梨形。

2. **心电图**　典型心电图表现为电轴右偏和不完全性右束支传导阻滞，部分病例尚有右心房和右心室肥大的心电图改变。

3. **超声心动图**　M型超声心动图可显示右心房、右心室增大及室间隔的矛盾运动；二维超声可显示房间隔缺损的位置及大小，结合彩色多普勒可以提高诊断的可靠性并能判断分流的方向，应用多普勒超声可估测分流量大小、右心室收缩压及肺动脉压力。

4. **磁共振**　可以清晰地显示年长儿剑突下超声透声窗受限，图像不够清晰的病例缺损的位置、大小及肺静脉回流情况。

5. **心导管检查**　一般不需做心导管检查，当合并肺动脉高压、肺动脉瓣狭窄等情况时可行右心导管检查。右心导管检查时导管易通过缺损由右心房进入左心房，右心房血氧含量高于腔静脉血氧含量，右心室和肺动脉压力正常或轻度增高，并可估算出肺动脉阻力和分流量大小。

【治疗要点】

小型房间隔缺损在1岁内有自然闭合的可能，1岁以上可能性很小。小于3mm的房间隔缺损多在3个月内自然闭合，大于8mm的缺损一般不会自然闭合。分流量较大者一般可在3~5岁时在体外循环心内直视下进行手术修补。反复呼吸道感染、发生充血性心力衰竭或合并肺动脉高压者应尽早手术治疗。部分患儿也可通过心导管植入扣式双盘堵塞装置、蚌状伞或蘑菇伞封堵继发孔型房间隔缺损。

（三）动脉导管未闭

动脉导管未闭（patent ductus arteriosus，PDA）是小儿时期常见的先天性心脏病，占先天性心脏病发病总数的 15% 左右。胎儿期动脉导管被动开放是血液循环的重要通道，出生后约 15 小时发生功能性关闭，80% 在生后 3 个月解剖性关闭。生后 1 年内解剖学上应完全关闭，若持续开放，产生病理生理改变，即称动脉导管未闭。动脉导管未闭大都单独存在，但约有 10% 的病例合并其他心脏畸形，如主动脉缩窄、室间隔缺损、肺动脉狭窄等。

【分类】

根据未闭动脉导管的粗细、长短和形态，一般分为 3 型：①管型：导管长度为 1cm 左右，直径粗细不等。②漏斗型：长度与管型相似，但主动脉端粗大，肺动脉端窄。③窗型：肺动脉与主动脉紧贴，两者之间为一孔道，直径多较大。

【病理生理】

分流量的大小与导管的粗细及主、肺动脉的压差有关。因主动脉在收缩期和舒张期的压力均超过肺动脉，故通过未闭动脉导管产生自左向右分流，且连续不断，使肺循环血量增加，回流到左心房、左心室的血量也增加，左心负荷加重，其排血量可达正常的 2~4 倍，部分患儿左心室搏出量的 70% 可通过大型动脉导管进入肺动脉，导致左心房扩大，左心室肥厚扩大，甚至发生充血性心力衰竭。长期高压血流冲击肺循环，可使肺小动脉出现反应性痉挛，形成动力性肺动脉高压；继之肺小动脉管壁增厚硬化导致梗阻性

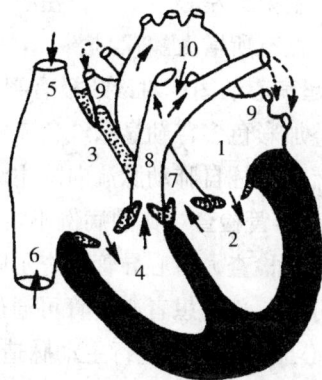

1. 左心房　2. 左心室　3. 右心房　4. 右心室
5. 上腔静脉　6. 下腔静脉　7. 主动脉
8. 肺动脉　9. 肺静脉　10. 动脉导管

图 10-4　动脉导管未闭模式图

肺动脉高压，此时右心室收缩期负荷过重，右心室肥厚甚至衰竭。当肺动脉压力超过主动脉压力时，即产生自右向左分流，患儿呈现下半身青紫，左上肢轻度青紫，右上肢正常，称差异性紫绀（图 10-4）。

【临床表现】

1. **症状**　动脉导管未闭的症状取决于动脉导管的粗细。导管细小者，临床可无症状，仅在体检时偶然发现。导管粗大者，可有疲乏无力、多汗、喂养困难及生长发育落后，易合并呼吸道感染，表现为咳嗽、气急等。如合并重度肺动脉高压，即出现青紫。偶因扩大的肺动脉压迫喉返神经而引起声音嘶哑。

2. **体征**　可有心前区隆起，心尖搏动弥散，心界扩大，在胸骨左缘第 2~3 肋间可闻及粗糙、响亮、连续性"机器"样杂音，占整个收缩期与舒张期，于收缩期末最响，杂音向左锁骨下、颈部和背部传导，最响处可触及震颤。肺动脉第二音明显亢进。婴幼

儿期及合并肺动脉高压或心力衰竭时，主、肺动脉压力差在舒张期不显著，因而往往仅听到收缩期杂音。分流量大者因二尖瓣相对狭窄而在心尖部可闻及较短的舒张期杂音。此外，由于脉压增宽（舒张压降低所致），可出现周围血管征，如水冲脉、指甲床毛细血管搏动及股动脉枪击音等。有显著肺动脉高压者可出现差异性紫绀。

3. **并发症**　动脉导管未闭常见的并发症有充血性心力衰竭、心内膜炎和感染性动脉炎等，比较少见的并发症有肺动脉和动脉导管瘤样扩张、动脉导管钙化及血栓形成等。

【辅助检查】

1. **心电图**　导管细小者心电图多正常。导管粗大者可有左心室和左心房肥大，合并肺动脉高压者同时出现右心室肥大。

2. **胸部 X 线检查**　分流量小者，心血管影可正常。分流量大者，双侧肺血增多，肺门血管影增粗，肺动脉段突出，透视下搏动强烈，呈"肺门舞蹈"征。分流致心胸比增大，主要为左心室增大，左心房亦可轻度增大。肺动脉高压时，右心室亦增大，主动脉弓往往有所增大。

3. **超声心动图**　对诊断极有帮助。二维超声心动图可以直接探查到未闭合的动脉导管，叠加彩色多普勒显示红色流柱自降主动脉通过未闭导管流向肺动脉，重度肺动脉高压时蓝色流柱自肺动脉流向降主动脉。

4. **心导管检查**　典型病例不需做心导管检查，如有肺动脉高压或合并其他畸形时施行心导管检查，右心导管检查示肺动脉血氧含量高于右心室，说明肺动脉部位有从左向右的分流。部分患者心导管可通过未闭的动脉导管，从肺动脉进入降主动脉。

5. **心血管造影**　逆行主动脉造影对复杂病例有重要诊断价值。主动脉根部注入造影剂可见主动脉、肺动脉及未闭导管同时显影。

【治疗要点】

根据年龄、病情、导管大小，及时手术或经介入方法予以关闭。目前，介入性治疗为动脉导管未闭的首选治疗方法，可选择弹簧圈、蘑菇伞等装置堵塞动脉导管。对于早产儿动脉导管未闭者，可在生后 1 周内用吲哚美辛或消炎痛治疗，可促进导管平滑肌收缩而关闭导管，但仍有 10% 的患儿需手术治疗。

（四）法洛四联症

法洛四联症（tetralogy of fallot，TOF）是婴儿期后最常见的青紫型先心病，约占先心病的 15% 左右。1888 年，法国医生 Etienne Fallot 详细描述了该病的病理改变及临床表现，故而得名。

【病理解剖】

典型的法洛四联症由 4 种畸形组成：①肺动脉狭窄：以漏斗部狭窄最为多见，约占 50%。②室间隔缺损：多为高位膜部缺损。③主动脉骑跨：主动脉骑跨在左、右心室之上，随着主动脉的发育，右跨现象可逐渐加重。④右心室肥厚：属继发性病变，由于肺动脉狭窄致右心室负荷加重所致。以上 4 种畸形中，肺动脉狭窄最重要，对患儿病理生理、病情严重程度及预后有重要影响。

【病理生理】

由于右心室流出道狭窄程度的不同，心室水平可出现左向右、双向甚至右向左分流。肺动脉狭窄程度较轻者，血流方向为左向右分流，此时患儿可无明显青紫；当肺动脉狭窄严重，肺循环阻力超过体循环阻力时，导致右向左分流，临床出现青紫。肺动脉狭窄使右心室后负荷加重，引起右心室的代偿性肥厚。由于主动脉骑跨于两心室之上，主动脉除接受左心室的血液外，还接受一部分来自右心室的静脉血，全身各部血液为混合血，因而出现青紫；同时因肺动脉狭窄，肺循环血流量减少，进行气体交换亦减少，更加重了青紫的程度。

在动脉导管关闭之前，肺循环血流量减少的程度较轻，青紫可不明显，随着动脉导管的关闭和漏斗部狭窄逐渐加重，青紫日益明显，并出现杵状指（趾）。由于长期缺氧，刺激骨髓代偿性产生过多的红细胞，血液黏稠度增高，血流缓慢，可引起脑血栓，若为细菌性血栓，则易形成脑脓肿（图 10 - 5）。

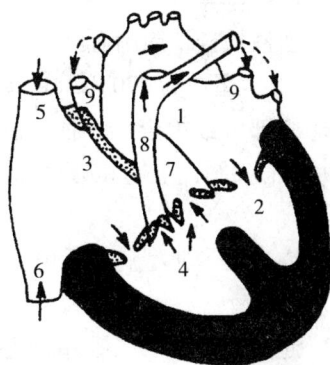

图 10 - 5 法洛四联症模式图

【临床表现】

1. 症状

（1）青紫：为主要表现，青紫的严重程度和出现早晚与肺动脉狭窄程度有关。一般出生时青紫多不明显，3～6 个月后逐渐明显，且随年龄的增长而加重。肺动脉狭窄严重的患儿在生后不久即出现青紫。青紫多见于毛细血管丰富的浅表部位，如唇、指（趾）甲床、球结合膜等。因血氧含量下降，活动耐力差，稍一活动如吃奶、啼哭、情绪激动、寒冷等，即可出现气急，青紫加重。

（2）蹲踞症状：年长儿多表现为蹲踞症状，每于行走、活动或站立过久时，常主动下蹲片刻。蹲踞时下肢屈曲，使静脉回心血量减少，减轻了右心室负荷，同时下肢动脉受压，体循环阻力增加，右向左分流量减少，使缺氧症状暂时得以缓解。不会行走的小婴儿喜欢大人抱起，双下肢屈曲。

（3）阵发性缺氧发作：多见于婴儿，诱因为吃奶、哭闹、情绪激动、贫血、感染等。可表现为阵发性呼吸困难、烦躁和青紫逐渐加重，严重者可出现突然昏厥、抽搐或脑血管意外，甚至死亡。这是由于在肺动脉漏斗部狭窄的基础上，突然发生该处肌肉痉挛，引起一过性肺动脉梗阻，脑缺氧加重所致，多能自行缓解。年长儿常诉头痛、头昏。

（4）杵状指（趾）：患儿长期处于缺氧环境中，可使指、趾端毛细血管扩张增生，局部软组织和骨组织也增生肥大，表现为指（趾）端膨大如鼓槌状。

2. **体征**　患儿生长发育迟缓，智能发育有可能稍落后于正常儿。心前区稍隆起，胸骨左缘第 2~4 肋间可闻及 Ⅱ~Ⅲ 级粗糙的喷射性收缩期杂音，一般无收缩期震颤。肺动脉第二音减弱或消失。

3. **并发症**　常见的并发症有脑血栓、脑脓肿、小细胞低色素性贫血及感染性心内膜炎。由于长期缺氧，刺激骨髓代偿性产生过多的红细胞，血液黏稠度增高，血流缓慢，易形成血栓，脱落易引起栓塞。若为细菌性血栓，则易形成脑脓肿。

【辅助检查】

1. **血液检查**　周围血红细胞计数和血红蛋白浓度明显增高，红细胞可达 $(5~8) \times 10^{12}/L$，血红蛋白为 170~200g/L，血小板减少，凝血酶原时间延长。

2. **胸部 X 线检查**　心脏大小一般正常或稍增大，典型者心影呈"靴形"，系由右心室肥大使心尖圆钝上翘和肺动脉段凹陷所致。肺门血管影缩小，两侧肺纹理减少，透亮度增加。

3. **心电图**　典型病例示电轴右偏，可有右心室肥大，肺动脉狭窄严重者可见右心房肥大。

4. **超声心动图**　二维超声心动图可显示主动脉内径增宽并向右移位，骑跨于左、右心室之上，并可判断主动脉骑跨的程度；右心室内径增大，流出道狭窄；左心室内径缩小。彩色多普勒血流显像可见右心室直接将血液注入骑跨的主动脉内。

5. **心导管检查**　右心室压力明显增高，可与体循环压力相等，而肺动脉压力明显降低。心导管易从右心室进入主动脉或左心室，说明主动脉右跨与室间隔缺损的存在。心导管不易进入肺动脉，说明肺动脉狭窄较重。股动脉血氧饱和度降低，说明有右向左的分流存在。

6. **心血管造影**　造影剂注入右心室后主动脉与肺动脉几乎同时显影。通过造影能见到室间隔缺损的位置，增粗的主动脉阴影。此外，尚可显示肺动脉狭窄的部位和程度以及肺动脉分支的形态。

【治疗要点】

以手术治疗为主。轻症患儿可考虑于 5~9 岁行一期根治手术，但症状较重的患儿应尽早行根治术。在体外循环下做心内直视手术，切除流出道肥厚部分，修补室间隔缺损，纠正主动脉右跨。如肺血管发育较差不易做根治术，可先行姑息分流手术，对重症患儿也宜先行姑息手术，待一般情况改善，肺血管发育好转后，再做根治术。

缺氧发作的处理：①置患儿于胸膝卧位。②及时吸氧并使患儿保持安静。③皮下注射吗啡每次 0.1~0.2mg/kg，可抑制呼吸中枢和消除呼吸急促。④纠正代谢性酸中毒，给予 5% 碳酸氢钠 1.5~5ml/kg 静脉注射。⑤可静脉注射 β 受体阻滞剂普萘洛尔（心得安）减慢心率，缓解发作。⑥上述处理后仍不能有效控制发作时，应考虑急症外科手术修补。

(五) 肺动脉瓣狭窄

肺动脉瓣狭窄 (pulmonary stenosis, PS) 是右心室流出道梗阻的先天性心脏病，在临床较为常见。单纯性肺动脉瓣狭窄约占先天性心脏病总数的 10%，约有 20% 的先天性心脏病合并肺动脉瓣狭窄。

【分类】

肺动脉瓣狭窄根据病变累及的部位不同，分为两种类型：①典型肺动脉瓣狭窄：肺动脉瓣三个瓣叶交界处相互融合，使瓣膜开放受限，瓣口狭窄；只有两个瓣叶的交界处融合为肺动脉瓣二瓣化畸形；瓣叶无交界处仅中心部留一小孔，为单瓣化畸形。②发育不良型肺动脉瓣狭窄：肺动脉瓣叶的形态不规则且明显增厚或呈结节状，瓣叶间无粘连，瓣叶启闭不灵活，瓣环发育不良，肺动脉干不扩张或发育不良。

【病理生理】

由于肺动脉瓣口狭窄，右心室须提高收缩压才能向肺动脉泵血，其收缩压提高的程度与肺动脉狭窄的严重性成正比。如果狭窄不解除，随病情的进展可造成右心室进行性肥厚，顺应性下降，右心室舒张压升高，右心房、右心室扩大，随之出现右心衰竭。此外，若严重的肺动脉狭窄未获得治疗，年长儿可因长期肝静脉瘀血而继发肝硬化。如伴有房间隔缺损或卵圆孔未闭，可产生自右向左分流而出现青紫。

【临床表现】

1. **症状** 症状出现的早晚及轻重与肺动脉瓣狭窄程度有密切关系，狭窄程度越重，症状越明显，主要表现为活动后气急、心悸、胸痛及生长发育落后。轻度狭窄者早期可无症状，生长发育正常，仅于体格检查时发现心脏杂音。重度狭窄者婴儿期即可发生青紫和右心衰竭，偶尔剧烈活动可导致晕厥甚至猝死，亦有患者活动时感胸痛或上腹痛，可能由于心排出量不能相应提高，致使心肌供血不足或心律失常所致，提示预后不良。

2. **体征** 心前区隆起，胸骨左缘搏动较强，在胸骨左缘 2~3 肋间可触及收缩期震颤，并可闻及响亮的喷射性全收缩期杂音，向颈部、左上胸、心前区、腋下及背部传导。杂音的响度与狭窄程度有关，轻、中度狭窄者杂音为 Ⅱ~Ⅲ 级，重度狭窄者杂音可达 Ⅴ 级，但极重度狭窄时杂音反而减轻。如右心室失代偿而扩大，则于三尖瓣区可闻及收缩期吹风样杂音。

3. **并发症** 最主要的并发症为右心衰竭，可有颈静脉怒张、肝肿大、下肢浮肿等表现。

【辅助检查】

1. **胸部 X 线检查** 轻、中度狭窄时心脏大小基本正常。重度狭窄时心脏仅轻度增大（心功能尚可），发生心力衰竭时心脏则明显增大，主要为右心室和右心房扩大。狭窄后的肺动脉扩张为本病的特征性改变，有时扩张延伸到左肺动脉，但在婴儿期扩张多不明显。

2. **心电图** 轻度狭窄者多正常。中、重度狭窄者可显示电轴右偏和右心室肥大的心电图改变，部分患者可有右心房肥大的心电图改变。

3. 超声心动图　可示右心室和右心房内径增宽，右心室前壁和室间隔增厚。二维超声心动图可显示肺动脉瓣的厚度、收缩时的开启情况及狭窄后的扩张。多普勒超声可发现心房水平有无分流，并能够较可靠地估测肺动脉瓣狭窄的严重程度。

4. 心导管检查　右心室压力明显增高，可与体循环压力相等，而肺动脉压力明显降低，心导管从肺动脉向右心室拉出时的连续曲线可显示明显的无过渡区的压力阶差。

【治疗要点】

球囊瓣膜成形术为治疗肺动脉瓣狭窄的首选治疗方法，对中、重度肺动脉瓣狭窄患儿效果良好。轻度肺动脉瓣狭窄患儿的手术标准目前尚未确定，一般认为如右心室收缩压超过 50mmHg，则有可能导致心肌损害，可推荐行狭窄解除手术。

（六）完全性大动脉转位

完全性大动脉转位（complete transposition of the great arteries，c－TGA）是由于胚胎期大动脉起始部发育异常引起的先天性血管畸形，主要畸形为主动脉起源于右心室，肺动脉起源于左心室，是新生儿期最常见的青紫型先心病，发病率为 0.2‰~0.3‰，约占先心病总数的 5%~7%，居青紫型先心病的第二位，男女之比为 2~4∶1。若不及时治疗，30% 的患儿死于出生后 1 周，90% 的患儿在 1 岁内死亡。

【病理解剖】

胚胎 5~7 周动脉干被纵隔分成肺动脉和主动脉，随后纵隔的近端发生螺旋式扭转，使主动脉与左心室相连，肺动脉与右心室相连。若扭转不全或未呈螺旋式扭转，则形成主、肺动脉换位。本病是由胚胎期共同动脉干呈垂直方向分隔，致使主动脉和肺动脉相互易位。主动脉位于右前方与右心室相连，肺动脉位于左后方与左心室相连。一般常合并其他畸形，如房间隔缺损或卵圆孔未闭、室间隔缺损、动脉导管未闭、肺动脉瓣狭窄等。

【病理生理】

完全性大动脉转位若不合并其他畸形，则形成两个独立并行的循环。上、下腔静脉回流的静脉血通过右心射入转位的主动脉供应全身，而肺静脉回流的氧合血则通过左心射入转位的肺动脉到达肺部。出生后两循环必须交通，患儿才能得以生存，两循环之间可通过心内交通（卵圆孔未闭、房间隔缺损、室间隔缺损）或心外交通（动脉导管未闭、侧支血管）进行血流混合。由于右心房、右心室要将血液射向体循环因而压力增加，右心扩大。而左心房、左心室将血液射向肺动脉，阻力较小，故左心大小可无变化。动脉血氧饱和度主要取决于体、肺循环间分流量的大小。不论两循环间的交通在何处分流，血液的聚积总偏向一侧，向左分流的血仍回到左心，向右分流的血仍回到右心，当一侧压力高于对侧时，血液分流方向即发生改变，血液又逐渐聚积于另一侧。如此周而复始，临床上发生左、右心室周期性扩大和缩小现象，导致两心室扩张和肥厚，患儿最终多因缺氧和心力衰竭而死亡。

【临床表现】

1. 症状　青紫出现早，半数患儿出生时即存在，绝大部分生后 1 个月内出现。随着年龄的增长及活动量的增加，青紫逐渐加重。青紫一般为全身性，若同时合并动脉导管未闭，则动脉血自左心室射出，经肺动脉通过动脉导管入降主动脉，再分布到躯干及下肢，出现差异性青紫（下肢较上肢重）。生后 3～4 周婴儿可出现喂养困难、气促、多汗、肝肿大和肺部细湿啰音等症状，因进行性充血性心力衰竭所致。患儿常发育不良。

2. 体征　生后心脏可无明显杂音，但有单一响亮的第二心音，是出自靠近胸壁的主动脉瓣关闭音。若合并有其他畸形，则可听到相应畸形所产生杂音。杂音较响时，常伴有震颤。一般早期可出现杵状指（趾）。

【辅助检查】

1. 胸部 X 线检查　心脏外形呈椭圆形向两侧扩大，主、肺动脉干常呈前后位排列，大血管阴影狭小，正位片示心脏轮廓呈"蛋形"。婴儿早期即可见心影呈进行性增大。大多数患儿肺纹理增多（若合并肺动脉狭窄者肺纹理减少）。

2. 心电图　电轴右偏，右心室肥大，有时尚有右心房肥大的心电图改变。合并大型室间隔缺损或肺血流量明显增加时可出现电轴正常或左偏，双室肥大。

3. 超声心动图　是诊断完全性大动脉转位的常用方法。二维超声可显示主动脉与肺动脉的前后关系，可辨认两大动脉的起源，右前位的主动脉发自右心室；左后位的肺动脉发自左心室。彩色多普勒及频谱多普勒超声检查可判定心内分流方向、大小及有无合并畸形。

4. 心导管检查　导管可从右心室直接进入主动脉，而不易进入肺动脉；肺动脉血氧饱和度高于主动脉；右心室压力与主动脉的压力基本相同。

【治疗要点】

一旦确诊应首先纠正低氧血症和代谢性酸中毒等。

1. 姑息性治疗方法　对病情较重无条件进行根治术者，一般可先行球囊房隔成形术，即用球囊导管在房间隔部位进行造漏或行房间隔缺损扩大术，使左、右心房之间有血流交换，提高动脉血氧饱和度，使患儿存活至适宜根治手术的年龄。

2. 根治性手术

（1）生理纠治术：又称心房内转换术，可在生后 1～12 个月内进行，即用心包膜及心房壁在心房内建成板障，将上、下腔静脉的回流血导向二尖瓣口而入左心室至肺循环，并将肺静脉的回流血导向三尖瓣口而入右心室至体循环，以达到生理上的纠治。

（2）大动脉转换术：可在生后 4 周内进行，即将主动脉与肺动脉切下后换位，同时将原来的左、右冠状动脉分别取下移植至新的主动脉上（原来的肺动脉），使完全性大动脉转位得到彻底纠正。

三、常见先心病的护理

【主要护理诊断/合作性问题】

1. **活动无耐力**　与体循环血量减少或血氧饱和度下降有关。

2. **生长发育迟缓**　与体循环血量减少或血氧饱和度下降影响生长发育有关。

3. **营养失调：低于机体需要量**　与喂养困难、体循环血量减少及组织缺氧有关。

4. **有感染的危险**　与肺循环充血及心内缺损易致心内膜损伤有关。

5. **潜在并发症**　充血性心力衰竭、感染性心内膜炎、脑血栓。

6. **焦虑**　与疾病的威胁和对手术的担忧有关。

【护理措施】

1. 一般护理

（1）保证休息：根据病情合理安排患儿的作息时间，保证睡眠和休息。轻型无症状患儿可参加正常活动，但应避免剧烈活动；有症状患儿应限制活动，避免情绪激动和剧烈哭闹，以免加重心脏负担；重症患儿应卧床休息，给予妥善的生活照顾。治疗和护理操作应尽量集中进行，以保证患儿的休息。

（2）饮食护理：给予高蛋白、高热量、高维生素饮食，保证营养需要，以增强体质，提高患儿对手术的耐受。对心功能不全、有水钠潴留的患儿，应根据病情采取无盐或低盐饮食，并给予适量的粗纤维食物，以保持大便通畅。对喂养困难的患儿要耐心喂养，少量多餐，避免呛咳、气促和呼吸困难等，必要时给予静脉营养；合并贫血者，需遵医嘱及时补充铁剂，避免加重缺氧，法洛四联症患儿应多饮水，必要时静脉输液。

2. 病情观察

（1）注意观察法洛四联症患儿有无哭闹、进食、活动、排便引起的缺氧发作，如有应保持患儿安静，将其置于膝胸卧位，同时给予吸氧，建立静脉通道，遵医嘱给予吗啡及普萘洛尔等治疗。

（2）法洛四联症患儿血液黏稠度高，如有发热、出汗、吐泻时体液量减少，加重血液浓缩易形成血栓。观察法洛四联症患儿有无突然出现意识障碍或偏瘫等症状，如出现上述症状，提示可能发生脑血栓形成或脑栓塞，应立即通知医生，采取紧急处理。

（3）观察有无心率增快、呼吸困难、端坐呼吸、泡沫样痰、浮肿、肝大等心力衰竭的表现，如出现上述表现，立即置患儿于半卧位，给予吸氧，及时与医生取得联系，并按心力衰竭护理。

3. 对症护理

（1）吸氧：患儿出现青紫，有气急、胸闷、乏力等表现，应给予氧气吸入。

（2）预防感染：定期开窗通风，保持病室空气清新，及时增减衣服，避免受凉引起呼吸系统感染。注意保护性隔离，避免与感染性疾病患儿接触，以免交叉感染。做口腔小手术时应给予抗生素预防感染，防止感染性心内膜炎发生。

4. 药物护理　法洛四联症患儿使用吗啡、普萘洛尔等药物进行治疗时观察有无毒副作用。若患儿出现恶心、呕吐、呼吸频率明显降低、少尿或尿潴留、瞳孔缩小如针尖状等，可能为吗啡用量过大表现，应立即停用；若患儿有乏力、嗜睡、头晕、失眠、腹胀、低血压、心动过缓等反应，多提示普萘洛尔用量过大，应告知医生，减小其用量。

5. **健康教育** 对患儿及家长介绍本病的发病原因和临床表现，指导先心病患儿的日常护理方法；指导患儿及家长根据病情建立合理的生活制度，强调休息的重要性，保证充足营养，合理用药，预防感染和其他并发症；心功能较好者可按时预防接种；定期复查，调整心功能到最好状态，使患儿能安全到达适合手术的年龄，安全度过手术关。

第三节 病毒性心肌炎

病毒性心肌炎（viral myocarditis）是病毒侵犯心脏所致的，以心肌炎性病变为主的疾病，有时可伴有心包或心内膜炎症改变。发病年龄以 3~10 岁居多。

【病因与发病机制】

1. **病因** 多数病毒感染都可引起心肌炎，其中以肠道病毒和呼吸道病毒较为多见，尤其是柯萨奇病毒（B 组和 A 组）最常见。另外埃可病毒、脊髓灰质炎病毒、腺病毒、肝炎病毒、流感和副流感病毒、麻疹病毒、单纯疱疹病毒及流行性腮腺炎病毒等均可引起心肌炎。

2. **发病机制** 本病的发病机制尚不完全清楚。一般认为，在疾病早期病毒及其毒素可通过相关受体侵入心肌细胞，在细胞内复制，并直接损害心肌细胞或病毒触发自身免疫反应而引起心肌损害，可导致心肌细胞变性、坏死和溶解。部分病例由于病毒的 DNA、RNA 颗粒持续存在和复制，可呈现慢性进行性过程。

【临床表现】

1. **症状** 表现轻重不一。轻症患儿可无自觉症状，仅表现心电图异常。重症患儿易发生急性心力衰竭、严重心律失常或心源性休克，甚至发生猝死。典型病例在起病前 1~3 周多有上呼吸道或肠道病毒感染史，常伴有发热、全身不适、咽痛、咳嗽、胸痛、腹泻、皮疹等前驱症状，心肌受累时患儿常诉疲乏无力、心悸、气促和心前区不适或腹痛，严重时血压下降，可发展为充血性心力衰竭或心源性休克。

2. **体征** 心脏可有轻度扩大，安静时心动过速，第一心音低钝，出现奔马律，伴心包炎者可闻及心包摩擦音。反复心力衰竭者，心脏明显扩大，肺部出现湿啰音及肝、脾肿大，呼吸急促和发绀。重症患儿可突然发生心源性休克，脉搏细弱，血压下降。

【辅助检查】

1. **实验室检查**

（1）心肌损害血生化指标：血清肌酸磷酸激酶（CPK）在发病早期多有增高，其中以来自心肌的同工酶（CK－MB）为主。血清乳酸脱氢酶（SLDH）同工酶增高对心肌炎早期诊断有提示意义。心肌肌钙蛋白（cTnI 或 cTnT）的变化对心肌炎诊断特异性更强。

（2）病毒学诊断：疾病早期可从咽拭子、咽冲洗液、粪便、血液中分离出病毒，但需结合血清抗体的测定才更有意义。恢复期血清抗体滴度比急性期增高 4 倍以上、病程早期血中特异性 IgM 抗体滴度在 1∶128 以上，用聚合酶链反应或病毒核酸探针从血液或心肌组织中查到病毒核酸可作为某一型病毒存在的依据。

2. 心电图检查　可见各种严重心律失常，包括各种期前收缩、室上性和室性心动过速、房颤和室颤、Ⅱ度或Ⅲ度房室传导阻滞。心肌受累明显时可见 T 波降低、ST－T 段的改变，但心电图缺乏特异性，需动态观察。

3. 胸部 X 线检查　轻者可正常，重者心脏不同程度扩大、搏动减弱，合并大量心包积液时心影显著增大。心功能不全时两肺呈瘀血表现。

【治疗要点】

本病目前尚无特效治疗，主要是减轻心脏负担，改善心肌代谢和心功能，促进心肌修复。

1. 休息　急性期需卧床休息。

2. 药物治疗

（1）改善心肌营养：①大剂量维生素 C：大剂量维生素 C 有清除自由基的作用，可改善心肌代谢，促进心肌恢复，对心肌炎有一定的疗效。剂量为每日 100～200mg/kg，以葡萄糖稀释成 10%～25% 溶液静脉注射，每日 1 次，2～3 周为 1 疗程。②能量合剂：可加强心肌营养，改善心肌功能。常用三磷腺苷 20mg、辅酶 A 50 单位、胰岛素 4～6 单位及 10% 氯化钾 8ml 溶于 10% 葡萄糖溶液 250ml 中静脉滴注，每日或隔日 1 次。③辅酶 Q_{10}：可保护心肌和清除自由基，每日剂量为 1mg/kg，分 2 次口服，疗程 3 个月以上。④1，6－二磷酸果糖（FDP）：可改善心肌细胞代谢，每日剂量为 150～250mg/kg，静脉滴注，疗程为 10～14 天。

（2）中药：可在常规治疗基础上加用生脉饮、黄芪、苦参等中药。

（3）肾上腺皮质激素：激素可改善心肌功能、减轻心肌炎性反应和抗休克，病程早期和轻症者一般不用，多用于危急病例，常用泼尼松，每日 1～1.5mg/kg 口服，共 2～3 周，症状缓解后应逐渐减量至停药。对于急性危重病例，常用地塞米松每日 0.2～0.4mg/kg 或氢化可的松每日 15～20mg/kg 静脉滴注。

3. 抗心力衰竭治疗　可常规采取强心利尿治疗，但由于本病心肌应激性高，易发生洋地黄中毒，故在应用洋地黄类药物时剂量应偏小，必要时可加用利尿剂以减轻心脏负荷。

4. 抗心律失常治疗　心肌炎患儿可并发不同类型心律失常，治疗时应根据实际情况采用相应抗心律失常药，对心功能有明显影响或威胁生命的心律失常，应及时纠正。

【主要护理诊断/合作性问题】

1. 活动无耐力　与心肌收缩力下降，组织供氧不足有关。

2. 潜在并发症　心律失常、心力衰竭、心源性休克。

3. 焦虑　与对疾病的担忧有关。

【护理措施】

1. 一般护理

（1）保证休息：急性期应卧床休息2~3个月（心力衰竭及心脏扩大者卧床休息6个月以上），心脏明显缩小，心功能改善，可开始轻微活动。恢复期继续限制活动量，至少半天卧床6个月。

（2）饮食护理：给予清淡、易消化、富含维生素和蛋白质的饮食，宜食新鲜蔬菜和水果，忌油腻辛辣食物，少量多餐，注意营养搭配。

2. 病情观察　密切观察和记录患儿精神状态、面色、心率、心律、呼吸、体温和血压变化。有明显心律失常者应进行连续心电监护，发现快速心律失常或严重传导阻滞等应立即报告医生，及时纠正。

3. 对症护理

（1）吸氧：有缺氧症状（胸闷、心悸、气促等）的患儿经休息不缓解者，选择合适的吸氧方法给予吸氧。

（2）心理护理：关心安慰患儿及家长，建立良好护患关系，向其讲解疾病的有关知识，介绍诊疗计划、检查项目和病室环境等，以消除焦虑心理，取得家长和患儿的配合。

4. 药物护理　心力衰竭患儿使用洋地黄时剂量应偏小，每次应用前应测量脉搏，必要时监测心率。如婴儿脉搏<90次/分，年长儿<70次/分需暂停用药。当出现心率过慢、心律失常、恶心呕吐、食欲减退、黄绿视、视力模糊、嗜睡、头晕等毒性反应时，应立即停药，及时采取相应措施。重症患儿加用利尿剂时，应注意观察有无低血钾表现（如出现四肢软弱无力、腹胀、心音低钝、心律失常等），应及时处理。静脉给强心剂、利尿剂时速度不宜过快，以免加重心脏负担。心源性休克患儿使用血管活性药物和扩张血管药时，要准确控制滴数，最好能使用输液泵，以避免血压波动过大。

5. 健康教育　介绍本病的相关知识，强调休息的重要性，介绍预防常见感染的常识及措施，如疾病流行期间避免去公共场所。指导正确的药物护理方法，如掌握所用药物名称、剂量、用药方法及不良反应。嘱患儿或家长定期门诊复查。

知识链接

病毒性心肌炎属中医学风温、心悸、怔忡、胸痹等范畴。小儿素体正气亏虚是发病之内因，温热邪毒侵袭是发病之外因。治疗原则为清热解毒，扶正祛邪，活血化瘀，温振心阳，养心固本。病初邪毒犯心者，治以清热解毒，可选银翘散加减；湿热侵心者，治以清化湿热，可选葛根黄芩黄连汤加减；气阴亏虚者，治以益气养心，可选炙甘草汤合生脉散加减；心肾阳虚者，治以温补心肾，可选真武汤加减；心脉瘀滞者，治以活血化瘀，可选血府逐瘀汤加减。

小　结

　　先心病是小儿时期最常见的循环系统疾病。临床常见的先心病有室间隔缺损、房间隔缺损、动脉导管未闭和法洛四联症等。不同的先心病有不同的病理生理改变和临床表现，应根据患儿实际情况进行合理治疗与护理。护理要点为制定合理的生活制度，保证营养供给，预防感染，做好日常生活护理，防止并发症的发生，使患儿安全达到适合手术的年龄。

　　病毒性心肌炎是儿科常见的心脏疾病之一，可由多种病毒侵犯心脏所致。本病临床表现轻重不一，轻者可无症状，重者可引起心力衰竭、心律失常、心源性休克，甚至猝死。本病目前尚无特效治疗方法。护理强调休息的重要性，另外应注意严密观察病情，及时发现和处理相应的并发症。

案例分析

　　1. 患儿，女，5 岁，出生后 1 个月发现心脏杂音，哺乳期喂养困难，体重增长缓慢，平时稍一活动即感乏力、气促，多次因上呼吸道感染和肺炎住院治疗。

　　体检：体温 36.4℃，呼吸 37 次/分，心率 98 次/分，血压 100/70mmHg。患儿心前区隆起，心尖搏动弥散且有抬举感，胸骨左缘第 3 肋间闻及 Ⅲ 级喷射性收缩期杂音，杂音向心前区、腋下、颈根部及背部传导，在听诊最响亮处可触及收缩期震颤，肺动脉第二音明显亢进。胸片示肺野明显充血，肺门阴影扩大，有"肺门舞蹈"征，心影增大，以左心室增大为主。心电图示左心室肥厚。

　　（1）该患儿最可能的诊断是什么？

　　（2）该患儿主要护理诊断/合作性问题是什么？

　　（3）应采取哪些护理措施？

　　2. 患儿，女，5 岁，因发热、咽痛、咳嗽 7 天，伴胸前区不适 1 天入院。患儿入院前 7 天开始发热，伴轻度咳嗽、咽痛，精神欠佳，头晕，乏力，食欲减退。在外院拟诊"上呼吸道感染"，对症治疗。入院前 1 天，出现胸前区不适，遂入院。

　　体检：体温 39.1℃，呼吸 27 次/分，心率 143 次/分，血压 90/60mmHg。患儿精神欠佳，面色苍白，咽部充血，两肺呼吸音粗糙，未闻及干湿啰音。心尖区第一心音低钝，心率快，节律整齐，腹部平软，肝肋下 1cm。

　　（1）该患儿最可能的诊断是什么？

　　（2）该患儿主要护理诊断/合作性问题是什么？

　　（3）应采取哪些护理措施？

第十一章　泌尿系统疾病患儿的护理

【学习目标】

1. 掌握急性肾小球肾炎和肾病综合征的临床表现、护理诊断、护理措施等。

2. 熟悉急性肾小球肾炎和肾病综合征的辅助检查、治疗要点等。

3. 了解小儿泌尿系统解剖生理特点、急性肾小球肾炎和肾病综合征的发病机制等。

第一节　小儿泌尿系统解剖生理特点

一、解剖特点

1. **肾脏**　肾脏呈蚕豆形，左右各一，位于腹膜后脊柱两侧。因右肾上方有肝脏，故其位置略低于左肾。婴儿期肾脏位置较低，下极平第 4 腰椎，故 2 岁以下小儿肾脏较易触到。小儿年龄愈小，肾脏相对愈重，出生时两肾重量约为体重的 1/125，而成人两肾重量约为体重的 1/220。新生儿肾脏表面呈分叶状，1 岁后逐渐变平。

2. **输尿管**　婴幼儿输尿管长而弯曲，管壁肌肉和弹力纤维发育不良，易受压、扭曲而导致梗阻，易发生尿潴留，诱发感染。

3. **膀胱**　婴儿膀胱位置比年长儿高，尿液充盈时，膀胱顶部常在耻骨联合之上容易触到，随年龄增长逐渐下降至盆腔内。

4. **尿道**　新生女婴尿道长仅 1cm（性成熟期 3～5cm），且外口暴露而又接近肛门，易受细菌污染。男婴尿道虽较长，但常有包茎，尿垢积聚时也易引起上行性细菌感染。

二、生理特点

肾脏有许多重要功能：①排泄代谢物：排泄体内代谢终末产物，如尿素、有机酸等。②调节内环境：调节机体水、电解质、酸碱平衡，维持内环境稳定。③内分泌功能：产生激素和生物活性物质，如维生素 D、促红细胞生成素、肾素、前列腺素等。肾脏的功能主要通过肾小球、肾小管、球旁器的滤过、重吸收、分泌及排泄作用完成。在胎龄 36 周时肾单位数量已达成人水平，出生后上述功能已基本具备，但调节能力较弱，贮备能力差，一般至 1～2 岁时接近成人水平。

1. 肾小球的滤过功能　新生儿出生时肾小球滤过率比较低，为成人的 1/4，早产儿更低，3～6 个月为成人 1/2，6～12 个月时为成人的 3/4，2 岁时达成人水平，故婴儿不能有效地排出过多的水分和溶质。

2. 肾小管重吸收及排泄功能　新生儿及婴幼儿肾小管的重吸收功能较低，对水及钠的负荷调节较差，营养物质的重吸收亦不充分，可有一过性生理性氨基酸尿及葡萄糖尿。

3. 浓缩和稀释功能　新生儿及幼婴由于髓袢短，尿素形成量少（婴儿蛋白合成代谢旺盛）以及抗利尿激素分泌不足，使浓缩尿液的功能不足，在应激状态下保留水分的能力低于年长儿和成人。婴儿由尿中每排出 1mmol 溶质时需水分 1.4～2.4ml，成人仅需 0.7ml。脱水时幼婴尿渗透压最高不超过 700mOsm/L，而成人可达 1400mOsm/L，故入水量不足时易发生脱水甚至诱发急性肾功能不全。新生儿及幼婴尿稀释功能接近成人，可将尿稀释至尿渗透压 40mOsm/L，但因肾小球滤过率（GFR）较低，大量水负荷或输液过快时易出现水肿。

4. 酸碱平衡　新生儿及婴幼儿对于酸碱平衡的调节能力差，易发生酸中毒。

5. 肾脏的内分泌功能　新生儿的肾脏已具有内分泌功能，其血浆肾素、血管紧张素和醛固酮均等于或高于成人，生后数周内逐渐降低。新生儿肾血流量低，因而前列腺素合成速度较低。由于胎儿血氧分压较低，故胚肾合成促红细胞生成素较多，生后随着血氧分压的增高，促红细胞生成素合成减少。婴儿血清 1,25 (OH)$_2$D$_3$ 水平高于儿童期。

6. 小儿排尿及尿液特点

（1）排尿次数：93% 新生儿在生后 24 小时内，99% 在 48 小时内排尿。生后头几天内，因摄入量少，每日排尿仅 4～5 次；1 周后因新陈代谢旺盛，进水量较多而膀胱容量小，排尿突增至每日 20～25 次；1 岁时每日排尿 15～16 次，至学龄前和学龄期每日 6～7 次。

（2）排尿控制：婴儿期由脊髓反射完成，以后建立脑干-大脑皮层控制，至 3 岁已能控制排尿。在 1.5～3 岁之间，儿童主要通过控制尿道外括约肌和会阴肌控制排尿，若 3 岁后仍保持这种排尿机制，不能控制膀胱逼尿肌收缩，则出现不稳定膀胱，表现为白天尿频尿急，偶然尿失禁和夜间遗尿。

（3）每日尿量：小儿尿量个体差异较大，新生儿生后 48 小时正常尿量一般每小时为 1～3ml/kg；2 天内平均尿量为每日 30～60ml；正常婴儿每日排尿量为 400～500ml，幼儿为 500～600ml，学龄前儿童为 600～800ml，学龄儿童为 800～1400ml。若新生儿尿量每小时 <1ml/kg 为少尿，每小时 <0.5ml/kg 为无尿。学龄儿童每日排尿量少于 400ml，学龄前儿童少于 300ml，婴幼儿少于 200ml 时为少尿；每日尿量少于 50ml 为无尿。

（4）尿的性质：①尿色：生后头 2～3 天尿色深，稍混浊，放置后有红褐色沉淀，此为尿酸盐结晶，数日后尿色变淡。正常婴幼儿尿液淡黄透明，但在寒冷季节放置后可有盐类结晶析出而变混，尿酸盐加热后、磷酸盐加酸后可溶解，尿液变清，可与脓尿或乳糜尿鉴别。②酸碱度：生后头几天因尿内含尿酸盐多而呈强酸性，以后接近中性或弱酸性，pH 多为 5 ~ 7。③尿渗透压和尿比重：新生儿肾脏浓缩功能差，新生儿尿渗透压为 50 ~ 600mOsm/L，尿比重为 1.006 ~ 1.008，随年龄增长逐渐增高；婴儿尿渗透压为 50 ~ 600mOsm/L，1 岁后接近成人水平；小儿通常为 500 ~ 800mOsm/L，尿比重范围通常为 1.011 ~ 1.025。

第二节 急性肾小球肾炎

急性肾小球肾炎（acute glomerulonephritis，AGN）简称急性肾炎，临床以急性起病，血尿、蛋白尿、水肿、少尿及高血压为主要特征。急性肾炎可分为急性链球菌感染后肾炎和非链球菌感染后肾炎，其中绝大多数为急性链球菌感染后肾炎。本病多发生于 5 ~ 14 岁小儿，小于 2 岁少见，男孩多见（男女约为 2：1）。由于卫生条件的改善和抗生素的广泛应用，近年来发病率有下降趋势，严重并发症也明显减少，预后大多良好。

【病因与发病机制】

1. 病因

（1）细菌：最常见的是 A 组 β - 溶血性链球菌的某些致肾炎菌株。其中，12 型多引起咽部感染，49 型引起皮肤感染。除了链球菌外，其他细菌，如金黄色葡萄球菌、肺炎链球菌和革兰阴性杆菌等可致病。

（2）病毒：流行性感冒病毒、麻疹病毒、腮腺炎病毒、柯萨奇病毒 B_4 和埃柯病毒 9、乙型肝炎病毒等感染也可致急性肾炎。

（3）其他：真菌、肺炎支原体、钩端螺旋体、立克次体和疟原虫等也可致急性肾炎。

2. 发病机制
细菌感染多数通过抗原 - 抗体免疫反应引起急性肾炎，病毒和其他病原体则以直接侵袭肾组织而致肾炎。

目前认为 A 组溶血性链球菌（致肾炎菌株）导致急性肾炎的主要发病机制为抗原 - 抗体免疫复合物（包括循环免疫复合物和原位免疫复合物）引起肾小球毛细血管炎症病变。链球菌抗原或变性的 IgG 和抗体结合后，即以循环免疫复合物形式沉积于肾小球基底膜上皮侧，也可以先"植入"毛细血管壁，再与抗体形成免疫复合物（原位免疫复合物）。免疫复合物在局部激活补体系统（以更替途径为主），引起免疫反应和炎症反应。由此产生的各种免疫、炎症介质、氧自由基以及局部浸润的中性粒细胞释出的溶酶体酶等使基底膜断裂，血液成分漏出毛细血管，尿中出现蛋白、红细胞、白细胞和各种管型。与此同时，细胞因子等又能刺激肾小球内皮和系膜细胞增生，严重时可有新月体形成，这种增生性病变降低了肾小球血流量和超滤系数（kf），使滤过率降低，严重者尿量显著减少，发生急性肾功能衰竭。因滤过率降低，水钠潴留，细胞外液和血容量增多，临床上出现不同程度的水肿、高血压和循环充血。

急性肾小球肾炎典型的病理改变是弥漫性、渗出性和增生性肾小球肾炎，因病变主要在基底膜范围内，又称毛细血管内增生性肾小球肾炎。肾小球体积增大，内皮细胞与系膜细胞增生，系膜基质增多，可见中性粒细胞浸润，毛细血管腔变窄。严重时肾小囊壁层细胞增生形成新月体，使囊腔变窄。肾小管病变轻重不一。电镜下基底膜上皮侧可见"驼峰状"沉积，是本病的特征性改变。

【临床表现】

急性肾炎临床表现轻重不一，轻者可无临床症状，仅发现镜下血尿，重者可呈急进性肾炎，短期内出现肾功能不全。

1. 前驱感染　90% 病例发病前 1~3 周有呼吸道或皮肤感染、猩红热等链球菌感染史，以咽扁桃体炎及皮肤感染为主。在前驱感染后 1~3 周无症状（间歇期）而急性起病。咽炎的间歇期为 6~12 天（平均 10 天），皮肤感染的间歇期为 14~28 天（平均 20 天）。

2. 典型表现　急性期常有全身不适、乏力、食欲不振、发热、头痛、头晕、咳嗽、气急、恶心、呕吐、腹痛及鼻出血等。

（1）水肿及尿少：70% 的病例有水肿，一般仅累及眼睑及颜面部，重者 2~3 天遍及全身，浮肿呈非凹陷性。水肿轻重与尿量有关，水肿明显时多伴尿少或无尿，随着尿量增加水肿逐渐消退。

（2）血尿：起病即有血尿，呈镜下血尿或肉眼血尿。50%~70% 患儿有肉眼血尿，尿色如洗肉水样或烟灰水样，肉眼血尿持续 1~2 周即转镜下血尿。

（3）蛋白尿：程度不等。有 20% 可达肾病水平。

（4）高血压：1/3~2/3 患儿病初有高血压，学龄前儿童 >120/80mmHg，学龄前儿童 >130/90mmHg，一般在 1~2 周内随尿量增多而恢复正常。

3. 严重表现　少数患儿早期（2 周之内）可出现以下严重症状：

（1）严重循环充血：由于水、钠潴留，血容量增加而出现循环充血。可见水肿加剧，气急咳嗽，咳粉红色泡沫痰，胸闷、不能平卧，颈静脉怒张，肺部湿啰音，肝大压痛，心脏扩大，心率增快，甚至出现奔马律等。少数可突然发生，病情急剧恶化。

（2）高血压脑病：由于血压急剧增高，脑血管痉挛，导致缺血、缺氧、血管通透性增高而发生脑水肿。血压往往在 150~160mmHg/100~110mmHg 以上。临床表现为剧烈头痛、呕吐，继之出现复视或一过性失明、嗜睡、烦躁，严重者突然出现惊厥、昏迷。少数可见暂时偏瘫失语，严重时发生脑疝。具有高血压伴视力障碍、惊厥、昏迷三项之一即可诊断。

（3）急性肾功能不全：严重少尿或无尿患儿可出现血尿素氮、血肌酐升高，电解质紊乱和代谢性酸中毒。一般持续 3~5 天（不超过 10 天），在尿量逐渐增多后，病情好转。若持续数周仍不恢复，可能为急进性肾炎，预后不良。

4. 非典型表现

（1）亚临床型：又称无症状性急性肾炎，患儿仅有镜下血尿或仅有血 C_3 降低而无其他临床表现。

（2）肾病综合征表现的急性肾炎：少数患儿以急性肾炎起病，但水肿和蛋白尿突出，伴轻度高胆固醇血症和低白蛋白血症，临床表现似肾病综合征。

（3）肾外症状性急性肾炎：有的患儿水肿、高血压明显，甚至有严重循环充血及高血压脑病，但尿常规正常，有链球菌感染史和血 C_3 水平明显降低。

【辅助检查】

1. **尿常规**　有程度不同的红细胞增多。尿蛋白一般为"＋"～"＋＋＋"，且与血尿的程度相平行，可见透明、颗粒管型。疾病早期可见较多的白细胞和上皮细胞。

2. **血常规**　外周血白细胞一般轻度升高或正常，可见轻、中度贫血。

3. **血清补体**　血清总补体及 C_3 可明显下降，6～8 周恢复正常。非链球菌感染后肾炎（如病毒或其他细菌性肾炎）补体 C_3 不低。

4. **抗链球菌溶血素"O"抗体（ASO）**　10～14 天开始升高，3～5 周时达高峰，3～6 个月后恢复正常。皮肤感染者 ASO 升高者不多。

5. **血沉**　轻度加快。

6. **肾功能**　持续少尿、无尿者，血肌酐升高，内生肌酐清除率降低，尿浓缩功能也可受损。

【治疗要点】

本病为自限性疾病，无特异性治疗方法。

1. **一般治疗**　合理安排休息，对高血压、水肿明显患儿给予低盐饮食，限制水摄入量，氮质血症患儿限制蛋白质摄入。

2. **抗生素**　青霉素每日 5 万 U/kg，连用 7～10 天，彻底清除残存的感染灶。青霉素过敏者改用红霉素，避免使用肾毒性药物。

3. **对症治疗**

（1）利尿：限制水盐摄入后仍有水肿、少尿者可用利尿剂。轻度水肿患儿可给予双氢克尿噻每日 2～3mg/kg，分 2～3 次口服，重者给予呋塞米（速尿）或利尿酸每次 1～2mg/kg 肌肉注射。

（2）降压：凡经休息、控制水盐摄入、利尿而血压仍高者均应给予降压药。首选硝苯地平（心痛定），每日 0.2～0.3mg/kg，最大剂量每日 <1mg/kg，分次口服或舌下含服。卡托普利，初始剂量为每日 0.3～0.5mg/kg，最大剂量每日 5～6mg/kg，分 3 次口服，与硝苯地平交替使用降压效果更佳。肼苯达嗪每日 1～2mg/kg，分 3 次口服，或每次 0.1～0.15mg/kg，肌肉注射。严重高血压者可利血平肌肉注射，每次 0.07mg/kg，最大量每次 ≤1.5mg，以后可按每日 0.02mg/kg，分 3 次口服维持。

4. **重症治疗**

（1）严重循环充血：应严格限制水、盐入量，应用呋塞米等强利尿剂；如有肺水肿，用硝普钠 5～20mg 加入 5% 葡萄糖液 100ml 中，以每分钟 1μg/kg 速度静脉滴注，用药时严密监测血压，随时调节滴速，每分钟不宜超过 8μg/kg，以防发生低血压，必要时辅以速效洋地黄类制剂，量宜偏小，症状好转后即停药。难治病例，给予腹膜透析或血液透析。

（2）高血压脑病：原则上选用降压效果强而作用迅速的药物。首选硝普钠，用法同上。有惊厥者应及时止痉。

（3）急性肾功能不全：静脉推注呋塞米，每次 1~2mg/kg 至 3~5mg/kg，重复 2~3 次。如氮质血症、电解质紊乱及酸中毒严重，可尽早透析治疗。

【主要护理诊断/合作性问题】

1. **体液过多**　与肾小球滤过率降低，水钠潴留有关。

2. **活动无耐力**　与肾小球病变及其对身体各系统的影响有关。

3. **潜在并发症**　严重循环充血、高血压脑病、急性肾功能不全。

4. **知识缺乏**　患儿和家长缺乏本病知识。

【护理措施】

1. 一般护理

（1）休息：起病 2 周内卧床休息；待水肿消退、血压正常、肉眼血尿消失后下床轻微活动或户外散步；尿常规红细胞减少、血沉正常可上学，但避免剧烈运动；尿沉渣细胞绝对数正常后可恢复体力活动。

（2）饮食：有水肿、高血压时限制钠盐摄入，严重病例钠盐限制在每日 60~120mg/kg，水肿消退后每日可给 3~5g。严重少尿或循环充血时要限制水的摄入量，入量一般为前一天尿量加 500ml。有氮质血症患儿，限制蛋白质入量每日 0.5g/kg，肾功能正常后，尽早恢复蛋白供应，以保证小儿生长发育。

2. 病情观察

观察生命体征，尤其是血压的变化，一般每 8 小时测 1 次血压，根据病情可增加监测次数；观察尿的变化，如尿量、颜色、性质的变化；准确记录 24 小时出入水量，定期测体重，每周检查尿常规 2 次；注意观察患儿呼吸、心率、脉搏等的变化，以防并发症的发生。

3. 对症护理

（1）加强皮肤护理：水肿期注意皮肤护理，保持皮肤清洁、干燥，及时更换内衣，皮肤疖肿及时消毒，外用抗生素软膏。肾区（腰部）热敷及保暖，促进血液循环，促进病情恢复。

（2）并发症的护理

1）严重循环充血有明显咳嗽、咳痰时要及时吸痰、拍背，较大患儿指导有效咳嗽、咳痰；呼吸困难时要及时吸氧，采取半卧位以减轻呼吸困难。

2）出现高血压脑病时要严密观察血压变化，呕吐时取侧卧位以防呕吐物吸入，及时清理口腔呕吐物。抽搐患儿及时止痉，固定四肢，防止外伤；牙关紧闭者将裹有纱布的压舌板放入口腔，防止舌咬伤。

3）肾功能衰竭时要精确记录出入量，应限制水、盐、钾、磷和蛋白质入量，供给足够的热量，以减少组织蛋白的分解。透析治疗的患儿丢失大量蛋白，不需限制蛋白质入量。

4. 药物护理

应遵医嘱给予利尿剂和降压药，观察疗效和不良反应，并及时反馈给医生调整用药。利尿剂的不良反应有胃肠道反应和电解质紊乱（尤其是钾离子紊乱），应用时注意观察有无恶心、呕吐，监测血钾浓度，用药期间补充含钾丰富的食物，避免夜间用药。硝普钠的不良反应有恶心、呕吐、情绪不稳、头痛及肌肉痉挛等，应用时需新鲜配制，放置 4 小时后不能使用。使用时须用黑纸或铝箔包裹遮光，以免药物遇光分解，并严密监测血压和心率。

5. 健康教育

（1）平时加强体育锻炼，增强体质，以增加抵抗力。

（2）避免接触感染性疾病患儿，少到公共场所，以预防交叉感染，注意日常清洁护理，积极预防感染。

（3）向家长说明休息的重要性，强调限制患儿活动是控制病情进展的重要措施，正确指导休息措施。

（4）指导正确用药，掌握常用药物的剂量、用法、不良反应及注意事项。

（5）指导患儿及家长每周到医院查 1 次尿常规，病程 2 个月后改为每月查 1 次，随访时间为半年。

知识链接

急性肾炎属中医"水肿"、"阳水"、"尿血"范畴。主要病因病机为外感风邪、湿热、疮毒，导致肺脾肾三脏功能失调，其中以肺脾功能失调为主。风、热、毒与水湿互结而发病。通调、运化、开合失司，水液代谢障碍而为肿；热伤下焦血络而致尿血。重症水邪泛滥可致邪陷心肝，水凌心肺，水毒内闭之证。

急性期治疗以祛邪为主，宜宣肺利水，清热凉血，解毒利湿，常用麻黄连翘赤小豆汤、五苓散、小蓟饮子、黄芩滑石汤等；恢复期则以扶正兼祛邪为要，并应根据正虚与余邪孰多孰少，确定补虚及祛邪的比重。

第三节 肾病综合征

肾病综合征（nephrotic syndrome，NS）简称肾病，是一组由多种病因引起的肾小球基底膜通透性增加，导致血浆内大量蛋白质从尿中丢失的临床综合征。以大量蛋白尿、低蛋白血症、高脂血症及明显水肿为四大临床特点，其中大量蛋白尿、低蛋白血症是必备条件。肾病综合征是小儿泌尿系统常见病，仅次于急性肾炎。3～5 岁为发病高峰，男孩多见。肾病综合征按病因可分为原发性、继发性和先天性 3 种类型。本节主要叙述原发性肾病综合征。原发性肾病综合征根据有无血尿、高血压、补体下降、氮质血症分为肾炎性肾病和单纯性肾病。

【病因与发病机制】

本病的病因与发病机制尚不清楚。单纯性肾病的发病可能与 T 细胞免疫功能紊乱有关，患儿 T 细胞总数与辅助 T 细胞数降低，抑制 T 细胞数升高；血中存在免疫应答抑制因子；一些细胞因子，如 IL－2、IL－6、IL－8 和血管通透因子等显著升高，其中血管通透因子和 IL－8 已经证实有致蛋白尿作用。肾炎性肾病患儿常可在肾脏病变中发现免疫球蛋白和补体成分沉积，可能与免疫反应有关。某些类型的肾病可能与基因缺陷或突变有关。

研究证实，蛋白尿是由于肾小球毛细血管壁结构或电荷变化所致。局部免疫病理过程损伤滤过膜的正常屏障作用致通透性增加，免疫失调致电荷屏障损伤，基底膜阴电荷位点和上皮细胞表面的阴电荷减少，使带阴电荷的蛋白（如白蛋白）得以大量通过，造成大量蛋白从尿中丢失。

【病理生理】

大量蛋白尿可引起以下病理生理改变。

1. **低蛋白血症**　血浆蛋白由尿中大量丢失和从肾小球滤出后被肾小管吸收分解是造成肾病综合征低蛋白血症的主要原因；蛋白丢失超过肝脏合成蛋白的速度，导致血浆蛋白降低。

2. **高脂血症**　患儿血清总胆固醇和低密度、极低密度脂蛋白增高，其主要机制是低蛋白血症促进肝脏合成蛋白增加，其中大分子脂蛋白难以从肾脏排出而蓄积于体内，导致高脂血症。

3. **水肿**　水肿的发生机制尚不完全清楚。传统理论认为低蛋白血症使血浆胶体渗透压降低，血管内水分向组织间隙转移而出现水肿。当血浆白蛋白低于 25g/L 时，液体将在间质区潴留；低于 15g/L 则可有腹水或胸水形成。另一方面由于血浆胶体渗透压降低使血容量减少，刺激渗透压和容量感受器，促使抗利尿激素（ADH）和肾素－血管紧张素－醛固酮分泌增加，心钠素减少，最终使远端肾小管钠、水重吸收增加，导致钠、水潴留。

小儿肾病综合征最主要的病理类型是微小病变型，其次是局灶性节段性肾小球硬化、系膜增生性肾小球肾炎、膜性肾病和膜增生性肾小球肾炎。

【临床表现】

1. **水肿**　最常见，往往是首诊症状。一般起病隐匿，常无明显诱因。部分患儿有病毒或细菌感染史。水肿开始见于眼睑，以后逐渐遍及全身，呈凹陷性，严重者可有腹水或胸腔积液，伴有尿量明显减少。

2. **血尿和高血压**　无并发症的患儿无肉眼血尿，而短暂的镜下血尿可见于大约 15% 的患儿。大多数血压正常，少部分患儿有轻度高血压。

3. **肾功能**　一般肾功能正常，部分患儿因血容量减少而出现短暂氮质血症、肌酐清除率下降，部分患儿晚期可有肾小管功能障碍，出现低血磷性佝偻病、肾性糖尿、氨基酸尿和酸中毒等。

4. **并发症**

（1）感染：肾病患儿免疫功能低下，极易罹患各种感染。常见有呼吸道、皮肤、泌尿道感染和原发性腹膜炎等，其中尤以上呼吸道感染最多见。肾病患儿的医院内感染不容忽视,以呼吸道感染和泌尿道感染最多见,致病菌以条件致病菌为主。

(2)电解质紊乱和低血容量:常见的电解质紊乱有低钠、低钾、低钙血症。患儿不合理长期禁盐、过多使用利尿剂以及呕吐、腹泻等原因均可致低钠血症,其表现有厌食、乏力、疲倦、嗜睡、血压下降甚至出现休克、抽搐等。激素的应用、过多的排钾利尿以及摄入不足等原因可致低钾血症。肾病时维生素D结合蛋白由尿中丢失,致体内维生素D不足,影响钙的吸收,导致甲状旁腺功能亢进,临床上出现低钙血症表现,骨钙化不良。血浆蛋白下降、低钠血症可致血容量不足出现面色苍白,四肢发凉,皮肤发花,血压下降等循环障碍表现。

(3)血栓形成:肾病综合征高凝状态易致动、静脉血栓形成,以肾静脉血栓形成常见,表现为突发腰痛,出现血尿或血尿加重,少尿甚至发生肾衰竭。不同部位血管血栓形成临床并不少见。下肢深静脉血栓形成可出现两侧肢体水肿程度差别明显,不随体位改变而变化;下肢疼痛伴足背动脉搏动消失等症状及体征时,应考虑下肢动脉血栓形成;不明原因的咳嗽、咯血或呼吸困难而无肺部阳性体征时要警惕肺栓塞,其半数可无临床症状;突发的偏瘫、面瘫、失语或神志改变等神经系统症状在排除高血压脑病、颅内感染后要考虑脑栓塞。血栓缓慢形成者其临床症状多不明显。

(4)急性肾衰竭:少数微小病变型肾病因血容量减少可并发急性肾衰竭,多为肾前性。

【辅助检查】

1. **尿液分析** 尿蛋白明显增多,定性 + + + ~ + + + +,24小时尿蛋白定量 > 50mg/kg。肾炎性肾病可有镜下血尿。

2. **血浆蛋白** 血浆总蛋白低于正常,白蛋白下降更明显(<30g/L)。

3. **血脂** 血清胆固醇明显增高(>5.7mmol/L),其他脂类,如甘油三酯等也可增高。

4. **肾功能检查** 单纯性肾病尿量极少时可有暂时性氮质血症,少数肾炎性肾病可伴持续性氮质血症。

5. **血清免疫球蛋白和补体测定** IgG和IgA水平可降低,IgE和IgM有时升高。单纯性肾病血清补体正常,肾炎性NS肾病可有补体下降。

6. **肾穿刺活组织检查** 多数儿童肾病综合征一般不需要进行诊断性肾活组织检查。难治性肾病(激素耐药、频繁复发、激素依赖)、肾炎性肾病和先天性肾病应争取肾活检,以明确病理类型,指导治疗,估计预后。

【治疗要点】

采取以肾上腺皮质激素为主的综合治疗,包括控制水肿、维持水电解质平衡、供给适量营养、预防和控制感染等。

1. **一般治疗** 注意休息和饮食供给。

2. **对症治疗**

(1)利尿:水肿严重、合并高血压者可给予利尿剂。开始可用氢氯噻嗪每次1mg/

kg，每日 2~3 次，无效者可加至每次 2mg/kg，并加用螺内酯每次 1mg/kg，每日 3 次。必要时静脉给予呋塞米每次 1~2mg/kg。对利尿剂无效且血浆蛋白过低者，可给予低分子右旋糖酐每日 5~10mg/kg 扩容，然后静脉注射呋塞米 1~2mg/kg，重症水肿可连用 5~10 天。大剂量利尿需注意水、电解质紊乱，如低钾及低血容量休克等并发症。

（2）防治感染：注意隔离，保持室内通风、皮肤清洁，避免交叉感染，一旦发生感染应积极治疗。

3. 肾上腺皮质激素治疗 肾上腺皮质激素是目前治疗肾病综合征的首选药物。

（1）初治病例：诊断确定后应尽早选用泼尼松治疗，多采用中、长程疗法，即每日 1.5~2mg/kg，全日量不超过 60mg，分 3 次口服，如 4 周内尿蛋白转阴，转阴 2 周后开始减量，以后改为隔日 2mg/kg 早晨顿服，继用 4 周，以后每 2~4 周减量 2.5~5mg 直至停药，疗程 6 个月（中程疗法）以上。若 4 周内尿蛋白未转阴者，可继用至转阴后 2 周减量，一般用药 8 周，最长不超过 12 周，然后改隔日晨起顿服，继用 4 周，减量方法同上，疗程 9 个月以上。

（2）复发和糖皮质激素依赖性肾病的激素治疗：①调整糖皮质激素的剂量和疗程：对于复发者，原则上再次恢复到初始治疗剂量，或改隔日疗法为每日疗法，或将激素减量的速度放慢，延长疗程。②甲基泼尼松龙冲击治疗：慎用。剂量每日 15~30mg/kg（总量每日不超过 0.5g），溶于 10% 葡萄糖液 100~200ml 中，1~2 小时内静脉滴注，连用 3 日为 1 个疗程，必要时隔 1~2 周再用 1 个疗程。两疗程之间以泼尼松 2mg/kg，顿服，以后逐渐减量。

4. 免疫抑制剂治疗

（1）环磷酰胺（CTX）：有助于延长缓解期及减少复发，改善激素耐药者对激素的效应。口服剂量为每日 2~2.5mg/kg，分 3 次口服，疗程 8~12 周，总剂量 ≤150mg/kg。静脉冲击剂量为每日 10~12mg/kg，加入 5% 葡萄糖 100~200ml 内 1~2 小时静脉滴注，连续 2 天，隔 4 周重复 1 次，总累积量 <150mg/kg。根据病情，后期要延长间隔时间。

（2）环孢霉素 A：剂量一般为每日 4~6mg/kg，口服疗程 2 个月左右逐渐减量，适用于不能耐受激素治疗者以及部分激素耐药者。

（3）苯丁酸氮芥（CB）：能减少激素敏感者的复发。每日 0.2mg/kg，分 2~3 次口服，连用 8 周。

（4）他克莫司：近年来应用于激素依赖或耐药病例，有一定疗效，剂量一般为每日 0.1~0.15mg/kg，2 个月后逐渐减量。

5. 其他治疗 ①抗凝治疗：肝素钠每日 1mg/kg 加入 5%~10% 葡萄糖稀释后静脉滴注，每日 1 次，2~4 周为 1 个疗程。此外还可用潘生丁等。②血管紧张素转换酶抑制剂及受体拮抗剂：对改善肾小球局部血流动力学，减少尿蛋白，延缓肾小球硬化有良好作用。常用的药物有贝那普利、福辛普利、氯沙坦等。

【主要护理诊断/合作性问题】

1. 体液过多 与低蛋白血症及水、钠潴留有关。

2. **营养失调：低于机体需要量** 与大量丢失蛋白质有关。

3. **有感染危险** 与低蛋白血症及激素和免疫抑制剂的使用有关。

4. **有皮肤完整性受损的危险** 与高度水肿致局部循环障碍，易引起皮肤破损感染有关。

5. **自我形象紊乱** 与激素及免疫抑制剂的不良反应有关。

6. **潜在并发症** 电解质紊乱、药物不良反应、血栓形成、急性肾功能衰竭。

7. **焦虑** 与疾病反复和病程长有关。

8. **知识缺乏** 患儿和家长缺乏本病知识。

【护理措施】

1. 一般护理

（1）休息：一般无需严格限制活动，但要避免劳累和剧烈运动。严重水肿、高血压者卧床休息，但应经常变换体位，预防血管栓塞并发症。

（2）饮食：水肿患儿要给低盐（每日 2g）饮食，适当限水；严重水肿、高血压时应予短期无盐饮食。供给优质蛋白、低脂肪、高碳水化合物、高维生素、易消化饮食。大量蛋白尿时蛋白质摄入量控制在每日 1.5～2g/kg，以高生物价的动物蛋白（乳、鱼、蛋、禽、牛肉等）为宜，尿蛋白消失后长期糖皮质激素治疗者多补充蛋白。少食脂肪，以植物性脂肪为宜。注意补充维生素 D（每日 500～1000IU）及钙剂。

2. 病情观察 监测生命体征；观察水肿变化，每日晨起排便后量体重，记录 24 小时出入量，腹水明显者观察腹围变化；观察尿量、外观、性状的变化，有无蛋白尿、肉眼血尿；注意血压变化，病程初期每日测血压 1～2 次。注意观察有无并发症的发生，如有无发热、咳嗽、咳痰、尿路刺激征、皮肤破溃化脓等感染征象；有无突发腰痛、血尿或血尿加重等表现；有无两侧肢体水肿程度不一致等表现。

3. 对症护理

（1）加强皮肤护理：应保持皮肤干燥、清洁，及时更换内衣，保持床铺清洁、平整，经常翻身；水肿严重时，臀部、四肢等受压部位垫软垫或用气垫床；水肿部位应避免肌肉注射；阴囊水肿可用棉垫或吊带托起；皮肤感染、破损处及时处理。

（2）预防感染：注意个人卫生，加强口腔护理，保持外阴、尿道口清洁；注意空气流通，定时开窗通风；及时增减衣被，防止感冒；注意隔离，避免到公共场所，限制探视，接触麻疹、水痘者，激素减量并注射丙种球蛋白。

（3）心理支持：帮助患儿树立战胜疾病的信心，坚持治疗。教育周围人员不要歧视患儿，使患儿拥有良好的康复环境。允许适当的探视，使其保持与同龄人的联系。帮助其进行适当的学习，尽量使其不掉队。告知其身体形象的改变，随着病情好转，药物逐步减量和停药后，可以减轻和消失，使其安心治疗。

4. 药物护理 注意观察激素的疗效及不良反应，观察尿蛋白变化和血浆蛋白恢复情况，是否出现满月脸、水牛肩、多毛、欣快、髋关节疼痛、高血压、消化道溃疡等表现。注意观察和检测环磷酰胺的不良反应，如恶心、呕吐、脱发、白细胞减少、肝脏损害、骨髓抑制、出血性膀胱炎和远期性腺损伤等，药物宜饭后服用以减少胃肠反应，用药期间嘱多饮水，每周检查血常规和尿常规。环孢霉素 A 可致肾间质小管的不可逆损伤，注意监测血药浓度。应用利尿剂时要观察尿量、血压和血清电解质变化；静脉注射呋塞米要注意速度，避免因速度过快出现恶心、呕吐等胃肠道反应。应用肝素时要观察有无出血情况。

5. 健康教育

（1）加强体育锻炼，增强体质，以增加抵抗力。

（2）向患儿家长宣传感染是本病常见的并发症，也是导致病情反复和复发的重要原因，指导预防各种感染的有效措施，已患感染性疾病者及时进行治疗。

（3）介绍激素对本病治疗的重要性，以取得患儿及家长的配合，告诉患儿及家长应严格按医嘱坚持用药，不能随便减量和停药。

（4）教会家长或患儿应用尿蛋白试纸检测尿蛋白的方法。

（5）指导患儿及家长及时到医院复查。

知识链接

　　本病属中医"水肿"范畴，多属阴水。水肿的发病与外感及肺脾肾功能失调有关，提出"其本在肾，其末在肺"，"其制在脾"的重要论点。水肿的治疗以扶正培本为主，重在益气健脾补肾，肺脾气虚多用防己黄芪汤合五苓散加减，脾肾阳虚多用真武汤合黄芪桂枝五物汤、实脾饮等，肝肾阴虚多用知柏地黄丸加减，气阴两虚多用六味地黄丸加减。

小　　结

　　急性肾小球肾炎是小儿时期常见的泌尿系统疾病。本病多见于溶血性链球菌感染之后。临床以血尿、蛋白尿、高血压、水肿、少尿为特征。本病虽然为自限性疾病，但重者可出现急性肾功能衰竭、严重循环充血、高血压脑病等并发症。目前无特殊治疗方法，主要为对症治疗。护理要点是正确指导休息，科学的饮食护理和病情观察等。

　　肾病综合征是小儿时期泌尿系统常见病，90% 以上为原发性。临床具有四大特征：大量蛋白尿、低蛋白血症、水肿和高胆固醇血症。原发性肾病综合征根据临床表现及实验室检查结果又可分为单纯性肾病和肾炎性肾病。糖皮质激素是治疗本病的首选药物。护士正确指导饮食护理和休息原则，强调正确的用药方法及注意事项。

案例分析

1. 患儿，女，2 岁。2011 年 9 月 24 日就诊。3 天前晨起出现眼睑、下肢浮肿，很快波及全身，尿少多泡沫而来就诊。查体：体温 36.5℃，心率 100 次/分，呼吸 21 次/分，血压 90/60mmHg；眼睑、下肢明显浮肿，呈指凹性，皮肤黏膜无皮疹和黄染，浅表淋巴结不肿大，咽部稍红，心肺正常，腹软，肝脾未触及，腹水征（＋），神经系统检查未见异常。实验室检查：尿常规：蛋白＋＋＋＋；血常规检查正常。24 小时尿蛋白定量 2.5g，血清白蛋白 14g/L，血胆固醇 9.9mmol/L，血沉 85mm/h，ASO 100U，C_3 0.83mg/L。

（1）该患儿的诊断是什么？依据是什么？

（2）该患儿主要护理诊断/合作性问题是什么？

（3）主要护理措施是什么？

2. 患儿，6 岁，患上呼吸道感染 1 周后，出现全身高度水肿，眼睑明显水肿，腹水明显，蛙状腹，阴囊重度水肿，尿少，每日 300ml，食欲减退、乏力。体温 36.5℃，血压正常。尿蛋白＋＋＋＋，24 小时尿蛋白定量 3.5g，血清蛋白（白蛋白）17g/L，血胆固醇 8.9mmol/L。

该患儿的对症护理措施是什么？

3. 患儿，5 岁。2007 年 4 月 24 日就诊。浮肿伴肉眼血尿、蛋白尿 9 天。浮肿前 2 周曾患化脓性扁桃体炎，经青霉素治疗已愈。今晨起出现眼睑、下肢浮肿，尿如洗肉水样而来就诊。检查：体温 36.5℃，心率 100 次/分，呼吸 21 次/分，血压 130/90mmHg；眼睑、下肢轻度浮肿，呈非凹陷性，皮肤黏膜无皮疹和黄染，浅表淋巴结不肿大，咽部稍红，心肺正常，腹软，肝脾未触及，神经系统检查未见异常。实验室检查：尿常规：蛋白＋＋＋，红细胞＋＋＋＋/HP；血常规正常。血沉 35mm/h，ASO 700U，C_3 0.23mg/L。

（1）该患儿的诊断是什么？依据是什么？

（2）该患儿主要护理诊断/合作性问题是什么？

（3）应采取哪些护理措施？

4. 患儿，8 岁，患上呼吸道感染 2 周后出现肉眼血尿、眼睑及下肢水肿、食欲减退、乏力、尿少、水肿入院。

检查：体温 36.5℃，心率 100 次/分，呼吸 25 次/分，血压 160/100mmHg。

尿常规：蛋白＋＋＋，红细胞满视野；血常规正常。血沉 45mm/h，ASO 800U，C_3 0.33mg/L。入院第 2 天突然出现头痛、视力模糊，很快出现四肢抽搐、牙关紧闭、口唇发绀。

该患儿的诊断和主要护理措施是什么？

第十二章　造血与血液系统疾病患儿的护理

【学习目标】

1. 掌握骨髓外造血的概念；小儿贫血的概念、分度；常见造血系统疾病的病因、治疗、护理诊断及护理措施等。

2. 熟悉小儿造血及血液特点；小儿贫血的分类；常见造血系统疾病的概念及临床表现等。

3. 了解常见造血系统疾病的发病机制及辅助检查等。

第一节　小儿造血和血液特点

一、造血特点

（一）胚胎期造血

胚胎期造血开始于卵黄囊，然后在肝、脾，最后在骨髓。故胚胎期造血又分为 3 个阶段：

1. **中胚叶造血期**　约自胚胎第 3 周，卵黄囊壁上的中胚层间质细胞开始分化聚集成细胞团，称为血岛。血岛中间的细胞进一步分化成为初级原始红细胞。自胚胎第 6 ~ 8 周，血岛开始退化，初级原始红细胞逐渐减少，至第 12 ~ 15 周消失。

2. **肝、脾造血期**　胎儿中期以肝脏造血为主。肝脏造血约胚胎第 6 ~ 8 周开始，4 ~ 5 个月时达高峰，6 个月后逐渐减退，约于初生时停止。肝造血主要造红细胞，也可产生少量的粒细胞和巨核细胞。

胚胎第 8 周左右脾参与造血，主要产生红细胞、粒细胞、淋巴细胞和单核细胞，至第 5 个月后脾脏造血红细胞和粒细胞功能逐渐减退至消失，仅保留造淋巴细胞功能。

自胚胎 8 ~ 11 周开始，胸腺和淋巴结参与造淋巴细胞。从此，淋巴结成为终生造淋巴细胞和浆细胞的器官，胎儿期淋巴结亦有短暂的红系造血功能。

3. **骨髓造血期**　骨髓从胚胎第 4 个月开始造血，并成为胎儿后期主要的造血器官，出生 2 ~ 5 周后骨髓成为唯一的造血场所。

（二）生后造血

1. **骨髓造血**　出生后主要是骨髓造血。婴幼儿期所有骨髓均为红骨髓，全部参与造血，以满足生长发育的需要。5～7岁开始，长骨中的红髓逐渐被脂肪组织（黄髓）所代替，至成年时红髓仅存于颅骨、锁骨、胸骨、肋骨、肩胛骨、脊柱、盆骨等短骨、扁骨、不规则骨及长骨近端。黄髓有潜在造血功能，当造血需要增加时，黄髓可转变为红髓而造血。小儿在出生后头几年，由于缺少黄髓，造血的代偿能力低，当造血需要增加时，就会出现骨髓外造血。

2. **骨髓外造血**　在正常情况下，骨髓外造血极少。出生后（尤其在婴儿期）严重感染或溶血性贫血等造血需要增加时，肝、脾、淋巴结恢复到胎儿时期的造血状态，具有造血功能而表现为肝、脾、淋巴结肿大，外周血中可见幼红细胞或（和）幼稚粒细胞。当病因去除后，即恢复到正常的骨髓造血。

二、血液特点

1. **红细胞数和血红蛋白量**　由于胎儿期处于相对缺氧状态，红细胞数及血红蛋白量较高，出生时红细胞数约为 $(5\sim7)\times10^{12}/L$，血红蛋白量约为 $150\sim220g/L$。出生后随着自主呼吸的建立，血氧含量增加，红细胞生成素减少，骨髓造血功能暂时下降，红细胞破坏增多（生理性溶血），生长发育迅速，循环血量增加等因素，红细胞数和血红蛋白量逐渐降低，至 2～3 个月时，红细胞数降至 $3\times10^{12}/L$，血红蛋白量降至 $110g/L$ 左右，出现轻度贫血，称为"生理性贫血"。早产儿生理性贫血发生更早，程度更重。生理性贫血呈自限性，3 个月后，随着红细胞生成素的生成增加，红细胞数和血红蛋白量又逐渐上升，约至 12 岁时达成人水平。

2. **白细胞数及分类**　出生时白细胞总数为 $(15\sim20)\times10^9/L$，生后 6～12 小时达 $(21\sim28)\times10^9/L$，以后逐渐下降，至生后 10 天左右降至 $12\times10^9/L$，婴儿期白细胞数维持在 $10\times10^9/L$ 左右，8 岁后接近成人水平。

出生时中性粒细胞约占 65%，淋巴细胞占 30%，随着白细胞总数下降，中性粒细胞比例也相应下降，至生后 4～6 天两者比例相等，随后淋巴细胞比例上升，到婴幼儿期淋巴细胞占 60%，中性粒细胞约占 35%，至 4～6 岁时两者比例又相等。以后中性粒细胞比例增多，分类逐渐达成人水平。嗜酸性粒细胞、嗜碱性粒细胞及单核细胞各年龄期差异不大。

3. **血小板数**　与成人差别不大，约为 $(150\sim250)\times10^9/L$。

4. **血红蛋白种类**　出生时，血红蛋白以胎儿血红蛋白（HbF）为主，约占 70%。出生后 HbF 迅速被成人血红蛋白（HbA）代替，至 4 个月时 HbF < 20%，1 岁时 HbF < 5%，2 岁后达成人水平，HbF < 2%。

5. **血容量**　小儿血容量相对较成人多，新生儿血容量约占体重的 10%，儿童约占体重的 8%～10%，成人约占体重的 6%～8%。

第二节　贫　血

一、概述

贫血（anemia）是指末梢血中单位容积内红细胞数或血红蛋白量低于正常。小儿贫血的国内暂定诊断标准是：新生儿期血红蛋白（Hb）<145g/L，1~4个月 Hb<90g/L，4~6个月 Hb<100g/L。6个月以上则按世界卫生组织标准：6个月~6岁 Hb<110g/L，6~14岁 Hb<120g/L 为贫血。海拔每升高1000m，血红蛋白上升4%。

【贫血的分度】

根据外周血血红蛋白含量和红细胞数将小儿贫血分为轻、中、重、极重4度（表12-1）。

表12-1　贫血的分度

	轻度	中度	重度	极重度
血红蛋白（g/L）	90~120	60~90	30~60	<30
红细胞（10^{12}/L）	3~4	2~3	1~2	<1

【贫血的分类】

一般采用病因学分类和形态学分类，前者有助于诊断，后者有助于推断病因。

1. **病因学分类**　根据引起贫血的原因和发病机制可分为3类：

（1）红细胞及血红蛋白生成不足：①造血物质缺乏：如缺铁性贫血（铁缺乏），营养性巨幼红细胞性贫血（维生素 B_{12}、叶酸缺乏），维生素 B_6 缺乏性贫血、维生素 C 缺乏等。②骨髓造血功能障碍：再生障碍性贫血（原发性和继发性），单纯红细胞再生障碍性贫血等。③其他：感染、炎症引起的贫血，慢性疾病引起的贫血等。

（2）溶血性贫血：可由红细胞内在异常或外在因素导致红细胞破坏过多引起：①内在因素：包括红细胞膜结构缺陷、红细胞酶缺乏、血红蛋白合成与结构异常，如遗传性球形细胞增多症、G-6-PD 缺乏、地中海贫血（珠蛋白生成障碍性贫血）等。②外在因素：体内存在破坏红细胞的抗体（如新生儿溶血病、自身免疫性溶血性贫血等）；细菌的溶血素（破坏红细胞）；物理、化学因素（如烧伤、苯、铅、砷、蛇毒等直接破坏红细胞）等。

（3）失血性贫血：包括急性和慢性失血引起的贫血。

2. **形态学分类**　根据红细胞平均容积（MCV）、红细胞平均血红蛋白量（MCH）、红细胞平均血红蛋白浓度（MCHC）的值将贫血分为4类（表12-2）。

表12-2　贫血的细胞形态分类

	MCV（fl）	MCH（pg）	MCHC（%）
正常值	80~94	28~32	32~38
大细胞性	>94	>32	32~38

续表

	MCV（fl）	MCH（pg）	MCHC（%）
正细胞性	80~94	28~32	32~38
单纯小细胞性	<80	<28	32~38
小细胞低色素性	<80	<28	<32

二、营养性缺铁性贫血

缺铁性贫血（iron deficiency anemia，IDA）是由于体内铁缺乏致血红蛋白合成减少而引起的一种贫血。临床上具有小细胞低色素性、血清铁和铁蛋白减少、铁剂治疗有效等特点。本病是小儿时期最常见的贫血，主要发生在 6 个月至 2 岁的小儿，对小儿健康危害较大，是我国重点防治的小儿常见病之一。

【铁的代谢】

1. 铁的来源

（1）外源性铁（食物中摄取的铁）：分为血红素铁和非血红素铁。动物性食物中的铁为血红素铁，吸收率高达 10%~25%；植物性食物中的铁为非血红素铁，吸收率低，约 1.7%~7.9%。母乳与牛乳含铁量均低，但母乳的铁吸收比牛乳约高 5 倍。

（2）内源性铁（红细胞释放的铁）：占人体铁摄入量的 2/3，体内衰老的红细胞释放血红蛋白铁，几乎全部被再利用。

2. 人体内铁元素的含量及其分布
正常人体内的含铁总量因年龄、体重、性别和血红蛋白水平的不同而异。体内总铁量正常成人男性约为 50mg/kg，女性约为 35mg/kg，新生儿约为 75mg/kg。人体总铁量的 60%~70% 存在于血红蛋白和肌红蛋白中，约 30% 以铁蛋白和含铁血黄素形式储存于肝、脾和骨髓中（储存铁），极少量存于含铁酶及血浆中。

3. 铁的吸收和转运
食物中的铁主要在十二指肠和空肠上部被吸收。一部分与细胞内的去铁蛋白结合，形成铁蛋白，暂时保存在肠黏膜细胞中；另一部分进入血液，与转铁蛋白结合，随血循环运送到骨髓等需铁和贮铁组织。红细胞破坏后释放的铁，同样通过与转铁蛋白结合后运送到骨髓等组织，被利用或贮存。

4. 铁的利用与储存
铁到达骨髓造血组织后即进入幼红细胞，在线粒体中与原卟啉结合形成血红素，血红素与珠蛋白结合形成血红蛋白。在体内未被利用的铁以铁蛋白及含铁血黄素的形式贮存。在机体需要铁时（这两种铁均可被利用）通过还原酶的作用，使铁蛋白中的 Fe^{3+} 转化成 Fe^{2+} 释放，然后被氧化酶氧化成 Fe^{3+}，与转铁蛋白结合后被转运到需铁的组织。

5. 铁的排泄
正常情况下每日仅有极少量的铁排出体外，每日排出的铁量约为 15μg/kg，约 2/3 随脱落的肠黏膜细胞、红细胞、胆汁由肠道排出。

6. 铁的需要量
小儿因生长发育的需要，每日需铁量相对较成人多。足月儿自出生后 4 个月到 3 岁每日约需铁 1mg；早产儿需铁较多，约为 2mg；各年龄小儿每日摄入总量不宜超过 15mg。

【病因与发病机制】

1. 病因 铁是合成血红蛋白必需的原料,任何引起体内铁缺乏的原因均可导致贫血。

(1)先天储铁不足:胎儿从母体获得的铁量以妊娠最后 3 个月最多,平均每日可获得 4mg 铁,故足月新生儿从母体所获得铁量足以满足其生后 4~5 个月的造血所需。早产、双胎、多胎、胎儿失血、分娩中胎盘血管破裂、孕母患严重缺铁性贫血等可致胎儿储存铁减少。

(2)铁摄入不足:为缺铁性贫血的主要原因。人乳、牛乳、谷物中含铁量均低,如不及时添加肉类、蛋黄、肝等含铁丰富的辅食或有不良饮食习惯(偏食、挑食等)均可导致铁摄入量不足。

(3)生长发育快:婴儿期和青春期小儿生长发育迅速,血容量增加快;早产儿的生长发育较足月儿更快,铁的需要量相对更高,若不及时添加含铁丰富的辅食,易发生缺铁。

(4)丢失过多:正常婴儿每日排泄铁量相对较成人多。长期慢性失血可致铁缺乏,如消化道畸形、肠息肉、膈疝、钩虫病、鼻衄等。如未经煮沸的鲜牛乳喂养婴儿,可因对牛奶过敏而致肠出血。

(5)吸收减少:饮食搭配不合理、长期消化功能紊乱、慢性腹泻等可直接影响铁的吸收。也可增加铁的消耗,影响铁利用。

2. 发病机制

(1)对造血系统的影响:缺铁时血红素生成不足,血红蛋白合成减少,新生的红细胞内血红蛋白含量和细胞浆不足,细胞变小;而缺铁对细胞的分裂、增殖影响小,故红细胞数量减少的程度不如血红蛋白量减少明显,从而形成小细胞低色素性贫血。当铁供应不足时,储存铁可供造血所需,故缺铁早期无贫血表现。如铁缺乏进一步加重,储存铁耗竭时,即有贫血表现。因此,缺铁性贫血是缺铁的晚期表现。

(2)对其他系统的影响:细胞色素 C、过氧化酶、单胺氧化酶、核糖核苷酸还原酶、琥珀酸脱氢酶、腺苷脱氨酶等为含铁酶和铁依赖酶,其活性依赖铁的水平。这些酶与生物氧化、组织呼吸、神经介质合成与分解等有关。因此,铁缺乏使酶活性下降,细胞功能紊乱而出现一系列非造血系统表现。如上皮细胞退变、萎缩,出现口腔炎、舌炎、胃酸缺乏、小肠黏膜变薄致消化吸收功能减退,反甲;神经功能紊乱出现精神神经行为,如烦躁不安、对周围环境不感兴趣、注意力不集中等;缺铁还可引起细胞免疫功能及中性粒细胞功能下降,易患感染性疾病。

【临床表现】

1. 一般表现 皮肤、黏膜逐渐苍白,以唇、口腔黏膜及甲床最为明显。不爱活动,易疲乏。年长儿可诉头晕、耳鸣、眼前发黑等。

2. 髓外造血表现 肝、脾、淋巴结肿大,年龄越小,病程越久、贫血越重,肝脾肿大越明显。

3. 非造血系统表现

（1）心血管系统：贫血明显时心率增快，严重者心脏扩大，甚至发生心力衰竭。

（2）神经系统：烦躁不安或精神萎靡，易激惹，注意力不集中，记忆力减退，理解力下降，智能多较同龄儿低，心理发育受影响。

（3）消化系统：食欲减退，常有呕吐、腹泻，少数有异食癖，如喜食泥土、墙皮等。还可出现口腔炎、舌炎或舌乳头萎缩，严重者可出现萎缩性胃炎或吸收不良综合征。

（4）其他：皮肤干燥、毛发枯黄易脱落，也可因上皮组织异常使指甲变薄脆、不光滑至反甲（舟状指）。因细胞免疫功能低下，常合并感染。

【辅助检查】

1. 血象　红细胞和血红蛋白均减少，以血红蛋白减少为主，呈小细胞低色素性贫血。血涂片可见红细胞大小不等，以小细胞为多，中央淡染区扩大。网织红细胞正常或轻度减少。白细胞、血小板一般无改变。

2. 骨髓象　增生活跃。以中、晚幼红细胞增生为主。各期红细胞均较小，细胞浆少，边缘不规则，染色偏蓝，胞浆成熟度落后于胞核。

3. 有关铁代谢的检查　血清铁蛋白（SF）＜12μg/L，血清铁（SI）＜10.7μmol/L，总铁结合力（TIBC）＞62.7μmol/L，红细胞内游离原卟啉（FEP）＞0.9μmol/L，转铁蛋白饱和度（TS）＜15%。其中血清铁蛋白减少有助于缺铁性贫血的早期诊断。

【治疗要点】

主要原则是去除病因和铁剂治疗。

1. 去除病因　合理喂养，及时添加辅食，纠正不良饮食习惯；积极治疗原发病，控制慢性失血等。

2. 铁剂治疗　是治疗缺铁性贫血的特效药。一般采用口服法，选择易吸收的硫酸亚铁（含元素铁20%）、富马酸亚铁（含元素铁30%）、葡萄糖酸亚铁（含元素铁12%）等二价铁。剂量以元素铁计算，一般为每日2～6mg/kg，分3次口服。疗程至血红蛋白达正常后2～3个月停药。如口服不耐受或吸收不良者可采用注射铁剂如右旋糖酐铁。

3. 输血治疗　一般病例不需要输血。重度贫血并发心功能不全或明显感染者应给予输血；血红蛋白＜30g/L的极重度贫血应立即进行输血，或输浓缩红细胞，但应注意输血的量和速度。

【主要护理诊断/合作性问题】

1. 活动无耐力　与贫血致组织器官缺氧有关。

2. 营养失调：低于机体需要量　与铁的供给不足、吸收不良、丢失过多或消耗增加有关。

3. 有感染的危险　与机体免疫功能低下有关。

4. 知识缺乏 缺乏缺铁性贫血的相关知识。

【护理措施】

1. 一般护理

（1）环境：病室阳光充足，空气新鲜，温湿度适宜。

（2）休息与活动：根据病情合理安排。轻、中度贫血患儿一般不需卧床休息，但要保证充分休息，避免剧烈运动。重度贫血患儿，多卧床休息，可根据活动耐力情况制定活动强度、持续时间及休息方式，活动时以不感到疲劳为度。

（3）合理安排饮食：①提倡母乳喂养：人乳含铁虽少，但吸收率高达50%，而牛奶中铁的吸收率仅为10%~25%。6个月后的婴儿，应及时添加含铁丰富的辅食或补充铁强化食品，如铁强化奶、铁强化食盐等。②提供含铁丰富的食物：及时添加含铁丰富的食物，如动物血、肝、瘦肉、黑木耳、紫菜、海带等。③合理搭配饮食：维生素C、氨基酸、稀盐酸等有利于铁的吸收，可与铁剂或含铁食品同时进食；茶、牛奶、蛋类、咖啡、麦麸、植物纤维、抗酸药物等可抑制铁的吸收，应避免与铁剂或含铁食品同食。婴儿若以鲜牛奶喂养，必须加热煮沸，以减少因过敏而引起的肠道出血。④纠正不良饮食习惯：不良饮食习惯会导致本病，应协助家长及患儿纠正不良的饮食习惯，如素食、挑食等。

2. 病情观察 观察生命体征及皮肤、黏膜情况；观察患儿有无肝、脾、淋巴结肿大，观察精神状态和智力情况；观察患儿有无消化系统症状及活动是否正常。监测血常规检查结果，如有异常情况，及时报告医生，及时处理。

3. 对症护理 主要为预防感染：①做好口腔护理，保持口腔清洁，防治舌炎、口腔炎，鼓励患儿多饮水。②养成良好的卫生习惯，饭前便后洗手，注意饮食卫生。③重症贫血者进行保护性隔离，尽量少去公共场所，住院期间减少探视，防止交叉感染。

4. 药物护理

（1）口服铁剂：铁剂对胃肠道刺激较大，会引起胃肠不适、恶心、呕吐、厌食、腹泻或便秘，易受多种因素影响，应注意以下问题：①应从小剂量开始，两餐间服用，既可减少对胃肠道的刺激，又有利于铁的吸收。②铁剂可与维生素C、果汁、稀盐酸等同服，以利吸收；忌与抑制铁吸收的食物同服，如牛奶、鸡蛋、麦麸等。③液体铁剂可使牙齿染黑，使用吸管或滴管服用，服用铁剂后大便变黑或呈柏油样，停药后可恢复，应向家长说明原因，消除紧张心理。

（2）注射铁剂：应深部肌肉注射，每次更换注射部位，注射前更换针头，以防药液渗入皮下组织致局部坏死。注射铁剂可能出现过敏现象，如面红、发热、荨麻疹，甚至过敏性休克。故首次注射应严密观察1小时，警惕发生过敏反应。

（3）观察疗效：如铁剂治疗有效，在用药后12~24小时临床症状好转，36~48小时后骨髓出现红系增生现象。2~3天后网织红细胞升高，5~7天达高峰，2~3周后降至正常。1~2周后血红蛋白逐渐上升，一般3~4周达正常。无效者应积极查找原因。

5. 输血护理

（1）输血前认真做好查对制度，输血中严格执行无菌操作。

（2）以输入新鲜浓缩红细胞为宜，贫血程度越重，输血量越少，速度越慢。

（3）密切观察输血过程，如有输血反应，应立即减速或停止输血，并报告医生紧急处理。

6. 健康教育

（1）告知家长小儿每日需铁量，让家长掌握服用铁剂的正确剂量和疗程；药物应妥善保管，以防误服过量而导致中毒。

（2）向家长及年长患儿讲解疾病的有关知识和护理要点。

（3）合理喂养，提倡母乳喂养，及时添加辅食，给予铁丰富的食物，纠正不良饮食习惯。

（4）指导预防感染方法。

（5）缺铁性贫血致智力减低、成绩下降者，应加强教育与训练，减轻自卑心理。

知识链接

　　本病属中医学"血虚"范畴。小儿先天禀赋不足，后天喂养不当，或感染诸虫、疾病损伤等皆可导致本病。病变主要在脾肾心肝，血虚不荣是其主要病理基础。以上各种病因造成脾虚运化失职，不能化生气血；肾虚精亏，髓失充养，阴血不生；心失气血滋养，心神不宁；肝失阴血充养，虚火内生，因而产生本病临床的种种证候。轻、中度一般预后较好；重度贫血或长期轻、中度贫血可导致脏腑功能失调，影响小儿健康成长，还可因气血不足，御邪力弱，易于感受外邪。

三、营养性巨幼红细胞性贫血

营养性巨幼红细胞性贫血（nutritional megaloblastic anemia）是由于缺乏维生素 B_{12} 和（或）叶酸所致的一种大细胞性贫血，多见于婴幼儿，尤其是 2 岁以内小儿。主要临床特点是贫血、神经精神症状、红细胞胞体变大、骨髓中出现巨幼红细胞，经维生素 B_{12} 及叶酸治疗有效。

【病因与发病机制】

1. 病因

（1）摄入不足：维生素 B_{12} 主要存在于动物性食物中，如肝、肾、肉类含量较多，奶类（尤其是羊奶）含量甚少。叶酸以新鲜绿叶蔬菜、肝、肾含量较多。婴儿每日维生素 B_{12} 需要量为 0.5～1g，每日叶酸的需要量为 6～20g。如不及时添加辅食、长期偏食，易发生维生素 B_{12} 或叶酸的缺乏。

（2）吸收和利用障碍：慢性腹泻、切除小肠、局限性回肠炎、肠结核等皆可影响维生素 B_{12} 和叶酸的吸收，肝脏疾病、急性感染、胃酸减少或维生素 C 缺乏，皆可影响维生素 B_{12} 与叶酸的代谢或利用。

（3）需要量增加：早产儿、婴儿生长发育迅速，造血物质需要量相对增多；反复感染或严重感染时，维生素 B_{12} 及叶酸消耗增加，如摄入不足或不及时添加，则易缺乏。

（4）先天贮存不足：胎儿通过胎盘获得维生素 B_{12} 及叶酸，并贮存在肝脏，如孕妇患维生素 B_{12} 或叶酸缺乏时则新生儿贮存少，易发生缺乏。

2. 发病机制 体内叶酸经叶酸还原酶的作用和维生素 B_{12} 的催化作用变成四氢叶酸，后者是 DNA 合成过程中必需的辅酶。因此，维生素 B_{12} 或叶酸缺乏都可致四氢叶酸减少，进而引起 DNA 合成减少。幼稚红细胞内的 DNA 减少使其分裂和增殖时间延长，导致红细胞的发育落后于胞浆（血红蛋白的合成不受影响）的发育，使红细胞的胞体变大，形成巨幼红细胞。由于红细胞的生成速度慢，加之异型的红细胞在骨髓内易被破坏，进入血液循环的成熟红细胞寿命较短，引起贫血。维生素 B_{12} 缺乏可致周围神经变性，脊髓亚急性变性和大脑损害，出现神经精神症状，叶酸缺乏主要引起情感改变，偶见深感觉障碍，其机制尚未明了。

【临床表现】

以 6 个月~2 岁小儿多见，起病缓慢。

1. 一般表现 多呈虚胖或轻度浮肿，毛发稀疏、发黄，偶见皮肤出血点。

2. 贫血表现 轻、中度贫血，面色蜡黄，疲乏无力，常伴有肝、脾、淋巴结肿大。

3. 精神神经症状 烦躁，易怒，表情呆滞，目光发直，反应迟钝，少哭不笑，有不协调和不自主的动作，智力和动作发育落后，常有倒退现象。重症患儿可出现肢体、头、舌甚至全身震颤，甚至抽搐，肌张力增强，腱反射亢进，踝阵挛阳性，浅反射消失。

4. 消化系统症状 厌食、恶心、呕吐、腹泻和舌炎等。

【辅助检查】

1. 血象 呈大细胞正色素性贫血，MCV > 94fl，MCH > 32pg。血涂片可见红细胞大小不等，以大细胞为主，可见巨幼变的有核红细胞，中性粒细胞呈分叶过多现象。网织红细胞、白细胞、血小板计数常减少。

2. 骨髓象 骨髓增生活跃，以红细胞增生为主，粒、红系均出现巨幼变，表现为胞体变大、核染色质疏松，副染色质明显。中性粒细胞的胞浆空泡形成，核分叶过多。巨核细胞的核亦有过度分叶现象。

3. 血清维生素 B_{12} 和叶酸测定 血清维生素 B_{12} 正常值为 200~800ng/L。<100ng/L 提示维生素 B_{12} 缺乏。血清叶酸正常值为 5~6μg/L，<3μg/L 提示叶酸缺乏。

【治疗要点】

1. 一般治疗 合理营养，添加辅食，加强护理，防止感染。

2. 去除病因 找出原因，予以去除。

3. 药物治疗 主要应用维生素 B_{12}，每次 100μg，每周肌肉注射 2 次，连续 2~4 周，直至网织红细胞正常、能添加辅食为止。叶酸缺乏者，口服叶酸 5mg，每日 3 次，连用 2 周后可改为每日 1 次。维生素 C 能促进叶酸的利用，可同时口服，以提高疗效。

目前主张维生素 B_{12} 和叶酸联合应用，再加服维生素 C，以提高疗效。应用维生素 B_{12} 和（或）叶酸联合治疗 3 ~ 4 天后，一般精神神经症状好转，网织细胞开始增加，6 ~ 7 天达高峰，2 周后降至正常，2 ~ 6 周红细胞和血红蛋白恢复正常，骨髓巨幼红细胞可于维生素 B_{12} 治疗 3 ~ 72 小时、叶酸治疗 24 ~ 48 小时后转为正常。但巨幼粒和分叶过多的巨核细胞可能存在数天。神经系统恢复较慢，少量患者需经数月后症状才能完全消失。

4. 对症治疗　发生震颤者应给少量镇静剂。

【主要护理诊断/合作性问题】

1. 活动无耐力　与贫血致组织、器官缺氧有关。

2. 营养失调：低于机体的需要量　与维生素 B_{12} 或（和）叶酸摄入不足、吸收不良等有关。

3. 生长发育改变　与营养不足、贫血及维生素 B_{12} 缺乏，影响生长发育有关。

【护理措施】

1. 一般护理

（1）注意休息，适当活动：根据患儿的活动耐受情况安排其休息与活动。一般不需卧床，严重贫血者适当限制活动，协助日常生活。烦躁、震颤、抽搐者可遵医嘱用镇静剂，防止外伤。

（2）指导喂养，加强营养：改善哺乳母亲营养，避免长期单纯羊奶喂养，及时添加辅食，合理搭配食物，养成良好的饮食习惯，防止偏食、挑食，以保证营养素的摄入。

2. 病情观察　观察患儿生命体征，观察皮肤黏膜、毛发情况，观察有无肝、脾、淋巴结肿大及精神神经症状，评估智力、运动发育情况。

3. 对症护理　对智力、运动发育落后者加强康复训练和教育。

4. 药物护理　遵医嘱供给维生素 B_{12} 和叶酸，观察有无胃肠反应、过敏反应及胸痛、心悸等，如有异常及时处理。

5. 健康教育　介绍本病的病因、临床表现和预防措施，强调预防的重要性，给予科学合理的饮食指导。积极治疗和去除影响维生素 B_{12} 和叶酸吸收的因素，指导合理用药。

第三节　特发性血小板减少性紫癜

特发性血小板减少性紫癜（idiopathic thrombocytopenic purpura，ITP）是一种免疫性疾病，又称自身免疫性血小板减少性紫癜，是小儿最常见的出血性疾病。临床主要特点为皮肤、黏膜自发性出血，血小板减少，出血时间延长，血块收缩不良，束臂试验阳性。

【病因与发病机制】

1. 病因　本病的病因尚未完全清楚。急性 ITP 大多与前驱病毒感染有关，少数发生在疫苗接种之后。慢性 ITP 病因不明。

2. 发病机制　目前认为病毒感染后使机体产生相应抗体，这类抗体可与血小板膜发生交叉反应，使血小板受到损伤而被单核 – 巨噬细胞系统所清除。此外，在病毒感染后，体内形成的抗原 – 抗体复合物可附着于血小板表面，使血小板易被单核 – 巨噬细胞系统吞噬和破坏，使血小板的寿命缩短，导致血小板减少。患儿血清中血小板相关抗体（PAIgG）含量多增高，且急性型比慢性型增加更为明显。PAIgG 的含量与血小板数呈负相关，即 PAIgG 愈高，血小板数愈低（也有少数患儿的 PAIgG 的含量不增高）。现已知道，血小板和巨核细胞有共同抗原性，抗血小板抗体同样作用于骨髓中的巨核细胞，导致巨核细胞成熟障碍，巨核细胞生成和释放均受到严重影响，血小板进一步减少。

【临床表现】

1. 急性型　此型较常见，多见于 2 ~ 8 岁。

（1）前驱感染史：患儿发病前 1 ~ 3 周常有急性病毒感染史，主要为上呼吸道感染，其次是各种传染病，如麻疹、风疹、流行性腮腺炎、水痘等。

（2）表现：起病急，常有发热；以自发性皮肤、黏膜出血为突出表现，多为针尖大小出血点，或瘀斑、紫癜、遍布全身，以四肢较多；常有鼻衄、齿龈出血；可见便血、呕血、球结膜下出血，偶见肉眼血尿和颅内出血。青春期女孩可有月经量过多。出血严重者可伴贫血。偶见肝脾轻度肿大，淋巴结不肿大。

（3）预后：本病呈自限性经过，85% ~ 90% 患儿于发病后 1 ~ 6 个月内能自愈。约有 10% 患儿转变为慢性型。病死率为 0.5%，主要死因是颅内出血。

2. 慢性型　病程超过 6 个月，多见于学龄儿童，男女发病数约 1：3。起病缓慢，症状相对较轻，主要为皮肤、黏膜出血，可有持续性或反复发作性出血，出血持续期和间歇期长短不一。约 1/3 的患儿发病数年后自然缓解。反复发作者常有脾脏轻度肿大。

【辅助检查】

1. 血象　血小板数常低于 $50 \times 10^9/L$，甚至低于 $20 \times 10^9/L$；出血较多时可有贫血；白细胞数正常；出血时间延长，血块收缩不良；血清凝血酶原消耗不良；凝血时间正常。

2. 骨髓象　急性病例骨髓巨核细胞数增多或正常。慢性者巨核细胞显著增多；幼稚巨核细胞增多，核分叶减少，常有空泡形成、颗粒减少或胞浆少等现象。

3. PAIgG 测定　含量明显增高。

【治疗要点】

1. 预防创伤出血　尽量减少活动，避免外伤，急性期出血明显者应卧床休息。避免服用抑制血小板功能的药物，如阿司匹林等。

2. 肾上腺皮质激素治疗　常用泼尼松，每日 1.5 ~ 2mg/kg，分 3 次口服。严重出血者可用冲击疗法：地塞米松每日 0.5 ~ 2mg/kg 或甲基泼尼松每日 20 ~ 40mg/kg 静脉滴注，连用 3 天，症状缓解后改为泼尼松口服，2 ~ 3 周后逐渐减量停药，一般不超过 4 周。停药后如复发，可再用肾上腺皮质激素治疗。

3. 大剂量丙种球蛋白 常用剂量为每日 0.4g/kg，静脉滴注，连用 5 天，或每次 1g/kg，静脉滴注，必要时次日再用 1 次，以后每 3～4 周 1 次。可与肾上腺皮质激素合用。

4. 输注血小板和红细胞 严重出血危及生命者可输注血小板。但应尽量少输，因为 ITP 患儿血液中含有大量 PAIgG，可使输入的血小板很快被破坏，反复输注还可产生抗血小板抗体。贫血者可输浓缩红细胞。

5. 止血 牙龈出血者，可用生石膏 30g，黄柏 15g，五倍子 15g，儿茶 6g，浓煎漱口，每日 3～4 次，每次 5～10ml。

6. 其他 激素和丙种球蛋白治疗无效及慢性难治性病例可给免疫抑制剂治疗或行脾切除术。

【主要护理诊断/合作性问题】

1. 潜在并发症 出血。

2. 有感染的危险 与机体免疫功能低下有关。

3. 恐惧 与严重出血有关。

4. 知识缺乏 与家长及年长患儿缺乏疾病的相关知识有关。

【护理措施】

1. 一般护理

（1）休息：急性期应减少活动，避免创伤，尤其是头部外伤，明显出血时应卧床休息。

（2）饮食护理：给予高热量、高蛋白、高维生素的半流质或软食，温度不宜过高。禁食坚硬、有刺的食物，防止损伤口腔黏膜及牙龈出血。

2. 病情观察

（1）观察皮肤瘀点、瘀斑变化，监测血小板数量变化，对血小板极低者应严密观察有无自发出血的情况发生。

（2）监测生命体征，观察神志、呼吸、面色、瞳孔等，记录出血量。如面色苍白加重，呼吸、脉搏增快，出汗，血压下降等提示可能有失血性休克；若患儿烦躁不安，嗜睡，头痛，呕吐，甚至惊厥、昏迷等提示可能有颅内出血；若呼吸变慢或不规则，双侧瞳孔不等大，对光反射迟钝或消失等提示可能合并有脑疝。如有消化道出血常伴腹痛、便血；肾出血可伴有血尿、腰痛等。如出现以上情况，需紧急处理。

3. 对症护理

（1）控制出血：鼻黏膜出血可用浸有 1% 麻黄素或 0.1% 肾上腺素的棉球、纱条压迫止血，无效者用油纱条做前后鼻孔填塞，2～3 天后更换。牙龈或口腔黏膜出血用明胶海绵局部压迫止血，选用软毛牙刷。遵医嘱给止血药、输同型血小板。发热时禁用酒精擦浴，以免加重出血。减少肌肉注射或深静脉穿刺抽血，各种穿刺后需按压穿刺部位 10 分钟。

（2）避免损伤：床头、床栏及家具的尖角用软垫子或软布包扎，忌玩锐利玩具，勤剪指甲，限制剧烈或有对抗性的运动，如篮球、足球、爬树等，以免碰伤、刺伤或摔伤出血。

（3）预防感染：保持病室通风，空气新鲜，给予保护性隔离，应与患感染性疾病患儿分室居住。保持出血部位清洁，注意个人卫生。指导进行自我保护，忌服阿司匹林类或含阿司匹林的药物，去公共场所时戴口罩，衣着适度，尽量避免感冒，以防加重病情或复发。

（4）心理护理：出血及止血技术操作、静脉穿刺等均可使患儿产生恐惧心理，表现为不合作、烦躁、哭闹，使出血加重；家长因担心预后而出现焦虑、恐惧心理。应关心、安慰患儿及家长，详细介绍病情，并告知预后，树立战胜疾病的信心。

4. 药物护理 遵医嘱给予肾上腺皮质激素治疗，注意观察激素的不良反应，避免突然停药。

5. 健康教育

（1）讲解本病相关知识，如诱发因素、药物的作用及不良反应等。说明坚持按医嘱服药及定期复诊的重要性。

（2）教会家长识别出血征象和学会压迫止血的方法，一旦发现出血，立即到医院复查或治疗。

（3）脾切除的患儿易患呼吸道感染和皮肤化脓性感染，且易发展为败血症。在术后2年内应定期随诊，并遵医嘱应用长效青霉素（每月1次）或丙种球蛋白，以增强抗感染能力。

（4）保持大便通畅，防止用力大便而诱发颅内出血。

（5）衣被选用棉质布料，衣着要宽松柔软，避免皮肤损伤引起出血。

第四节 急性白血病

白血病（leukemia）是造血系统的恶性增生性疾病，其特点为造血组织中某一血细胞系统过度增生，进入血液并浸润到各组织和器官，从而引起一系列临床表现。白血病是小儿时期最常见的恶性肿瘤。据调查，我国10岁以内小儿的白血病发病率为3~4/10万，男性发病率高于女性。任何年龄均可发病，以学龄前期和学龄期小儿多见。小儿白血病中90%以上为急性白血病，慢性白血病仅占3%~5%。

根据增生的白血病细胞种类不同，可分为急性淋巴细胞白血病（简称急淋，ALL）和急性非淋巴细胞白血病（简称急非淋，ANLL）两大类。小儿多数为急性淋巴细胞白血病。目前，常采用形态学（M）、免疫学（I）、细胞遗传学（C）和分子生物学（M），即MICM综合分型，有利于指导治疗和提示预后。

【病因与发病机制】

本病的病因与发病机制尚未完全明了，可能与下列因素有关：

1. 病毒感染 多年研究已证明，人类T细胞白血病病毒（HTLV）可引起人类T淋巴细胞白血病。

2. **物理和化学因素** 电离辐射可引起白血病。小儿对电离辐射较为敏感，在曾经放射治疗胸腺肥大的小儿中，白血病发生率较正常小儿高 10 倍；妊娠妇女照射腹部后，其新生儿的白血病发病率比未经照射者高 17.4 倍。苯及其衍生物、氯霉素、保泰松、乙双吗啉和细胞毒药物等均可诱发急性白血病。

3. **遗传素质** 白血病虽不是遗传性疾病，但在家族中可有多发性恶性肿瘤的情况；患有遗传性疾病（如 21 - 三体综合征、严重联合免疫缺陷病等）的小儿白血病的发病率比一般小儿明显增高。此外，同卵孪生儿中一个患急性白血病，另一个患白血病的几率为 20%，比双卵孪生儿的发病率高 12 倍。

【临床表现】

1. **起病** 多数较急，少数缓慢。早期症状有精神不振、乏力、食欲低下、面色苍白、鼻衄和（或）牙龈出血等；少数以发热和类似风湿热的骨关节疼痛为首发症状。

2. **发热** 是急性白血病最常见的症状。多数起病时即有发热，热型不定，一般不伴寒战，抗生素治疗无效；合并感染时，则多为持续高热。

3. **贫血** 出现较早，并随病情的发展而加重，表现为皮肤黏膜苍白、虚弱无力、活动后气促等。贫血主要是由于骨髓造血干细胞受到抑制所致。

4. **出血** 主要因血小板减少引起。以皮肤、黏膜出血多见，表现为紫癜、瘀斑、鼻衄、牙龈出血，消化道出血和血尿。偶有颅内出血，是白血病患儿死亡的主要原因之一。

5. **白血病细胞浸润表现** ①肝、脾、淋巴结肿大，质地软，表面光滑，可有压痛；有时纵隔淋巴结肿大压迫引起呛咳、呼吸困难和静脉回流受阻。②骨和关节浸润致骨痛或关节痛。③睾丸肿大变硬，有触痛。④眼球突出、绿色瘤等，是急性粒细胞白血病的特殊表现。⑤白血病细胞侵犯脑实质和（或）脑膜引起中枢神经系统白血病（CNSL），出现头痛、呕吐、嗜睡、视神经乳头水肿、脑膜刺激征、惊厥甚至昏迷等颅内压增高的表现。可发生于病程的任何时候，但多见于化疗后缓解期，是导致白血病复发的主要原因。

【辅助检查】

1. **血象** 红细胞及血红蛋白均减少，大多为正细胞正色素性贫血。网织红细胞数大多较低，少数正常，偶在外周血中见到有核红细胞。白细胞计数高低不一，增高者约占 50% 以上，以原始细胞和幼稚细胞占多数，成熟中性粒细胞减少，血小板减少。

2. **骨髓象** 骨髓检查是确立诊断和评定疗效的重要依据。典型的骨髓象为该类型白血病的原始及幼稚细胞极度增生；幼红细胞和巨核细胞减少。但有少数患儿的骨髓表现为增生低下。

3. **组织化学染色和溶菌酶检查** 有助于鉴别白血病细胞类型。

【治疗要点】

急性白血病的治疗主要采取以化疗为主的综合疗法。治疗原则：早期诊断、早期治疗；应严格区分白血病类型，按照类型选用不同的化疗方案；药物剂量要足，早期予以长期连续强化化疗。同时要早期防治中枢神经系统白血病和睾丸白血病，注意支持疗法。持续完全缓解 2.5 ~ 3.5 年者方可停止治疗。儿童常用抗白血病药物见表 12 - 3。

表 12 -3　小儿急性白血病化疗药物简介

药物	主要作用	给药途径	剂量和用法*	毒性作用
泼尼松（pred）	溶解淋巴细胞	口服	每日 40~60mg/m² ，分 3 次	类库欣综合征、高血压，骨质疏松
地塞米松（Dex）	同上	口服	每日 6~10mg/m² ，分 3 次	同上
环磷酰胺（CTX）	抑制 DNA 合成，使细胞停止在分裂期，阻止进入 S 期	口服 静注	每日 2~3mg/kg，每日 1 次 200~400mg/m² ，每周 1 次	骨髓抑制，肝损害，口腔溃疡，脱发，出血性膀胱炎
甲氨蝶呤（MTX）	抗叶酸代谢物，抑制叶酸辅酶，抑制 DNA 的合成	口服 肌注或静注 鞘内	每次 15~25mg/m² ，每日 1 次 同上，每周 1~2 次，每次 10mg/m² ，隔天或 1 周 1 次	骨髓抑制，肝损害，口腔、胃肠道溃疡，恶心，呕吐，巨幼红样变
巯嘌呤（6MP）	抑制嘌呤合成使 DNA 和 RNA 的合成受抑制	口服	每次 50~90mg/m² ，每日 1 次	骨髓抑制，肝损害
硫鸟嘌呤（6TG）	同 6MP	口服	每次 75mg/m² ，每日 1 次	同 6MP
阿糖胞苷（Ara-c）	抗嘧啶代谢，抑制 DNA 合成，作用于 S 期	静滴或肌注 鞘注	每次 100~200mg/m² ，分 2 次 每次 30mg/m² ，隔日或每周 1 次	骨髓抑制，脱发，口腔溃疡，恶心，呕吐
长春新碱（VCR）	抑制 DNA 合成，阻滞细胞分裂	静注	每次 1.5~2mg/m² ，每周 1 次	周围神经炎，脱发
柔红霉素（DNR）	抑制 DNA 和 RNA 的合成	静滴	每次 30~40mg/m² ，每日 1 次，共 2~4 次	骨髓抑制，心脏损害，局部刺激，恶心，呕吐
阿霉素（ADM）	抑制 DNA 和 RNA 的合成	静注	每次 40mg/m² ，每日 1 次，共 3 天	骨髓抑制，心脏毒性，脱发，胃肠反应
阿克拉霉素（ACM-B）	抑制核酸合成	静滴	每次 0.4mg/m² ，每日 1 次，共 10~15 天	骨髓抑制，心、肝、肾毒性，胰腺炎，过敏反应
去甲氧柔红霉素（IDA）	抑制 DNA 合成	静滴	每次 10mg/m² ，每日 1 次，共用 2 天	骨髓抑制，心脏毒性，肝损害，恶心，呕吐
门冬酰胺酶（ASP）	溶解淋巴细胞，分解细胞内、外门冬酰胺	静滴	每日 0.6 万~1 万 IU/m² ，隔日 1 次，共 6~10 次	过敏反应，肝损害，出血，胰腺炎，氮质血症，糖尿，低血浆蛋白
三尖杉酯碱（H）	抑制蛋白质合成，水解门冬酰胺	静滴	每次 4~6mg/m² ，每日 1 次，共 5~7 天	骨髓抑制，心脏损害，恶心
依托泊苷（VP16）	抑制 DNA 和 RNA 的合成	静滴	每次 100~150mg/m² ，每日 1 次，共用 2~3 天	骨髓抑制，肝肾损害，恶心，呕吐
替尼泊苷（VM26）	破坏 DNA，阻断 G₀ 和 M 期	静滴	同 VP16	同 VP16

续表

药物	主要作用	给药途径	剂量和用法 *	毒性作用
全反式维生素 A 酸（ATRT）	诱导分化剂，与 PML/RARa 融合基因结合	口服	每日 30 ~ 60mg/m² ，分 2 ~ 3 次口服	维生素 A 酸综合征
三氧化二砷（AS$_2$O$_3$）	下调 Bcl - 2 基因表达，诱导细胞分化和促进凋亡	静滴	每日 0.2 ~ 0.25mg/m²	消化道症状，皮肤素色沉着，关节、肌肉酸痛，肺、肾功能损害

注：*剂量和用法随方案不同而异。

【主要护理诊断/合作性问题】

1. **体温过高** 与大量白血病细胞浸润、坏死和（或）感染有关。

2. **活动无耐力** 与贫血致组织、器官缺氧有关。

3. **疼痛** 骨、关节疼痛，与白血病细胞浸润有关。

4. **有感染的危险** 与中性粒细胞减少、免疫功能下降有关。

5. **潜在并发症** 出血、药物不良反应。

6. **预感性悲哀** 与白血病久治不愈有关。

7. **知识缺乏** 家长缺乏本病相关知识。

【护理措施】

1. 一般护理

（1）休息：白血病患儿常有乏力、活动后气促现象，需卧床休息，但一般不需绝对卧床。长期卧床者，应经常更换体位，预防压疮。

（2）加强营养，注意饮食卫生：给予高蛋白、高维生素、高热量的饮食。鼓励进食，不能进食者，可静脉补充。食物应清洁、卫生，食具应消毒。禁止进食坚硬、多刺食物。

2. 病情观察

（1）观察生命体征、神志、瞳孔等变化，有异常及时抢救。

（2）观察皮肤有无瘀点（斑），评估有无颅内出血、消化道及泌尿道出血。

（3）观察感染早期征象，观察有无牙龈肿痛，咽红、咽痛，皮肤有无破损、红肿，肛周、外阴有无异常。如有感染迹象，及时报告医生，并遵医嘱使用抗生素。

3. 对症护理

（1）出血护理：患儿一旦发生出血，立即通知医生采取相应的止血措施。如口、鼻黏膜出血可用浸有 1% 麻黄素或 0.1% 肾上腺素的棉球、纱条或明胶海绵压迫止血。

（2）减轻疼痛：提高诊疗技术，尽量减少因治疗、护理带来的痛苦。运用适当的非药物性止痛技术，或遵医嘱用止痛药，以减轻疼痛。加强巡视，及时发现有无疼痛引起的全身不适，判断是否需要镇痛，评价止痛效果。

（3）降温：监测体温，观察热型及发热程度，遵医嘱给予降温药，忌用安乃近和酒精擦浴，以免降低白细胞，增加出血倾向。观察并记录降温效果。

（4）预防感染：①保护性隔离：白血病患儿应与其他病种患儿分室居住，粒细胞数极低和免疫功能明显低下者应住单间，有条件者住空气层流室或无菌单人层流床。房间每日消毒，限制探视人数和次数，感染者禁止探视。接触患儿前认真洗手，必要时用消毒液洗手。②平时注意体格锻炼，增强抗病能力。

（5）皮肤黏膜护理：教会家长及年长儿正确洗手的方法；进食前后用温开水或漱口液漱口，以保持口腔清洁；宜用软毛牙刷或海绵刷牙，以免损伤口腔黏膜及牙龈导致出血和继发感染；勤换衣裤，每日沐浴，减少皮肤感染；保持大便通畅，便后用温开水或盐水清洁肛周，以防肛周脓肿，肛周溃烂者，每日坐浴。

4. 药物护理

（1）化疗药物使用注意事项：①化疗多采用静脉给药，因药物刺激性较大，药液渗漏可致局部疼痛、红肿甚至坏死，故注射前应确认针头是否在血管并静脉通畅方可注药，发现渗漏，立即停止注射，并做局部处理。②某些药（如 ASP）可致过敏反应，用药前应询问用药史及过敏史，用药过程中要观察有无过敏反应。③光照可使某些药（VP16，VM26）分解，静脉滴注时应避光。④鞘内注射时，浓度不宜过大，药量不宜过多，注入要缓慢，术后应平卧 4~6 小时。⑤尽量减少注射或穿刺，各种穿刺拔针后需按压穿刺部位时间延长。

（2）观察及处理药物不良反应：①绝大多数化疗药均可致骨髓抑制而使患儿易感染，应监测血象，及时防治感染；观察有无出血倾向和贫血表现。②恶心、呕吐严重者，用药前半小时给止吐药。③加强口腔护理，有溃疡者宜给清淡、易消化的流质或半流质饮食；疼痛明显者，进食前可给局麻药或敷以溃疡膜、溃疡糊剂等。④环磷酰胺可致出血性膀胱炎、脱发、粒细胞减少、性腺损害等不良反应，用药期间多饮水，定期检查尿常规，间歇用药等。⑤长期使用激素可出现满月脸、向心性肥胖、情绪改变等，应告知家长及年长儿停药后会消失，以消除紧张。

（3）正确输血：输注时应严格执行输血制度，观察有无输血反应。

5. 心理护理

（1）热情帮助、关心患儿，树立战胜疾病的信心。让年长儿和家长了解国内外的治疗进展。如目前急淋完全缓解率达 95% 以上，5 年无病生存率达 70%~80% 以上；急非淋的初治完全缓解率也已达 80% 左右，5 年无病生存率达 40%~60%。

（2）进行各种诊疗、护理操作前，告知家长及年长儿其意义、操作过程、如何配合及可能出现的不适，以减轻或消除恐惧心理。让家长了解化疗的重要性、所用化疗方案、药物剂量及可能出现的不良反应。明确定期化验（血象、骨髓、肝功能、肾功能、脑脊液等）的必要性及患儿所处的治疗阶段。详细记录每次治疗情况，使治疗方案具有连续性。

（3）为新老患儿家长提供相互交流的机会，如定期召开家长座谈会或病友联谊会，让患儿、家长相互交流成功的治疗和护理经验，如何采取积极的应对措施以渡过难关等，从而提高自护和应对能力，增强治愈的信心。

6. 健康教育

（1）讲解本病的有关知识、化疗药物的作用和毒副反应；教会家长如何预防感染和观察感染及出血征象，一旦病情变化及时就诊；向家长及年长儿阐明白血病完全缓解后，患儿体内仍有残存的白血病细胞（约 10^7 个），是复发的根源，让其明确坚持定期化疗的重要性。化疗间歇期可出院，可参加学习。

（2）定期随访，监测治疗方案执行情况。了解患儿的心理状况，正确引导，使患儿在治疗疾病的同时，心理社会适应能力也得以正常发展。

（3）避免预防接种：免疫功能低下者，避免接种麻疹、风疹、水痘、流行性腮腺炎等减毒活疫苗和口服脊髓灰质炎糖丸，以防发病。

小　结

营养性缺铁性贫血是小儿时期最常见的贫血，2 岁以内小儿多见。主要原因是铁摄入不足。临床上以皮肤、黏膜苍白，肝脾淋巴结肿大及非造血系统表现为特点。治疗关键是病因治疗和铁剂治疗，护理重点为合理膳食，提倡母乳喂养，指导正确的药物知识和预防感染。

巨幼红细胞性贫血的发生主要与维生素 B_{12} 和叶酸摄入不足、吸收不良等有关。维生素 B_{12} 缺乏者有轻、中度贫血症状外还伴有精神神经症状，叶酸缺乏者无神经精神症状。护士应指导合理膳食和药物护理。

特发性血小板减少性紫癜是小儿最常见的出血性疾病。目前认为是一种自身免疫性疾病。主要特点为皮肤、黏膜自发性出血，血小板减少，出血时间延长，血块收缩不良，束臂试验阳性。日常生活中避免损伤、控制出血和预防感染等。

白血病是造血系统的恶性增生性疾病。根据增生的白血病细胞种类不同，可分为急淋和急非淋两大类。小儿多数为急淋。临床大多起病较急，有发热、贫血、出血、白血病细胞浸润引起的症状和体征。治疗采取以化疗为主的综合疗法，强化治疗阶段达到完全缓解。护士应掌握对症护理、用药护理、心理护理及健康教育等措施，帮助患儿树立战胜疾病的信心。

案例分析

1. 杨某，男，2.5 岁。因鼻衄、呕血伴全身皮肤瘀点 3 天入院。家长代诉：患儿于 3 天前无明显诱因下出现鼻衄，呈阵发性出血，不易止血，出血量较多；伴有呕血，共 4 次，为暗红色，每次量多少不等，无血便及肉眼血尿，无抽搐、发热。

体格检查：体温 37℃，心率 120 次/分，呼吸 28 次/分，体重 12kg。神志清醒，精神差，全身皮肤可见散在瘀点，压之不褪色。

实验室检查：白细胞 19.8×10^9/L，红细胞 2.11×10^{12}/L，血红蛋白 53g/L，血小板 17×10^9/L，凝血时间 16 秒。骨髓象：有核细胞增生明显活跃，粒红比 58：1，淋巴细胞正常。

（1）该患儿的诊断是什么？依据是什么？

（2）该患儿主要护理诊断/合作性问题是什么？

（2）应采取哪些护理措施？

2. 何某，男，9 个月。因皮肤苍白月余入院。家长代诉：患儿于入院前 1 个多月无明显诱因下出现皮肤苍白，逐日加重，无发热、鼻衄、血便及皮肤瘀斑、瘀点。未给予任何治疗，今面色苍白加重，即来我院就诊。

体格检查：体温 36.2℃，心率 110 次/分，呼吸 28 次/分，体重 8.5kg，中度贫血外貌，全身皮肤、黏膜中度苍白。

实验室检查：红细胞 3.07×10^{12}/L，白细胞 9.2×10^9/L，血红蛋白 58g/L，血清铁蛋白 1.9mg/L。

（1）该患儿的诊断是什么？依据是什么？

（2）该患儿主要护理诊断/合作性问题是什么？

（2）应采取哪些护理措施？

第十三章　内分泌系统疾病患儿的护理

【学习目标】

1. 掌握内分泌疾病的临床表现、病情观察、药物护理、健康教育。
2. 熟悉小儿内分泌系统的临床特点、内分泌疾病的病因、激素替代治疗。
3. 了解内分泌系统的组成及功能调节、生长激素刺激试验、性发育过程的分期。

第一节　小儿内分泌特点

内分泌系统由内分泌腺和分布于全身各组织中的激素分泌细胞以及它们所分泌的激素组成。人体的内分泌系统、神经系统和免疫系统相互配合和调控，调节人体的代谢、生长发育、脏器功能、生殖和衰老等生命活动，从而维持人体内环境的稳定。

一、内分泌系统的组成

内分泌腺体是由多数内分泌细胞聚集形成，如垂体、甲状腺、甲状旁腺、胰岛、肾上腺和性腺等，共同组成传统的内分泌系统；另一些内分泌组织和细胞则分布于如心血管、肝、胃肠道、皮肤、免疫等组织器官中，亦具有内分泌功能；还有一些具有内分泌功能的神经细胞集中于下丘脑的视上核、室旁核、腹正中核及附近区域。它们所分泌的激素，可通过内分泌、旁分泌、自分泌、并列分泌、腔分泌、胞内分泌、神经分泌和神经内分泌等方式发挥作用。激素（hormone）是内分泌系统的最基本物质，在广义上相当于化学信使的总称，由一系列高度分化的内分泌细胞所合成和分泌，是参与细胞内外联系的内源性信号分子和调控分子，如胰岛素、甲状旁腺素、肾上腺素、前列腺素等。

二、内分泌系统功能的调节

生理状态下，神经系统、内分泌系统和免疫系统之间存在着广泛的信息交流，相互密切联系和密切调节，形成了一个神经－内分泌－免疫系统的调节网络，调控着人体的整体功能。而各种激素在下丘脑－垂体－靶腺轴的各种反馈机制及其相互之间的调节作用下亦处于动态平衡。其中，任何环节的紊乱均不可避免地会影响其他系统的功能。

三、小儿内分泌系统的临床特点

1. **与生长发育关系密切** 人体的内分泌功能与胎儿器官的形成、分化、成熟以及青少年的生长发育、生理功能、免疫机制等密切相关，其功能障碍常导致生长迟缓、性分化异常和激素功能异常，严重影响小儿体格和智能发育。如下丘脑、垂体是机体最重要的内分泌器官，可以分泌多种激素，控制甲状腺、肾上腺、性腺等内分泌器官的活动。在青春发育期开始前，下丘脑 – 垂体 – 性腺轴功能处于较低水平，而当青春发育启动后，促性腺激素释放激素（GnRH）的脉冲分泌频率和峰值逐渐增加，黄体生成素（LH）和卵泡生成素（FSH）的脉冲分泌峰也随之增高，因而出现第二性征和性器官发育。所以，下丘脑 – 垂体 – 性腺轴功能异常的儿童就会出现性发育异常，如性发育迟缓或性早熟。再如生长激素有促生长的生物效应，若生长激素缺乏即导致生长激素缺乏症，引起儿童身材矮小。

2. **疾病特点** 儿童内分泌疾病的种类、临床特征、发病机制等与成人有较大区别，而且儿童内分泌疾病在不同的年龄阶段各有特点。整个儿童时期常见的内分泌疾病主要有生长迟缓、性早熟、甲状腺疾病、糖尿病等。若患儿在出生后即存在生化代谢紊乱和激素功能障碍，则会严重影响其智能和体格发育，若未能早期诊治，易造成残疾甚至夭折，如先天性甲状腺功能减低症等。

3. **治疗特点** 儿童内分泌疾病一旦确诊，多数需要终生替代治疗，治疗及护理措施需要根据病情以及生长发育情况及时调整。患儿出院后需要密切随访，以保证其正常的生长发育。

第二节 生长激素缺乏症

生长激素缺乏症（growth hormone deficiency，GHD）是由于腺垂体合成和分泌生长激素（growth hormone，GH）部分或完全缺乏，或由于分子结构异常、受体缺陷等所致的生长发育障碍性疾病。患儿身高处于同年龄、同性别正常小儿生长曲线第 3 百分位数以下或低于平均数减 2 个标准差。发生率约为 20～25/10 万。

【病因与发病机制】

1. **病因** 下丘脑、垂体功能障碍或靶细胞对生长激素无应答反应等均可造成生长落后。导致生长激素缺乏的原因有以下 3 种：

（1）原发性生长激素缺乏：①下丘脑、垂体功能障碍：这类患儿的下丘脑、垂体并无明显病灶，但 GH 分泌功能不足，原因不明。由于下丘脑功能缺陷所造成的 GHD 远较垂体功能不足导致者多。②遗传性生长激素缺乏：人生长激素基因簇是由 5 个基因组成的 DNA 链，GH_1 是人生长激素的编码基因，它的缺陷即可导致 GHD。此外，下丘脑转录调控基因缺陷亦可导致 GHD。

（2）继发性生长激素缺乏：任何累及下丘脑或垂体前叶的病变都可引起生长激素合成和分泌障碍，如下丘脑或垂体的肿瘤、放射损伤、头部损伤、颅内感染、浸润病变和发育异常等。

（3）暂时性生长激素缺乏：体质性青春期生长延迟、社会心理性生长抑制、原发性甲状腺功能减低等均可造成暂时性生长激素分泌功能低下，如因家庭环境不良刺激使小儿遭受精神创伤，因而 GH 分泌功能低下。这种功能障碍在外界不良因素消除或原发疾病治疗后可恢复正常。

2. **发病机制** 人生长激素由垂体前叶的生长素细胞分泌和储存，它的释放受下丘脑分泌的生长激素释放激素（GHRH）和生长激素释放抑制激素（GHIH）的调节。GHRH 能刺激垂体释放 GH，GHIH 对 GH 的合成和分泌有抑制作用。垂体在这两种激素的交互作用下以脉冲方式释放 GH，而中枢神经系统则通过多巴胺、5-羟色胺和去甲肾上腺素等神经递质控制下丘脑 GHRH 和 GHIH 的分泌。

GH 的基本功能是促进生长，同时也是体内代谢途径的重要调节因子。其主要生物效应为：①促生长效应：促进人体各种组织细胞增大和增殖，使骨骼、肌肉和各系统器官生长发育，骨骼的增长即导致身体长高。②促代谢效应：GH 的促生长作用的基础是促合成代谢，可促进各种细胞摄取氨基酸；促进肝糖原分解，减少对葡萄糖的利用，降低细胞对胰岛素的敏感性，使血糖升高；促进骨骺软骨细胞增殖并合成含有胶原和硫酸黏多糖的基质。当下丘脑、垂体功能障碍或靶细胞对 GH 无反应时均可造成生长落后。

【临床表现】

1. **原发性生长激素缺乏症** 多见于男孩，男女比例为 3∶1，智能发育正常。

（1）体格生长障碍：患儿出生时身长和体重均正常，1 岁以后出现生长速度减慢，身高落后比体重低下更为显著，身高低于同年龄、同性别正常健康儿童生长曲线第 3 百分位数以下（或低于平均数减 2 个标准差），身高年增长速率 <5cm。患儿虽生长落后，但身体各部比例匀称，与其实际年龄相符。

（2）骨骼发育落后：骨龄落后于实际年龄 2 岁以上，但与其身高年龄相仿，骨骺融合较晚。

（3）特殊面容：患儿头颅呈圆形，面容幼稚，脸圆胖，皮肤细腻，头发纤细，下颌发育不良，牙齿萌出延迟且排列不整齐。

（4）其他：男孩阴茎较小，多数有青春期发育延迟。部分患儿同时伴有一种或多种其他垂体激素缺乏，可有其他伴随症状：如伴有促肾上腺皮质激素缺乏者容易发生低血糖；伴有促甲状腺激素缺乏者可有食欲不振、活动较少等轻度甲状腺功能不足的症状；伴有促性腺激素缺乏者性腺发育不全，到青春期仍无性器官发育和第二性征缺乏。

2. **继发性生长激素缺乏症** 可发生于任何年龄，其中由围生期异常情况导致者，常伴有尿崩症。颅内肿瘤则多有头痛、呕吐、视野缺损等颅内压增高以及视神经受压迫的症状和体征。

【辅助检查】

1. **生长激素刺激试验**　正常人体 GH 呈脉冲性释放，故随机采血测 GH 无诊断价值。临床多采用刺激试验来判断垂体分泌 GH 的功能。GH 刺激试验包括生理性刺激试验和药物刺激试验两种。生理性刺激试验包括运动试验和睡眠试验，两者用于可疑患儿的筛查。药物刺激试验包括胰岛素、精氨酸、可乐定、左旋多巴试验，有两项不正常方可确诊。一般认为 GH 的峰值在试验过程中 $< 10\mu g/L$ 即为分泌功能不正常。各种药物刺激均需在用药前采血测定 GH 基础值。常用测定 GH 分泌功能试验见表 13 - 1。

表 13 - 1　生长激素分泌功能试验

试验	方法	采血时间
生理性试验		
1. 运动	禁食 4 ~ 8 小时后，剧烈运动 15 ~ 20 分钟	开始活动后 20 ~ 40 分钟
2. 睡眠	晚间入睡后用脑电图监护	Ⅲ ~ Ⅳ期睡眠时
药物试验		
1. 胰岛素	0.075U/kg，静注	0，15，30，60，90 分钟测血糖、GH
2. 精氨酸	0.5g/kg，用注射用水配成5% ~ 10%溶液，30 分钟滴完	0，30，60，90，120 分钟测 GH
3. 可乐定	4μg/kg，1 次口服	0，30，60，90，120 分钟测 GH
4. 左旋多巴	10mg/kg，1 次口服	0，30，60，90，120 分钟测 GH

2. **胰岛素样生长因子（IGF -1）和胰岛素样生长因子结合蛋白（IGFBP$_3$）测定**　血中 IGF -1 大多与 IGFBP$_3$ 结合，两者分泌模式与 GH 不同，呈非脉冲分泌，血中浓度稳定，且与 GH 水平一致，一般可作为 5 岁到青春发育前小儿 GHD 筛查检测。

3. **其他**　对确诊为 GHD 的小儿，根据需要做头颅侧位摄片、CT 扫描、MRI 检查，有助于明确病因。

【治疗要点】

1. **GH 替代治疗**　基因重组人生长激素（rhGH）已被广泛应用于本症的治疗，目前大多采用 0.1U/kg，每晚临睡前皮下注射 1 次，开始治疗的年龄愈小，效果愈好，治疗应持续至骨骺愈合为止。第 1 年效果最佳，患儿精神、食欲和生长速度明显改善，以后效果逐渐下降。在治疗过程中可能出现甲状腺素缺乏，故须监测甲状腺功能。恶性肿瘤或有潜在肿瘤恶变者及严重糖尿病患者禁用 GH 替代治疗。

2. **GHRH 治疗**　对由于下丘脑功能缺陷、GHRH 释放不足的患儿可采用。

3. **性激素治疗**　对同时伴有性腺轴功能障碍的患儿，在骨龄达 12 岁时即可开始用性激素治疗，以促使第二性征发育。男孩用长效庚酸睾酮，每月肌肉注射 1 次，25mg，每 3 月增加 25mg，直至 100mg。女孩用炔雌醇每日 1 ~ 2μg，或妊马雌酮，剂量自每日0.3mg 起，逐渐增加，同时须监测骨龄。

【主要护理诊断/合作性问题】

1. **生长发育迟缓**　与生长激素缺乏有关。

2. 自我概念紊乱 与生长发育迟缓有关。

【护理措施】

1. 一般护理 建立良好的饮食习惯，给予均衡饮食，以保证生长发育的需要。鼓励患儿参加体育锻炼，以促进骨骼生长。

2. 病情观察 观察患儿身高、体重、牙齿等生长发育情况；生殖器官及第二性征发育情况；有无低血糖、甲状腺功能减低、颅内压增高等表现。

3. 心理护理 运用沟通交流技巧，与患儿及其家人建立良好的信任关系。鼓励患儿表达自己的情感和想法，提供其与他人及社会交往的机会，帮助其正确看待自我形象的改变，树立正确的自我概念。

4. 药物护理

（1）应用 rhGH 替代治疗时会产生不良反应，需向患儿及家长说明，其不良反应主要有：①注射局部红肿，与制剂的纯度不够以及个体反应有关，停药后可消失。②暂时性视乳头水肿、颅内高压等，发生率低。③甲状腺素缺乏，用药过程中须监测甲状腺功能。

（2）应用性激素治疗时，应严格掌握药物用量，并随访骨龄发育情况，以防最终身高过矮。

5. 健康教育

（1）向患儿及家长解释疾病的有关知识和护理要点。指导建立健康的生活方式和生活环境，帮助患儿消除因生长迟缓造成的自卑心理，积极参加体育锻炼，树立自信。

（2）为患儿及家长提供有关激素替代治疗指导，如药物用量、药效观察、药物不良反应等，并做好生长发育监测。

第三节 性早熟

性早熟（precocious puberty）是指性发育启动年龄显著提前，较正常小儿平均年龄提前 2 个标准差以上。一般认为女孩在 8 岁、男孩在 9 岁以前出现第二性征可判断为性早熟。

【下丘脑–垂体–性腺轴功能】

人体生殖系统的发育和功能维持受下丘脑–垂体–性腺轴的控制。下丘脑以脉冲形式分泌促性腺激素释放激素（GnRH）刺激腺垂体分泌促性腺激素（gonadotropic hormone，Gn），即黄体生成素（LH）和卵泡刺激素（FSH），促进卵巢和睾丸发育，并分泌雌二醇和睾酮。在青春期开始前，性腺的生长发育过程缓慢，下丘脑–垂体–性腺轴功能处于较低水平，而当青春发育启动后，GnRH 的脉冲分泌频率和峰值逐渐增加，LH和 FSH 的脉冲分泌峰也随之增高，因而出现第二性征和性器官发育。正常性发育过程的分期见表 13–2。

表 13-2　性发育过程的分期（Tanner）

分期	乳房	睾丸、阴茎	阴毛	其他
1	幼儿型	幼儿型，睾丸直径 < 2.5cm	无	—
2	出现硬结，乳头及乳晕稍增大	双睾和阴囊增大；睾丸直径 > 2.5cm；阴囊皮肤变红、薄，起皱纹；阴茎稍增大	少许稀疏直毛，色浅；女孩限阴唇处；男孩限阴茎根部	生长增速
3	乳房和乳晕更增大，侧面呈半圆形	阴囊、双睾增大，睾丸长径约 3.5cm；阴茎开始增长	毛色变深、变粗，见于耻骨联合上	生长速率渐达高峰；女孩出现腋毛；男孩渐见胡须、痤疮，声音变调
4	乳晕、乳头增大，侧面观突起于乳房半圆上	阴囊皮肤色泽变深；阴茎增长、增粗，龟头发育；睾丸长径约 4cm	如同成人，但分布面积较小	生长速率开始下降；女孩见初潮
5	成人型	成人型，睾丸长径 > 4cm	成人型	—

【病因和分类】

性早熟按下丘脑 - 垂体 - 性腺轴功能是否提前发动分为中枢性和外周性两类。

1. 中枢性性早熟　亦称真性性早熟或完全性性早熟，是由于下丘脑 - 垂体 - 性腺轴功能过早启动，GnRH 脉冲分泌，患儿除有第二性征的发育外，还有卵巢或睾丸的发育。性发育的过程和正常青春期发育的顺序一致，只是年龄提前。主要包括特发性性早熟和继发性性早熟两类。

（1）特发性性早熟：又称体质性性早熟，是由于下丘脑对性激素的负反馈敏感性下降，使 GnRH 过早分泌所致。女孩多见，约占女孩中枢性性早熟的 80% 以上。

（2）继发性性早熟：多见于中枢神经系统异常，包括下丘脑肿瘤或占位性病变、中枢神经系统感染、获得性损伤、先天发育异常等。

2. 外周性性早熟　亦称假性性早熟，是非受控于下丘脑 - 垂体 - 性腺轴功能所引起的性早熟，有性激素水平升高和第二性征发育，但下丘脑 - 垂体 - 性腺轴不成熟，无性腺的发育。

（1）性腺肿瘤：卵巢颗粒 - 泡膜细胞瘤、黄体瘤、畸胎瘤等。

（2）肾上腺疾病：肾上腺肿瘤、先天性肾上腺皮质增生等。

（3）外源性：如含雌激素的药物、食物、化妆品等。

【临床表现】

1. 中枢性性早熟　临床特征是提前出现的性征发育与正常青春期发育程序相似，但临床表现差异较大。

（1）发病年龄：在青春期前的各个年龄组都可以发病，症状发展快慢不一，有些可在性发育一定程度后停顿一段时期再发育，亦有的症状消退后再发育。性早熟以女孩多见，女孩发生特发性性早熟约为男孩的 9 倍。

（2）骨骼发育超前：在性发育的过程中，男孩和女孩皆有身高和体重过快增长和骨骼成熟加速的表现。

（3）身材矮小：早期患儿身高较同龄儿童高，但由于骨骼的过快增长可使骨骺融合较早，成年后的身材反而较矮小。在青春期后，患儿除身高矮于一般群体外，其余均正常。

2. 外周性性早熟　性发育过程与上述规律迥异。男孩性早熟应注意睾丸的大小，若睾丸未见增大，但男性化进行性发展，则提示外周性性早熟，其雄性激素可能来自肾上腺。颅内肿瘤所致的性早熟患儿在病程早期常仅有性早熟表现，后期始见颅内压增高、视野缺损等定位表现，需加以警惕。

【辅助检查】

1. GnRH 刺激试验　亦称黄体生成素释放激素刺激试验。一般采用静脉注射 GnRH，按 2.5μg/kg（最大剂量 100μg），于注射前（基础值）和注射后 30、60、90 及 120 分钟分别采血测定血清 LH 和 FSH。当 LH 峰值 >15U/L（女），或 >25U/L（男）；或 LH/FSH 峰值 >0.6~1 时，可以认为其性腺轴功能已经启动。

2. 骨龄测定　根据手和腕部 X 线片评定骨龄，判断骨骼发育是否超前。性早熟患儿一般骨龄超过实际年龄。

3. B 超检查　选择盆腔 B 超检查女孩卵巢、子宫的发育情况；男孩注意睾丸、肾上腺皮质等部位。若盆腔 B 超显示卵巢内可见 4 个以上直径≥4mm 的卵泡，则为性早熟。

4. CT 或 MRI 检查　对怀疑颅内肿瘤或肾上腺疾病所致者，应进行头颅或腹部 CT 或 MRI 检查。

【治疗要点】

本病治疗依病因而定。

1. 病因治疗　肿瘤引起者应手术摘除或进行化疗、放疗；甲状腺功能低下所致者给予甲状腺制剂纠正甲状腺功能；先天性肾上腺皮质增生症患者可采用肾上腺皮质激素治疗。

2. 药物治疗　促性腺激素释放激素类似物（GnRHa）的作用是竞争性抑制自身分泌的 GnRH，抑制垂体－性腺轴，使 LH、FSH 和性腺激素分泌减少，从而控制性发育。目前推荐剂量为每次 80~100μg/kg，每 4 周肌肉注射 1 次，应用至患儿骨龄达 11~12 岁。若在应用 GnRHa 后生长速率明显减慢者，可同时应用重组人生长激素以改善终身高。

【主要护理诊断/合作性问题】

1. 生长发育改变　与下丘脑－垂体－性腺轴功能失调有关。

2. 自我概念紊乱　与性早熟有关。

3. 焦虑　家长缺乏疾病相关知识。

【护理措施】

1. 一般护理　纠正不良的饮食习惯，食物要多样化、均衡化，多吃新鲜的水果、蔬菜、蛋类以及富含钙和维生素 D 的食物，避免摄入含有性激素类的食物或药物、反季节蔬菜、水果，以及含有较多性激素的滋补品。鼓励经常参加有氧运动，以促进骨骼生长，有利于身高增长。

2. 病情观察 观察患儿身高、体重、第二性征的生长发育情况；观察患儿有无颅内压增高、视野缺损等原发疾病的表现。

3. 对症护理 部分患儿因身材矮小而自卑、恐惧和不安，影响心理健康；家长由于对疾病缺乏认识，也表现出焦虑和恐惧，从而加重患儿的心理压力。护士应加强与患儿交流，使患儿能正确对待自身变化，克服自卑、恐惧心理，能正常开展与家庭及同伴之间的人际关系；对已有月经的女孩，要教会注意月经期的生理卫生，懂得乳房、生殖器部位的自我保护。

4. 药物护理

（1）应用 GnRHa 治疗时会产生不良反应，需向患儿及家长说明，其不良反应主要有注射部位局部反应，如红斑、硬化、水疱、无菌性水肿以及首次应用可能出现阴道分泌物增多或阴道出血等。若局部反应轻微或阴道少量出血，可不予处理；若出现异常情况及时来院就诊，确保用药安全。

（2）应用 GnRHa 后监测患儿生长情况，若生长速率明显减慢者，可影响其最终身高，应及时就诊，可同时应用重组人生长激素以改善终身高。

5. 健康教育

（1）根据患儿的心理状态、家长对疾病的了解程度，有针对性地介绍疾病的相关知识、检查、治疗方法及可能出现的不良反应等，消除患儿及家长的顾虑，正确对待疾病。

（2）指导患儿进行慢跑、跳绳、爬楼梯等有氧运动，向患儿及家长说明运动的好处，使患儿能自觉接受并坚持，请家长协助做好监督工作。

第四节 儿童糖尿病

糖尿病（diabetes mellitus，DM）是一组以慢性血葡萄糖（简称血糖）水平增高为特征的代谢性疾病，是由于胰岛素分泌和（或）作用缺陷所引起的糖、脂肪、蛋白质代谢紊乱症，分为原发性和继发性两类。原发性糖尿病又可分为：①Ⅰ型糖尿病：以胰岛 β 细胞破坏，胰岛素分泌绝对不足所造成，必须使用胰岛素治疗，故又称胰岛素依赖性糖尿病。②Ⅱ型糖尿病：由于胰岛 β 细胞分泌胰岛素不足或靶细胞对胰岛素不敏感（胰岛素抵抗）所致，亦称非胰岛素依赖性糖尿病。③青年成熟期发病型：是一种罕见的遗传性 β 细胞功能缺陷症，属常染色体显性遗传。长期碳水化合物以及脂肪、蛋白质代谢紊乱可引起多系统损害，导致眼、肾、神经、心脏、血管等组织器官的慢性进行性病变、功能减退及衰竭；病情严重或应激时可发生急性严重代谢紊乱，如糖尿病酮症酸中毒（DKA）、高血糖高渗状态等。

我国的儿童Ⅰ型糖尿病年发病率为 1.04/10 万，在世界上属低发病区。近年的流行病学研究表明，发病率逐年增高是世界的总趋势。4～6 岁和 10～14 岁为Ⅰ型糖尿病的高发年龄，1 岁以下小儿发病较少见。98% 的儿童糖尿病为Ⅰ型糖尿病，Ⅱ型糖尿病甚少，但随着儿童肥胖症的增多而有增加趋势。本节主要介绍Ⅰ型糖尿病。

【病因与发病机制】

Ⅰ型糖尿病的病因和发病机制尚未完全阐明。目前认为是在遗传易感性基因的基础上由外界环境因素的作用下引起自身免疫反应导致了胰岛β细胞的损伤和破坏。

1. 遗传易感性 根据同卵双胎的研究，Ⅰ型糖尿病的患病一致性为50%，说明本病病因除遗传因素外还有环境因素作用，属多基因遗传病。但遗传易感基因在不同种族间有一定的差别，提示与遗传多态性有关。

2. 环境因素 某些病毒感染（如风疹病毒、腮腺炎病毒、柯萨奇病毒等）、化学毒物（如链尿菌素、四氧嘧啶等）、食物中的某些成分（如牛乳蛋白中的α、β-酪蛋白、乳球蛋白等），可能与Ⅰ型糖尿病的发病有关。这些因素会损伤胰岛β细胞而暴露其抗原成分、启动自身免疫反应，产生β细胞毒性作用；病毒感染还可直接损伤胰岛β细胞，迅速、大量破坏β细胞或使细胞发生微细变化、数量逐渐减少，最后导致发生Ⅰ型糖尿病。

3. 自身免疫因素 大多数Ⅰ型糖尿病患儿在初次诊断时血中出现多种自身抗体，并已证实这些抗体在补体和T淋巴细胞的协同作用下具有对胰岛β细胞的毒性作用。另外，细胞免疫异常对Ⅰ型糖尿病的发病起重要作用，能够引起大量炎症介质的释放，进而损伤胰岛β细胞。

Ⅰ型糖尿病是在遗传的基础上，病毒感染或其他环境因素启动了自身免疫过程，造成胰岛β细胞破坏，使其分泌胰岛素的功能降低，当胰岛素分泌减少到正常的10%时即出现临床症状，最终导致Ⅰ型糖尿病的发生。

【病理生理】

糖尿病患儿的胰岛素分泌不足或缺如，使葡萄糖的利用减少，而反调节激素如胰高血糖素、生长激素、皮质醇等增高，且又促进肝糖原分解和葡萄糖异生，使脂肪和蛋白质分解加速，造成血糖和细胞外液渗透压增高，细胞内液向细胞外转移。当血糖浓度超过肾阈值时即产生糖尿，导致渗透性利尿，临床出现多尿症状，因而造成严重的电解质失衡和慢性脱水。由于机体的代偿，患儿呈现渴感增强、饮水增多；因为组织不能利用葡萄糖，能量不足而产生饥饿感，引起多食。胰岛素不足和反调节激素增高促进了脂肪分解，使血中脂肪酸增高，肌肉和胰岛素依赖性组织即利用这类游离脂肪酸供能以弥补细胞内葡萄糖不足，而过多的游离脂肪酸进入肝脏后，则在胰高血糖素等生酮激素的作用下加速氧化，导致乙酰辅酶A增加，超过了三羧酸循环的氧化代谢能力，致使乙酰乙酸、β-羟丁酸和丙酮酸等酮体长期在体液中累积，形成酮症酸中毒。酮症酸中毒时氧利用减低，大脑功能受损。酸中毒时CO_2严重潴留，为了排除较多的CO_2，呼吸中枢兴奋而出现不规则的呼吸深快，呼气中的丙酮产生特异的气味（烂苹果味）。

【临床表现】

Ⅰ型糖尿病患儿起病较急骤，多有感染或饮食不当等诱因。

1. 典型症状 多饮、多尿、多食和体重下降（即"三多一少"）。但婴儿多饮，多尿不易被发觉，很快即可发生脱水和酮症酸中毒。儿童因为夜尿增多可发生遗尿。年长儿还可出现消瘦，精神不振，倦怠乏力等体质显著下降症状。

2. 糖尿病酮症酸中毒　约40%糖尿病患儿在就诊时即处于酮症酸中毒状态，这类患儿常因急性感染、过食、诊断延误、突然中断胰岛素治疗等因素诱发，多表现为起病急，进食减少，恶心，呕吐，腹痛，关节或肌肉疼痛，皮肤黏膜干燥，呼吸深长，呼气中带有酮味，脉搏细速，血压下降，体温不升，甚至嗜睡，淡漠，昏迷。常被误诊为肺炎、败血症、急腹症或脑膜炎等。

3. 生长发育落后　病程较久及对糖尿病控制不良时可发生生长落后。体格检查时可发现体重减轻，消瘦，智能发育迟缓，肝大。

4. 并发症　晚期患儿可出现蛋白尿、高血压等糖尿病肾病表现，最后致肾衰竭；还可出现白内障，视力障碍，视网膜病变，甚至双目失明。

儿童糖尿病有特殊的自然病程：①急性代谢紊乱期：从出现症状到临床确诊，时间多在1个月以内。约20%患儿表现为糖尿病酮症酸中毒；20% ~40%为糖尿病酮症，无酸中毒；其余仅为高血糖、糖尿和酮尿。②暂时缓解期：约75%的患儿经胰岛素治疗后，临床症状消失、血糖下降、尿糖减少或转阴，即进入缓解期。此时胰岛β细胞恢复分泌少量胰岛素，少数患儿甚至可以完全不用胰岛素。这种暂时缓解期一般持续数周，最长可达半年以上。此期应定期监测血糖、尿糖水平。③强化期：经过缓解期后，患儿出现血糖增高和尿糖不易控制的现象，胰岛素用量逐渐或突然增多，称为强化期。在青春发育期，由于性激素增多等变化，增强了对胰岛素的拮抗，因此该期病情不甚稳定，胰岛素用量较大。④永久糖尿病期：青春期后，病情逐渐稳定，胰岛素用量比较恒定，称为永久糖尿病。

【辅助检查】

1. 尿液检查　尿糖定性检查一般阳性。一般在治疗开始时分段收集晨8时至午餐前；午餐后至晚餐前；晚餐后至次晨8时的尿液，以了解24小时尿糖的变动情况。餐前30分钟排空膀胱，再留尿检查尿糖，所得结果可粗略估计当时的血糖水平，更利于胰岛素剂量的调整。有酮症酸中毒时尿酮体呈阳性。

2. 血液检查

（1）血糖：空腹血糖≥7mmol/L；在典型糖尿病症状并且餐后任意时刻血糖水平≥11.1mmol/L；2小时口服葡萄糖耐量试验（OGTT）血糖水平≥11.1mmol/L，符合以上任一标准即可诊断为糖尿病。

（2）血脂：血清胆固醇、甘油三酯和游离脂肪酸明显增加，适当的治疗可使之降低，故定期检测血脂水平，有助于判断病情控制情况。

（3）血气分析：酮症酸中毒在Ⅰ型糖尿病患儿中发生率极高，当血气分析显示患儿血pH < 7.3，HCO_3^- < 15mmol/L 时，即有代谢性酸中毒存在。

（4）糖化血红蛋白：糖化血红蛋白（HbA1C）可作为患儿在以往2 ~3个月期间血糖是否得到满意控制的指标。HbA1C是血红蛋白在红细胞内与血中葡萄糖或磷酸化葡萄糖呈非酶化结合所形成，其量与血糖浓度呈正相关。正常人 HbA1C <7%，治疗良好

的糖尿病患儿应＜9%，如＞12%时则表示血糖控制不理想。

3. 葡萄糖耐量试验 适用于诊断疑似糖尿病者。采血前禁食8小时，清晨一次饮完200～300ml葡萄糖液（1.75g/kg，最多不超过75g）；口服前（0分钟）及口服后60分钟，120分钟和180分钟，采集静脉血标本分别测血糖。结果：正常人0分钟血糖＜6.7mmol/L，口服葡萄糖后60分钟和120分钟后血糖分别低于10mmol/L和7.8mmol/L；糖尿病患儿120分钟血糖值＞11mmol/L。试验前应避免剧烈运动、精神紧张，停服影响糖代谢的药物。

【治疗要点】

采用胰岛素治疗、饮食管理、运动治疗相结合的综合治疗方法。治疗目的是：消除高血糖引起的临床症状；积极预防并及时纠正酮症酸中毒；纠正代谢紊乱，力求病情稳定；使患儿获得正常生长发育，保证其正常的生活活动；预防并早期诊断并发症。

1. 胰岛素治疗 胰岛素需要量婴儿偏小，年长儿偏大。新诊断的患儿，轻症者胰岛素一般用量为每日0.5～1U/kg，出现明显临床症状以及酮症酸中毒恢复期开始治疗时胰岛素需要量往往大于1U/kg。每日皮下注射两次：早餐前30分钟，2/3总量；晚餐前30分钟，1/3总量。仔细监测血糖和尿糖，适时调整胰岛素用量。

2. 饮食管理 糖尿病的饮食管理是进行计划饮食而不是限制饮食，其目的是维持正常血糖和保持理想体重。食物的热量要适合患儿的年龄、生长发育和日常活动的需要，此外还要考虑体重、食欲及运动量。食物的成分和比例：蛋白质15%～20%，碳水化合物50%～55%，脂肪30%。蛋白质主要选择动物蛋白，糖类则以含纤维素高的如糙米或玉米等粗粮为主，蔗糖等精制糖应该避免，脂肪应以含多价不饱和脂肪酸的植物油为主。蔬菜选用含糖较少者。每日进食应定时，饮食量在一段时间内应固定不变。

3. 运动治疗 运动时肌肉对胰岛素的敏感性增高，从而增强葡萄糖的利用，有利于血糖的控制。运动的种类和剧烈程度应根据年龄和运动能力进行安排。运动时必须做好胰岛素用量和饮食调节，运动前减少胰岛素用量或加餐，固定每天的运动时间，避免发生运动后低血糖。

4. 糖尿病酮症酸中毒的治疗 酮症酸中毒迄今仍然是儿童糖尿病急症死亡的主要原因。对糖尿病酮症酸中毒必须针对高血糖、脱水、酸中毒、电解质紊乱和可能并存的感染等情况制定综合治疗方案。密切观察病情变化，血气分析，血、尿液中糖和酮体的变化，随时采取相应措施，避免医源性损害。

【主要护理诊断/合作性问题】

1. **营养失调：低于机体需要量** 与胰岛素缺乏所致代谢紊乱有关。
2. **潜在并发症** 酮症酸中毒、低血糖。
3. **有感染的危险** 与蛋白质代谢紊乱所致抵抗力低下有关。
4. **知识缺乏** 患儿及家长缺乏糖尿病控制的有关知识和技能。

【护理措施】

1. **一般护理** 由于患儿正处于生长发育阶段，饮食调整的原则应满足小儿营养及热量的需要，维持血糖稳定。患儿每日进食应定时、定量，勿吃额外食品，适当供给蛋白质和脂肪，增加粗纤维类如蔬菜等，限制纯糖和饱和脂肪酸。饮食控制以能保持正常体重、减少血糖波动、维持血脂正常为原则。糖尿病患儿应每天做适当运动，但注意运动时间以进餐 1 小时后、2～3 小时以内为宜，不在空腹时运动，运动后有低血糖症状时可加餐。

2. 病情观察　观察有无糖尿病酮症酸中毒表现，监测血气、电解质，以及血、尿液中糖和酮体的变化，保证出入量的平衡；避免皮肤的破损，坚持定期进行口腔、牙齿的检查，预防感染发生；积极预防微血管继发损害所造成的肾功能不全、视网膜和心肌等病变。

3. 对症护理　糖尿病是终身性疾病，教会患儿将饮食控制、胰岛素治疗及运动疗法融入自己的生活，护士应帮助患儿及家长熟悉各项治疗及护理措施，并提供有效的心理支持。

4. 药物护理　指导患儿及家长正确抽取胰岛素，选择正确的注射时间及注射方法，注射部位可选择双上臂前外侧、大腿前外侧、腹壁、臀部等部位，每次注射须更换部位，以防止在同一部位注射发生局部皮下组织纤维化和萎缩。儿童糖尿病有特殊的临床过程，应定期进行空腹及餐后血糖的监测，在不同病期调整胰岛素用量。

5. 健康教育

（1）向患儿及家长详细介绍有关知识，针对患儿不同年龄发育阶段的特征，提供长期的心理支持，帮助患儿保持良好的营养状态、适度的运动，并建立良好的人际关系以减轻心理压力。帮助患儿树立信心，使其能坚持有规律的生活和治疗，同时加强管理制度，定期随访复查。

（2）出院后家长和患儿应遵守医生的安排，接受治疗，同时在家做好家庭记录，包括饮食、胰岛素注射次数和剂量、尿糖情况等。指导家长避免过于溺爱或干涉患儿的行为，应帮助患儿逐渐学会自我护理，以增强其战胜疾病的自信心。

小　　结

生长激素缺乏症是由于生长激素缺乏所致的一种生长发育障碍性疾病，根据病因可分为 3 类：原发性、继发性、暂时性生长激素缺乏。主要临床表现为生长障碍、骨发育延迟、青春期发育延迟等。目前，基因重组人生长激素替代治疗已被广泛应用。生长激素缺乏症患儿的护理强调用药的指导及患儿的心理护理。

性早熟是指性发育启动年龄显著提前，根据下丘脑－垂体－性腺轴功能是否提前发动分为中枢性性早熟和外周性性早熟两类。主要临床表现为性发育年龄提前、骨骼生长加速而成年后身材矮小等。应用激素治疗过程中需密切观察药物不良反应及监测患儿生长情况，同时加强患儿的心理护理。

儿童Ⅰ型糖尿病是终身的内分泌代谢性疾病，发病率呈逐年增高的趋势。患儿起病较急骤，典型症状为多饮、多尿、多食和体重下降，易发生糖尿病酮症酸中毒，病程较久及病情控制不良时还可发生生长落后。应用胰岛素治疗时需监测血糖和尿糖，适时调整胰岛素用量；饮食管理时要保证患儿生长发育的需要，同时进行适量的运动。治疗及护理措施需要根据病情以及生长发育情况及时调整，定期复查，积极预防并发症的发生。

案例分析

1. 患儿，女，9 岁，因生长发育迟缓就诊。查体：身高 99cm，体重 20kg，面容幼稚，脸圆胖，头发纤细，精神反应可，智力正常，心、肺听诊未发现异常，腹部平软，肝、脾无肿大，无神经系统阳性体征。

（1）该患儿的临床诊断是什么？依据是什么？

（2）该患儿主要护理诊断/合作性问题是什么？

（3）应采取哪些护理措施？

2. 患儿，男，9 岁，因多尿、多饮、多食、消瘦 2 个月就诊。查体：身高 130cm，体重 23kg，精神不振，疲乏无力，心、肺听诊未发现异常，腹部平软，肝、脾无肿大，无神经系统阳性体征。

辅助检查：尿常规：尿糖 + +，酮体 - ；随机血糖：16mmol/L。

（1）该患儿的临床诊断是什么？依据是什么？

（2）该患儿主要护理诊断/合作性问题是什么？

（3）应采取哪些护理措施？

第十四章　神经系统疾病患儿的护理

【学习目标】

1. 掌握化脓性脑膜炎、脑性瘫痪、注意力缺陷多动症的临床表现及护理措施。

2. 熟悉小儿神经系统特点、化脓性脑膜炎的病因、防治要点。

3. 了解脑性瘫痪、注意力缺陷多动症的病因、发病机制。

小儿神经系统疾病的种类繁多，其中各种脑膜炎、脑炎多见，而且神经组织不具有再生能力，其损害是永久性的。在护理中要密切观察病情变化，早期发现疾病特征，加强神经系统的功能恢复训练，使神经系统疾病患儿能得到早日康复。

第一节　小儿神经系统特征及检查

胎儿期神经系统的发育较快，但中枢神经系统各部分的发育速度不相同，小儿脑实质生长很快，新生儿脑在外形上已具备成人所有的沟和回（但功能不成熟）。小儿出生后，皮层细胞的数目不再增加，以后的变化主要是细胞功能的日趋成熟与复杂化。小儿出生时脊髓的结构已完善，发育已较成熟。但神经纤维外层髓鞘形成不全，随着年龄的增长才逐渐发育完善。

小儿神经系统的检查，原则上与成人相同，但由于小儿神经系统发育尚未成熟，加之检查时小儿多不能很好地配合，因此检查方法和判断结果也有其特殊性，如有些反射（伸直性跖反射）在成人和年长儿中属病理性，但婴幼儿却是一种生理现象。不同年龄阶段的正常标准和异常表现亦不相同，通常需要根据不同年龄特点及不同病种做必要的检查，其检查与评价不能脱离相应年龄期的正常生理学特征。

一、一般检查

1. **意识和精神行为状态**　根据小儿对外界声、光、疼痛、语言等刺激的反应来判断意识状态。当有意识障碍时，根据反应程度可分为嗜睡、意识模糊、昏睡、昏迷等。小儿精神和智力发育可根据运动、语言、适应能力及小儿对外界的反应等来判断。而行为主要表现在与其他人接触的能力，活动的多少，注意力及情绪等方面。

2. 头颅和脊柱检查　头围可反映颅内组织的容量，头围过大见于脑积水、脑肿瘤、巨脑症、硬脑膜下血肿等，头围过小见于头小畸形、脑发育停滞等；注意囟门大小及紧张度，正常情况下囟门在生后 1 ~ 1.5 岁闭合，闭合过早见于头小畸形、颅缝早闭等，颅内压增高时囟门增大伴膨隆、张力增高，颅骨叩诊有"破壶音"。脊柱主要检查有无畸形、脊柱裂、叩击痛和异常弯曲等情况。

二、颅神经检查

颅神经检查包括：对香水、薄荷或某些不适气味有无反应的嗅神经检查；检查视力、视野及眼底的视神经检查；观察眼睑、眼球、眼肌、瞳孔等的动眼、滑车和外展神经的检查；检查下颌及咀嚼肌运动，观察额、面部触觉和角膜反射的三叉神经检查；观察随意运动或表情运动的面神经检查；观察对突然响声或语声反应，判断有无听力障碍的听神经检查；观察咽后壁感觉和咽反射的舌咽及迷走神经检查；检查胸锁乳突肌和斜方肌肌力的副神经检查；检查伸舌运动是否正常的舌下神经检查等。

三、运动功能检查

小儿运动功能的检查包括肌容积、肌力、肌张力、共济运动、姿势和步态、不自主运动等。观察有无肌萎缩或假性肥大来判断肌容积；观察小儿的粗大和精细运动来判断肌力；以触摸肌肉硬度并做被动运动情况来判断肌张力；观察小儿手拿玩具的动作是否准确来判断共济运动；观察小儿各种运动中姿势有何异常判断肌力、肌张力、深感觉、小脑以及前庭功能是否正常；不自主运动（舞蹈样动作、扭转痉挛、手足徐动等）主要与锥体外系疾病有关。观察小儿头、躯干及四肢的随意动作，如卧、坐、立、走、跑、跳等的动作，判断是否达到该年龄的正常标准，以判断其运动是否协调。在小儿哭吵时检查肢体的肌张力不准确，需反复进行；新生儿屈肌张力较高，手呈握拳状态，到了 3 个月后才能自然松开，否则属异常。6 个月时做"蒙面试验"，正常发育小儿能将覆盖物从脸上移开，智力低下及肢体瘫痪小儿不能完成该动作。

四、感觉功能检查

因疾病特征，对小儿的感觉功能检查不如成人重要。再则小儿不能充分合作，需耐心、反复检查。方法基本上与成人相同。主要检查浅感觉、深感觉和皮质感觉等。

五、反射检查

反射是神经活动的基础，也是神经检查的重要部分。小儿的反射检查有两类：第一类为终身存在的反射（浅反射及腱反射）；第二类为原始反射（暂时性反射）。

1. 浅反射及腱反射　腹壁反射 1 岁后较易引出，提睾反射要到 4 ~ 6 个月时才明显；新生儿期已可引出肱二头肌反射、膝反射和踝反射。反射亢进和踝阵挛提示上运动神经元疾患。角膜反射、瞳孔反射、结膜反射、吞咽反射等出生时即存在，终生不消失。这些反射减弱或消失，提示神经系统有病理改变。

2. 原始反射 生后最初数月婴儿存在觅食反射、拥抱反射、握持反射、吸吮反射、颈肢反射等暂时性反射，生后 3~6 个月消失。这些反射在应出现的时间内不出现或该消失的时间仍存在，都提示神经系统异常。

3. 病理反射 2 岁以内引出踝阵挛、巴宾斯基征阳性为生理现象，若单侧出现或 2 岁后出现为病理现象。

4. 脑膜刺激征 重点检查颈强直、屈髋伸膝试验（Kernig 征）和抬颈试验（Brudzinski 征）。由于小婴儿屈肌张力紧张，故在生后 3~4 个月可表现阳性而无病理意义。又因婴儿颅缝和囟门可以缓解颅内压，所以脑膜刺激征可能不明显或出现较晚。

第二节 化脓性脑膜炎

化脓性脑膜炎（purulent meningitis）简称化脑，是由各种化脓性细菌引起的脑膜炎症。是小儿（尤其是婴幼儿）时期常见的中枢神经系统感染性疾病，临床上以急性发热、意识障碍、惊厥、颅内高压、脑膜刺激征、脑脊液改变为特征。病死率较高，存活者遗留各种神经系统后遗症，6 个月以下婴儿患病预后更严重。

【病因与发病机制】

1. 病因 许多化脓菌都能引起化脓性脑膜炎。其中 2/3 以上是由肺炎链球菌、流感嗜血杆菌、脑膜炎球菌引起。致病菌的种类与多种因素（以年龄为最主要）有关。新生儿及 2 个月以下的婴儿多以肠道革兰阴性杆菌和金黄色葡萄球菌为主；3 个月~3 岁以流感嗜血杆菌、脑膜炎球菌、肺炎链球菌为主；年长儿以脑膜炎球菌、肺炎链球菌为主。

2. 发病机制 由于小儿机体免疫防御功能降低，血脑屏障功能较差，化脓菌经各种途径侵入脑膜（血液途径最常见）后，在细菌毒素和多种炎症相关细胞因子的作用下引起以软脑膜、蛛网膜和表层脑组织为主的炎症反应。广泛性血管充血、大量中性粒细胞浸润和纤维蛋白渗出，伴有弥漫性血管源性和细胞毒性脑水肿。当有先天性或获得性免疫功能低下时，毒力较低的条件致病菌也可致病。

【临床表现】

患儿绝大多数为 5 岁以下小儿，其中 1 岁以下是患病高峰年龄。一年四季均有发病，但肺炎链球菌及脑膜炎球菌以晚冬及早春多见，流感嗜血杆菌以晚秋及早冬多见。大多急性起病，部分患儿有呼吸道和胃肠道感染史。

1. 典型表现

（1）感染中毒及急性脑功能障碍表现：主要有发热、烦躁不安及进行性加重的意识障碍。患儿逐渐出现精神萎靡、嗜睡、昏睡、昏迷，部分患儿有反复的全身或局限性惊厥发生。脑膜炎双球菌感染常有皮肤瘀点、瘀斑和休克表现。

（2）颅内压增高表现：主要表现有剧烈头痛、呕吐、婴儿囟门饱满与张力增高、头围增大等，合并脑疝时出现双侧瞳孔不等大、对光反应迟钝、呼吸不规则甚至呼吸衰竭。

（3）脑膜刺激征：检查颈项强直、Kernig 征和 Brudzinski 征阳性，其中颈项强直最为常见。

2. 非典型表现 多见于新生儿及 3 个月以下婴儿，临床表现多不典型。主要表现有体温可高可低或不发热，甚至体温不升；颅内压增高表现不明显，不会诉头痛，可仅有拒食、吐奶、尖叫或颅缝分离；惊厥可不典型，仅见面部、肢体局灶或多灶性抽动，局部或全身性肌阵挛，或眨眼、呼吸不规则、屏气等；脑膜刺激征不明显。

3. 并发症 部分患儿在病程中若治疗不及时、不彻底，可并发硬脑膜下积液（发生率高达80％，1 岁以下婴儿多见），脑室管膜炎（主要发生在治疗延误的婴儿），脑性低钠血症，脑积水，癫痫及智力低下等并发症。

【辅助检查】

1. 血象 周围血白细胞总数明显增高，以中性粒细胞为主，感染严重或不规则治疗时可能出现白细胞减少。

2. 脑脊液检查 为确诊的主要依据。典型改变为压力增高，外观混浊似米汤样，白细胞总数高达 1000×10^6/L 以上，分类以中性粒细胞为主，糖和氯化物降低，蛋白质增多。

脑脊液常规涂片检查致病菌简便易行，检出阳性率高，对明确诊断和指导治疗有重要意义。可采用对流免疫电泳法、乳胶颗粒凝集法对脑脊液进行病原菌的特异性抗原检测，对涂片和培养阴性的致病菌有诊断参考价值。不同病原体所致颅内感染性疾病脑脊液改变特点见表 14 - 1。

表 14 - 1 颅内常见感染性疾病的脑脊液改变特点

	压力(kPa)	外观	潘氏试验	白细胞数(×10⁶/L)	蛋白(g/L)	糖(mmol/L)	氯化物(mmol/L)	其他
正常	0.69~1.96	清	-	0~5	0.2~0.4	2.8~4.5	117~127	—
化脓性脑膜炎	高	混浊	+++~++++	数百~数万，多形核为主	1~5	明显减低<2.2	多数降低	涂片培养可见细菌
结核性脑膜炎	常升高	毛玻璃样	+~+++	数十~数百，淋巴为主	增高	减低	多数降低	涂片培养见结核菌
病毒性脑膜炎	不同程度增高	多清亮	±~++	正常或数百，淋巴为主	正常或稍高	正常	正常	病毒抗体阳性

3. 血培养 早期做血培养帮助寻找致病菌。

4. 影像学检查 头颅超声、头颅 CT 扫描、磁共振检查可发现脑水肿、脑膜炎、脑梗死、脑室管膜炎、脑室扩大等病变。

【治疗要点】

1. 一般治疗 保持病室安静，防止窒息，保证热量及水分的供给等。

2. 抗生素治疗

（1）用药原则：治疗应力求24 小时内杀灭脑脊液中的致病菌，故应及早选择对致病菌敏感、毒性低、易于透过血脑屏障且浓度高的药物，急性期静脉给药，做到早用药、联合用药、足剂量、足疗程。

（2）抗生素选择

1）致病菌明确前：应选用对肺炎链球菌、脑膜炎球菌和流感嗜血杆菌都有效的抗生素。目前主要选择第三代头孢菌素，如头孢曲松每日 100mg/kg，或头孢噻肟每日 200mg/kg，疗效不理想可联合使用万古霉素每日 40mg/kg。

2）病原菌明确后：根据不同的致病菌选用敏感抗生素。肺炎链球菌可选用第三代头孢菌素或青霉素；流感嗜血杆菌或革兰阴性杆菌选用氨苄西林、氯霉素或第三代头孢菌素；脑膜炎球菌首选青霉素或第三代头孢菌素；金黄色葡萄球菌选用乙氧奈青霉素、万古霉素或利福平等。

（3）疗程：致病菌不同疗程亦不同，肺炎链球菌和流感嗜血杆菌感染静脉滴注有效抗生素 10～14 天，脑膜炎球菌感染为 7 天，革兰阴性杆菌和金黄色葡萄球菌感染应 21 天以上，如有并发症应适当延长。

3. 肾上腺皮质激素的应用　肾上腺皮质激素可抑制多种炎症因子的产生，降低血管通透性，减轻颅内高压、脑水肿及感染中毒症状，肾上腺皮质激素对化脑无直接治疗作用。

4. 对症和支持治疗　维持水、电解质平衡，降温，控制惊厥和感染性休克，降低颅内压等。

5. 并发症治疗　硬膜下积液多可行穿刺放液，硬膜下积脓根据病原菌注入相应抗生素，必要时外科处理；脑室管膜炎可做侧脑室控制性引流，并注入抗生素；脑性低钠血症需适当限制液体入量，酌情补充钠盐。

【主要护理诊断/合作性问题】

1. **体温过高**　与细菌感染有关。
2. **营养失调：低于机体需要量**　与摄入不足、机体消耗增多有关。
3. **有受伤的危险**　与惊厥发作有关。
4. **潜在并发症**　脑水肿（颅内高压）。

【护理措施】

1. 一般护理

（1）环境与休息：保持室内安静，避免光线刺激，空气要新鲜，室内温湿度要适宜。根据病情合理安排休息，采取舒适体位，侧卧位并将床头轻轻抬高 15°～30°，各种操作集中进行，做好防治压疮护理，预防交叉感染。

（2）饮食护理：保证热量的摄入，根据患儿能量需要制定饮食计划，给予营养丰富、清淡、易消化流质或半流质饮食，少量多餐。注意食物的调配，增加患儿食欲。呕吐严重不能进食或意识障碍者可静脉补充。监测患儿每日摄入量，及时予以合理调整。

2. 病情观察　观察生命体征，观察患儿有无意识障碍、前囟及瞳孔改变、躁动不安、频繁呕吐、肢体发紧等惊厥先兆，要注意脑水肿的发生；观察有无呼吸节律不规则、瞳孔忽大忽小或两侧不等大、对光反应迟钝、血压升高，要警惕脑疝及呼吸衰竭的发生。经常巡视，观察病情变化，详细记录，以便及早发现严重情况的发生，及时抢救。

3. 对症护理

（1）降温：每4小时测体温1次，观察热型及伴随症状。体温超过38.5℃时，及时给予物理降温或药物降温，记录降温效果。鼓励患儿多饮水，必要时静脉补液。出汗后及时更衣，注意保暖。

（2）防止受伤或意外：躁动不安或惊厥的患儿加床档，头偏向一侧，垫牙垫，以防坠床和舌咬伤。呕吐患儿及时清除呕吐物，清洁口腔，保持呼吸道通畅，防止误吸的发生。

4. 药物护理 了解各种药物的作用及不良反应；注意静脉用药配伍禁忌；高浓度青霉素避免渗出血管外，以防组织坏死；静脉输液速度不宜太快，以免加重脑水肿；保护好静脉血管，保证静脉输液通畅。

5. 健康教育 宣传有关本病的防治知识，对有焦虑或恐惧的患儿及家长给予安慰、关心和爱护，使其接受事实，树立战胜疾病的信心，及时解除患儿不适，取得患儿及家长的信任。根据患儿及家长的接受程度，介绍病情及治疗护理方法，使其主动配合。对恢复期和有神经系统后遗症的患儿，制定相应的功能锻炼计划并进行指导。

第三节　注意力缺陷多动症

注意力缺陷多动症（attention - deficit hyperactivity disorder，ADHD）又称儿童多动综合征，是儿童时期较常见的行为异常问题。临床上以与年龄不相称的活动过多，注意力不集中，不分场合的过度活动，情绪不稳，任性冲动，伴有学习困难为主要特征。其智力基本正常，但自控力差，运动功能不协调及心理异常，而且在交往、独立生活等方面也有困难。学龄期小儿多见，男女之比为4~6∶1。

【病因与发病机制】

1. 病因 多种因素可引起本病，目前认为与以下因素有关：

（1）遗传因素：对本病家系、双胎及寄养儿等的研究证实，本病有遗传倾向，可能是一种多基因遗传性疾病。

（2）脑轻微损伤及感染：在妊娠期及分娩时脑轻微损伤及中枢神经系统的病毒感染等。

（3）社会心理因素：家庭不和睦、教养不当、学业负担过重、环境突然改变、心理障碍等。

（4）其他因素：营养不良、一氧化碳中毒、铅中毒、一些药物、食品添加剂等。

2. 发病机制 未完全明确。可能是患儿额叶的葡萄糖代谢率减低引起，而额叶皮质与注意力形成有关。研究证明，多巴胺和去甲肾上腺素的代谢减低引起自我控制能力的降低而产生有关的临床症状。

【临床表现】

1. 注意力不集中 患儿注意力涣散、易随环境因素影响而转移，在玩和学习时往往心不在焉，上课不专心。不能将注意力集中于某一目标和方向，频繁转移注意力。

2. 活动过度 常在学龄前期或学龄早期被发现，上课不能遵守纪律，小动作不停，不能控制自己，坐不稳，过分恶作剧，扰乱课堂秩序，干扰别人的活动，令人厌烦，对有兴趣的事物可安静片刻。婴幼儿期表现为易兴奋不安，易发生意外，活动多，不易养成大小便习惯等。

3. 冲动情绪 患儿任性冲动，情绪不稳，喜怒无常，缺乏克制力，好与同学争吵，不顾后果，易激惹，过度兴奋，不耐挫折。

4. 学习困难 患儿智能正常或接近正常，但缺少学习过程所必须的注意力，学习不主动，不专心，缺乏毅力。

5. 体格检查 发现部分患儿神经发育障碍或延迟，如精细协调动作笨拙，有舞蹈样不随意动作，翻手试验差，对指试验慢，语言发育延迟，智力偏低等。

按照美国 DSM－IV（1991 年）标准，ADHD 的临床表现可分为注意力和多动两项，ADHD 的诊断必须至少具备这 2 项中的各 4 种表现，或某 1 项中的 8 种表现（表 14－2）。

表 14－2　ADHD 诊断依据

注意力项	多动项
易受外来影响而激动	在教室常常离开座位
无监督时难于有始有终地完成任务	常未加思考即开始行动
难于持久性集中注意力（作业、游戏）	集体活动中常不按次序
听不进别人在说什么	常在问题尚未说完时即抢答
经常丢失生活和学习用品	难于安静地玩耍
在学校课堂注意力分散、成绩不佳	作出过分的行动，如爬高、乱跑
不能组织达到一定目的的活动	参与危险活动
一事未完又做另一事	坐立不安，动手动脚
	常干扰别人
	说话过多

小儿注意力缺陷多动症一般在学龄前及学龄期儿童显著，随着小儿年龄增长而日趋好转，少儿期多无症状，但注意力不集中可持续存在。

【辅助检查】

智力检查大多正常，脑电图无特殊异常。

【治疗要点】

1. 心理治疗和教育 减少患儿及家长的精神负担，加强心理卫生咨询。

2. 药物治疗 主要选用中枢神经兴奋剂。药物通过对多巴胺和去甲肾上腺素的调节而起作用。常用药物有哌醋甲酯（利他林）、苯丙胺、匹莫林等，用药剂量和方法需根据个体反应进行调整。

【主要护理诊断/合作性问题】

1. **思维过程改变** 与神经发育延迟或损伤、遗传等因素有关。

2. **焦虑** 与学习成绩不良等有关。

3. **适应能力障碍** 与注意力不集中、行为过多等有关。

【护理措施】

1. 一般护理

（1）**环境和休息**：保持室内空气新鲜、安静，提供适宜环境，减少感知刺激。保证患儿睡眠，睡前不听引起兴奋的音乐，用温水洗脚或睡前 15 分钟给予适量热牛奶，关闭门窗，拉上窗帘，创造良好的睡眠环境。

（2）**饮食护理**：多吃含蛋白质、维生素及卵磷脂、矿物质丰富的食物，如瘦肉、鸡蛋、核桃仁等；尽量少吃含食品添加剂和人工色素的食品，如可乐、奶油蛋糕、蜜饯等。

2. 病情观察 日常生活中观察患儿注意力、活动情况及有无学习困难、感知障碍等，指导患儿进行相关治疗和训练后观察其效果，及时调整训练方法。

3. 对症护理

（1）**心理护理**：针对患儿临床表现特点，尽可能地去除致病因素及诱因，对患儿有耐心，减少对患儿的不良刺激（打骂、歧视），善于发现优点，及时予以表扬以提高自信心。鼓励患儿积极参加文娱、体育活动，克服冲动破坏行为。培养良好的生活习惯，引导患儿遵守公共秩序和道德准则，循序渐进地培养患儿注意力。在整个过程中家长、教师和医护人员应密切配合，共同教育，共同管理。

（2）**认知和行为训练**：根据患儿特点，制定简单可行的认知行为训练方法，如拼图、下棋、每天早晨跑步、看新闻联播、经常走平行木等，以培养注意力、稳定性等。帮助指导患儿提高认知技巧，通过角色扮演、自我表扬、自我强化等方法，矫正患儿的多动和冲动行为。培养患儿一心不二用，如吃饭时不看书，做作业时不玩玩具等。对于一些攻击和破坏性行为，不可袒护，要严加制止，提高自我控制意识，但需注意方法。

4. 药物护理 指导用药的方法、疗效及不良反应的观察。神经兴奋剂仅能改善患儿注意力，而对多动、冲动等无多大影响。该类药物有引起淡漠、社会退缩、刻板动作、食欲减退、影响发育等不良反应，用药中应予以注意，应严格遵医嘱用药。

5. 健康教育 讲解本病的发病因素及相关知识，注意孕期及围产期保健，以避免本病的发生。指导家长、教师正确的心理行为训练内容，如在幼儿园、学校应将有相同问题的小儿集中在一起，充分发挥他们积极的一面，避免和化解消极方面的影响，训练患儿的人际沟通和应对技巧，教会与小朋友游玩的方法和谦让等；如在家中父母和谐地与孩子相处，指导患儿完成一些家务劳动，学会一些行为疗法，注意对患儿的训练，生活规律化，从小要给予爱心，不应粗暴打骂，但也不应娇宠。对多动儿童早期教育，以防病情发展，对可疑多动症小儿，应尽早咨询儿童精神科医师，以便早期得到帮助。

知识链接

中医学认为，注意力缺陷多动症的主要病因有先天禀赋不足，或后天护养不当，外伤、情志不调等。其主要病变在心、肝、脾、肾。人的情志活动与内脏有着密切关系，以五脏精气作为物质基础，五脏功能的失调，必然影响人的情志活动，使其失常。中医辨证论治根据不同证型分别治以滋养肝肾，平肝潜阳；养心安神，健脾益气；清热泻火，化痰宁心。常用的方药有杞菊地黄丸加减、归脾汤合甘麦大枣汤加减、黄连温胆汤加减等。辨证施护主要强调饮食护理、对症护理等。

第四节 脑性瘫痪

脑性瘫痪（cerebral palsy）简称脑瘫，是指出生前到出生后 1 个月内由各种原因所致的非进行性脑损伤综合征，主要表现为中枢性运动障碍和姿势异常。严重病例可伴有智力低下、抽搐及视、听或语言功能障碍。我国发病率为 2% 左右。

【病因与发病机制】

1. 病因 本病可由多种原因引起，但不少病例病因不明。

（1）胎儿因素：多种因素致胎儿发育异常，如感染、缺血缺氧性脑病、先天性脑发育异常等。

（2）分娩因素：难产、产伤、羊水或胎粪吸入等。

（3）孕母因素：母亲患有妊娠高血压综合征、糖尿病、腹部外伤或接触放射线等。

（4）其他因素：遗传因素、早产、低出生体重、胆红素脑病、严重感染及外伤等。

2. 发病机制 各种原因导致不同程度的脑皮质萎缩及脑皮质发育不全等脑损伤，锥体束可出现弥漫性病变，出现一系列临床表现。

【临床表现】

1. 基本表现 脑瘫的特征是出生后非进行性运动功能障碍（中枢性），一般都有以下表现：

（1）运动发育落后：具体运动发育落后表现为患儿抬头、翻身、坐、站立和独走等大运动及手的精细动作明显落后于同龄正常儿或不能完成上述运动、动作。

（2）肌张力异常：肌肉张力因临床类型不同而变化，如痉挛型肌肉张力增高，肌张力低下型则肢体松软（可引出腱反射），手足徐动型肌张力高低变化不定。

（3）姿势异常：肌张力异常和原始反射延迟消失影响患儿肢体异常姿势。患儿多呈足尖着地行走，或双下肢呈剪刀状交叉，患儿常有的异常姿势是头和四肢不能保持在中线位上，呈现弓状反张或四肢痉挛。

（4）反射异常：多种原始反射延迟消失，或腱反射亢进，或踝阵挛，或出现病理反射。

2. 临床类型

（1）痉挛型：最常见（约占 50～60%），病变在锥体系。主要表现是下肢伸直，交叉或剪刀样，足尖着地，肘、踝关节屈曲，拇指内收。

（2）手足徐动型：较少见，病变主要在锥体外系。患儿在静止时常出现手足徐动，舞蹈样动作，扭转痉挛，舌伸出口外，流涎等，睡眠时不自主动作消失，肌张力正常。

（3）肌张力低下型：锥体系和锥体外系同时受累引起。患儿肌张力显著降低而呈软瘫状，自主动作很少。此型为脑瘫的暂时阶段，2～3 岁后转为痉挛型或手足徐动型。

（4）强直型：较少见。表现为全身肌肉张力显著增高，身体异常僵硬。四肢被动运动时，可感觉到肢体强直，常伴有严重的智力低下。

（5）共济失调型：较少见，为小脑性。主要表现为稳定性及协调性差、步态蹒跚。

（6）震颤型：主要表现为静止性震颤。

（7）混合型：同时兼有两种或两种以上类型的表现，以手足徐动型与痉挛型并存多见。

另外，根据瘫痪受累部位可分为四肢瘫、双瘫、截瘫、偏瘫和单瘫等。

【辅助检查】

可做头颅 CT、MRI 和脑电图检查，明确病变部位、范围等。

【治疗要点】

治疗原则是早期发现和早期治疗，促进正常运动发育，抑制异常运动和姿势，采取综合治疗手段。可进行体能运动训练、技能训练、语言训练。必要时应用矫形器，痉挛型可做手术治疗。

【主要护理诊断/合作性问题】

1. 生长发育改变　与脑损伤有关。

2. 有废用综合征的危险　与肢体痉挛性瘫痪有关。

3. 有皮肤完整性受损的危险　与躯体不能活动有关。

4. 营养失调：低于机体需要量　与脑瘫造成的进食困难有关。

【护理措施】

1. 一般护理

（1）休息：根据病情及临床类型安排合理的休息和活动，培养自理生活能力。

（2）饮食护理：①给予高热量、高蛋白、高维生素、易消化的食物。②注意进食姿势，尽量保持患儿头于中线位，避免头后仰导致异物吸入。③患儿咬紧牙齿时切勿用匙强行喂食，以防损伤牙齿。④喂养时要耐心、细心，教会患儿能独立进食。⑤饭前先按摩或热敷面部两侧咬肌处，使咀嚼肌松弛便于进食。

2. 病情观察　观察生命体征，观察患儿进食情况，观察有无发热、皮肤发红等继发感染表现，观察功能锻炼情况及效果等。

3. 对症护理

（1）培养自理生活能力：进行口唇闭合锻炼以提高下颌随意运动，定时做舌的上下左右运动以减少不随意运动，逐渐形成自我控制能力；为患儿选择穿脱方便的衣服，更衣时注意患儿体位，一般病重侧肢体先穿、后脱；教会患儿在排便前能向家长预示，养成定时大小便习惯，学会使用手纸、穿脱衣裤等；鼓励患儿与正常小儿一起参加集体活动，促进健康成长。

（2）坚持功能训练：一般认为婴幼儿脑组织可塑性大、代偿能力强，康复治疗效果最佳。故一经确诊，应立即开始功能锻炼。瘫痪肢体应保持功能位，进行被动或主动运动，以促进肌肉、关节活动。配合推拿、按摩、针灸及理疗等纠正异常姿势，改善肌张力。对伴有听力、语言障碍的患儿，按正常小儿语言发育的规律进行训练，多给患儿丰富的语言刺激，鼓励患儿发声，矫正发声异常，并持之以恒。

（3）皮肤护理：对长期卧床的患儿，帮助患儿勤翻身，白天尽量减少卧床时间，保持皮肤清洁、干燥，防止发生压疮或继发感染。

4. 健康教育
介绍脑瘫相关知识，尤其强调康复锻炼对患儿的重要性。宣传脑瘫预防措施，如在妊娠早期预防感染性疾病，避免早产、外伤和难产；预防新生儿呼吸暂停、胆红素脑病、颅内感染、低血糖等疾病。做好脑瘫患儿的特殊教育，针对患儿不同年龄阶段进行不同的康复训练，如婴儿期主要促进正常发育，幼儿期预防各种畸形，随着年龄的增长功能训练可结合必要的矫形器。指导家长正确训练患儿的方法，进行早期训练，根据患儿年龄安排日常生活活动训练，把握训练时机，尽量取得患儿合作，帮助患儿树立信心，鼓励和挖掘患儿潜力，使患儿有成就感，促进患儿健康发展。

知识链接

本病属中医学"五迟"、"五软"范畴。肌张力低下者可归为"痿证"，智力严重低下者可归为"痴呆"。本病主要原因为先天因素，主要病位在肝、脾、肾三脏。中医辨证论治根据不同证型（肝脾不足、肝肾亏虚）分别治以补益气血，柔肝健脾；滋养肝肾，填补阴精。常用的方药有十全大补汤加减、补肾地黄丸加减等。辨证施护主要强调饮食护理、针灸推拿护理等。

小　结

化脓性脑膜炎是由多种化脓性细菌引起脑膜炎症，常见细菌有肺炎链球菌、脑膜炎球菌和流感嗜血杆菌。临床表现主要有感染中毒症状及急性脑功能障碍、颅内压增高表现、脑膜刺激征等，但3岁以下小儿临床表现不典型。治疗以使用抗生素为主。护理上注意维持正常体温、防止意外和外伤、有肢体功能障碍者尽早进行功能锻炼。

注意力缺陷多动症是指智力基本正常的小儿表现出与年龄不相称的注意力不集中，不分场合的过度活动，情绪冲动并可有认知障碍和学习困难。治疗和护理重点是做好认知和行为训练、心理疏导。

　　脑性瘫痪是一种非进行性脑损伤综合征，表现为中枢性运动障碍和姿势异常。虽然不少脑瘫病因不明，但胚胎早期发育异常、遗传因素等与脑瘫的发生有密切关系。脑瘫的基本表现有运动发育落后、肌张力异常、姿势异常和反射异常。根据运动障碍性质分为痉挛型、手足徐动型等7个类型。脑瘫患儿的治疗和护理重点是要做好功能训练，培养患儿生活自理能力。

思考题及案例分析

　　1. 试述小儿神经反射特点。

　　2. 试述化脓性脑膜炎、病毒性脑膜炎及结核性脑膜炎的脑脊液变化特点。

　　3. 试述注意力缺陷多动症患儿和好动小儿的区别点。

　　4. 患儿，男，两岁半，发热1周，头痛、呕吐3天，反复惊厥来就诊。体检：体温39.5℃，口唇上有数个疱疹，咽部充血，心肺正常，颈部有抵抗，Kernig 征（＋），Brudzinski 征（＋）。实验室检查：脑脊液外观混浊，白细胞数 $7000 \times 10^6/L$，中性粒细胞0.85，淋巴细胞0.15，蛋白质2.5g/L，糖1.8mmol/L，氯化物90mmol/L。

　　（1）写出该患儿的初步诊断。

　　（2）写出护理诊断/合作性问题。

　　（3）针对护理诊断/合作性问题写出相应的护理措施。

第十五章　免疫缺陷病和结缔组织病患儿的护理

【学习目标】

1. 掌握常见免疫缺陷病和结缔组织疾病的临床表现、护理诊断以及药物护理、对症护理措施。

2. 熟悉小儿免疫系统特点；免疫缺陷病和结缔组织疾病的病因、治疗要点、健康教育。

3. 了解免疫缺陷病和结缔组织疾病的发病机制、辅助检查。

免疫（immunity）是机体的生理性保护机制，其功能主要包括防御感染，清除衰老、损伤或死亡的细胞，识别和清除突变的细胞。免疫功能失调可导致异常免疫反应，包括变态反应、自身免疫反应、免疫缺陷和发生恶性肿瘤。

第一节　小儿免疫系统特点

小儿免疫状况与成人明显不同，导致小儿疾病的特殊性。小儿出生时免疫器官和免疫细胞均已成熟，免疫功能低下可能与未接触抗原，尚未建立免疫记忆有关。

一、非特异性免疫

非特异性免疫反应是机体在长期种族进化过程中不断与病原体相互斗争而建立起来的一种系统防御功能。主要有屏障防御机制、细胞吞噬系统、补体系统和其他免疫分子作用。

1. 屏障防御机制　主要有皮肤－黏膜屏障、血－脑脊液屏障、血－胎盘屏障、淋巴结过滤作用等构成的解剖屏障和由溶菌酶构成的生化屏障等。小儿皮肤黏膜－屏障功能差，尤其是在新生儿期，易患皮肤黏膜感染而致败血症；血－脑屏障发育不成熟，易患颅内感染；血－胎盘屏障的发育也较差，尤其是妊娠前3个月，此时若孕妇患病毒感染，可通过胎盘引起胎儿先天性病毒感染，如风疹、疱疹、巨细胞病毒等感染。

2. 细胞吞噬系统　血液中具有吞噬功能的细胞，主要为中性粒细胞和单核/巨噬细胞。在胎龄 9 周前后，末梢血中开始出现中性粒细胞。在胎龄 34 周，中性粒细胞的功能已趋向成熟。但小儿时期血清中的促吞噬因子功能比成人低，使中性粒细胞的游走能力及吞噬功能差，但其直接杀菌功能与成人相似。另外，单核 – 吞噬细胞系统还有清除血中微血栓的作用。

3. 补体系统　由于母体的补体不能传输给胎儿，所以新生儿补体含量低。一般在出生后 6～12 个月，补体浓度与活性才接近成人水平。

二、特异性免疫

1. 细胞免疫（T 细胞免疫）　是由 T 淋巴细胞介导产生的免疫反应。新生儿外周血中 T 细胞绝对计数已达成人水平，但分类比例和功能与成人不同。约 3 岁达成人水平。

2. 体液免疫（B 细胞免疫）　是指 B 淋巴细胞在抗原刺激下产生抗体，特异性地与相应的抗原在体内结合而引起免疫反应。具有抗体活性的球蛋白称为免疫球蛋白，存在于血管内外的体液中和 B 细胞膜上。分为以下 5 类：①IgG：是血清中含量最高，也是唯一可通过胎盘传给胎儿的免疫球蛋白，其转运过程为主动性。大量 IgG 通过胎盘发生在妊娠后期。生后 3 个月血清 IgG 降至最低点，8～10 岁时达成人水平。②IgA：是血清中增加较慢的一种。IgA 不能通过胎盘，新生儿的 IgA 来自母亲初乳，12 岁时才达成人水平。分泌型 IgA 是黏膜局部抗感染的重要因素，新生儿和婴幼儿分泌型 IgA 水平低下是易患呼吸道和胃肠道感染的重要原因。③IgM：是个体发育过程中最早合成和分泌的抗体。1～2 岁达成人水平，不能通过胎盘，宫内感染时 IgM 含量升高，故脐血 IgM 升高提示宫内感染。④IgD：新生儿血中含量极微，胎龄 31 周开始出现，其自身合成较少，5 岁达成人水平的 20%。⑤IgE：胎龄 11 周开始合成，出生时约为成人的 10%，7 岁左右达成人水平。

第二节　原发性免疫缺陷病

原发性免疫缺陷病（primary immunodeficiency disease，PID）是由于免疫系统先天发育不良而导致机体免疫功能低下的一组临床综合征。本病多发生于婴幼儿，临床以免疫功能低下，易发生反复而严重的感染为特征。

【病因与分类】

原发性免疫缺陷病的病因尚未十分清楚，可能与多种因素有关，如遗传因素、宫内因素（如风疹病毒、巨细胞病毒等感染胎儿）可引起免疫系统发育障碍。

由于 PID 的病因复杂，目前尚无统一的分类，按照国际免疫协会 PID 专家委员会 1999 年的分类原则可分为：①特异性免疫缺陷病（包括抗体缺陷病、T 细胞免疫缺陷病、联合免疫缺陷病、伴有其他特征的免疫缺陷病）。②免疫缺陷合并其他先天性疾病。③补体缺陷病。④吞噬细胞缺陷病（表 15 – 1）。

表 15 - 1   原发性免疫缺陷病分类

分类	代表性疾病
抗体缺陷病	1. X - 连锁无丙种球蛋白血症
	2. 选择性 IgA、IgM 缺陷病
	3. 选择性 IgG 亚类缺陷病（伴有或不伴有 IgA 缺陷）
T 细胞免疫缺陷病	1. DiGeorger 综合征（先天性胸腺发育不全症）
	2. Nezolof 综合征（包括嘌呤核苷酸化酶缺陷）
联合免疫缺陷病	1. 重症联合免疫缺陷病
	2. Wiskott - Aldrich 综合征（伴有血小板减少和湿疹的免疫缺陷病）
	3. 共济失调 - 毛细血管扩张症
吞噬细胞缺陷病	1. 先天性中性粒细胞减少症
	2. 慢性肉芽肿病
补体缺陷病	1. C_1、C_2、C_4 缺陷
	2. C_3 缺陷

【临床表现】

原发性免疫缺陷病的临床表现因病因不同而极为复杂，但共同表现却非常一致。

1. 反复和慢性感染 PID 最常见的临床表现是感染，表现为反复、严重、持久。感染原常为不常见和致病力低的细菌。多数患儿需要持续使用抗菌药物预防感染。大约 40% 于 1 岁内发病，40% 在 5 岁内，15% 于 16 岁内起病，仅 5% 发生于成人期。以呼吸道感染最常见，其次为胃肠道和皮肤感染，也可发生全身性感染（如败血症、脓毒血症等）。感染常反复发作或迁延不愈，治疗效果不佳，必须使用杀菌剂（抑菌剂效果差）。抗菌药物的剂量偏大、疗程较长才有一定疗效。

2. 自身免疫性疾病和肿瘤 未因感染而死亡的 PID 患儿，随着年龄的增长容易发生自身免疫性疾病和肿瘤。肿瘤发病率比正常人群高 10 ~ 100 倍，淋巴瘤最常见。PID 伴发的自身免疫性疾病包括溶血性贫血、血小板减少性紫癜、系统性红斑狼疮、系统性血管炎、皮肌炎、免疫复合物性肾炎、I 型糖尿病、免疫性甲状腺功能低下和关节炎等。

3. 其他临床表现 常有生长发育迟缓或停滞，胸腺发育不全的特殊面容，先天性心脏病和顽固性低钙血症等，了解这些特征有助于临床诊断。

【辅助检查】

皮肤迟发型超敏反应和淋巴细胞转化试验可以测定细胞免疫功能；胸部 X 线摄片缺乏胸腺影提示 T 细胞功能缺陷；测定血清免疫球蛋白含量可以判断抗体的缺陷；基因测定能提高诊断的准确率，可以提供遗传咨询和产前诊断。

【治疗要点】

1. 一般治疗 积极预防和治疗感染，适当隔离，注重营养，一旦发现感染灶应及时治疗，有时需用长期抗感染药物预防性给药。

2. 替代治疗 静脉注射丙种球蛋白（IVIG）、高效价免疫血清球蛋白（SIG）、血浆、新鲜白细胞、细胞因子治疗等。

3. 免疫重建　免疫重建是采用正常细胞或基因片段植入患儿体内，发挥其功能，以持久地纠正免疫缺陷病。

【主要护理诊断/合作性问题】

1. 有感染的危险　与免疫功能缺陷有关。

2. 焦虑　与反复感染和预后较差有关。

【护理措施】

1. 一般护理　予以保护性隔离，室内空气要新鲜，经常通风，避免着凉、感冒，以防止发生呼吸道感染；合理喂养，供给足够热量、蛋白质和维生素的易消化、营养丰富的饮食；小婴儿应尽量采用母乳喂养。

2. 病情观察　密切观察生命体征，尤其是体温的变化。观察有无中耳炎、鼻窦炎、肺炎及支气管炎的表现，如有及时治疗。使用免疫球蛋白时观察有无过敏反应，防止发生意外。

3. 对症护理

（1）预防感染：密切观察有无感染迹象，如合并感染，按医嘱给予抗生素治疗；医护人员进行各项操作前应严格消毒以防医源性感染；做好口腔、皮肤护理；食具应定期消毒。

（2）心理护理：年长儿因自幼得病且反复感染，易产生孤独、焦虑、沮丧、恐惧心理，护士应加强与患儿的交流，倾听患儿的心声，评估家长对疾病的认知程度，给予心理支持和帮助。

4. 药物护理　服药期间应观察药物不良反应，白细胞在体内存活时间短，反复使用会发生不良免疫反应，故仅用于严重感染时，而不做常规替代治疗。静脉注射丙种球蛋白治疗时，剂量应个体化，以能控制感染为宜。

5. 健康教育　介绍预防感染的卫生常识，帮助患儿树立战胜疾病的信心，指导合理喂养，教育小儿可正常上学，建议家族中有遗传性免疫缺陷病者进行遗传学咨询，对曾生育过免疫缺陷病患儿的孕妇，指导其尽早进行基因诊断。

第三节　幼年特发性关节炎

幼年特发性关节炎（juvenile idiopathic arthritis，JIA）是一种全身性结缔组织病，主要表现为发热及关节肿痛，常伴皮疹、肝脾及淋巴结肿大，若反复发作可致关节畸形。年龄越小，全身症状越重，年长儿常以关节受累为主。

【病因与发病机制】

1. 病因

（1）感染因素：目前有许多关于细菌（链球菌、志贺菌、空肠弯曲菌和沙门菌等）、病毒（风疹和 EB 病毒等）、支原体、衣原体感染与本病有关的报道，但都不能证实是引起该病的直接原因。

（2）免疫因素：很多研究证实本病与免疫因素有关：①部分患儿血清和关节滑膜液中存在类风湿因子。②患儿血清及关节滑膜中补体水平下降，血清 IgA、IgM、IgG 增高。③外周血 CD^{4+} T 细胞克隆扩增。④炎症性细胞因子明显增高。

（3）遗传因素：很多资料证实本病有遗传学背景，研究最多的是人类白细胞抗原（HLA）。

2. **发病机制**　各种感染性微生物作为外来抗原，激活免疫细胞，通过直接作用或分泌细胞因子和自身抗体触发异常免疫反应，引起自身免疫性组织损害或变性。特别要提到的是细菌、病毒的一种特殊成分（如 HSP，其结构与人类 MHCⅡ抗原具有同源性）作为超抗原，不需抗原提呈细胞的加工处理即可直接与具有特殊可变区 β'链（Vβ）结构的 T 细胞受体（TCR）结合而激活 T 细胞。VβT 细胞在超抗原刺激下被过度活化，从而发生细胞或细胞因子引起的免疫损伤。自身组织变性成分（内源性抗原），如变性 IgG 或变性的胶原蛋白，也可作为抗原引发针对自身组织成分的免疫反应，进一步加重免疫损伤。

【临床表现】

本病可发生于任何年龄，以 2~3 岁和 8~10 岁小儿多见，根据关节症状与全身症状分为 3 型：

1. **全身型**　约占 20%，多见于 2~4 岁的小儿。全身症状严重，以发热和皮疹为典型症状。体温可达 40℃以上，常呈弛张热。伴有一过性多形性淡红色皮疹，多见于四肢近端和躯干，可融合成片，并随体温升降时隐时现。多数患儿有一过性关节炎和关节痛，约 25% 患儿最终转为慢性关节炎，出现关节畸形。心脏、淋巴结、肝、脾、肾也可受到损害。

2. **多关节型**　约占 30%~40%，女孩多见，多见于学龄儿童。受累关节在 5 个以上，多为对称性，先累及肘、腕、膝、踝等大关节，表现为肿痛和活动受限。随病情发展，指、趾等小关节受侵犯，晨僵是本型的特点。

3. **少关节型**　约占 40%~50%，女孩多见。常侵犯单个或 4 个以内的关节，多为非对称性，以肘、腕、膝、踝等大关节为主，大多无严重的关节活动障碍。少数患儿发生虹膜睫状体炎而造成视力障碍，甚至失明。

【辅助检查】

1. **血液检查**　白细胞增高，以中性粒细胞增高为主，血沉加快，C 反应蛋白阳性。

2. **免疫学检查**　IgG、IgA、IgM 增高，部分病例类风湿因子和抗核抗体可为阳性。

3. **X 线检查**　早期可见关节附近软组织肿胀，关节周围骨质稀疏；晚期关节面骨膜破坏，关节腔变窄，关节融合，出现半脱位。

【治疗要点】

治疗原则为控制临床症状，维持关节功能和防止关节畸形，控制炎症，预防关节功能不全和残废；恢复关节功能及正常生活能力。

1. **一般治疗** 除急性发热外，不主张过多的卧床休息，鼓励参加正常活动和上学，采取热敷、理疗、红外线照射等减轻关节强直和软组织挛缩。

2. **药物治疗** 采用非甾体类抗炎药（NSAID）、缓解病情抗风湿药（DMARD）、肾上腺皮质激素、免疫抑制剂、中药制剂等药物治疗。

3. **理疗** 对保持关节活动、肌力强度极为重要。尽早开始保护关节活动及维持肌肉强度的锻炼，有利于防止发生或纠正关节残废。

【主要护理诊断/合作性问题】

1. **体温过高** 与非化脓性炎症有关。
2. **疼痛** 与关节肿胀及炎症有关。
3. **躯体活动障碍** 与关节疼痛、畸形有关。
4. **焦虑** 与发生关节强直畸形有关。

【护理措施】

1. **一般护理** 急性期卧床休息，以后根据病情适当活动，鼓励患儿活动或上学。可给予高热量、高蛋白、高维生素、易消化的饮食。

2. **病情观察** 监测生命体征，注意体温变化；观察有无眼部受损及心功能不全表现；检查关节的肿胀情况和有无活动受限；观察有无皮疹，动态观察X线胸片及实验室检查结果。

3. **对症护理**

（1）降温：高热时物理降温（有皮疹忌酒精擦浴），及时擦干汗液，更换衣服，保持皮肤清洁，防止着凉。减轻关节疼痛，维护关节正常功能。

（2）减轻关节疼痛：注意卧床休息，观察关节炎症状，如有无晨僵、疼痛、肿胀、热感、运动障碍及畸形，利用夹板、沙袋、支架等保护患肢及减轻关节疼痛，教会患儿用放松、分散注意力的方法控制疼痛或局部湿热敷止痛。

（3）维护关节正常功能：急性期后尽早开始关节的康复治疗，指导家长帮助患儿做被动运动和按摩，对留有关节畸形的患儿，应注意防止外伤，治疗性运动融入到游戏中，以恢复关节功能，防止畸形。

（4）心理护理：关心患儿，多与患儿沟通，了解患儿的心理感受，及时给予情感支持。向患儿及家长介绍疾病的相关知识，提高战胜疾病的信心。

4. **药物护理** 非甾体类抗炎药有胃肠道反应，对凝血功能，肝、肾和中枢神经系统也有影响。长期服药的患儿应每2~3个月检查血象和肝、肾功能。

5. **健康教育** 指导家长不要过度保护患儿，应让患儿多接触社会，鼓励患儿去尝试一些新的活动，指导患儿参与正常的学习活动，促进身心健康发展。

第四节 过敏性紫癜

过敏性紫癜（anaphylactoid purpura）又称亨–舒综合征（henoch–schonlein purpura，HSP），是以小血管炎为主要病变的系统性血管炎。临床以血小板不减少性紫癜，常伴有关节疼痛、腹痛、便血、血尿和蛋白尿为特点。多发生在 2～8 岁的儿童，男孩较女孩多见；四季均有发病，但冬春季多见。

【病因与发病机制】

1. **病因** 尚不清楚，目前认为与食物过敏（蛋类、乳类、豆类等），药物（阿司匹林、抗生素等），疫苗接种，微生物（细菌、病毒、寄生虫等）感染，麻醉，恶性病变等因素有关，但均无确切证据。

2. **发病机制** 可能是各种刺激因子作用于具有遗传背景的个体，激发 B 细胞克隆扩增而导致 IgA 介导的系统性血管炎。

【临床表现】

多为急性起病，各种症状可不同组合。起病前 1～3 周常有呼吸道感染史，约半数患儿伴有低热、乏力、精神萎靡等全身症状。

1. **皮肤紫癜** 常为首发症状，多见于四肢和臀部，分批出现，呈对称分布，躯干和面部少见。初为紫红色斑丘疹，高出皮肤，压之不褪色，此后颜色加深呈暗紫色，最后转变为棕褐色而消退。可伴有荨麻疹和血管神经性水肿。少数重症患儿紫癜大片融合形成大疱伴出血性坏死。皮肤紫癜一般在 4～6 周后消退，部分患儿间隔数周、数月后复发。

2. **消化道症状** 约 2/3 患儿可出现消化道症状，一般以脐周和下腹部阵发性剧烈疼痛为主，伴有呕吐，呕血少见，部分患儿可见黑便或血便。偶见肠套叠、肠梗阻、肠穿孔及出血坏死性小肠炎。

3. **关节症状** 约 1/3 患儿出现关节肿痛，多累及肘、腕、膝、踝等关节，表现为关节肿胀、疼痛和活动受限，多在数日内消失，不遗留关节畸形。

4. **肾脏症状** 30%～60% 的患儿出现肾脏损害的临床表现。多在起病 1 个月内，症状轻重不一。多数患儿出现血尿、蛋白尿和管型，伴血压增高和浮肿，称为紫癜性肾炎。少数呈肾病综合征表现。大多数患儿肾损害较轻，能完全恢复。少数发展为慢性肾炎，死于慢性肾功能衰竭。

5. **其他** 偶可发生颅内出血，导致失语、瘫痪、惊厥、昏迷。出血倾向包括鼻出血、牙龈出血、咯血等。

【辅助检查】

1. **血液检查** 白细胞正常或增加，中性粒细胞和嗜酸性粒细胞可增高；血小板计数正常或升高，出血和凝血时间正常，血块退缩试验正常，部分患儿毛细血管脆性试验阳性。

2. **尿液检查** 可有蛋白、红细胞、白细胞和管型。重症有肉眼血尿。

3. **大便检查** 部分患儿大便潜血试验阳性。

【治疗要点】

1. **一般治疗** 卧床休息，积极寻找和去除致病因素，有荨麻疹或血管神经性水肿时，应用抗组胺药物和钙剂，腹痛应用解痉剂，消化道出血时禁食，静脉滴注西咪替丁，必要时输血。

2. 抗凝治疗　应用阻止血小板聚集和血栓形成的药物（阿司匹林）、肝素、尿激酶和其他有利于血管炎恢复的药物。可用中成药（如贞芪扶正冲剂、复方丹参片、银杏叶片），口服 3～6 个月，可补肾益气，活血化瘀。

3. 糖皮质激素和免疫抑制剂　急性期应用能缓解腹痛和关节痛，但不能预防肾脏损害的发生，亦不能影响预后。泼尼松每日 1～2mg/kg，分次口服，或用地塞米松、甲基泼尼松龙每日 5～10mg/kg 静脉滴注，症状缓解后即停用。重症过敏性紫癜性肾炎可加用免疫抑制剂，如环磷酰胺、硫唑嘌呤或雷公藤多甙片等。

【主要护理诊断/合作性问题】

1. 皮肤完整性受损　与血管炎有关。

2. 疼痛　与关节肿痛、肠道变态反应性炎症有关。

3. 潜在并发症　紫癜性肾炎、消化道出血。

【护理措施】

1. 一般护理　有消化道出血时，应卧床休息，限制饮食，给予无渣流质饮食，出血量多时禁食，必要时静脉补充营养。

2. 病情观察　观察患儿发病前有无低热、咽痛等上呼吸道感染及全身不适等症状；观察四肢大小关节有无肿痛和压痛表现；观察有无腹痛、呕血、便血及血尿等；观察皮疹情况，如形态、颜色、数量、分布等，每日记录皮疹变化情况；同时了解实验室检查结果。

3. 对症护理

（1）皮肤护理：保持皮肤清洁，衣被要柔软、宽松并保持清洁、干燥。如有皮肤破损或破溃要及时处理，防止出血和感染。

（2）减轻关节肿痛：保持患肢功能位，教会患儿放松和分散注意力的方法，根据病情选择合适的理疗方法，协助患儿取舒适体位。

（3）腹痛护理：应卧床休息，做好日常生活护理，腹痛时按医嘱使用肾上腺皮质激素，禁止腹部热敷，以防肠出血。

4. 药物护理　患儿关节肿痛时遵医嘱应用肾上腺皮质激素治疗，注意观察药物的不良反应。

5. 健康教育　过敏性紫癜可反复发作或并发肾脏损害，给患儿及家长带来不安和痛苦，应针对具体情况给予解释，帮助其树立战胜疾病的信心。教会家长和患儿如何观察病情，指导合理调配饮食，避免接触各种变应原，出院后定期复查，及早发现并发症。

知识链接

　　过敏性紫癜属于中医"血证"范畴，中医学称为"紫癜风"、"紫斑"。多由于外感时邪，热毒内蕴，或久病伤阴所致。病机要点为邪热伤络，血溢脉外。以血不循经，溢于肌肤，出现皮肤瘀斑、瘀点，压之不褪色，或伴关节肿痛、便血、尿血等为特征。由于本病多因热而生，故治疗宜以清热为主。初起热毒较盛，治应清热解毒凉血。久则耗伤阴津，虚热内生，宜滋阴清热。常用方剂有连翘败毒散加减、犀角地黄汤加味、归脾汤加减、大补阴丸加减等。

第五节　皮肤黏膜淋巴结综合征

皮肤黏膜淋巴结综合征（mucocutaneous lymphnode syndrome，MCLS），又称为川崎病（kawasaki disease，KD），是一种以全身中、小动脉炎为主要病变的急性发热性出疹性疾病。主要表现为急性发热、皮肤黏膜病变和淋巴结肿大。发病年龄以婴幼儿多见，80%在5岁以下，男孩多于女孩，四季均可发病。

【病因与发病机制】

本病的病因不明，发病机制尚不清楚。流行病学资料显示与病毒（反转录病毒）、化脓菌（葡萄球菌、链球菌）、支原体、丙酸杆菌等感染有关，但尚未得到证实。目前认为是易患宿主对多种感染病原体触发的一种免疫介导的全身性血管炎。

【临床表现】

1. **主要表现**

（1）发热：39℃~40℃，呈稽留或弛张热型，持续7~14天或更长，抗生素治疗无效。

（2）皮肤表现：呈多形性皮斑和猩红热样皮疹，常在第1周出现。肛周皮肤发红、脱皮。

（3）球结合膜充血：起病3~4天出现，无流泪及脓性分泌物，于热退后消散。

（4）唇及口腔表现：口腔黏膜充血，口唇充血皲裂，舌乳头突起、充血，呈草莓舌。

（5）手足症状：急性期手足硬性水肿和掌跖红斑，恢复期指（趾）端膜状脱皮，指（趾）甲有横沟，重者指（趾）甲亦可脱落。

（6）颈淋巴结肿大：病初出现，单侧或双侧，坚硬有触痛，表面无化脓，热退时消散。

2. **心脏表现**　于疾病1~6周可出现心包炎、心肌炎、心内膜炎等。冠状动脉损害多发生于病程2~4周，但也可在疾病恢复期，心肌梗死和冠状动脉瘤破裂可致心源性休克，甚至猝死。

3. **其他**　可有间质性肺炎、无菌性脑膜炎、消化系统症状、关节痛和关节炎。

【辅助检查】

1. **血液检查**　急性期白细胞及粒细胞数增高，伴核左移。过半数患儿可见轻度贫血。血沉明显增快，C反应蛋白增高。血清IgG、IgM、IgA、IgE和血循环免疫复合物增高。

2. 心血管系统检查 心脏受损者可见心电图和超声心动图改变。心电图以 ST 段和 T 波异常多见，也可显示 P－R 间期、Q－T 间期延长，异常 Q 波。急性期超声心动图可见心包积液，左室内径增大、二尖瓣、主动脉瓣或三尖瓣反流，有冠状动脉异常，如冠状动脉扩张（直径 3～4mm 为轻度、4～7mm 为中度），冠状动脉瘤（≥8mm），冠状动脉狭窄等。

【治疗要点】

尽早服用阿司匹林和静脉注射丙种球蛋白控制炎症，预防和减轻冠状动脉病变发生；病情严重患儿可考虑使用糖皮质激素（不主张单独使用）。血小板显著增多或血栓形成者加用双嘧达莫。同时根据病情给予对症和支持治疗。

【主要护理诊断/合作性问题】

1. 体温过高 与感染、免疫反应等因素有关。

2. 皮肤黏膜完整性受损 与小血管炎致皮肤、黏膜病变有关。

3. 潜在并发症 心脏受损。

【护理措施】

1. 一般护理 病室温湿度要适宜，急性期患儿应绝对卧床休息。鼓励患儿多饮水，给予营养丰富、清淡易消化的流质或半流质饮食，忌生、辛辣、硬的食物。

2. 病情观察 密切监测患儿生命体征，观察有无皮肤黏膜受损、皮疹及淋巴结肿大，观察是否有心血管损害表现，如面色、心率、心音、心电图异常等，如有及通知医生并处理。

3. 对症护理

（1）降温：定期监测体温，每 4 小时测量 1 次。可进行温水擦浴，并在腋下、腹股沟、腘窝等处多做停留以促进散热。若效果不佳，口服退热药，或肌肉注射安痛定降温，也可给予生理盐水灌肠降温。

（2）皮肤护理：保持皮肤清洁，保持衣被清洁、平整、干燥，轻软。剪短患儿指甲，防止抓伤皮肤。对半脱痂皮者，用清洁剪刀剪除，嘱家长及患儿避免用力撕脱，应待其自然脱落，以免引起感染。

（3）黏膜护理：每日做口腔护理 2～3 次，口唇干裂时涂唇油保护，用软毛牙刷刷牙，避免食用煎炸、带刺（或含骨头的食物）、坚果、质硬水果（如甘蔗）等，以免造成口腔黏膜机械性损伤。

4. 药物护理 使用阿司匹林时注意观察是否有出血倾向，静脉注射丙种球蛋白观察有无过敏反应，一旦发生，应及时处理。

5. 健康教育 向家长介绍病情及相关知识。指导家长观察病情，定期复查。无冠状动脉病变的患儿，于出院后 1 个月、3 个月、6 个月及 1～2 年全面复查 1 次。有冠状动脉病变者应密切随访。

小　结

原发性免疫缺陷病是免疫系统先天发育不良而导致机体免疫功能低下的一组临床综合征。多发生于婴幼儿，临床以免疫功能低下，易发生反复而严重的感染为特征。采用替代疗法及免疫重建是主要的治疗方法。护理强调预防感染、合理饮食及严密观察病情等。

幼年特发性关节炎是一种全身性结缔组织病，主要表现为发热及关节肿痛，反复发作可致关节畸形。治疗上注意控制临床症状，防止关节畸形，并控制炎症减少复发。护理上注意观察病情，维护关节正常功能及减轻疼痛。

过敏性紫癜是以小血管炎为主要病变的系统性血管炎，是常见的结缔组织病。临床表现为皮肤紫癜，并常伴有关节疼痛、腹痛、便血、血尿和蛋白尿。本病无特效疗法，主要以对症和支持治疗为主。护理措施以健康教育、休息护理、饮食护理和维持关节正常功能为重点。

皮肤黏膜淋巴结综合征是一种急性发热性出疹性小儿疾病。临床表现为急性发热、皮肤黏膜病变和淋巴结肿大，并伴有心包炎、心肌炎等心脏病变。患儿护理强调监测体温，加强皮肤和黏膜护理。

案例分析

1. 患儿，男，2 岁 2 个月，出现发热 4 天，全身皮疹约 3 天。体检：体温 39.1℃，心率 136 次/分，呼吸 30 次/分，体重 13kg，发育正常。双结膜充血，口唇红，口腔黏膜有溃疡，杨梅舌，右颈部可触及约 3cm×3cm 大小的肿块，腹部可见散在红色丘疹，压痛明显，并伴有关节疼痛，双肺呼吸音粗糙。

（1）该患儿的诊断是什么？
（2）该患儿主要护理诊断/合作性问题是什么？
（3）患儿的主要对症护理措施有哪些？

2. 患儿，女，7 岁。于 2008 年 6 月无诱因出现经常性发热，以下午或夜间为重，发热呈不规则热型。高热可达 40℃，有时不服用退热药可自行退热。伴有双膝关节肿胀疼痛，进行性加重，逐渐波及双手、双腕关节，关节肿胀，高热时加重，退热时减轻。

（1）该患儿的临床诊断是什么？
（2）该患儿主要护理诊断/合作性问题是什么？
（3）如何进行对症护理？

3. 患儿，男，6 岁，4 天前患儿无明显诱因出现双下肢皮疹，色鲜红，双侧对称，凸出皮面，压之不褪色，无瘙痒，伴双侧小腿疼痛，无发热，偶咳，无犬吠声及鸡鸣样回音而就诊。

血常规：白细胞 13.2×10⁹/L，中性粒细胞 65.3%，淋巴细胞 25.9%，血小板 153

$\times 10^9$/L, C 反应蛋白 14mg/L, 隐血阳性, 腹部 B 超: 肠系膜多发淋巴结偏大。

(1) 该患儿的诊断是什么?

(2) 该患儿主要护理诊断/合作性问题是什么?

(3) 该疾病主要的护理措施有哪些?

第十六章　常见传染病患儿的护理

【学习目标】

1. 掌握出疹性传染病的皮疹特点、主要护理诊断、病情观察要点、降温措施、皮肤护理及健康教育；掌握流行性乙型脑炎及中毒性细菌性痢疾的临床表现、护理诊断、饮食护理、病情观察、对症护理、药物护理及健康教育；掌握原发性肺结核的常见症状、饮食护理、药物护理及健康教育；掌握手足口病、蛔虫病的临床表现、护理诊断、饮食护理、病情观察、对症护理及健康教育。

2. 熟悉常见传染病的流行病学、治疗要点等。

3. 了解常见传染病的病原学、发病机制、辅助检查等。

传染病是由病原体感染人体后产生的具有传染性的疾病。常见病原体主要有病毒、细菌、真菌、衣原体和寄生虫（原虫、蠕虫）等。

传染病的基本特征：有特异性病原体、传染性、流行病学特征（流行性、季节性、地方性）和感染后可获得免疫力。

传染病流行的 3 个关键环节：传染源、传播途径、易感人群。

影响流行过程的因素：自然因素和社会因素。自然因素有气候、温湿度、地理环境等，社会因素有卫生条件、社会经济、文化教育、生活水平、劳动环境等。

传染病的临床特点：多数传染病的病程发展具有阶段性，可分为 4 个阶段，即潜伏期、前驱期、症状明显期、恢复期。

传染病的预防：针对流行过程中的 3 个环节，采取综合措施。对传染病患者做到早发现、早诊断、早报告、早隔离、早治疗（管理传染源）；切断传播途径；保护易感人群。

加强对小儿传染病的管理：建立预诊制度；及时报告疫情；做好消毒隔离；密切观察病情；协助生活护理；做好对症护理、药物护理及健康教育。

第一节　麻　疹

麻疹（measles）是由麻疹病毒引起的最具传染性的呼吸道疾病之一。主要临床特征为发热、上呼吸道炎、结膜炎、麻疹黏膜斑（又称柯氏斑）、全身斑丘疹，疹退后出现糠麸样脱屑，遗留色素沉着等。该病传染性强，易并发肺炎。自广泛应用麻疹减毒活疫苗以来，其发病率和死亡率大幅下降。

【病原学】

麻疹病毒属副黏病毒科，呈颗粒状，抗原性稳定，感染后可获得持久的免疫力。麻疹病毒体外抵抗力弱，对热、紫外线及一般消毒剂敏感，在流通的空气中或阳光下30分钟即失去活力。但在低温下能长期存活。

【流行病学】

1. **传染源** 患者是唯一的传染源（人是麻疹病毒唯一宿主）。患儿在出疹前后5天均具有传染性，有并发症的患儿传染性可延长至出疹后10天。前驱期传染性最强，出疹后逐渐减弱。

2. **传播途径** 主要经呼吸道飞沫传播。在呼吸、咳嗽、打喷嚏时，病毒随排出的飞沫而传播。密切接触者亦可经污染病毒的手而传播。

3. **人群易感性** 人群普遍易感，易感者接触患者后90%以上发病。尤其好发于6个月至5岁的小儿。

4. **流行特征** 本病传染性极强，易感儿接触麻疹患者后几乎都被感染。发病以冬春季多见。随着麻疹减毒活疫苗的普遍接种，我国麻疹的周期性流行已得到有效控制，主要为散在发病。

【发病机制】

麻疹病毒由飞沫侵入易感者的呼吸道、口咽部或眼结合膜，在上皮细胞和局部淋巴组织中繁殖并进入血液，于感染后第2~3天引起第一次病毒血症。随后，病毒进入全身单核-巨噬细胞系统中增殖。在感染后第5~7天，大量复制后的病毒再次进入血液，形成第二次病毒血症。因病毒播散至全身各组织器官而引起一系列临床表现。

【临床表现】

1. **典型麻疹**

（1）潜伏期：约为6~18天，平均10天左右。可有低热、精神差、全身不适等。

（2）前驱期：一般为3~4天。

1）发热：为首发症状，多为中度以上发热，热型不定。

2）上呼吸道感染症状：如咳嗽、喷嚏、咽部充血等，其中流涕、结膜充血、眼睑水肿、畏光、流泪等卡他症状为本病的特点。

3）麻疹黏膜斑：是麻疹早期的特征性体征，在出疹前1~2天出现在双侧第二磨牙对应的颊黏膜上，为0.5~1mm大小的灰白色小点，周围有红晕，1~2天内迅速增多融合，于出疹后逐渐消失。

（3）出疹期：皮疹多在发热3~4天后，发热、呼吸道症状明显加重时出现。首先见于耳后、发际，渐及前额、面、颈部，自上而下至胸、腹、背及四肢，最后达到手掌与足底，2~3天遍及全身。皮疹初为淡红色斑丘疹，压之褪色，直径约2~5mm，散在分布，疹间皮肤正常。出疹高峰期皮疹增多密集而融合成片，颜色转为暗红色。随出疹达高峰，全身毒血症状加重，体温可高达40℃，患儿可有嗜睡或烦躁不安，甚至谵妄、抽搐。

（4）恢复期：出疹达高峰后1~2天，皮疹按出疹先后顺序依次消退，皮疹消退后有糠麸样脱屑及浅褐色色素沉着，1~2周后消失。此期持续3~4天，体温下降，全身症状逐渐消失。

2. 非典型麻疹

（1）轻型麻疹：多见于对麻疹有一定免疫力者，如6个月前婴儿、近期接受过被动免疫或曾接种过麻疹疫苗者。表现为一过性低热，无麻疹黏膜斑、皮疹稀疏且色淡，呼吸道症状轻，疹退后无脱屑和色素沉着，无并发症。

（2）重型麻疹：多见于营养不良、免疫力低下或严重继发感染者。持续高热，达40℃以上，中毒症状严重，可伴惊厥、昏迷。皮疹密集融合，呈紫蓝色出血性皮疹者常伴内脏出血。部分患儿疹出不透、色暗淡，或皮疹骤退、面色苍白、四肢冰冷、血压下降，出现循环功能衰竭的表现。此型患儿常有肺炎、心力衰竭等并发症，死亡率高。

（3）异型麻疹：见于接种过麻疹灭活疫苗后4~6年而再接触麻疹患者时出现。表现为持续高热、乏力、肌痛、头痛或伴四肢浮肿，皮疹不典型，呈多样性，出疹顺序可从四肢远端向躯干、面部扩散。易并发肺炎。

【辅助检查】

1. **血常规** 血白细胞总数正常或减少，淋巴细胞相对增多。

2. **多核巨细胞检查** 阳性率较高，在出疹前2天至出疹后1天取患者鼻、咽分泌物或尿沉渣涂片，瑞氏染色后直接镜检，可见多核巨细胞或包涵体细胞。

3. **血清学检查** 多采用酶联免疫吸附试验进行麻疹病毒特异性 IgM 抗体检测，敏感性和特异性好，具有早期诊断价值。

4. **病毒抗原检测** 用免疫荧光法检测患儿鼻咽分泌物或尿沉渣脱落细胞中的麻疹病毒抗原，有助于早期快速诊断。

5. **核酸检测** 采用 PCR 法检测麻疹病毒 RNA，是一种非常敏感和特异的诊断方法，对免疫力低下而不能产生特异性抗体的麻疹患儿，具有重要价值。

【治疗要点】

目前还没有特效药物治疗麻疹，主要为对症治疗、加强护理和预防并发症。

1. **一般治疗** 注意呼吸道隔离，卧床休息，鼓励多饮水。世界卫生组织推荐给予麻疹患儿补充高剂量维生素 A 20~40 万单位，每日1次口服，连服2剂可减少并发症的发生，有利于疾病的恢复。

2. **对症治疗** 高热时可酌情使用小剂量退热剂，但应避免体温骤降，特别是在出疹期；烦躁不安患儿适当给予镇静剂；频繁剧咳可用镇咳剂或雾化吸入；继发细菌感染可给予抗生素；体弱病重患儿可早期注射丙种球蛋白；有并发症者给予相应的治疗。

【主要护理诊断/合作性问题】

1. **体温过高** 与病毒血症、继发感染有关。

2. **有皮肤完整性受损的危险** 与皮疹有关。

3. **有感染的危险**　与机体免疫力低下有关。

4. **有传播感染的危险**　与呼吸道排出病毒有关。

【护理措施】

1. **一般护理**

（1）环境和休息：患儿应置于单间病房，室内空气要新鲜，保持室内光线柔和，避免强光刺激。室内温度保持在18℃～22℃，湿度50%～60%。患儿卧床休息至皮疹消退、体温正常为止，采取呼吸道隔离。每日通风2次，但避免直接吹风，防止受凉，勿捂汗。

（2）饮食：发热期间以清淡易消化的流质、半流质饮食为宜，少量多餐。多喂开水及热汤，必要时静脉补液。恢复期及时添加高蛋白、高能量及多种维生素的食物。

2. **病情观察**　密切观察生命体征，尤其是体温变化，定期监测体温，并注意观察热型；观察出疹顺序、部位、颜色、密集程度及形状；出疹期间，出现高热不退、咳嗽加剧、呼吸困难及肺部细湿啰音等为并发肺炎的表现，重症肺炎可致心力衰竭；出现声嘶、气促、吸气性呼吸困难、三凹征等为并发喉炎的表现；出现头痛、嗜睡、抽搐等为合并脑炎的表现。一旦出现上述表现应积极配合医生处理。

3. **对症护理**

（1）降温：处理麻疹高热时需兼顾透疹，一般不宜用药物及物理方法强行降温，尤其禁止冷敷及酒精擦浴，以防体温骤降引起末梢循环障碍而使皮疹突然隐退。如体温超过40℃时，可遵医嘱给予小剂量退热剂或温水擦浴，以免发生惊厥。

（2）皮肤护理：保持口腔、眼、耳、鼻及皮肤清洁，勤换内衣；剪短指甲，避免抓伤皮肤引起继发感染；出疹不畅患儿可用鲜芫荽煎水服用并抹身，以促进出疹。

（3）预防感染的传播

1）管理传染源：隔离患儿至出疹后5天，有并发症者延长至出疹后10天。密切接触的易感儿，应隔离观察3周，若接触后接受过免疫治疗者则延长至4周。

2）切断传播途径：每天消毒患儿房间或通风30分钟，患儿衣物在阳光下暴晒或肥皂水清洗。接触患儿前后应洗手并在空气流动处停留30分钟。

3）保护易感人群：易感儿在麻疹流行期间尽量避免去公共场所。托幼机构应加强晨间检查，8个月以上未患过麻疹者均应接种麻疹减毒活疫苗，7岁时复种。流行期间可应急接种。体弱易感儿接触麻疹后，应尽早注射免疫血清球蛋白。

4. **药物护理**　遵医嘱用抗病毒药物，注意观察药物的疗效和不良反应。

5. **健康教育**　麻疹传染性强，应向家长介绍本病的流行特点、病程、隔离时间、早期症状、并发症及预防措施；指导家长做好消毒隔离、皮肤护理及病情观察，防止继发感染。

知识链接

　　麻疹的中西医病名相同，主要病因为感受麻毒时邪，病变主要在肺脾。基本病机为正气与时邪交争，麻毒时邪侵袭肺卫，郁阻于脾，外泄于肌肤，发为麻疹，为麻疹顺证；若邪毒炽盛，或正气不足，毒邪传变内陷，则发生麻疹逆证。基本治疗法则为辛凉透疹解毒。常用方药有宣毒发表汤、麻杏石甘汤等。

第二节　水　痘

水痘（varicella，chickenpox）是由水痘 – 带状疱疹病毒引起的出疹性传染病，以全身性斑疹、丘疹、疱疹及结痂同时出现为特征，多见于儿童。病后可获得持久免疫力，部分病例以后可发生带状疱疹。水痘与带状疱疹为同一病毒所引起的两种不同表现的疾病。

【病原学】

水痘 – 带状疱疹病毒属疱疹病毒科，仅一个血清型，可在人胚成纤维细胞、甲状腺细胞中繁殖，引起局灶性细胞病变。病毒具有潜伏 – 活化特性，原发感染（水痘）后可潜伏在三叉神经节或脊髓神经节内，激活后引起再发感染（带状疱疹）。病毒在外界抵抗力弱，不耐酸和热，且在痂皮中不能存活，对紫外线和消毒剂均敏感。人是已知的自然界唯一的宿主。

【流行病学】

1. 传染源　水痘患者是唯一的传染源。发病前 1 ~ 2 天至皮疹完全结痂为止均有传染性。

2. 传播途径　病毒存在于患儿上呼吸道及疱疹液中，主要通过空气飞沫传播，或接触疱疹液传播。

3. 人群易感性　本病传染性较强，人群对水痘普遍易感。易感儿接触水痘患者后 90% 发病，以 2 ~ 6 岁为高峰。孕妇患水痘时，胎儿可被感染。

4. 流行特征　本病全年均可发生，呈散发性，以冬春季高发。

【发病机制】

病毒经上呼吸道或眼结合膜侵入人体，在局部黏膜细胞及淋巴组织中繁殖，2 ~ 3 天后进入血液，产生病毒血症，如患儿的免疫力不能清除病毒，则病毒可达单核 – 吞噬细胞系统内增殖后再次入血，形成第 2 次病毒血症，引起各器官病变。病变主要损害皮肤和黏膜，偶可累及内脏。因病毒间歇性侵入血液，故皮疹分批出现的时间与间歇性病毒血症的发生相一致。皮疹出现 1 ~ 4 天后，产生特异性细胞免疫和抗体，病毒血症消失，症状随之缓解。

【临床表现】

潜伏期一般为 14 天左右（10 ~ 24 天）。

1. 典型水痘

（1）前驱期：婴幼儿常无症状或症状轻微，皮疹和全身表现常同时出现。年长儿可有畏寒、低热、头痛、乏力、咳嗽、咽痛及食欲减退等症状，持续 1 ~ 2 天后出现皮疹。

（2）**出疹期**：皮疹先见于发际，后延及躯干、头面部和四肢。皮疹特点为：①初为红色斑疹，数小时后变为丘疹，而后发展成疱疹。疱疹多为单房性，椭圆形，周围有红晕，直径约 3～5mm，壁薄易破，常伴瘙痒。起初疱疹液透明，后变混浊，1～2 天后疱疹从中心开始干缩，迅速结痂，红晕消失。水痘皮疹分批出现，在同一部位可见斑丘疹、疱疹和结痂等不同形态的皮疹同时存在，这是水痘皮疹的重要特征。痂皮脱落后一般不留瘢痕。继发感染时，将发展成脓疱，结痂、痂皮脱落时间延长。②皮疹分布呈向心性，主要分布于躯干，其次为头面部，四肢少。③部分患儿可在口腔、咽、眼结合膜、生殖器等处发生疱疹，易破溃形成溃疡。水痘为自限性疾病，10 天左右可自愈。如妊娠期感染水痘，可致胎儿畸形、早产或死胎。

2. **重型水痘**　发生于肿瘤或免疫功能低下的患儿，出现播散性水痘时，皮疹融合形成大疱。出血型水痘患儿全身症状重，皮肤、黏膜有瘀点、瘀斑，疱疹内出血，内脏出血等，是因血小板减少或弥散性血管内凝血所致，病情极严重。还有因继发细菌感染所致的坏疽型水痘，皮肤大片坏死，可因败血症死亡。另外，新生儿发生水痘时，病情也较危重。

3. **并发症**　皮肤继发细菌感染常见，如脓疱疹、丹毒、蜂窝织炎，免疫缺陷儿和新生儿可发生肺炎，少数病例可发生脑炎、肝炎等。

【辅助检查】

1. **血常规**　血白细胞总数正常或偏高。

2. **疱疹刮片检查**　用瑞特或吉姆萨染色可见多核巨细胞，用苏木素－伊红染色可见核内包涵体，可供快速诊断。

3. **血清学检查**　常用补体结合试验。水痘患者于出疹后 1～4 天血清中即出现补体结合抗体，2～6 周达高峰，6～12 个月后逐渐下降。

4. **病原学检查**

（1）**病毒分离**：取出疹后 3～4 天内疱疹液，接种于人胚成纤维细胞，分离出病毒后可做进一步鉴定。

（2）**抗原检查**：对病变皮肤刮取物，用免疫荧光法检查病毒抗原简捷有效。

（3）**核酸检测**：用聚合酶链反应（PCR）检测患儿呼吸道上皮细胞和外周血白细胞中的病毒 DNA，是敏感、快速的早期诊断方法。

【治疗要点】

水痘为自限性疾病，无并发症时以一般治疗和对症处理为主。

1. **一般治疗和对症治疗**　发热期卧床休息，给予易消化食物，注意补充水分。皮肤瘙痒可涂炉甘石洗剂或 5% 碳酸氢钠溶液，也可遵医嘱用抗组胺药；疱疹已破溃、继发感染，局部可用抗生素软膏或口服抗生素。避免使用糖皮质激素及阿司匹林药物。因使用糖皮质激素后，退热时间及皮疹消退时间明显延长，可出现严重皮疹，使病情加重，使用阿司匹林会增加水痘并发症的机会，引起脑炎、Reye 综合征等。

2. 抗病毒治疗　首选阿昔洛韦，应在皮疹出现的 48 小时内开始使用。每次口服 20mg/kg，每日 4 次；重症患儿需静脉给药，每次 10~20mg/kg，每 8 小时 1 次。

【主要护理诊断/合作性问题】

1. **皮肤完整性受损**　与水痘病毒引起的皮疹及继发感染有关。
2. **体温过高**　与病毒血症有关。
3. **有传播感染的危险**　与呼吸道及疱液排出病毒有关。

【护理措施】

1. 一般护理

（1）环境和休息：保持室内温湿度适宜，室温维持在 16℃~18℃，湿度以 60% 左右为宜。经常通风换气，保持室内空气新鲜，采取呼吸道隔离，直至皮疹全部结痂、干燥为止（轻者 1 周，重者延长至 8~12 天）。需卧床休息至热退。

（2）饮食：给予高热量、高蛋白、高维生素、易消化、清淡的流质和半流质饮食，如绿豆汤、粥、面片等。鼓励患儿多饮水，必要时静脉输液。避免食用辛辣、油腻食物。

2. 病情观察　观察生命体征，尤其是体温变化；观察皮疹的性质、范围、分布及有无继发感染；注意观察并及早发现有无咳嗽、胸痛、呼吸困难等并发症的症状，以便给予相应的治疗及护理。

3. 对症护理

（1）降温：如患儿出现高热，可用物理降温（禁用酒精擦浴）或遵医嘱适量使用退热剂。

（2）皮肤护理：保持皮肤清洁，衣被要清洁、舒适、柔软，勤换内衣；剪短指甲，必要时小婴儿可戴连指手套或用布将手包裹，避免抓破皮疹，引起继发感染或留下瘢痕。必要时可遵医嘱用药，减少瘙痒；如有疱疹破溃、继发感染，可用抗生素。

（3）预防感染的传播

1）管理传染源：水痘患儿应予呼吸道隔离至疱疹全部结痂为止，患儿用具用煮沸或日晒等方法消毒。易感儿接触后应隔离观察 3 周。

2）切断传播途径：加强水痘预防宣传，教育和培养小儿养成良好的卫生习惯，做到勤洗手，必要时呼吸道隔离。

3）保护易感人群：保持室内空气新鲜，托幼机构应做好晨间检查、空气消毒。对体弱、免疫功能低下儿更应注意保护。在水痘流行期间避免到公共场所。对高危人群（使用大剂量激素、免疫功能受损、恶性病患儿以及孕妇）肌肉注射水痘-带状疱疹免疫球蛋白预防发病，在接触后 5 天内尽早应用有效。给予被动免疫后即使患病症状也轻。对易感儿可接种水痘减毒活疫苗。

4. 药物护理

（1）阿昔洛韦：不可静脉注射，静脉给药应缓慢滴注，否则易发生肾小管结晶沉积，引起肾功能损害。注意观察有无胃肠道反应，监测肾功能。

（2）炉甘石洗剂：可每日多次使用，用前摇匀，不宜用于多毛处或大量渗出性皮损处。

5. 健康教育 告知患儿家长无并发症者可在家进行隔离护理，向其介绍有关水痘的隔离及护理知识，嘱其遵医嘱用药。如患儿神志、体温、呼吸、皮疹情况出现异常改变时，应及时就诊。体弱多病者、孕妇及健康小儿注意不要接触水痘患儿。

知识链接

本病的中西医病名相同，主要病因为时行邪毒及风热湿毒侵袭人体而引起，病变主要在肺脾二经。基本病机为时行邪毒与卫气交争，邪毒外泄肌表，致痘疹外露；或邪毒入里，与内蕴湿热相搏，透达肌表，发为水痘。基本治疗法则为清热解毒利湿。常用方药有银翘散、清胃解毒汤等。

第三节 猩红热

猩红热（scarlet fever）是 A 组 β 型溶血性链球菌引起的急性呼吸道传染病。临床上以发热、咽峡炎、全身弥漫性猩红色皮疹及皮疹消退后明显脱屑为特征，小儿多见。少数患儿病后可出现变态反应性心、肾、关节损害。

【病原学】

A 组 β 型溶血性链球菌，也称化脓性链球菌。其致病力来源于细菌本身及其产生的毒素和蛋白酶类。细菌产生的毒素分为致热性外毒素（红疹毒素）和链球菌溶血素；产生的蛋白酶有链激酶、透明质酸酶及血清混浊因子。

化脓性链球菌在环境中生存能力较强，可寄居在人体口咽部。对热及干燥抵抗力弱，56℃30 分钟及一般消毒剂均能将其杀灭，但在痰液和脓液中可生存数周。

【流行病学】

1. 传染源 患者和健康带菌者是主要传染源。自发病前 24 小时至疾病高峰期传染性最强。咽峡炎的患儿排菌量大而易被忽视，是重要的传染源。

2. 传播途径 主要经空气飞沫或直接密切接触传播，也可经皮肤创伤处或产道而引起"外科型猩红热"或"产科型猩红热"。

3. 人群易感性 普遍易感。感染后机体可产生抗菌免疫和抗毒素免疫。抗菌免疫具有型特异性，不同血清型之间无交叉免疫，抗毒素免疫力较持久。

4. 流行特征 本病多见于温带地区，全年均可发病，以冬春季高发。多见于学龄前及学龄儿童，3 岁以下少见。近年来本病的发病率及死亡率下降，重型者已很少见。

【发病机制】

1. 化脓性病变 A 组 β 型溶血性链球菌在脂磷壁酸的作用下黏附于黏膜上皮细胞，然后侵入组织引起炎症，通过 M 蛋白和细菌荚膜抵抗机体吞噬细胞的作用，在链激酶、透明质酸酶等作用下，使炎症扩散并引起组织坏死。

2. 中毒性病变 链球菌产生的致热性外毒素进入血循环后，一方面引起全身中毒症状，如发热、头晕、头痛等，另一方面使皮肤血管充血、水肿，白细胞浸润，上皮细胞增殖，以毛囊周围最明显，形成典型的猩红热样皮疹。最后表皮坏死脱落而形成"脱屑"。黏膜可充血，有点状出血时形成"内疹"。

3. 变态反应性病变 少数病例于病程第 2、3 周时，可出现变态反应性变化，主要见于心、肾及关节滑囊浆液性炎症。

【临床表现】

1. 普通型 潜伏期为 1~7 天，一般为 2~3 天。

（1）前驱期：①发热：体温可达 39℃，多为持续性，可伴有头痛、全身不适等全身中毒症状。②咽峡炎：表现为咽痛，吞咽时加剧，咽部明显充血，扁桃体肿胀，有脓性渗出液，颌下及颈淋巴结呈非化脓性炎症改变。

（2）出疹期：①皮疹：发热后 24 小时内开始出现皮疹，先见于耳后、颈部及上胸部，然后迅速波及全身。典型皮疹为均匀分布的弥漫充血性针尖大小的丘疹，压之褪色，伴有痒感。部分患儿可见带黄白色脓头且不易破溃的皮疹，称"粟粒疹"，严重患儿可有出血性皮疹。在皮肤皱褶，皮疹密集或因摩擦出血呈紫色线状，称"线状疹"。如颜面部有充血而无皮疹，口鼻周围充血不明显，相比而显得发白，称为"口周苍白圈"，腭部可见充血或出血性黏膜内疹。②病程初期舌面覆盖白苔，红肿的乳头凸出于白苔之外，称为"草莓舌"，2~3 天后白苔开始脱落，舌面光滑呈肉红色，乳头仍凸起，称"杨梅舌"。

（3）恢复期：皮疹大多在 48 小时达高峰，然后按出疹顺序 2~3 天内全部消退，重者可持续 1 周左右。疹退后皮肤有脱屑，以粟粒疹为重。

2. 外科型或产科型 病原菌从伤口或产道侵入而致病，故没有咽峡炎。皮疹先见于伤口周围，后向全身蔓延。一般症状较轻，预后较好。从伤口分泌物中可培养出病原菌。

3. 脓毒型及中毒型 脓毒型有咽部严重的化脓性炎症、坏死及溃疡；中毒型有明显的中毒症状，常伴有 40℃ 以上高热，意识障碍，皮疹可为出血性。此两型目前已少见。

【辅助检查】

1. 血象 白细胞总数升高可达（10~20）×10^9/L，中性粒细胞在 80% 以上，严重者可有中毒颗粒。出疹后嗜酸性粒细胞增多，占 5%~10%。

2. 尿液 如发生急性肾炎，则可有尿蛋白、红细胞、白细胞及管型。

3. 血清学检查 免疫荧光法检测血清中的多种抗体，可助诊断。

【治疗要点】

1. 一般治疗 急性期患儿卧床休息，采取呼吸道隔离等。

2. 病原治疗 首选青霉素，每次 80 万 U 肌肉注射，每日 2~3 次，疗程 5~7 天。

对青霉素过敏者，可用红霉素或头孢菌素治疗，疗程 10 天。

3. **对症治疗** 发生中毒性休克者，要积极补充血容量，纠正酸中毒，给予血管活性药物等。对已化脓的病灶，必要时给予切开引流或手术治疗。

【主要护理诊断/合作性问题】

1. **皮肤完整性受损** 与化脓性链球菌引起的皮疹及继发感染有关。
2. **体温过高** 与化脓性链球菌感染有关。
3. **潜在并发症** 急性肾小球肾炎、风湿热。
4. **有传播感染的危险** 与呼吸道排出细菌有关。

【护理措施】

1. **一般护理**

（1）环境和休息：病室温湿度要适宜，保持病室清洁安静，可采取呼吸道隔离。急性期患儿需卧床休息 2～3 周，协助做好生活护理。

（2）饮食：给予高热量、高蛋白、高维生素、易消化、清淡的流质和半流质饮食，鼓励患儿多饮水，恢复期给予软食。

2. **病情观察** 密切观察生命体征、皮疹特点及脱屑情况，观察有无眼睑浮肿及尿的改变，如出现尿量减少、少尿或无尿、蛋白尿、血尿、水肿、高血压则为并发急性肾小球肾炎，应及时通知医生并配合处理。

3. **对症护理**

（1）降温：监测体温，及时给予物理降温，或遵医嘱用解热药。鼓励患儿多饮水，以利散热及排出毒素。

（2）皮肤护理：保持皮肤清洁，衣被要舒适，勤换内衣；剪短指甲，避免抓破皮肤引起感染。忌用对皮肤有刺激性的肥皂水等擦洗皮肤。

（3）预防感染的传播

1）管理传染源：对猩红热患儿及时隔离至咽拭子培养 3 次阴性，且无化脓性并发症出现。咽拭子培养持续阳性者应延长隔离期，并按猩红热患儿隔离治疗。密切接触患者的易感儿需检疫 1 周。

2）切断传播途径：托幼机构应严格晨间检查，流行期间避免到公共场所，经常开窗通风，保持室内空气新鲜。注意个人卫生，避免皮肤感染。

3）保护易感人群：易感儿可用药物预防，如可用青霉素或头孢菌素。

4. **药物护理** 遵医嘱及时使用青霉素 G 治疗，用药前做皮试，用药过程中须密切观察药物疗效及不良反应，注意药物配伍禁忌。

5. **健康教育** 病情轻者可在家隔离、治疗护理。向患儿及家长讲解有关猩红热的隔离预防及护理知识，告诉急性期患儿卧床休息的重要性。对患儿的分泌物、排泄物及污染物品应严格消毒处理。遵医嘱用药，如病情变化应及时就诊。

第四节　流行性腮腺炎

流行性腮腺炎（mumps）是由腮腺炎病毒引起的急性呼吸道传染病，临床特征为腮腺非化脓性炎症及腮腺区肿痛，可累及多种腺体组织及器官。以 15 岁以下小儿多见，感染后可获终身免疫。

【病原学】

腮腺炎病毒属副黏病毒科，单股 RNA 病毒，呈圆形，约 100 ~ 200nm。抗原结构稳定，只有一个血清型，存在于患者的唾液、血液、尿及脑脊液中。病毒对物理、化学因素敏感，紫外线照射、甲醛等能将其杀灭，加热至 56℃20 分钟即失去活力。

【流行病学】

1. **传染源**　早期患者和隐性感染者为传染源。患儿腮腺肿大前 7 天至肿大后 9 天唾液中排出病毒，此时传染性最强。

2. **传播途径**　主要通过空气飞沫和直接接触传播。

3. **人群易感性**　普遍易感。由于 1 岁以内婴儿体内尚有经胎盘获得的抗腮腺炎病毒特异性抗体，同时约 80% 的成人曾患显性或隐性感染，体内存在一定的抗体，故约 90% 的病例发生在 1 ~ 15 岁的小儿。

4. **流行特征**　本病呈全球性分布，全年均可发病，但以冬春季为主。

【发病机制】

病毒经口、鼻进入人体后，在上呼吸道黏膜上皮组织中生长繁殖，导致局部炎症和免疫反应，并进入血液引起病毒血症，进而扩散到腮腺和全身各器官，亦可经口腔沿腮腺管传播到腮腺。由于病毒对腺体组织和神经组织具有高度亲和性，可使多种腺体（腮腺、舌下腺、颌下腺、胰腺、生殖腺等）发生炎症改变，如侵犯神经系统，可导致脑膜脑炎等严重病变。

【临床表现】

潜伏期为 14 ~ 25 天，平均 18 天。

1. **症状及体征**　大多无前驱症状，常以腮腺肿大为首发体征。往往先一侧肿大，然后波及对侧。肿大的腮腺以耳垂为中心，向前、后、下发展，边缘不清，表面发热但多不红，触之有弹性感并有触痛。腮腺肿大可持续 5 天左右，再逐渐消退。腮腺管口早期有红肿。在腮腺肿胀时，可累及颌下腺和舌下腺。可伴有发热、头痛、乏力、食欲减退等。

2. **并发症**　由于腮腺炎病毒有嗜腺体和嗜神经性，常侵入中枢神经系统和其他腺体、器官而出现以下并发症：

（1）脑膜脑炎：较常见，表现为发热、头痛、呕吐、颈项强直、克氏征阳性等，脑脊液的改变与其他病毒性脑炎相似。以脑膜受累为主，预后大多良好。如侵犯脑实质，可留有神经系统后遗症甚至死亡。

（2）睾丸炎：是男孩最常见的并发症，多为单侧。表现为突发高热，寒战，睾丸明显肿胀，疼痛。部分病例可有睾丸萎缩，如双侧萎缩可导致不育症。

（3）卵巢炎：约5%～7%的青春期女性患者可并发卵巢炎，表现为下腹疼痛，触痛，月经不调等，不影响受孕。

（4）胰腺炎：表现为上腹部剧痛和触痛，伴发热，寒战，反复呕吐等。血、尿淀粉酶增高有助于胰腺炎的诊断。

（5）其他：心肌炎较常见，耳聋、肾炎、乳腺炎等偶可发生。

【辅助检查】

1. **血常规和生化检查**　外周血细胞大多正常或稍增，淋巴细胞相对增多。约90%患儿发病早期血清和尿淀粉酶有轻至中度增高。

2. **血清学检查**　检测患儿血清中腮腺炎病毒特异性IgM抗体，可早期快速诊断；应用特异性抗体或单克隆抗体检测腮腺炎病毒抗原，可做早期诊断；应用PCR技术检测腮腺炎病毒RNA，敏感性很高。

3. **病毒分离**　取发病早期患儿唾液、尿液、脑脊液或血液标本，及时接种敏感细胞进行病毒分离实验，阳性标本采用红细胞吸附抑制试验或血凝抑制试验进行鉴定，阳性者可确诊。

【治疗要点】

1. **一般治疗**　注意休息，补充水分和营养，忌酸性饮料等。

2. **抗病毒及对症治疗**　早期可用利巴韦林每日15mg/kg静脉滴注，疗程5～7天。也可用干扰素治疗，可加速消肿、缩短热程。对高热、头痛和并发睾丸炎者给予解热止痛药物，对重症病例可短期使用肾上腺皮质激素治疗，疗程3～5天。

【主要护理诊断/合作性问题】

1. **疼痛**　与腮腺非化脓性炎症有关。

2. **体温过高**　与病毒感染有关。

3. **有传播感染的危险**　与呼吸道排出病毒有关。

【护理措施】

1. **一般护理**

（1）环境和休息：保持适宜的温湿度，采取呼吸道隔离至腮腺肿大消退后3天；保持室内空气流通，保证休息，避免劳累；发热伴并发症者应卧床休息至热退。

（2）饮食：给予清淡易消化的流质或软食，忌酸、辣、干、硬食物，以免因唾液分泌及咀嚼而加剧疼痛。

2. **病情观察**　密切观察生命体征及腮腺肿胀部位的变化，在腮腺肿大后1周左右，注意观察有无急性高热伴剧烈头痛、呕吐、嗜睡或意识障碍、脑膜刺激征阳性等脑膜脑炎的表现；睾丸炎常表现为睾丸肿大伴局部触痛、阴囊皮肤明显水肿；急性胰腺炎表现为中上腹剧痛和触痛，伴发热、呕吐、腹胀、腹泻或便秘等临床征象，一旦发现上述征象，应及时通知医生并配合以相应的治疗和护理。

3. 对症护理

（1）缓解疼痛：保持口腔清洁，餐后用温盐水漱口，多饮水，以减少口腔内食物残留，防止继发感染。可局部冷敷或中药湿敷以减轻炎症充血及疼痛。发生睾丸炎时可用丁字带托起阴囊，局部间歇冷敷以减轻疼痛。

（2）降温：高热者遵医嘱给予物理或药物降温。

（3）预防感染的传播

1）管理传染源：应予呼吸道隔离直至腮腺肿大消退后 3 天。易感儿接触后应隔离观察 3 周。

2）切断传播途径：流行期间应加强托幼机构的晨检。保持室内空气流通。对患儿口、鼻分泌物及污染物应进行消毒处理。

3）保护易感人群：易感儿可接种腮腺炎减毒活疫苗。

4. 药物护理　遵医嘱使用抗病毒药物，密切观察药物疗效及不良反应，注意药物配伍禁忌。重症病例使用肾上腺皮质激素治疗时，应注意观察患儿有无胃肠道反应、血压升高、心悸等不良反应，一旦发现，应及时通知医生并配合处理。

5. 健康教育　无并发症的患儿可在家中隔离治疗与护理，指导家长做好隔离、饮食、用药等护理，告之病情观察要点，出现异常情况及时就诊。做好患儿和家长的心理护理，介绍减轻疼痛的方法，使患儿配合治疗。

知识链接

本病相当于中医的"痄腮"，主要病因为感受风温时邪，病变部位主要在足少阳胆经和足厥阴肝经。基本病机为邪毒蕴阻少阳经脉，与气血相搏，凝结于耳下腮部。基本治疗法则为清热解毒，软坚散结。常用方药有柴胡葛根汤、清瘟败毒饮等。

第五节　流行性乙型脑炎

流行性乙型脑炎（epidemic encephalitis B）简称乙脑，是由乙型脑炎病毒引起，以脑实质炎症为主要病变的急性中枢神经系统传染病，10 岁以下小儿多见。临床以高热、抽搐、意识障碍为特征，病死率高，可留有严重后遗症。

【病原学】

乙脑病毒属虫媒病毒乙组的黄病毒科，直径 40～50nm，呈球形，有包膜。包膜中镶嵌有糖基化蛋白（E 蛋白）和非糖基化蛋白（M 蛋白）。其中 E 蛋白是病毒的主要抗原成分，具有血凝活性和中和活性，并与多种重要的生物学活性密切相关。病毒对低温和干燥抵抗力较强，不耐热，100℃ 2 分钟或 56℃30 分钟即可灭活，易被常用消毒剂所杀灭。在蚊体内繁殖的适宜温度为 25℃～30℃。

【流行病学】

1. 传染源 乙脑是人畜共患的自然疫源性疾病，人与许多动物（如猪、牛、羊、马、鸡、鸭等）都可成为本病的传染源。猪是乙脑主要传染源及扩散宿主，人是终末宿主，传播病毒的作用不大。

2. 传播途径 乙脑主要通过蚊虫叮咬而传播。其中三带喙库蚊是主要传播媒介。

3. 人群易感性 普遍易感。多数为隐性感染，感染后可获持久免疫力。以 2～6 岁发病率最高。近年来因疫苗的广泛接种，小儿和青少年的发病率下降，但成人和老年人的发病率相对增加。

4. 流行特征 本病在我国除东北、青海、新疆和西藏外均有流行，农村的发病高于城市。夏秋季流行，呈高度散发性，中原地区 80%～90% 的病例集中在 7、8、9 月份。与湿度、雨量、蚊虫繁殖等因素有关。

【发病机制】

乙脑病毒经感染的蚊虫叮咬而进入人体内，先在单核－吞噬细胞系统内繁殖，随后进入血液循环，形成病毒血症。当被感染者机体免疫力强时，病毒很快被清除，临床呈隐性感染或轻型感染，并可获得终身免疫力。如被感染者机体免疫力弱，而感染的病毒数量大且毒力强时，病毒侵入中枢神经系统，引起脑实质病变。

【临床表现】

潜伏期为 4～21 天，一般为 10～14 天。

1. 典型临床表现 可分为 4 期：

(1) 初期：为起病的第 1～3 天。体温迅速上升至 39℃～40℃，伴有头痛、食欲差、恶心、呕吐、嗜睡，少数病例可有神志淡漠和颈项强直。

(2) 极期：为病程的第 4～10 天，除原有症状加重外，脑实质受损为突出表现。

1) 高热：持续高热达 40℃ 以上，多为稽留热，一般持续 7～10 天，重者可达 3 周以上。发热越高，病程越长，病情越重。

2) 意识障碍：表现为嗜睡、谵妄、昏迷、定向力障碍等。病程第 1～2 天即可出现神志不清，但多发生于第 3～8 天，通常持续 1 周左右，重者可达 1 个月以上。

3) 惊厥或抽搐：是病情严重的表现，发生率约为 40%～60%，先出现面部、眼肌、口唇的小抽搐，随后出现肢体抽搐、强直性痉挛，可发生于单肢、双肢或四肢，重者可发生全身强直性抽搐，历时数分钟至数十分钟不等，均伴有意识障碍。长时间或频繁抽搐，可导致发绀、脑缺氧和脑水肿，甚至呼吸暂停。

4) 呼吸衰竭：多见于重型病例，主要为中枢性呼吸衰竭。表现为呼吸节律不规则及幅度不均，如呼吸表浅、双吸气、叹息样呼吸、潮式呼吸、抽泣样呼吸等，最后呼吸停止。如脊髓被侵犯可发生周围性呼吸衰竭，小脑幕切迹疝时亦出现上述呼吸异常。

5) 其他：颅内压增高出现剧烈头痛、呕吐、意识改变、血压升高、心率减慢、婴儿前囟隆起。小脑幕切迹疝有呼吸异常外，出现患侧瞳孔先缩小，随病情进展而逐渐散大，患侧上眼睑下垂、眼球外斜，病变对侧肢体的肌力减弱或麻痹，病理征阳性，生命体征异常。枕骨大孔疝的生命体征紊乱出现较早，意识障碍出现较晚，因脑干缺氧瞳孔可忽大忽小，患儿可突发呼吸骤停而死亡。神经系统表现常有浅反射消失或减弱，深反射先亢进后消失，病理征阳性，脑膜刺激征阳性，大小便失禁或尿潴留，肢体强直性瘫痪，偏瘫或全瘫，伴有肌张力增高。

高热、抽搐和呼吸衰竭是乙脑极期的严重表现，其中呼吸衰竭常为致死的主要原因。

(3) 恢复期：体温逐渐下降，神经系统症状和体征日趋好转，一般2周左右浅反射和病理反射恢复正常，其他神经精神异常可在6个月内逐渐恢复。

(4) 后遗症期：少数病例病程超过半年仍留有神经系统残存症状，如失语、肢体瘫痪、意识障碍、精神失常、痴呆等。

2. 临床分型

(1) 轻型：体温不超过39℃，神志清楚或有轻度嗜睡，无抽搐，头痛及呕吐不严重，脑膜刺激征不明显。约1周可恢复。

(2) 普通型：体温39℃~40℃，昏睡或浅昏迷，可有抽搐，头痛及呕吐严重，脑膜刺激征明显，病理征阳性。病程7~14天。

(3) 重型：体温40℃以上，昏迷，反复或持续抽搐，瞳孔缩小，浅反射消失，深反射先亢进后消失，病理征阳性，病程14天以上，多留有后遗症。

(4) 极重型：体温41℃以上，深昏迷，反复或持续强烈抽搐，常出现呼吸衰竭及脑疝。病死率高，存活者常有明显后遗症。

流行期间以轻型和普通型多见。

3. 并发症　以支气管肺炎最为常见。其次为肺不张、败血症、尿路感染、压疮等。

【辅助检查】

1. 血象　白细胞总数增高，一般在 $(10~20)×10^9/L$，中性粒细胞在80%以上，部分病例血象正常。

2. 脑脊液　外观无色透明或微混浊，压力增高，白细胞多在 $(50~500)×10^6/L$，少数可高达 $1000×10^6/L$。早期以中性粒细胞为主，随后则淋巴细胞增多。蛋白轻度增高，糖正常或偏高，氯化物正常。

3. 血清学检查

(1) 特异性IgM抗体测定：可作为早期诊断指标，该抗体在病后3~4天即可出现，最早在病程第2天脑脊液中即可检测到。

(2) 补体结合试验：主要用于回顾性诊断或流行病学调查，不能用于早期诊断。补体结合抗体为IgG抗体，具有较高的特异性，多在发病后2周出现，5~6周达高峰，抗体水平可维持1年左右。

(3) 血凝抑制试验：血凝抑制抗体一般在病后第4~5天出现，2周时达高峰，抗体水平可维持1年以上。该试验阳性率高于补体结合试验，操作简便，可用于临床诊断及流行病学调查。

4. 病毒检查　包括病毒分离和病毒抗原或核酸的检测。

【治疗要点】

主要采取对症和支持治疗，维持体内水和电解质的平衡，密切观察病情变化，重点处理高热、抽搐、控制脑水肿和呼吸衰竭等危重症状，减少后遗症，降低病死率。

1. 对症治疗

（1）高热：以物理降温为主，药物降温为辅，降温不宜过快、过猛，禁用冰水擦浴。药物降温可用50%安乃近滴鼻；持续高热伴反复抽搐者可用亚冬眠疗法，以氯丙嗪和异丙嗪每次各0.5～1mg/kg肌肉注射，每4～6小时1次，使肛温降至38℃左右，疗程3～5天。

（2）抽搐：①高热所致者以降温为主。②脑水肿所致者可用20%甘露醇静脉滴注或注射（20～30分钟内），每次0.5～1g/kg，根据病情可每4～6小时重复使用。③因脑实质病变引起的抽搐，可使用镇静剂，首选地西泮，每次0.1～0.3mg/kg（每次不超过10mg），肌肉注射或缓慢静脉注射；可用10%水合氯醛保留灌肠，每次40～60mg/kg。巴比妥钠可用于预防抽搐，每次5～8mg/kg。

（3）呼吸衰竭：保持呼吸道通畅，根据呼吸衰竭的原因给予相应治疗。

2. 恢复期及后遗症处理 加强营养，避免继发感染。逐步进行功能训练，包括吞咽、语言和肢体功能，可配合中药治疗、理疗、体疗、高压氧治疗等。

【主要护理诊断/合作性问题】

1. 体温过高 与病毒血症及脑部炎症有关。

2. 急性意识障碍 与中枢神经系统损害有关。

3. 潜在并发症 惊厥、呼吸衰竭。

4. 焦虑 与预后差有关。

【护理措施】

1. 一般护理

（1）环境和休息：卧床休息至热退1周，避免体力活动2周。保持病室安静、整洁，温湿度适宜，室温维持在22℃～24℃，湿度以60%左右为宜。室内应有防蚊虫措施，经常通风换气，保持室内空气新鲜。

（2）饮食：初期及极期应给予清淡流质饮食，如绿豆汁、菜汤、牛奶等；高热时以糖类为主；昏迷及有吞咽困难者给予鼻饲或静脉输液，保证每日入量达1500～2000ml；恢复期应逐渐增加高热量饮食。

2. 病情观察 密切观察患儿生命体征，重点观察体温、呼吸节律、速率，及时发现有无呼吸衰竭；观察意识状态及意识障碍有无加重；观察惊厥发作先兆、部位、发作次数、持续时间；观察双侧瞳孔大小、是否对称、对光反射等，及时发现颅内压增高及脑疝的先兆。

3. 对症护理

（1）降温：密切观察和记录患儿的体温，及时采取有效的降温措施，控制室温在30℃以下。高热患儿可冰敷额部、枕部和体表大血管处（如颈部、腋下、腹股沟等处）；用30% ~50% 乙醇或温水擦浴；冷盐水灌肠等。遵医嘱给予药物降温或采用亚冬眠疗法。降温过程中密切观察生命体征。

（2）保持呼吸道通畅：鼓励并协助患儿翻身、拍背。采用鼻导管或面罩给氧。痰液黏稠者给予超声雾化吸入，吸痰。床旁备气管插管、气管切开、人工呼吸机等物品和设备。

（3）控制惊厥：及时发现惊厥先兆，如烦躁不安、口角或指（趾）抽动、两眼凝视、肌张力增高等。一旦出现，立即让患儿取仰卧位，头偏向一侧，松解衣服和领口，清除口鼻分泌物；在患儿上下臼齿之间放置牙垫或开口器，或用舌钳拉出舌头。

4. 药物护理

（1）冬眠疗法：常用氯丙嗪和异丙嗪，该类药物可抑制呼吸中枢及咳嗽反射，故用药过程中应保持呼吸道通畅，密切观察生命体征变化。

（2）20% 甘露醇：应在 30 分钟内输注完毕，输液过程中防止液体外渗，并注意观察患儿的心脏功能。

5. 健康教育

（1）做好预防宣教：大力开展防蚊、灭蚊工作，流行季节使用蚊帐、蚊香，涂擦驱蚊剂等措施防止被蚊虫叮咬，加强饲养场所的环境卫生管理，重点做好猪圈等场所的灭蚊工作，幼猪可注射疫苗，做到人畜分开居住，减少人群感染机会。在流行季节前 1 个月，对 10 岁以下小儿和从非流行区进入流行区的人员进行乙脑疫苗接种，一般接种 2 次，间隔 7 ~10 天，第 2 年加强注射 1 次，连续 3 次加强后不必再注射。

（2）康复护理指导：对有后遗症的患儿进行康复训练。鼓励患儿坚持训练和治疗，教会家长相关的护理措施和康复疗法，如肢体功能锻炼、语言训练等。坚持用药，定期复查。

第六节　中毒性细菌性痢疾

中毒性细菌性痢疾（bacillary dysentery, toxic type）简称中毒性菌痢，是急性细菌性痢疾的危重型。临床特征为起病急骤，突起高热，反复惊厥，嗜睡，迅速发生休克、昏迷等。多见于 2 ~7 岁健壮小儿，病死率高。

【病原学】

痢疾杆菌属肠杆菌科志贺菌属，革兰阴性杆菌，有菌毛，无鞭毛、荚膜及芽孢。所有菌株都能产生内、外毒素并分别导致相应的临床症状。对外界环境抵抗力较强，最适宜生长的温度为 37℃。在水果、蔬菜中能存活 10 天左右，在牛奶中能存活 20 天，在阴暗潮湿或冰冻的条件下，可存活数周。对理化因素敏感，日光照射 30 分钟或加热 60℃ 5 分钟、常用消毒剂均能迅速杀灭细菌。

【流行病学】

1. 传染源　急、慢性患者及带菌者均为传染源。急性菌痢患儿早期排菌量大、传染性强。

2. **传播途径** 粪-口途径传播。病原菌主要通过污染食物、水、生活用品，或经手及生活接触传播。其中，生活接触是散发病例的主要传播途径。食物或水源被污染可引起局部流行或大规模爆发流行。

3. **人群易感性** 人群普遍易感。学龄前儿童和青壮年多见。病后可获得一定的免疫力，但短暂而不稳定，且不同群、型之间无交叉保护性免疫，故易复发和重复感染。

4. **流行特征** 全年均可发生，以夏秋季多发，与苍蝇、气候条件、夏季饮食习惯等因素有关。

【发病机制】

痢疾杆菌进入人体后是否发病，主要取决于细菌数量、致病力。痢疾杆菌致病性很强，可释放内毒素和外毒素。内毒素从肠壁吸收入血后，引起发热、毒血症及急性微循环障碍。外毒素具有细胞毒性、神经毒性和肠毒性。中毒型菌痢可发生脑水肿甚至脑疝，出现昏迷、抽搐及呼吸衰竭。

【临床表现】

潜伏期多为1~2天，短者数小时。根据其临床表现可分为：

1. **休克型（皮肤内脏微循环障碍型）** 主要表现为感染性休克，如面色苍白、四肢厥冷、皮肤出现花斑、发绀、心率加快、脉细速甚至不能触及，血压逐渐下降甚至测不出，并可出现心、肾功能不全及意识障碍等症状。

2. **脑型（脑微循环障碍型）** 表现为反复惊厥、昏迷和呼吸衰竭。患儿可出现嗜睡、头痛、呕吐、血压升高、心率缓慢，并迅速进入昏迷、频繁或持续惊厥。可有瞳孔不等大、对光反射消失等。

3. **肺型（肺微循环障碍型）** 又称呼吸窘迫综合征，以肺微循环障碍为主，常在前两型基础上发展而来。患儿突然呼吸加快，进行性呼吸困难，发绀持续性加重，肺部呼吸音减低等。

4. **混合型** 上述两型或三型同时或先后出现，病情最为凶险，病死率极高。

【辅助检查】

1. **大便常规** 外观多为脓血黏液便，镜检可见白细胞、脓细胞和少数红细胞，如出现巨噬细胞则有助于诊断。

2. **大便培养** 分离出痢疾杆菌可确诊。

3. **血常规** 白细胞总数多增至（10~20）×10^9/L以上，以中性粒细胞为主，可见核左移。

4. **免疫学检测** 采用免疫学方法检测细菌或抗原具有早期、快速的优点，但特异性有待提高。

5. **特异性核酸检测** 采用核酸杂交或PCR可直接检查粪便中的痢疾杆菌核酸，具有灵敏度高、特异性强、快速简便等优点。

【治疗要点】

1. **降温止惊** 可综合使用物理、药物降温或亚冬眠疗法。惊厥不止者，可用地西泮 0.3mg/kg 肌肉注射或静脉注射（每次最大剂量≤10mg），或用水合氯醛 40～60mg/kg 保留灌肠，或肌肉注射苯巴比妥每次 5～10mg/kg。

2. **感染性休克的治疗** 迅速扩容纠正酸中毒；使用山莨菪碱、酚妥拉明、多巴胺或间羟胺等改善微循环；保护心、脑、肾等重要脏器的功能；必要时可使用肾上腺皮质激素；有 DIC 时给予肝素抗凝治疗。

3. **防治脑水肿和呼吸衰竭** 保持呼吸道通畅，给氧。首选 20% 甘露醇降颅内压，剂量为每次 0.5～1g/kg 静脉注射，每 6～8 小时 1 次，疗程 3～5 天，或与利尿剂交替使用，可短期静脉注射地塞米松。如出现呼吸衰竭应及早使用呼吸机。

4. **抗菌治疗** 通常选用两种痢疾杆菌敏感的抗生素静脉滴注，可选用阿米卡星、头孢噻肟或头孢曲松等药物。

【主要护理诊断/合作性问题】

1. **体温过高** 与毒血症有关。
2. **组织灌注量的改变** 与机体的高敏状态和毒血症致微循环障碍有关。
3. **潜在并发症** 脑水肿、呼吸衰竭。
4. **焦虑（家长）** 与病情危重有关。
5. **有传播感染的危险** 与消化道排出病原体有关。

【护理措施】

1. **一般护理**

（1）环境和休息：保持室内清洁安静，温湿度适宜。急性期患儿应绝对卧床休息，协助患儿做好生活护理。症状减轻后可适当活动。

（2）饮食：严重腹泻伴呕吐者可暂禁食，遵医嘱静脉补充营养。能进食者给予高热量、高蛋白、高维生素、少渣、少纤维素，易消化、清淡、流质或半流饮食，避免生冷、多渣、油腻或刺激性食物。少量多餐，可饮糖盐水。病情好转后逐渐过渡至正常饮食。

2. **病情观察** 监测患儿生命体征及神志、面色、瞳孔、尿量，准确记录 24 小时出入水量。观察患儿呼吸频率、节律、深度，及时发现呼吸衰竭的先兆；观察患儿有无面色苍白、皮肤湿冷、血压下降、脉细速、尿少、烦躁等休克征象，一旦出现，应迅速通知医生并配合抢救；观察排便次数、量、性状及伴随症状，采集含有脓血、黏液的新鲜粪便作为标本，及时送检，以提高阳性率。

3. **对症护理**

（1）降温：物理降温可用温水擦浴（低于皮温 2℃～3℃）、冷（温）盐水灌肠；药物降温时，退热药剂量不宜过大，以免大汗导致虚脱；高热惊厥者，可遵医嘱采用冬眠疗法或亚冬眠疗法，用药过程中避免搬动患儿，观察生命体征，保持呼吸道通畅。

（2）皮肤护理：保持皮肤清洁、干燥，出汗后及时更换衣被。每次排便后清洗肛周，并涂以润滑剂，减少刺激。每日用温水或 1∶5000 高锰酸钾坐浴，防止感染。

（3）休克的护理：①患儿取仰卧中凹位，注意保暖。②迅速建立静脉通路，必要时开放两条通路，保证药物的及时输入，根据病情调整补液速度，避免发生肺水肿和心力衰竭。③严密监测患儿生命体征，密切观察病情变化，遵医嘱给氧，监测血氧饱和度及动脉血气分析，观察氧疗效果。

（4）预防感染的传播：对饮食行业及托幼机构的工作人员应定期做大便培养，及早发现带菌者并及时治疗。隔离患儿至临床症状消失后 1 周或 3 次大便培养阴性。加强饮水、饮食、粪便的管理及灭蝇、灭蟑螂工作。在菌痢流行期间，易感儿可口服多价痢疾减毒活菌苗。

4. 药物护理 遵医嘱给予镇静剂、脱水剂、呼吸兴奋剂、血管扩张剂及抗生素等，密切观察药物疗效及不良反应。给予退热剂时，应注意观察患儿面色、脉搏，以防止虚脱。应用山莨菪碱时，可有口干、腹胀、尿潴留和心动过速等，应注意观察。头孢曲松的不良反应有腹泻、腹痛、恶心、呕吐等胃肠道反应及皮疹、瘙痒等过敏反应，应及时发现。对明显少尿者，应停用肾毒性药物。

5. 健康教育 讲解菌痢的传播方式和预防知识，指导家长和患儿注意饮食卫生，养成良好的卫生习惯，饭前便后洗手，不喝生水，不吃变质及不洁食物等。

第七节 原发性肺结核

原发性肺结核（primary pulmonary tuberculosis）是结核杆菌初次侵入肺部后发生的原发感染，是小儿肺结核的主要类型，包括原发综合征和支气管淋巴结结核。临床症状轻微，90% 以上为自限性，但亦可进展，导致干酪性肺炎、结核性胸膜炎或血行播散致急性粟粒性肺结核或结核性脑膜炎。

【病原学】

结核杆菌属结核分枝杆菌，对人致病的主要类型为人型和少数牛型，具有抗酸性、生长缓慢、抵抗力较强、菌体结构复杂等生物学特性。对紫外线较敏感，阳光下暴晒 2～7 小时，用紫外线消毒 30 分钟有明显杀菌作用。湿热对结核杆菌杀伤力强，80℃ 5 分钟、95℃ 1 分钟或煮沸 5 分钟可杀灭。对 70% 的乙醇敏感，接触 2 分钟可杀菌。5% 苯酚（石炭酸）24 小时可杀死痰中的结核杆菌。

【流行病学】

1. 传染源 主要是开放性肺结核患者，尤其是痰菌阳性者是小儿结核病的主要传染源。

2. 传播途径 主要为呼吸道飞沫传播，小儿吸入带结核杆菌的飞沫或尘埃后即可引起感染，形成肺部原发病灶。也可经被结核杆菌污染的食具或食物传染。

3. 人群易感性 新生儿对结核杆菌非常易感。小儿发病与否主要取决于结核杆菌的毒力及数量、机体抵抗力的强弱及遗传因素。

4. 流行特征 生活贫困、居住拥挤、营养不良等是人群结核病高发的原因。我国为高发区。近年来，结核病在全球呈明显的上升趋势。

【发病机制】

结核杆菌感染人体后是否发病不仅取决于细菌数量、毒力，更取决于机体免疫反应。结核杆菌初次侵入人体后，在肺泡和无活性的巨噬细胞内短暂生长繁殖，4~8 周后产生细胞免疫，同时出现组织超敏反应，通过细胞免疫应答使 T 淋巴细胞致敏。若再次接触结核杆菌或其代谢产物时，致敏的淋巴细胞释放各种淋巴因子，激活巨噬细胞，使之具有细胞免疫能力。当细菌量少而组织敏感性高时，可形成肉芽肿；细菌量多，组织敏感性高时，则形成干酪性坏死；细菌量多而组织敏感性低时，可引起感染播散和局部组织破坏。

机体感染结核杆菌后，产生免疫和变态反应，结核免疫和变态反应是两种不同免疫学反应。一般认为变态反应适度时机体抵抗力最强；变态反应过强时，可加剧炎症反应甚至干酪性坏死，造成组织严重损伤或结核播散；变态反应过弱时，说明机体反应性差，细胞免疫功能低下。

【临床表现】

1. 症状 症状轻重不一。较大小儿起病缓慢，可有不规则低热、疲乏、轻咳、食欲不振、消瘦、盗汗等结核中毒症状。婴幼儿及症状较重者可急性起病，体温可达 40℃，但一般情况尚好，与发热不相称，持续 2~3 周后转为低热，伴结核中毒症状，最常见的症状为干咳和轻度呼吸困难。婴儿可表现为体重不增或生长发育障碍。部分患儿可出现疱疹性结膜炎、皮肤结节性红斑或多发性、一过性关节炎等结核变态反应表现。当胸内淋巴结高度肿大时可产生压迫症状，出现类似百日咳样痉挛性咳嗽、喘鸣、声嘶等。

2. 体征 周围淋巴结有不同程度肿大，婴儿可伴肝脏肿大。肺部体征不明显，与肺内病变不一致。

【辅助检查】

1. 胸部 X 片检查 是诊断小儿原发性肺结核的重要方法。局部炎性淋巴结相对较大，而肺部感染灶相对较小是原发性肺结核的特征。

2. 结核菌素试验 可测定受试者是否感染过结核杆菌。小儿受结核感染 4~8 周后做结核菌素试验可呈阳性反应。我国常规以结核菌纯蛋白衍生物（PPD）0.1ml（5 单位）用于临床试验。硬结平均直径 5~9mm 为（＋），10~19mm 为（＋＋），≥20mm 为（＋＋＋），如有双圈反应或出现淋巴管炎则为（＋＋＋＋）。原发性肺结核时呈强阳性或由阴性转为阳性。

3. 结核杆菌检查 从痰液、胃液（婴幼儿可抽取空腹胃液）、脑脊液、浆膜腔液中找到结核杆菌可确诊。

4. 酶联免疫吸附试验（ELISA） 用于检测结核患儿血清、浆膜腔液、脑脊液等的抗结核杆菌抗体。

5. **分子生物学检测** 如聚合酶链反应（PCR）、核酸杂交等方法能快速检测标本中的结核杆菌核酸物质。

6. **血沉** 结核活动期多增快。

【治疗要点】

1. 常用抗结核药物

（1）杀菌药

1）全杀菌药：①异烟肼（INH 或 H）：目前小儿化疗的首选药物，其特点是疗效高、渗透性强、不良反应少。②利福平（RFP 或 R）：起效快，口服吸收良好，与其他药物联用有协同作用，主要不良反应是肝损害。

2）半杀菌药：①链霉素（SM 或 S）：能杀灭在碱性环境中生长、繁殖活跃的细胞外结核杆菌，对新鲜渗出性病灶和空洞中的结核杆菌作用最强，主要不良反应是听力损害和耳聋。②吡嗪酰胺（PZA 或 Z）：能杀灭在酸性环境中细胞内结核杆菌及干酪病灶内代谢缓慢的结核杆菌，能渗透到很多组织及体液（包括脑脊液）。

（2）抑菌药：乙胺丁醇（EB 或 B）：中性环境时作用最强，联合应用可延缓异烟肼和利福平的耐药性。

抗结核药物的使用原则：早期、适量、联合、规律、全程。INH + RFP + PZA 为治疗结核病的最强大组合。

2. 原发性肺结核治疗

（1）无明显症状的原发性肺结核：选用标准疗法，即每日服用 INH、RFP 和（或）EB，疗程 9~12 个月。

（2）活动性原发性肺结核：宜采用直接督导下短程化疗（DOTS），强化治疗阶段联用 3~4 种杀菌药，即 INH、RFP、PZA，2~3 个月后以 INH、RFP 巩固维持治疗，常用方案为 2HRZ/4HR。

【主要护理诊断/合作性问题】

1. **营养失调** 低于机体需要量与食欲减退、疾病消耗过多有关。
2. **活动无耐力** 与结核杆菌感染有关。
3. **有传播感染的可能** 与排出结核杆菌有关。
4. **知识缺乏** 家长及患儿缺乏隔离、服药等相关知识。

【护理措施】

1. 一般护理

（1）环境和休息：结核病患儿活动期应采取呼吸道隔离措施。保持居室空气流通，阳光充足。症状明显者应卧床休息，协助生活护理，恢复期可做适当的室内外活动，避免疲劳，保证充足的睡眠时间。

（2）饮食：肺结核是一种消耗性疾病，应加强饮食护理，保证营养供给。给予高热量、高蛋白、高维生素、富含钙质的饮食，如牛奶、鸡蛋、瘦肉、鱼、豆制品、新鲜水果等。根据患儿的喜好，注意食物的制作，增加食欲。

2. **病情观察** 监测体温变化；观察患儿咳嗽、咳痰有无改善，观察痰液的性状、颜色及量；有呼吸困难者，及时给氧；监测体重，判断患儿的营养状况有无改善；观察有无并发症发生，如自发性气胸、咯血等，一旦发生，及时配合医生处理。

3. **对症护理** 主要为预防结核病的措施：

（1）及早发现，及时给予抗结核药物治疗和护理。

（2）加强患儿个人卫生，嘱较大患儿不随地吐痰，对患儿呼吸道分泌物、痰盂、餐具、便器等进行消毒处理，避免与麻疹、百日咳等急性传染病患儿接触。

（3）符合条件者接种卡介苗，是预防小儿结核病的有效措施。

4. **药物护理** 密切观察药物的疗效和不良反应，对咳嗽、咳痰的患儿，慎用强镇咳剂。大多数药物对肝或肾有损伤，应定期检查尿常规、肝功能。使用链霉素的患儿，要注意观察其有无发呆、抓耳挠腮等听神经损害的征象，发现异常及时通知医生处理。

5. **健康教育** 向家长和患儿介绍原发性肺结核的病因、传播途径及消毒隔离措施，指导家长日常消毒处理方法。告知家长早期发现及合理治疗结核菌涂片阳性患儿是预防小儿结核病的根本措施，应坚持全程正规服药，密切观察抗结核药物的不良反应，发现变化及时就诊。

第八节 手足口病

手足口病（hand，foot and mouth disease，HFMD）是由肠道病毒引起的具有明显特征的出疹性传染病，以发热和手、足、口腔等部位出现皮疹或疱疹为主要特征。多发生于婴幼儿。

【病原学】

引起本病的病毒主要有柯萨奇病毒 A 组的 4、5、7、9、10、16 型，B 组的 2、5、13 型。最常见为柯萨奇病毒 A 组 16 型（CoxA16）和肠道病毒 71 型（EV71）。肠道病毒对 75% 乙醇及 5% 来苏耐受；对乙醚、去氯胆酸盐等不敏感；对紫外线及干燥敏感；各种氯化剂（高锰酸钾、漂白粉等）、甲醛、碘酒都能灭活病毒；50℃ 以上迅速被灭活，4℃ 可存活 1 年，在 -20℃ 可长期存活，在外环境中病毒亦可长期存活。

【流行病学】

1. **传染源** 有明显症状的患者和隐性感染者为重要传染源，流行期间患儿为主要传染源。患儿咽部排出病毒持续 1~2 周，粪便排出病毒持续约 3~5 周，疱疹液中含有大量病毒，破溃时病毒即溢出。阴性感染者和轻症患者是主要传染源。

2. **传播途径** 主要通过密切接触和呼吸道传播：

（1）日常接触传播：患儿唾液、疱疹液、粪便等污染手、食物、奶具、玩具、衣物等引起间接接触传播。

（2）空气飞沫传播：患儿咽喉分泌物及唾液中的病毒可通过空气飞沫传播。

（3）其他：接触被病毒污染的水源或门诊交叉感染和口腔器械消毒不严所致。

3. **易感人群**　人群普遍易感，感染后可获得持久免疫力；但不同型病原体感染后抗体缺乏交叉免疫力，人群可反复感染发病；患儿主要为学龄前儿童，以 3 岁以下发病率最高；4 岁以内占 85%～95%。

4. **流行特征**　分布广泛，无明显地区性；四季均可发病，以夏秋季多见；暴发流行后常有散发病例，托幼机构易发生集体感染。

【发病机制】

病毒通过呼吸道或消化道进入人体，侵入局部黏膜的上皮细胞及周围淋巴细胞中增殖，再侵入局部淋巴结，从而进入血液循环形成第一次病毒血症。此时，患儿可无明显临床症状，但从各种体液中可分离出病毒，具有传染性。病毒经血液循环侵入不同脏器，继续增殖后第二次入血，引起第二次病毒血症，出现典型临床症状和体征。

【临床表现】

1. **症状体征**　潜伏期 2～7 天，早期症状有低热及口痛，不愿进食，呕吐，有的患儿有轻咳、流涕和咽痛。轻症无明显症状。口腔黏膜可见散在的小疱疹或已破溃的浅溃疡，大多 1 周内自愈。口腔黏膜水疱疹后 1～2 天出现特殊皮疹，先为斑丘疹，后转为圆形或椭圆形疱疹，质地较硬，水疱含清澈浆液，皮稍厚，不易破溃，四周有红晕。皮疹主要侵犯手（大多位于指间）、足、口、臀四个部位，多在四肢肢端，呈离心分布，皮疹数量数个至数十个不等。临床上皮疹有不痛、不痒、不结痂，不结疤的"四不"特征。水疱及皮疹一般在 1 周后消退。

2. **并发症**

（1）无菌性脑膜炎、脑炎：由 EV71 引起。起病缓急不一，常有中度发热 4～6 天，可见双相热型。起病后 1～2 天出现脑膜刺激征，易烦躁、睡眠不安等，有脑脊液的改变。脑炎的临床表现与乙型脑炎相似，重者多有高热、嗜睡、昏迷、惊厥及强直性瘫痪等。婴幼儿症状往往较重。

（2）心肌炎：起病急，患儿拒食、呕吐、咳嗽、面色苍白、发绀、呼吸困难，表现与肺炎相似。迅速出现心力衰竭表现，但全身无水肿。心电图可见低电压、心动过速、T 波倒置、ST 段低平。心肌酶谱异常。

（3）其他：可有急性弛缓性麻痹、肺水肿、肺炎等。

【辅助检查】

1. **血常规**　白细胞总数轻度升高。

2. **病原学检查**　可从咽拭子、疱疹液、粪便、脑脊液、血液中分离出病毒，但需结合血清抗体检测才更有意义。

3. **心肌酶谱**　早期肌酸磷酸激酶多增高，血清乳酸脱氢酶同工酶增高提示有心肌炎发生，心肌肌钙蛋白的变化对心肌炎的诊断有更高的特异性。

【治疗要点】

本病为自限性疾病，无特异性治疗方法，主要是对症处理。

1. **一般治疗**　可用清热解毒的中草药，如板蓝根、大青叶、金银花、贯众等用水煎服，有一定效果；服用维生素 B、C 及抗病毒药物。

2. **对症治疗**　有惊厥、严重肌痛者给予镇痛剂；心肌炎的治疗以抗病毒、营养心肌为主，结合对症、支持等疗法，伴心力衰竭时用利尿剂和小剂量洋地黄等治疗。有瘫痪则按脊髓灰质炎的瘫痪治疗。

【主要护理诊断/合作性问题】

1. **皮肤完整性受损**　与肠道病毒引起的皮疹及继发感染有关。
2. **体温过高**　与病毒血症、继发感染有关。
3. **口腔黏膜改变**　与口腔感染有关。
4. **有传播感染的危险**　与肠道及呼吸道排出病毒有关。
5. **潜在并发症**　无菌性脑膜炎、脑炎、心肌炎等。

【护理措施】

1. **一般护理**

（1）环境和休息：采取呼吸道、消化道及接触隔离措施，隔离 7～10 天。病室定期通风换气，保持空气新鲜，温湿度要适宜。根据病情宜卧床休息 1 周左右。

（2）饮食护理：给予高热量、高维生素、清淡、易消化、无刺激性的温凉流质或半流质饮食。鼓励患儿多饮水。

2. **病情观察**　观察患儿生命体征、精神状态、食欲及有无呕吐等，如患儿出现高热不退、咳喘等，提示并发肺炎；如出现头痛、呕吐、烦躁或嗜睡等提示并发脑炎；注意观察心肌酶及心电图的改变，及时发现心肌炎的早期征象。一旦发现，及时配合医生给予相应的治疗和护理。

3. **对症护理**

（1）口腔护理：保持口腔清洁，进餐前后用生理盐水漱口，可用鱼肝油或维生素 B_2 粉剂直接涂于口腔溃疡处，以减轻疼痛，促进溃疡愈合，预防继发感染。

（2）皮肤护理：保持皮肤、衣被清洁，衣着宽松、柔软；剪短指甲，防止抓破皮疹；臀部有皮疹时保持臀部清洁干燥；手足部皮疹初期可涂炉甘石洗剂，若有疱疹形成或疱疹破溃时可涂 0.5% 碘伏或抗生素软膏。

（3）降温：主要采用物理降温，多喂温开水，一般不主张使用药物降温。

（4）预防感染的传播：被污染的日常用品用含氯消毒溶液擦拭消毒（作用时间 30 分钟），或用 0.3% 过氧乙酸消毒（作用时间为 60 分钟），也可用紫外线灯直接照射 30 分钟。食具、饮具用含氯消毒剂溶液（250mg/ml）浸泡（作用时间 30 分钟）。患儿粪便及其他排泄物用 3% 漂白粉澄清液消毒，衣物置阳光下暴晒。日常生活垃圾应用双层塑料袋封口后焚烧。托幼机构应做好晨间检查，发现疑似患儿，及时隔离治疗。

4. **药物护理**　服用中药时注意药物温度不能过高，量不宜过多。口腔局部涂药前要用干棉球将病变部位黏膜表面弄干净后方能涂药，涂药后不可立即漱口、饮水或进食。静脉使用丙种球蛋白必须现配现用，注意滴速和观察有无过敏反应等。

5. **健康教育**　疾病流行期间，应加强环境卫生、食品卫生和个人卫生；保持良好的卫生习惯，做到饭前便后洗手；哺乳的母亲要勤洗澡、勤换衣，哺乳前要清洁乳头；尽量少到拥挤的公共场所，减少感染的机会；注意婴幼儿的营养和休息，防止过度疲劳。

第九节 蛔虫病

蛔虫病（ascariasis）是由蛔线虫寄生于人体小肠或其他器官所引起的慢性传染病，是小儿最常见的寄生虫病。轻者临床症状不明显，部分患儿可有腹痛和肠道功能紊乱表现，重者可引起胆道蛔虫病、肠梗阻等严重并发症。

【病原学】

蛔虫寄生于小肠上段，活体为乳白色或粉红色。一般长 15～35mm。雌虫产出的受精卵随粪便排出，在适宜环境里发育为含杆状蚴虫卵（感染性虫卵）。虫卵被吞食后，虫卵中的胚幼破壳而出，侵入肠壁静脉，经门静脉至肝、右心、肺。在肺泡及支气管经第 2 次、第 3 次蜕皮逐渐发育成长。感染后 8～10 天向上移行并随唾液或食物重新吞入，在空肠经第 4 次蜕皮发育为童虫，再经数周发育为成虫。整个发育过程大约 10～11 周。虫卵对外界抵抗力强，一般可存活 12～18 个月，在 5℃～10℃土壤中可存活 2 年之久，在干燥环境中生存 2～3 周，加热至 60℃～65℃ 5 分钟可杀灭虫卵。

【流行病学】

1. **传染源** 人是蛔虫的唯一终末宿主，蛔虫患者和感染者是传染源。

2. **传播途径** 感染期虫卵经口进入人体，污染的土壤、蔬菜、瓜果等是主要媒介。

3. **人群易感性** 普遍易感。习惯生食蔬菜者，小儿地上爬行、吸吮手指等易感染。学龄期儿童感染率高。

4. **流行特征** 本病是最常见的蠕虫病，世界各地均有流行，发展中国家发病率高。我国大部分农村属重度（感染率超过 60%）和中度（感染率为 20%～60%）流行区。常为散发，也可发生集体性感染。由于在全国学校贯彻肠道感染综合防治方案，近年来感染率逐渐下降。

【发病机制】

感染期虫卵经口进入人体后，在小肠孵出幼虫，随血流经肺时其代谢产物和死亡的幼虫可产生炎症反应，引起支气管痉挛或哮喘。成虫寄生于空肠及回肠上段，其分泌的消化物质附着于肠黏膜，可引起上皮细胞脱落或轻度炎症反应。大量成虫纠结成团可引起不完全性肠梗阻。蛔虫钻孔可导致胆道蛔虫症、胰管蛔虫症、阑尾蛔虫症等。

【临床表现】

潜伏期约 8 周左右，大多数无感染症状，称蛔虫感染者。中重度感染出现临床症状者称为蛔虫病。

1. **幼虫移行引起的症状** 蛔虫蚴移行至肺可引起低热、咳嗽、血丝痰或哮喘样发作，双肺可闻及干啰音。胸片可见肺部点状、片状或絮状阴影。严重感染时，幼虫可侵入脑、肝、脾、肾等，引起相应的临床表现，如脑膜炎、癫痫、肝大、肝功能异常、尿的改变等。

2. 成虫引起的症状　表现为非特异性胃肠道症状，如反复脐周痛，可有烦躁易惊或萎靡、磨牙、食欲不振或多食易饥、异食癖，还可因虫体的异种蛋白导致荨麻疹、哮喘等过敏症状。感染严重者可造成营养不良，影响生长发育。

3. 并发症

（1）胆道蛔虫症：是最常见的并发症。典型表现为阵发性右上腹剧烈绞痛、屈身弯腰、哭叫打滚、恶心呕吐，可吐出胆汁或蛔虫。有胆道感染时，可出现发热、黄疸、外周血白细胞数增高。

（2）蛔虫性肠梗阻：多见于 10 岁以下的小儿，其中 2 岁以下发病率最高。表现为起病急骤、脐周或右下腹阵发性剧痛、呕吐、腹胀、肠鸣音亢进，可见肠型和蠕动波、可扪及条索状包块。腹部 X 线检查可见肠充气及液平面。

（3）肠穿孔及腹膜炎：表现为突发全腹的剧烈绞痛，伴恶心呕吐、进行性腹胀。查体可见明显的腹膜刺激症状，腹部 X 线检查可见膈下游离气体。

【辅助检查】

1. 血常规　幼虫移行、异位蛔虫症及并发感染时白细胞和嗜酸性粒细胞增多。

2. 病原学检查　粪涂片或饱和盐水漂浮法可查到虫卵。改良加藤法虫卵查出率较高。B 超和逆行胰胆管造影有助于胆、胰、阑尾蛔虫症的诊断。

【治疗要点】

1. 驱虫治疗　①甲苯咪唑：为首选药物之一，2 岁以上患儿剂量为每次 100mg，每日 2 次，或每日 200mg 顿服，连服 3 天。②枸橼酸哌嗪：每日剂量为 150mg/kg（最大剂量不超过 3g），睡前顿服，连服 2 天。③左旋咪唑：每日剂量为 2～3mg/kg，睡前 1 次顿服或空腹顿服。④阿苯达唑，2 岁以上患儿剂量为 400mg，睡前 1 次顿服。

2. 并发症的治疗　①胆道蛔虫症的治疗原则为解痉止痛，驱虫，控制感染，纠正脱水、酸中毒及电解质紊乱。药物最好选用枸橼酸哌嗪、左旋咪唑等虫体肌肉麻痹驱虫药，内科治疗不缓解者可手术治疗。②蛔虫性肠梗阻：不完全性肠梗阻采用禁食、胃肠减压、输液、解痉、止痛等处理，疼痛缓解后给予驱虫治疗；完全性肠梗阻应及时手术治疗。③蛔虫性阑尾炎或腹膜炎一旦确诊，应及早手术治疗。

【主要护理诊断/合作性问题】

1. 疼痛　与蛔虫寄生于肠道引起肠痉挛有关。

2. 营养失调：低于机体需要量　与蛔虫夺取营养及影响正常消化吸收有关。

3. 潜在并发症　蛔虫性肠梗阻、胆道蛔虫症、肠穿孔、腹膜炎。

4. 知识缺乏　缺乏个人卫生、饮食卫生及环境卫生知识。

【护理措施】

1. 一般护理　腹痛时应卧床休息，协助做好生活护理；给予营养丰富且易消化的饮食，注意变换食物种类及增加食物的色、香、味，以促进小儿食欲。

2. 病情观察 注意观察病情变化，及时发现和处理并发症。如患儿出现脐周剧痛、腹胀、恶心、呕吐，并吐出食物、胆汁，甚至蛔虫，应及时报告医生并处理；如患儿突发阵发性右上腹剧烈绞痛，哭叫翻滚，屈身弯腰，面色苍白，呕吐等提示并发胆道蛔虫，应及时遵医嘱予以相应处理，并做好手术准备。

3. 对症护理 注意观察腹痛的性质、程度、部位、发作时间及伴随症状，有无压痛及肌紧张。在患儿无急腹症表现时，可局部按揉或俯卧位用软枕垫压腹部，也可热敷以减轻疼痛。

4. 药物护理 遵医嘱用药，观察药物疗效及不良反应，使用驱虫药后注意观察大便有无虫体排出。甲苯咪唑不良反应有胃肠不适、腹泻、头痛、头昏、呕吐、皮疹、发热等，应注意观察；枸橼酸哌嗪大剂量时可有恶心、呕吐、腹痛、荨麻疹、震颤、共济失调等不良反应，肝肾功能不良、癫痫患儿禁用；左旋咪唑可有头痛、恶心、呕吐、腹痛、皮疹、白细胞减少、肝功能损害等不良反应，肝肾功能不良者慎用。阿苯达唑可有口干、头晕、头痛、食欲减退、恶心、腹痛、腹胀等不良反应，2 岁以下小儿慎用。

5. 健康教育 向患儿及家长介绍疾病的防治知识，指导家长搞好饮食卫生和环境卫生，培养小儿良好的卫生习惯，不随地大小便，饭前便后洗手，不吮手指，不生食未洗净的瓜果、蔬菜，不饮生水，消灭苍蝇，加强粪便管理。粪便进行无害化处理后再使用（肥料），提供污水处理设施，才是长期预防蛔虫病的最有效措施。

小　　结

麻疹是由麻疹病毒引起的最具传染性的呼吸道疾病之一。前驱期具有发热、上呼吸道炎、结膜炎、麻疹黏膜斑（又称柯氏斑）等特点；出疹期皮疹特点为全身斑丘疹，疹间皮肤正常；恢复期有疹退后出现糠麸样脱屑、遗留色素沉着等特征。麻疹目前无特效治疗方法，护理重点为降温、皮肤护理及健康教育。

水痘是由水痘－带状疱疹病毒引起的小儿常见的急性出疹性传染病，临床表现为皮肤和黏膜相继出现斑丘疹、疱疹及结痂，因水痘皮疹分批出现，在同一部位同时存在不同时期皮疹，全身症状轻微。治疗以一般治疗和对症治疗为主，护理重点为饮食护理、降温、皮肤护理及健康教育。

猩红热是 A 组 β 型溶血性链球菌引起的急性呼吸道传染病。临床表现为发热、咽峡炎、全身弥漫性鲜红色皮疹及皮疹消退后明显脱屑。治疗首选药物为青霉素，也可用红霉素或头孢菌素。护理重点为病情观察，尤其是皮疹特点、脱屑及并发症的观察，对症护理和健康教育。

流行性腮腺炎是由腮腺炎病毒所引起的小儿时期常见的急性呼吸道传染病。以腮腺肿大、疼痛为特征，可累及各种腺体组织及器官。无特殊治疗方法。护理重点为一般护理、病情观察和预防传染病措施。

流行性乙型脑炎是由乙型脑炎病毒引起，以脑实质炎症为主要病变的急性中枢神经系统传染病。临床以高热、抽搐、意识障碍、病理反射及脑膜刺激征为特征。呼吸衰竭是主要死因。治疗主要以对症治疗为主。护理重点为降温、密切观察病情变化、及时发现呼吸衰竭、惊厥、颅内压增高及脑疝的先兆，给予对症护理。

中毒性细菌性痢疾是急性细菌性痢疾的危重型，临床特征为起病急骤，突起高热、反复惊厥、嗜睡，迅速发生休克、昏迷。护理重点为密切观察病情变化，及时发现各种并发症的先兆；根据患儿病情给予降温护理、皮肤护理、休克护理等护理措施。

原发性肺结核是小儿肺结核的主要类型，包括原发综合征和支气管淋巴结结核。临床症状轻重不一。较大小儿起病缓慢，可有结核中毒症状；婴幼儿多急性起病，高热持久，但一般情况良好，最常见的症状为干咳和轻度呼吸困难。按原则选用常用抗结核药物，护理重点为加强饮食护理、药物护理和预防护理措施。

手足口病是由肠道病毒引起的常见出疹性传染病，多见于婴幼儿。临床以发热和手、足、口腔等部位的皮疹或疱疹为主要特征。皮疹常见于手、足、口、臀部，皮疹有"不痛、不痒、不结痂、无疤痕"等特点。治疗以对症治疗为主。护理重点为饮食及对症护理。

蛔虫病是小儿时期常见的肠道寄生虫病。轻者临床症状不明显，部分患儿可有腹痛和肠道功能紊乱表现，重者可引起胆道蛔虫病、肠梗阻等严重并发症。可用驱虫药。护理重点为减轻疼痛，监测病情，做好健康教育。

案例分析

1. 患儿，3岁，因"发热、咳嗽4天，出疹1天"入院。4天前患儿出现发热，体温高达39℃，无寒战、抽搐，家长给予"双黄连口服液"服用，患儿体温仍反复升高。1天前发现颈部、前胸出现皮疹，现渐及头面、腹部、背部。患儿自发热以来，精神差，进食少，大小便正常。

体格检查：体温38.5℃，呼吸28次/分。神志清楚，精神差，呼吸稍快，无发绀，颈胸部、头面部、腹部、背部及四肢可见密集分布红色斑丘疹，压之褪色，疹间皮肤正常，双侧颊黏膜可见麻疹黏膜斑，咽部充血，扁桃体无肿大，听诊双肺呼吸音粗，双肺底可闻及少量湿啰音，心率120次/分，律齐，心音有力。

实验室及其他检查：血常规：白细胞3.5×10^9/L，中性粒细胞47%，淋巴细胞51%；胸片：双肺纹理增多；采用酶联免疫吸附试验进行麻疹病毒特异性IgM抗体检测呈阳性。

（1）早期特征性体征是什么？

（2）本病皮疹的特点是什么？

（3）针对"体温过高"的护理诊断采取哪些护理措施？

2. 患儿，7岁，因"发热伴皮疹4天"就诊。患儿于4天前无明显诱因出现发热，测体温38.3℃，伴有头晕、咽痛、咳嗽、无明显发冷、寒战。3天前于前胸部开始出现皮疹，为红色斑丘疹，现皮疹逐渐增多，波及四肢及面部，伴瘙痒。食欲正常，大小便正常，睡眠一般。既往健康。约2周前曾有同学患"水痘"。

体格检查：体温37.9℃，心率90次/分，呼吸26次/分，血压90/60mmHg。神志清楚，精神可；全身皮肤可见散在斑丘疹、疱疹，有皮疹结痂，疱疹液量少，清亮，疹间皮肤正常；口腔黏膜未见疱疹、溃疡，咽轻度充血，扁桃体不大。

实验室及其他检查：血常规：白细胞 $5.53 \times 10^9/L$，中性粒细胞 67%，淋巴细胞 30%；胸片：心肺膈未见异常。

（1）该患儿可在家隔离吗？为什么？

（2）如何指导患儿家长做好隔离护理？

3. 患儿，5 岁，因发热、咽痛、咳嗽 2 天，皮疹 1 天入院。患儿 2 天前无明显诱因出现发热，最高体温达 39℃，轻度畏寒、咳嗽，咽痛明显。家长给其口服"阿奇霉素"等药物，体温下降至 38℃。1 天前发现颈部、胸部出现红色皮疹，自发病以来，食欲较差，大小便正常。既往体健，其表兄为出血热患者。

体格检查：体温 38.5℃，心率 102 次/分，呼吸 24 次/分。急性病容，精神差，自动体位；可见耳后、颈部、胸部、背部皮肤呈弥漫性充血，密集均匀分布粟粒样丘疹，压之褪色，疹间皮肤正常；颜面轻度充血，咽部充血，可见"草莓舌"，扁桃体Ⅲ度肿大，有脓性分泌物；双肺呼吸音粗，未闻及干、湿啰音。

实验室及其他检查：血常规：白细胞 $12.5 \times 10^9/L$，中性粒细胞 83%，淋巴细胞 15%，血红蛋白 126g/L，血小板 $258 \times 10^9/L$；咽拭子培养：溶血性链球菌；心电图无异常；胸片：心肺膈未见异常。

（1）该患儿具有典型皮疹吗？请描述。

（2）应从哪些方面加强病情观察？

4. 患儿，女，10 岁，因发热、腮腺肿痛 2 天入院。患儿 2 天前无明显原因出现发热，体温高达 39℃，伴畏寒、头痛，无咳嗽、腹痛、腹泻，先出现左侧腮腺肿大，现右侧腮腺也增大，有明显疼痛。家长给其口服"感康胶囊"等药物，体温仍反复升高，波动于 37℃～39℃之间。自发病以来，精神、食欲差，大小便正常。

体格检查：体温 38℃，心率 88 次/分，呼吸 22 次/分，血压 110/70mmHg。神志清楚，精神差，自动体位；双侧腮腺肿大，以耳垂为中心，向前、后、下增大，局部皮肤紧绷、发亮，皮温高，有触痛，双侧颌下腺可触及肿大，无触痛，咽部充血，扁桃体无肿大，双肺呼吸音清，未闻及干、湿啰音。

实验室及其他检查：血常规：白细胞 $5.6 \times 10^9/L$，中性粒细胞 67%，淋巴细胞 29%，血红蛋白 112g/L，血小板 $214 \times 10^9/L$；血淀粉酶 8700U/L，尿淀粉酶 24100U/L；脑脊液常规及生化正常。

（1）本病的常见并发症有哪些？

（2）如何缓解患儿疼痛？

5. 患儿，7 岁，因发热、头痛 6 天，昏迷 2 天入院。患儿 6 天前突然出现发热，体温高达 40℃，伴明显头痛、恶心、呕吐。呕吐呈喷射性，呕吐物为胃内容物。家长给服"感康、清热解毒口服液"等治疗 2 天，体温仍维持在 40℃ 以上，1 天前出现抽搐，持续约 40 秒后自行缓解，继之昏迷，大小便失禁，曾在当地医院就诊，给予"脱水、抗炎治疗"（具体不详），化验脑脊液呈无菌性改变，怀疑"乙脑"，遂转来我院诊治。

既往健康。当地有"乙脑患者",有蚊虫叮咬史。

体格检查:体温 40.5℃,心率 102 次/分,呼吸 26 次/分,血压 90/60mmHg。发育正常,浅昏迷,呼之有反应,不能回答问题,压眶有反应,查体不合作;双侧瞳孔等大等圆,对光反射灵敏;双肺呼吸音粗,未闻及干、湿啰音;双下肢无水肿,浅反射消失,左下肢肌张力增加,跟腱、膝腱反射亢进,双侧巴宾斯基征阳性。

实验室及其他检查:血常规:白细胞 15.1×10⁹/L,中性粒细胞 89%;脑脊液压力增高,外观无色透明,白细胞计数 137×10⁶/L,氯化物 121mmol/L,糖 4.35mmol/L,蛋白质(+);乙脑特异性 IgM 抗体阳性;尿常规及肝、肾功能等正常,心电图、X 线胸片未见异常。

(1)应采取哪种隔离措施?

(2)该患儿主要护理诊断/合作性问题是什么?

(3)如患儿发生惊厥先兆,应如何护理?

6. 患儿,4 岁,因高热 5 小时,抽搐、昏迷半小时入院。患儿 5 小时前突然出现高热,体温 40.5℃,畏寒,无腹痛、腹泻,无恶心、呕吐。半小时前出现全身抽搐,四肢僵硬,双眼向上凝视,口吐白沫,持续约 4 分钟,之后患儿处于昏迷状态,呼之不应,遂急诊来院。既往体健,病前曾进食冷饮。

体格检查:体温 39.5℃,心率 140 次/分,呼吸 28 次/分,血压 90/56mmHg。昏迷状态,呼之不应,面色苍白,口唇发绀,四肢末梢冰冷;双侧瞳孔等大等圆,对光反射迟钝;双肺呼吸音清,未闻及干、湿啰音;腹部平软,下腹压痛明显,无反跳痛,肝脾肋下未触及,肠鸣音不亢进;双下肢无水肿,四肢肌张力增加,双侧膝腱反射亢进,双侧巴宾斯基征阳性。

实验室及其他检查:血常规:白细胞 17.1×10⁹/L,中性粒细胞 89%;大便常规发现脓细胞,大便培养发现痢疾杆菌;脑脊液正常。

(1)最可能的疾病诊断是什么?诊断依据是什么?

(2)目前最重要的护理诊断是什么(2 个)?

(3)相应的护理措施有哪些?

第十七章 常见急症患儿的护理

【学习目标】

1. 掌握小儿常见急症的临床表现；小儿惊厥的病情观察要点，防止窒息和预防外伤的护理措施；呼吸衰竭的保持呼吸道通畅与给氧的护理、护理措施；充血性心力衰竭的休息与饮食护理，应用洋地黄制剂的护理；急性颅内压增高的头痛护理、防止窒息的护理、药物护理；急性肾功能衰竭的饮食护理；心跳呼吸骤停的诊断依据、C－A－B要点、心肺复苏成功的标志等。

2. 熟悉常见急症的病因；控制惊厥的治疗、健康教育；降低颅内压与对症治疗；心跳、呼吸骤停的药物治疗，复苏成功后的护理；呼吸衰竭改善呼吸功能的治疗，应用人工辅助呼吸的护理要点；充血性心力衰竭的治疗要点、健康教育；急性肾功能衰竭少尿期的治疗要点等。

3. 了解常见急症的发病机制、病理生理、辅助检查等。

第一节 小儿惊厥

惊厥（convulsion）是指全身或局部骨骼肌群突然发生不自主收缩，常伴有意识障碍的常见急症。以婴幼儿多见，年龄愈小发生率愈高。反复发作可引起脑组织缺氧性损害。

【病因与发病机制】

1. 病因

（1）**感染性疾病**：①颅内感染：如细菌、病毒、寄生虫、真菌引起的脑炎、脑膜炎及脑脓肿等。②颅外感染：非颅内感染性疾病引起的高热惊厥、全身重症感染（如败血症、中毒性肺炎等）。

（2）**非感染性疾病**：①颅内疾病：颅脑损伤与出血、先天脑发育畸形、原发癫痫、颅内占位性病变等。②颅外疾病：缺氧缺血性脑病（如窒息、溺水等），代谢性疾患（如水电解质紊乱、中毒等）。

2. 发病机制 惊厥是一种暂时性的神经系统功能紊乱。主要是由于婴幼儿大脑皮层发育尚未成熟，神经髓鞘发育不完善，各种较弱的刺激也能在大脑皮层引起强烈的兴奋与泛化，导致神经细胞突然大量、异常、反复放电而引起。

【临床表现】

1. **惊厥**　多数呈全身性强直 – 阵挛性发作。典型表现为突然意识丧失，头向后仰，双眼凝视、斜视或上翻，口吐白沫，牙关紧闭，面色青紫，可伴有大小便失禁。发作持续数秒至 10 多分钟，发作后常伴有无力或嗜睡。惊厥典型表现常见于癫痫大发作。

2. **惊厥持续状态**　若惊厥时间持续 30 分钟以上，或两次发作间歇期意识不能完全恢复者，称为惊厥持续状态，为惊厥的危重型。

3. **高热惊厥**　多见于 1 ~ 3 岁小儿，是由单纯发热诱发的惊厥，是小儿惊厥常见的原因。发生在热性疾病初期体温骤然升高至 38.5℃ ~ 40℃ 或更高时，70% 以上与上呼吸道感染有关。根据发作特点和预后分为两型：

（1）单纯型高热惊厥：①多发生于体温上升早期。②多呈全身强直 – 阵挛性发作，一般发作时间短暂，仅数秒至 10 分钟，可伴有发作后短暂嗜睡。③发作后，除原发病的表现外，一切恢复如常。④在一次热性疾病中，大多只发作 1 次。⑤约 50% 的患儿会在以后发热时再次或多次发作。

（2）复杂型高热惊厥：①惊厥发作持续 15 分钟以上。②在 24 小时内反复发作 2 次或以上。③反复频繁发作 5 次以上。④局灶性发作。

多数高热惊厥的患儿随年龄增长而停止发作，约 2% ~ 7% 转变为癫痫，其危险因素主要包括：原有神经系统发育异常、有癫痫家族史、首次发作有复杂型高热惊厥的表现等。

【辅助检查】

脑电图、CT、MRI、脑脊液检查等可协助诊断。

【治疗要点】

治疗原则：控制惊厥发作，寻找和治疗病因，预防惊厥复发。

1. **对症治疗**　高热者给予物理降温或药物降温，脑水肿者应限制液体摄入并给予静脉注射甘露醇、呋塞米或肾上腺皮质激素治疗。

2. **控制惊厥**

（1）选用镇静止惊药物：①地西泮：为首选药物，剂量每次 0.3 ~ 0.5mg/kg（最大剂量 10mg）缓慢静脉注射，其特点是起效快但作用短暂，必要时半小时后可重复 1 次。②苯巴比妥：为新生儿惊厥首选药物，但新生儿破伤风后应首选地西泮，10mg/kg 缓慢静脉注射，维持量每日 5mg/kg。③苯妥英钠：地西泮无效时选用，可按每次 15 ~ 20mg/kg 缓慢静脉注射，维持量每日 5mg/kg。④10% 水合氯醛：每次 0.5ml/kg，一次最大剂量不超过 10ml，加等量生理盐水保留灌肠。

（2）针刺法：急救时若暂时无药，可针刺人中、百会、十宣、内关等。

3. **病因治疗**　尽快查明病因，并采取相应的治疗措施。

【主要护理诊断/合作性问题】

1. **有窒息的危险**　与惊厥发作、意识障碍导致误吸有关。

2. **有受伤的危险** 与惊厥发作时抽搐、意识障碍有关。

3. **体温过高** 与感染或惊厥持续状态有关。

【护理措施】

1. **一般护理** 患儿卧床休息，保持病室安静，避免刺激。高热时给予流质或半流质饮食，如牛奶、米汤等，退热后宜易消化食物，如软饭、面条等。

2. **病情观察**

（1）密切观察患儿体温、脉搏、呼吸、血压、意识和瞳孔变化，发现异常及时报告医生，以便采取抢救措施。

（2）观察惊厥的类型、持续时间，警惕患儿发生颅内高压或脑水肿，若出现脑水肿早期症状及时通知医生。

3. **对症护理**

（1）防止窒息：惊厥发作时应就地抢救，不要搬运，立即让患儿去枕平卧，头偏向一侧，松解衣服，清除口鼻咽部分泌物、呕吐物，以保持呼吸道通畅，防止吸入性窒息。将舌轻向外拉，防止舌后坠阻塞呼吸道导致呼吸不畅。

（2）预防外伤：①对已出牙的患儿在上、下齿间可放置牙垫，以防咬伤舌头；牙关紧闭者，不要强力撬开，以免损伤牙齿。对有可能发生皮肤损伤的患儿应将纱布放在患儿的手中或腋下，以防皮肤摩擦受损。②专人守护，床边放置床档，防止坠床跌伤等意外事故。

（3）降温：高热患儿及时采取物理降温或药物降温，及时更换汗湿衣服。

4. **药物护理** 密切观察患儿用药后反应。由于止惊药物多有抑制呼吸作用，用药期间注意加强生命体征监测。苯妥英钠静脉注射时，做好心电监护，注意心律及血压变化。

5. **心理护理** 多与患儿及家长交流，解除其焦虑和自卑心理，建立战胜疾病的信心。

6. **健康教育** 向患儿及家属讲解惊厥的相关知识，指导家长掌握预防惊厥的措施。告知家长患儿发热可诱发惊厥，要及时控制体温，让其掌握高热时进行物理降温的方法。教会家长惊厥发作时的处理方法，应就地抢救，保持镇静，不能摇晃患儿，可指压人中穴，待缓解后迅速送往医院。对于癫痫患儿，应按时服药，定期门诊随访。

知识链接

　　惊厥属中医"惊风"范畴，分为急惊风、慢惊风两大类。凡起病急暴、属阳属实者称为急惊风；凡病久中虚、属阴属虚者称为慢惊风。急惊风痰、热、惊、风四症俱备，临床以高热、抽风、昏迷为主要表现，多由感受外邪、内蕴湿热和暴受惊恐而引发；慢惊风来势缓慢，抽搐无力，时作时止，反复难愈，多伴昏迷、瘫痪等症。急惊风常用方药有银翘散加减、清瘟败毒饮加减、羚角钩藤汤加减等；慢惊风常用方药有缓肝理脾汤加减、固真汤合逐寒荡惊汤加减、大定风珠加减等。

第二节　急性颅内压增高

急性颅内压增高（acute intracranial hypertension）简称颅内高压，是由多种原因引起颅内容物体积增加所致的一种临床综合征。重者迅速发展成脑疝，可危及生命。

【病因与发病机制】

1. 病因　引起颅内高压的原因很多，以感染、脑缺血缺氧、颅内肿瘤和颅内出血最为常见。

（1）感染：如脑膜炎、脑炎、脑脓肿、中毒型痢疾、败血症、重症肺炎等。

（2）脑缺血缺氧：如窒息、呼吸衰竭、溺水、休克、癫痫持续状态等。

（3）颅内肿瘤：如神经胶质瘤、颅咽管瘤等。

（4）颅内出血：如新生儿颅内出血、颅脑外伤所致硬脊膜下或硬膜外血肿等。

（5）脑血管疾病：如脑血管畸形、脑栓塞和脑血栓形成等。

（6）其他：如高血压脑病、脑积水、颅缝早闭等。

2. 发病机制　正常情况下，颅内压（即颅内脑组织、脑血管系统及脑脊液所产生的压力）相对恒定，维持在正常范围，当其中任何一种内容物容积在一定范围内增加时，其余内容物则相应减少以维持颅内压相对稳定。当脑脊液压力超过180mmH$_2$O，即为颅内高压。

（1）感染、中毒、缺氧和外伤等可使血管通透性增加或脑细胞内能量代谢障碍、钠泵失活而致细胞内、外液量增多，使脑组织体积增大和颅内压增高。

（2）脑脊液循环障碍致脑积水和脑脊液量增加可使颅内压增高。

（3）颅内占位性病变使颅腔内容物体积增加，也可导致颅内压增高。

（4）颅内压持续上升，会使脑血流量下降而造成脑损伤，严重时可迫使部分脑组织嵌入孔隙而形成脑疝，导致中枢性呼吸衰竭，甚至呼吸骤停危及生命。

【临床表现】

1. 头痛　颅内高压时硬脊膜、血管及神经受挤压或炎症刺激所致，呈广泛性或局限性疼痛，晨起为甚。咳嗽、喷嚏、用力大便或改变头位时头痛加剧。婴幼儿表现为烦躁不安、尖叫或拍打头部，新生儿表现为睁眼不睡和脑性尖叫。

2. 呕吐　由于延髓呕吐中枢受刺激所致，常为喷射性，多不伴恶心。呕吐常在剧烈头痛时发生，呕吐后头痛减轻。

3. 眼部体征　颅内高压可导致第Ⅵ对颅神经麻痹、上丘受压、第Ⅲ脑室和视交叉受压，而产生复视、落日眼、视觉模糊、偏盲甚至失眠等。眼底多有双侧视乳头水肿，但婴儿期由于前囟和颅缝未闭不一定发生。

4. 意识障碍　可表现为表情淡漠、嗜睡或不安、兴奋，甚至昏迷。

5. 生命体征改变　多发生在颅内压急剧增高时，表现为血压升高、脉率减慢、呼吸变慢且不规则，若不及时治疗，可发生脑疝。下丘脑体温调节中枢受累可致高热。

6. 惊厥和四肢张力增高　大脑皮层受刺激时出现惊厥。脑干网状结构受刺激时出现肌张力增高。

7. 头部体征　可见头围增大，前囟紧张、隆起，失去正常搏动，前囟迟闭，颅缝分离等。

8. 脑疝　颅内高压严重并出现呼吸节律异常和瞳孔大小不等时，应立即考虑脑疝的可能。

（1）小脑幕切迹疝：表现为四肢肌张力增高，意识障碍加深，两侧瞳孔大小不等，患侧瞳孔先缩小继而扩大，对光反射减弱或消失，病侧眼睑下垂，眼外斜、凝视或固定。其中两侧瞳孔不等大是早期诊断小脑幕切迹疝的一项可靠依据。

（2）枕骨大孔疝：表现为颈项强直和头后仰，逐渐出现四肢强直性抽搐，可突然出现中枢性呼吸衰竭或呼吸骤停，双侧瞳孔呈对称性缩小，继而扩大，瞳孔和眼球固定，昏迷加深。

【辅助检查】

1. B超检查　可发现脑室扩大、脑血管畸形及占位性病变。

2. CT、MRI成像，脑血管造影　有助于颅内占位性病变的诊断。

3. 腰椎穿刺　用以确定炎症、出血、肿瘤或颅内其他病变。疑有颅内压增高者穿刺要慎重，以免诱发脑疝。

【治疗要点】

1. 降低颅内压

（1）20%甘露醇：为首选药物，每次 0.5~1g/kg，快速静脉注射，6~8 小时重复 1 次。

（2）利尿剂：常用呋塞米，0.5~1mg/kg 静脉注射，可在两次应用脱水剂之间或与脱水剂同时应用。

（3）肾上腺皮质激素：常用地塞米松 0.2~0.4mg/kg，每日 2~3 次，连用 2~3 天。

2. 对症治疗　控制感染、改善通气、纠正休克与缺氧、消除颅内占位性病变等。对躁动或惊厥者，迅速镇静止惊。体温过高时可采用亚冬眠疗法或头置冰帽，还可在大血管行走部位如腋下、腹股沟等处放置冰袋以辅助降温。

3. 液体疗法　补液时注意量出为入，既要防止脑水肿加重，又要避免电解质紊乱。

【主要护理诊断/合作性问题】

1. 头痛　与颅内压增高有关。

2. 有窒息的危险　与意识障碍及呕吐有关。

3. 潜在并发症　呼吸骤停、脑疝。

【护理措施】

1. 一般护理　给患儿提供一个安静舒适的环境，避免刺激。

2. 病情观察 密切监测生命体征、瞳孔、肌张力、意识状态等，以便及时发现病情变化。并注意有无呼吸骤停、脑疝等并发症的发生，一旦出现应立即报告医生，积极配合抢救。

3. 对症护理

（1）头痛：保持绝对安静，避免躁动和剧烈咳嗽。护理患儿时动作轻柔，不要突然快速转动患儿头部及翻身；卧床时头部抬高30°左右，以利于颅内血液回流，有脑疝前驱症状时以平卧为宜，注意保证气道通畅，避免颅内压增高加重。

（2）防止窒息：及时清除口鼻咽部分泌物、呕吐物，保持呼吸道通畅，防止吸入性窒息。根据病情选择不同方式供氧，以保证血氧分压维持在正常范围。备好呼吸器，必要时人工辅助通气。

4. 药物护理 遵医嘱使用脱水剂、利尿剂等以减轻脑水肿。甘露醇应在15～30分钟内快速静脉滴注或推注以达到高渗利尿目的，注射时避免药液外渗以引起局部组织坏死。应用呋塞米需注意该药可引起水、电解质紊乱。静脉使用镇静剂时速度宜慢，以免发生呼吸抑制。注意观察药物的疗效及不良反应。

5. 健康教育 向家属介绍患儿的病情及预后，指导他们积极配合治疗护理工作，解释保持安静的重要性及头肩抬高的意义，并根据原发病的特点做好相应的保健指导。

第三节　心跳呼吸骤停

心跳呼吸骤停（cardiopulmonary arrest，CPA）是指患儿突然呼吸及循环功能停止。表现为呼吸、心跳停止，意识丧失或抽搐，脉搏消失，血压测不出，为儿科危急重症。此时患儿面临死亡，如及时抢救，往往可起死回生。

【病因与发病机制】

1. 窒息 各种原因所致新生儿窒息，如被窝闷室、异物或乳汁呛入气管、痰液堵塞等。

2. 突发意外事件 各种意外损伤，如电击、溺水、严重创伤、大出血等。

3. 感染 败血症、感染性休克、颅内感染等。

4. 心脏病 心肌炎、心肌病、先天性心脏病、心力衰竭、严重心律失常等。

5. 药物中毒和过敏 洋地黄、奎尼丁中毒；麻醉意外、血清反应、青霉素过敏等。

6. 电解质与酸碱平衡紊乱 血钾过高或过低、严重酸中毒、低钙喉痉挛等。

7. 医源性因素 一些临床操作，如心血管介入治疗操作、气管插管操作等可引起迷走神经过度兴奋而导致心脏骤停。

【病理生理】

1. 缺氧 心跳呼吸骤停首先导致机体缺氧。心肌对缺氧十分敏感，缺氧可导致心肌劳损、心肌收缩力减弱，严重缺氧时心率减慢，心排血量减少，血压下降，心律失常和代谢性酸中毒，从而抑制心肌收缩力，可使心脏出现心室纤颤而致心脏停搏。因脑耗氧量占全身耗氧量的 20% ~50% ，严重缺氧使脑组织受损者，心跳呼吸停止 4 ~6 分钟即可导致脑细胞死亡。

2. 二氧化碳潴留　心跳呼吸骤停后体内即出现二氧化碳潴留，引起呼吸性酸中毒，还可抑制窦房结传导和心肌收缩力，并引起脑血管扩张导致脑水肿。

【临床表现】

以下表现即为心跳呼吸骤停的诊断标准：

1. 意识突然丧失，出现昏迷，部分有一过性抽搐。
2. 大动脉（颈、股动脉）搏动消失，听诊心音消失，血压测不出。
3. 自主呼吸浅弱或消失，面色灰暗或发绀。
4. 瞳孔散大，对光反射消失。
5. 心电图或心电监护呈等电线或室颤波。

一般在患儿出现突然昏迷及大血管搏动消失即可诊断心跳呼吸骤停，而不必反复触摸脉搏或听心音，以免延误抢救时机。

【治疗要点】

对于心跳呼吸骤停，要及时发现、及时抢救，实行高质量心肺复苏术（CPR），以重建和恢复呼吸循环功能，保护和改善大脑等重要脏器功能，促使生命功能恢复。抢救措施可归结为 "C – A – B – D – E – F" 方法，以利于抢救工作有条不紊地进行。

1. 胸外按压（circulation，C）　发现心搏停止后，立即行胸外按压，以缩短心搏骤停到开始胸外按压的时间。有效的心脏按压是心肺复苏的灵魂，胸外心脏按压通过挤压心脏能够向患儿心脏和脑部提供足以维持生命的血流及氧气。

（1）胸外心脏按压方法：①儿童：将患儿平卧于硬板上，使用单手或双手按压法，即单手或双手掌跟垂直按压胸骨下 1/2 处（乳头连线中点），注意避开剑突。按压与放松时间之比为 1：1，按压深度使胸骨下陷至少 5cm。②幼儿：可用单掌或双指按压，使胸骨下陷至少 1/3 前后径，大约 5cm。③婴儿、新生儿：单人使用双指按压法，双指位于两乳头连线中点下；双人使用双手环抱法，两手掌及四手指托住两侧背部，双手大拇指按胸骨下 1/2 处。使胸骨下陷至少 1/3 前后径，大约 4cm。

（2）按压频率：至少 100 次/分，按压后胸廓完全回弹，按压过程中尽量避免按压中断。

（3）按压与通气的协调：①未建立人工气道时，单人复苏采用按压通气比 30：2，双人或多人时采用 15：2。②建立人工气道后，按压者以至少 100 次/分的速率按压，通气以 8 ~10 次/分的速率进行。

（4）心肺复苏成功的标志：①扪及大动脉搏动，测得血压 >60mmHg（8kPa）。②听到心音，心律失常转为窦性心律。③扩大的瞳孔逐渐缩小。④口唇：甲床颜色转红。⑤肌张力恢复或有不自主运动。

2. 通畅气道（airway，A）　移去枕头使头颈伸展、气道平直，抬高下颌角，防止舌根后坠而阻塞气道，迅速清除口咽部和气管内分泌物、异物或呕吐物，必要时行气管插管或气管切开。具体手法可采用仰头抬颌法或托下颌法。

3. 人工呼吸（breathing，B）

（1）口对口人工呼吸：置患儿于仰卧位，肩背稍垫高，头后仰，保持气管伸直，但不能过度，以免气管塌陷。操作者一手托起患儿下颌，以防舌根后坠阻塞咽部，另一手拇、食指捏住其鼻孔，对准患儿口腔吹气直至患儿上胸部抬起。停止吹气后，放松鼻孔，使患儿自然呼气。对于较小婴儿，可将嘴覆盖婴儿的鼻和嘴。牙关紧闭者可采用口对鼻孔吹气。有条件的可使用复苏气囊。注意吹气应均匀，不可用力过猛，以免肺泡破裂。吹气与排气的时间之比为 1:2。吹气频率儿童 18~20 次/分，婴儿为 30~40 次/分。

（2）气管插管：尽快采用。插管后接呼吸机，以利于加压给氧和辅助呼吸。

4. 药物治疗（drugs，D）

在人工呼吸和心脏按压的同时，应根据心电图监护显示心跳呼吸骤停的类型选择促进心跳呼吸恢复的药物，由骨髓通路、静脉或气管内给药。常用药物有：

（1）肾上腺素：为首选药物，首次剂量为 0.01mg/kg，（1:10000 溶液 0.1ml/kg），静脉或骨髓腔内给药；第二剂和以后的剂量可与首剂相同，也可用 1:1000 溶液、剂量为 0.1~0.2mg/kg；气管内给药剂量为 0.1mg/kg。最大剂量每次 1mg。可每隔 3~5 分钟重复 1 次。

（2）碳酸氢钠：较长时间心脏骤停的患儿可考虑使用以纠正酸中毒，剂量为 1mEq/kg，可经静脉给予。当自主循环建立及抗休克液体输入后，其用量可依血气分析的结果而定。

（3）阿托品：2010 年版心肺复苏指南不推荐阿托品的常规使用。阿托品可抑制迷走神经活性，适用于心跳复跳后的心动过缓。剂量：0.01~0.02mg/kg，静脉注射或气管内滴入，间隔 5 分钟可重复使用。最大剂量儿童不超过 1mg，青少年不超过 2mg。

（4）利多卡因：存在室颤时可用。剂量：负荷量为 1mg/kg，给负荷量后即静脉维持，剂量为每分钟 20~50ug/kg。

（5）液体：休克时可给以等张晶体溶液（如乳酸林格液或生理盐水）；疑有或已有低血糖时可静脉推注葡萄糖溶液。

5. 心电监护（ECG，E）

有助于发现心跳骤停原因和心律失常类型，以指导治疗。

6. 电除颤（fibrillation，F）

当患儿出现室颤、室性心动过速和室上性心动过速时，须及时进行电击除颤。使用手动除颤器进行除颤时，首次电击能量为 2J/kg，重复电击的电能剂量为 4J/kg。电击除颤前，应持续给予心肺复苏，并在电击后立即开始心肺复苏（首先给予胸外按压）。

7. 其他治疗

复苏后如患儿出现低血压、心律失常、颅内高压等应分别予以预防及处理。

【主要护理诊断/合作性问题】

1. **心输出量减少** 与循环衰竭有关。

2. **不能维持自主呼吸**　与呼吸衰竭有关。

3. **潜在并发症**　心律失常。

【护理措施】

配合医生有条不紊地进行抢救，共同完成复苏，复苏成功后要做好相应的护理。

1. 专人监护，密切观察生命体征和病情变化并做好记录。

2. 加强呼吸道管理，定时湿化气道，及时吸痰，保持呼吸道通畅。

3. 维持有效循环及水、电解质平衡，准确记录出入量，保证热量供给。

4. 维持正常体温，高热时给予药物或物理降温；体温过低时适当保温。

5. 做好口腔、鼻、眼及皮肤护理，防止继发感染。

6. 备好急救用品，以备急需。

7. 给予心理支持，关心体贴患儿，耐心向家长做好病情解释工作，消除其恐惧心理，使其配合抢救工作。

第四节　呼吸衰竭

急性呼吸衰竭（acute respiratory failure，ARF）简称呼衰，是指各种原因导致的中枢和（或）外周性的呼吸生理功能障碍，使动脉血氧分压降低和（或）二氧化碳分压增加。是小儿时期常见急症之一，死亡率较高。

【病因】

1. **中枢性呼吸衰竭**　由呼吸中枢病变所致，如颅内感染、颅脑损伤、脑血管疾病、颅内占位性病变、中毒等。

2. **周围性呼吸衰竭**　由呼吸器官或呼吸肌的病变引起，如急性喉炎、喉头水肿、肺炎、ARDS、哮喘、重症肌无力等。

【病理生理】

呼吸衰竭的基本病理生理变化为低氧血症和高碳酸血症，并由此引起机体代谢紊乱和重要脏器功能障碍。

1. **低氧血症和高碳酸血症**

（1）通气障碍：某些疾病引起呼吸中枢功能障碍、死腔通气量增加、胸廓和肺扩张受限或气道阻力增加，均可引起肺通气障碍。由于通气障碍使肺泡有效通气量减少，二氧化碳排出受阻，肺泡内氧分压降低，故可出现低氧血症和高碳酸血症。此时低氧血症较易通过吸氧来纠正。

（2）换气障碍：任何原因引起的通气/血流比率失调、弥散障碍或肺内动静脉分流，均可引起换气功能障碍。由于二氧化碳的弥散能力明显高于氧，故二氧化碳的排出受阻不明显，主要出现低氧血症，而 $PaCO_2$ 正常或稍低，此时低氧血症多不易通过吸氧纠正。

2. **低氧血症和高碳酸血症对机体的影响**

（1）严重缺氧时糖无氧酵解增加而乳酸堆积，引起代谢性酸中毒；同时能量供给锐减而钠泵失灵，使 Na^+ 和 H^+ 进入细胞内而 K^+ 移向细胞外，导致电解质平衡紊乱。急性二氧化碳潴留，导致呼吸性酸中毒。在急性呼吸衰竭失代偿期，往往呼吸性和代谢性酸中毒同时存在。

（2）严重缺氧和二氧化碳分压升高时，可引起如下改变：①心肌收缩力减弱，心律不齐，心搏出量减少，肺动脉压增高，甚至导致右心衰竭。②出现肾动脉收缩、肾缺血而发生肾功能障碍，甚至肾功能衰竭。③可出现脑水肿、颅内高压和脑功能障碍。④严重缺氧可使肝细胞功能障碍，重者肝小叶中心坏死，还可造成胃肠道黏膜损害。

【临床表现】

除原发病的临床表现外，主要是呼吸系统症状及低氧血症和高碳酸血症引起的脏器功能紊乱。

1. 呼吸系统症状

（1）中枢性呼吸衰竭：主要表现为呼吸频率和节律的改变。呼吸快慢、深浅不均，出现各种异常呼吸，如潮式呼吸、毕奥呼吸等。

（2）周围性呼吸衰竭：主要表现为呼吸困难，呼吸辅助肌参与呼吸。

2. 低氧血症表现

（1）发绀：是缺氧的典型表现，口唇、口周、甲床等处明显。$PaO_2 < 40mmHg$（5.3kPa），$SaO_2 < 75\%$ 时出现发绀。但当严重贫血、血红蛋白低于 50g/L 时，可不出现发绀。

（2）循环系统：早期心率增快、血压升高，严重时可有心音低钝、心率减慢、心律不齐，并可因血压下降引起休克。

（3）神经系统：早期可有烦躁不安、易激惹，继而出现神志模糊、嗜睡、意识障碍，严重时出现颅内压增高、脑疝的表现。

（4）肾功能障碍：少尿或无尿，尿中可有蛋白、红细胞、白细胞、管型，严重时血尿素氮和肌酐增高，甚至肾功能衰竭。

（5）消化系统：可有食欲减退、恶心等胃肠道表现，也可出现消化道出血以及转氨酶增高等肝功能损害表现。

3. 高碳酸血症表现　随着 $PaCO_2$ 升高，患儿出现多汗、头痛、烦躁不安，并可因体表毛细血管扩张而出现皮肤潮红、口唇暗红；当 $PaCO_2$ 进一步增高时，则表现为嗜睡、肢体颤动、心率增快、球结膜充血；如继续增高则出现惊厥、昏迷、视神经乳头水肿等。

【辅助检查】

根据动脉血气分析结果，判断呼吸衰竭的类型、程度及酸碱平衡紊乱的程度。

I 型呼衰　即低氧血症型呼衰，$PaO_2 < 50mmHg$（6.65kPa），$PaCO_2$ 正常。常见于呼吸衰竭早期或轻症。

II 型呼衰　即高碳酸血症型呼衰，$PaO_2 < 50mmHg$（6.65kPa），$PaCO_2 > 50mmHg$（6.65kPa）。常见于呼吸衰竭晚期和重症。

【治疗要点】

1. 病因治疗　在抢救同时对其原发病和诱因进行有效的治疗。

2. 改善呼吸功能

（1）给氧：早期应给予吸氧，采用鼻导管或面罩法。

（2）保持呼吸道通畅：予以翻身、拍背等，必要时可给予雾化吸入、吸痰、使用支气管扩张剂和地塞米松等。

（3）应用呼吸兴奋剂：适用于呼吸道通畅而呼吸不规则或浅表者。

（4）辅助机械通气：严重的呼吸衰竭常需机械通气给以支持。使用指征为：①经综合治疗后病情加重。②急性呼吸衰竭，$PaCO_2 > 60mmHg$（8.0kPa），$pH < 7.3$，经治疗无效。③吸入纯氧时 $PaO_2 < 50mmHg$（6.65kPa）。④呼吸骤停或即将停止。

3. 其他　维持脑、心、肾等重要脏器的功能，纠正水、电解质和酸碱平衡紊乱等。

【主要护理诊断/合作性问题】

1. 气体交换受损　与肺换气功能障碍有关。

2. 清理呼吸道无效　与呼吸功能受损、呼吸道分泌物黏稠有关。

3. 有感染的危险　与长期使用呼吸机有关。

【护理措施】

1. 一般护理　置患儿于舒适的体位，保证营养供给。危重患儿可通过鼻饲法供给营养，选择高热量、高蛋白、易消化、富含维生素和少刺激的饮食，以免产生负氮平衡。

2. 病情观察　密切监测生命体征，尤其是呼吸频率、节律、心率、心律、血压的变化，加强意识、血气分析、尿量、受压部位是否有压疮等的观察，并准确记录出入量，发现异常及时报告医生。使用呼吸机时，注意观察有无感染的发生。

3. 对症护理

（1）保持呼吸道通畅：①协助排痰：鼓励患儿用力咳痰，对咳痰无力的患儿每2小时翻身1次，并经常轻拍胸背部，边拍边鼓励患儿咳嗽，使痰易于排出。②吸痰：无力咳嗽、昏迷、气管插管或气管切开的患儿，定时给予吸痰。吸痰前注意充分给氧，吸痰时患儿取仰卧位，吸出口、鼻、咽部、气管黏痰。注意无菌操作，动作轻柔，负压不宜过大，时间不宜过长，以防损伤气道黏膜和继发感染。③湿化和雾化吸入：可用加湿化器或超声雾化器湿化呼吸道。湿化液中可同时加入解痉、化痰和抗炎药物，有利于通气和排痰。一般每次15分钟，每日数次。④按医嘱使用支气管扩张剂和地塞米松等缓解支气管痉挛和气道黏膜水肿。

（2）合理给氧：应低流量持续给氧，以维持 PaO_2 维持在 65~85mmHg（8.67~11.33kPa）为宜。吸入氧浓度一般中度缺氧为30%~40%；严重缺氧为50%~60%；如吸入60%的氧仍不能改善缺氧症状时可用纯氧，但吸氧时间不宜超过6小时，以防氧中毒。常选用鼻导管、面罩和头罩等方法给氧。氧疗期间应定期做血气分析进行监护。

（3）应用人工辅助呼吸的护理要点：①专人监护：使用过程中经常检查呼吸机的

各项参数是否符合要求；观察胸部起伏、面色及周围循环状况；注意防止导管脱落、堵塞和可能发生的气胸等情况。若患儿有自主呼吸，应观察是否与呼吸机同步，否则应设法调整。②防止继发感染：做好病室和地面的消毒工作；限制探视人数；定期清洁、更换气管内套管、呼吸管道物品；每天更换湿化器滤纸和消毒湿化器，雾化液新鲜配制；做好口、鼻腔的护理；并遵医嘱及时应用抗生素。③做好撤离呼吸机的准备：长期使用呼吸机的患儿，易对呼吸机产生依赖心理，要耐心做好解释工作。应根据病情逐步撤离呼吸机，同时帮助患儿进行自主呼吸锻炼。

4. 药物护理 遵医嘱使用洋地黄类药、血管活性药、脱水药和利尿药等，密切观察药物的疗效及不良反应。

5. 心理护理 关心体贴患儿，多与家长交流并解释有关问题，减轻其恐惧心理，建立战胜疾病的信心。

6. 健康教育 向患儿及家属讲解呼吸衰竭的相关知识。

第五节　充血性心力衰竭

充血性心力衰竭（congestive heart failure）简称心衰，是指心脏工作能力（心肌收缩或舒张功能）下降，使心排血量绝对或相对不足，不能满足机体代谢需要的病理状态，是小儿时期常见危急重症之一。

【病因】

小儿心衰以1岁以内的发病率最高，尤其是先天性心脏病引起者最多见。也可继发于病毒性心肌炎、心肌病、川崎病、心内膜弹力纤维增生症等。儿童时期以风湿性心脏病和急性肾炎所致的心衰最为多见。另外，营养不良、严重贫血、严重感染、电解质紊乱、心律失常和心脏负荷过重都是儿童心衰发生的诱因。

【病理生理】

当心肌发生病变或心脏长期负荷加重，可使心肌收缩功能逐渐减退。早期通过心率加快、心肌肥厚和心脏扩大进行代偿，以增强和调整心排血量来满足机体需要，该阶段临床上无症状，为心功能代偿期。心功能进一步减退后，以上代偿机制不能维持足够的心排血量，致使静脉回流受阻、组织间液过多、脏器瘀血等，心脏失去代偿能力，即发展为充血性心力衰竭。

【临床表现】

1. 年长儿 心衰的症状与成人相似，主要表现为乏力、活动后气急、食欲减退、腹痛和咳嗽。安静时心率增快，呼吸浅表、增速，颈静脉怒张，肝增大、有压痛，肝颈静脉反流试验阳性。病情较重者端坐呼吸，肺部可闻及湿啰音，并出现浮肿，尿量明显减少。心脏听诊常可闻及第一心音减低和奔马律。

2. 婴幼儿 常见症状为呼吸浅快、频率可达50~100次/分，喂养困难，烦躁多汗，哭声低弱，肺部可闻及干啰音或哮鸣音，浮肿首先见于颜面、眼睑等部位，严重时鼻唇三角区呈现青紫。

3. **小儿心功能的分级** Ⅰ级：仅有心脏病体征，无症状，活动不受限；Ⅱ级：活动量较大时出现症状，活动轻度受限，亦称Ⅰ度心衰；Ⅲ级：活动稍多即出现症状，活动明显受限，亦称Ⅱ度心衰；Ⅳ级：安静休息时也有症状，活动完全受限，亦称Ⅲ度心衰。

4. **心力衰竭的临床诊断指针** ①安静时心率增快，婴儿 >180 次/分，幼儿 >160 次/分，不能用发热或缺氧解释者。②呼吸困难，青紫突然加重，安静时呼吸 >60 次/分。③肝在短时间内较前肿大，而不能以横膈肌下移等原因解释者，或肝脏肿大，超过肋缘下 3cm 以上。④心音明显低钝或出现奔马律。⑤突然烦躁不安，面色苍白或发灰，而不能用原有疾病解释者。⑥尿少或下肢浮肿，除外其他原因造成者。上述前 4 项为主要临床诊断依据，也可根据其他表现和 1~2 项辅助检查综合分析。

【辅助检查】

1. **胸部 X 线检查** 心影扩大，搏动减弱，肺纹理增多，肺部瘀血。

2. **心电图检查** 不能表明有无心衰，但有助于病因诊断和指导洋地黄的应用。

3. **超声心动图检查** 可见心房和心室腔扩大，M 型超声显示心室收缩时间延长，射血分数降低。心脏舒张功能不全时，二维超声心动图对诊断和引起心衰的病因判断有帮助。

【治疗要点】

重视病因治疗，改善心功能，消除水、钠潴留，降低氧耗和纠正代谢紊乱。

1. **一般治疗** 卧床休息，尽量避免患儿烦躁、哭闹，必要时可适当给予镇静剂。限制钠盐和液体入量。对呼吸困难的患儿及时给予吸氧。

2. **洋地黄类药物** 洋地黄能增强心肌收缩力、减慢心率，从而增加心搏出量，有效改善心脏功能。小儿时期最常用的洋地黄制剂为地高辛，可口服或静脉注射，作用时间较快，排泄也迅速，剂量容易调节，药物中毒时处理也比较容易。小儿常用剂量和用法见表 17-1。

表 17-1 洋地黄制剂的临床应用

洋地黄制剂	给药法	洋地黄化总量（mg/kg）	效力开始时间	效力最大时间
地高辛	口服	<2 岁 0.05~0.06	2 小时	4~8 小时
		>2 岁 0.03~0.05		
		（总量不超过 1.5mg）		
	静脉	口服量的 1/2~2/3	10 分钟	1~2 小时
毛花苷丙（西地兰）	静脉	<2 岁 0.03~0.04	15~30 分钟	1~2 小时
		>2 岁 0.02~0.03		

（1）洋地黄化：小儿心衰多采用首先达到洋地黄化的方法。病情较重或不能口服者可选择毛花苷丙或地高辛静脉注射，首次给洋地黄化总量的 1/2，余量分 2 次，每隔 4~6 小时给予，多数患儿可于 8~12 小时内达到洋地黄化。能口服的患儿，开始给予

口服地高辛，首次给洋地黄化总量的 1/3 或 1/2，余量分 2 次，每隔 6~8 小时给予。

（2）维持量：洋地黄化后 12 小时可开始给予维持量。维持量每日为洋地黄化总量的 1/5，分 2 次给予。

3. 利尿剂　当使用洋地黄类药物而心衰仍未完全控制或伴有显著水肿者，宜加用利尿剂。对急性心衰或肺水肿者可选用呋塞米等快速强效利尿剂；慢性心衰一般联合应用噻嗪类和保钾类利尿剂，并注意间歇用药，防止电解质紊乱。

4. 血管扩张剂　小动脉扩张可降低心脏后负荷，增加心排出量；静脉扩张使心脏前负荷降低，心室充盈压下降，肺充血的症状亦可能得以缓解。常用的药物有卡托普利、硝普钠等。

【主要护理诊断/合作性问题】

1. 心输出量减少　与心肌收缩力降低有关。

2. 体液过多　与心功能下降、微循环瘀血、排尿减少有关。

3. 气体交换受损　与肺循环瘀血有关。

4. 焦虑　与疾病的痛苦、病情危重及环境改变有关。

【护理措施】

1. 一般护理

（1）环境：保持病室安静，集中护理，避免引起婴幼儿哭闹等各种刺激，鼓励年长患儿稳定情绪。衣服要宽松，被子要松软，以利呼吸，促进舒适。

（2）休息：以降低代谢率，减少耗氧，减轻心脏负担。体位可取半坐卧位，使膈肌下降，有利于呼吸运动；青紫型先天性心脏病患儿取膝胸卧位，以减少静脉回流。根据心衰的程度合理安排休息：Ⅰ度：增加休息时间，可起床在室内做轻微体力活动；Ⅱ度：限制活动，增加卧床时间；Ⅲ度：绝对卧床休息，病情好转后可逐渐起床活动。

（3）饮食护理：注意合理营养。轻者给予低盐饮食，钠盐每日不超过 0.5~1g；重者有时给无盐饮食。少量多餐，防止过饱。鼓励患儿多吃蔬菜、水果，保持大便通畅，必要时用开塞露通便或睡前服少量的食用油。婴儿喂奶所用奶嘴孔宜稍大，以免吸吮费力，但需注意防止呛咳。吸吮困难者用滴管喂，必要时可用鼻饲。水肿严重时应限制入量。

2. 病情观察　密切观察生命体征变化，脉搏必须数满 1 分钟，必要时监测心率；详细记录出入量，定时测体重，了解水肿增减情况。

3. 对症护理　患儿呼吸困难和有青紫时应给氧气吸入。有急性肺水肿如吐粉红色泡沫痰时，可在氧气湿化瓶中加入 30% 酒精进行湿化，间歇吸入，每次 10~20 分钟，间隔 15~30 分钟，重复 1~2 次，吸入后可使泡沫表面张力减低而破裂，增加气体与肺泡壁的接触，改善气体交换。

4. 药物护理

（1）应用洋地黄制剂：由于洋地黄类药物治疗量和中毒量相近，易发生中毒，因此用药时应注意给药方法，仔细核对剂量，密切观察有无洋地黄的中毒症状：①每次应用洋地黄前应测量脉搏，必要时听心率。婴儿脉率＜90 次/分，年长儿＜70 次/分时需暂停用药并与医生联系。②严格按剂量服药：为保证洋地黄剂量准确，当注射用药量少于 0.5ml 时要用生理盐水稀释后用 1ml 注射器吸药，口服药则应单独服用，避免与其他药物混合。如患儿服药后呕吐，要与医生联系，决定是否补服或用其他途径给药。③熟悉洋地黄的毒性反应：当出现心率过慢、心律失常、恶心呕吐、食欲减退、黄绿视、视力模糊、嗜睡、头晕等毒性反应时，应停服洋地黄，并及时报告医生处理。

（2）应用利尿剂：注意用药时间和剂量，开始利尿的时间和尿量，以及患儿的反应等。利尿剂尽量在清晨或上午给予，以免夜间多次排尿影响睡眠。观察水肿的变化，定时测体重及记录尿量。用药期间注意避免出现低钾血症而增加洋地黄的毒性反应，鼓励患儿进食含钾丰富的食物，如牛奶、柑橘、菠菜、豆类等。同时还应观察低血钾的表现，如四肢无力、腹胀、心音低钝、心律紊乱等，一经发现，应及时处理。

（3）应用血管扩张剂：密切观察心率和血压的变化，避免血压过度下降。给药时避免药液外渗，以防局部组织坏死。硝普钠遇光可降解，故使用或保存时应避光（滴瓶和输液器要遮光），药液要现用现配，变色的溶液应废弃。

5. 心理护理 多与患儿及家长交流，解除其恐惧和焦虑心理，建立战胜疾病的信心。

6. 健康教育 向患儿及家属讲解心力衰竭的病因、诱因及防治措施，指导家长及患儿根据病情不同适当安排休息，保持情绪稳定，避免不良刺激和过度活动。注意合理营养，防止受凉感冒。教会年长儿自我监测脉搏的方法，教会家长掌握出院后的一般用药和家庭护理方法。

第六节 急性肾功能衰竭

急性肾功能衰竭（acute renal failure，ARF）简称急性肾衰，是由多种原因引起的肾功能在短期内急剧下降或丧失的临床综合征。临床主要表现为氮质血症、水及电解质紊乱和酸碱平衡失调。

【病因与发病机制】

1. 病因 按病因和肾脏的关系可分为肾前性、肾性和肾后性 3 类。

（1）肾前性：任何原因引起的有效循环血容量降低，致使肾血流量不足、肾小球滤过率降低，出现少尿或无尿。如呕吐、腹泻、大面积烧伤、脱水、休克、手术或创伤出血等。此时肾实质并无器质性病变。

（2）肾性：由各种肾实质病变引起，是小儿肾衰最常见原因。常见原因有：急性肾小球肾炎、急性肾小管坏死、急性间质性肾炎、肾血管病变以及慢性肾脏疾患在某些诱因刺激下导致肾功能急剧衰退。

（3）肾后性：各种原因引起的泌尿道梗阻所致。如输尿管肾盂连接处狭窄、肾结石、肾结核、肿瘤压迫、血块堵塞等。肾后性因素多为可逆性的，如及时解除病因，肾功能常可恢复。

2. 发病机制 急性肾衰的发病机制因病因和病期不同而不同。新生儿期以围产期缺氧、败血症、严重溶血或出血引起者较常见；婴儿期以严重腹泻脱水、重症感染及先天畸形引起者多见；年长儿则多因肾炎、休克引起。

【临床表现】

根据尿量减少与否可分为少尿型肾衰及非少尿型肾衰，临床以前者多见。

1. 少尿型肾衰 急性肾衰伴少尿或无尿表现者称为少尿型。临床过程分为 3 期：

（1）少尿期：一般持续 1～2 周，长者可达 4～6 周，持续时间越长，肾损害越严重。持续 2 周以上或在病程中少尿与无尿间歇出现者预后不良。如不采取透析等治疗，大部分患儿死于少尿期。

少尿期主要表现为：①水钠潴留：患儿全身水肿、肺水肿、脑水肿和心力衰竭，有时因水潴留可出现稀释性低钠血症。②电解质紊乱：常见高钾、高镁、高磷和低钠、低钙、低氯血症，以高钾血症最多见。③代谢性酸中毒：萎靡、疲乏、嗜睡、呼吸深快、食欲不振，甚至昏迷，血 pH 值降低。④氮质血症：消化系统表现为食欲减退、恶心、呕吐、腹泻，神经系统症状可有神志混乱、焦虑不安、抽搐、昏迷和自主神经功能紊乱等。⑤高血压：长期少尿患儿可出现不同程度高血压。⑥感染：是急性肾衰最为常见的并发症，以呼吸道及尿路感染多见，70% 左右的患儿合并严重感染，约 1/3 患儿死于感染。

（2）多尿期：此期出现进行性尿量增多，多尿持续时间不等，一般为 1～2 周，长者可达 1 个月。此期由于大量排尿，可发生低钾血症、低钠血症及脱水。早期氮质血症持续甚至加重，后期肾功能逐渐恢复。此外，患儿抵抗力低还易发生感染。

（3）恢复期：多尿期后肾功能不断改善，尿量恢复正常，血尿素氮及肌酐逐渐恢复正常，而肾浓缩功能需数月才能恢复正常，少数患儿留有不可逆的肾功能损害。此期患儿体质仍较弱，可表现为虚弱无力、消瘦、营养不良、贫血和免疫功能低下等。

2. 非少尿型肾衰 系指血尿素氮、血肌酐迅速升高，肌酐清除率迅速降低，而不伴有少尿表现。临床表现较少尿型急性肾衰症状轻、并发症少、病死率低。

【辅助检查】

1. 尿液检查 有助于鉴别肾前性急性肾衰和肾实质性急性肾衰。

2. 血生化检查 注意监测血电解质浓度变化及血肌酐和尿素氮。

3. 肾影像学检查 有助于了解肾脏大小、形态，血管及输尿管、膀胱有无梗阻等。

【治疗要点】

1. 少尿期治疗

（1）去除病因和治疗原发病。

（2）严格控制水和钠的摄入：坚持"量入为出"原则。每日液量 = 尿量 + 显性失水量（呕吐、大便、引流量）＋ 不显性失水量 − 内生水量。无发热患儿不显性失水量为每天 $300ml/m^2$，体温每升高 1℃ 每天增加失水 $75ml/m^2$；内生水在非高分解代谢状态下为 $250～350ml/m^2$。所用液体均为非电解质液。

（3）饮食与营养：尽可能供给足够的能量，限制蛋白质摄入。每日供给葡萄糖 3~5g/kg，以静脉输入为宜，因静脉应用可减少机体自身蛋白质分解和酮体产生。

（4）代谢性酸中毒的处理：轻、中度一般无须处理。当血 HCO_3^- <12mmol/L 时，可补充 5% 碳酸氢钠 5ml/kg。

（5）纠正电解质紊乱：包括高钾血症、低钠血症、低钙血症和高磷血症的处理。

（6）控制感染：继发感染者选择敏感性抗生素积极控制，注意避免使用肾毒性药物。

（7）透析治疗：凡上述保守治疗无效者，均应尽早进行透析。早期透析可降低死亡率，根据具体情况可选用血透或腹透。

2. 多尿期治疗　注意监测尿量、电解质和血压变化，及时纠正水、电解质紊乱。低血钾者可给氯化钾每天 2~3mmol/kg 口服，如低钾明显可静脉补充。注意补充水分，如尿量过多则应适当限制补液。

3. 恢复期治疗　此期肾功能逐渐恢复，但可遗留营养不良、贫血和免疫力低下，应注意休息和加强营养，防治感染。

【主要护理诊断/合作性问题】

1. **体液过多**　与肾小球的滤过率降低有关。
2. **营养失调：低于机体需要量**　与摄入不足及丢失过多有关。
3. **有感染的危险**　与免疫力低下有关。
4. **潜在并发症**　心力衰竭、电解质紊乱。

【护理措施】

1. 一般护理

（1）提供舒适的环境：尽量将患儿安置单人病室，做好病室的清洁和空气净化，避免不必要的检查。

（2）保证休息：患儿应卧床休息，卧床时间视病情而定，一般少尿期、多尿期均应卧床休息，恢复期可适当增加活动。

（3）饮食护理：注意营养均衡。少尿期应限制水、盐、钾、磷和蛋白质的摄入量，选择高糖、低蛋白、富含维生素的食物，保证足够的能量供给，以减少组织蛋白的分解；蛋白质限制在每日 0.5~1g/kg 为宜，以优质蛋白为主，如鸡类、奶类蛋白为佳。不能进食者可通过静脉补充营养。透析治疗时由于丢失大量蛋白质，故不需要限制蛋白质入量，长期透析者可输血浆、水解蛋白、氨基酸等。

2. 病情观察　密切观察体温、呼吸、脉搏、血压、心率、心律、尿量、尿常规、肾功能等的变化。注意有无心力衰竭、感染、水电解质紊乱等并发症的出现，如有异常及时报告医生。

3. 对症护理

（1）根据病情控制液体入量，准确记录 24 小时出入量，每日定时测体重以了解有无水肿加重。

（2）积极预防和控制感染，严格执行无菌操作，加强口腔护理和皮肤护理，保持皮肤清洁干燥。定时翻身、拍背，保持呼吸道通畅。采取切实措施，防止感染的发生。

4. 药物护理 遵医嘱给予药物，严格掌握肾毒性抗生素的用药指针，慎用氨基甙类抗生素等对肾脏有损害的药物，并根据肾功能调节用药剂量，密切观察用药后的反应。

5. 心理护理 急性肾衰是小儿时期危重症之一，患儿及家长容易产生恐惧的心理，应加强心理疏导，给予精神支持。

6. 健康教育 教育患儿及家长积极配合治疗，告知早期透析的重要性。指导家长在恢复期给患儿加强营养，增强体质，注意个人清洁卫生，注意保暖，防止受凉。

小　结

惊厥是儿科临床常见急症，以婴幼儿多见，常伴意识障碍。惊厥典型表现为癫痫大发作，高热惊厥是小儿最常见的急性惊厥。治疗主要是控制惊厥发作（镇静止惊药）和对症处理。护理强调对症护理，注意防止窒息，预防外伤，高热者要及时降温，用止惊药时须加强观察。

急性颅内压增高，简称颅内高压。引起颅内高压的原因以感染、脑缺血缺氧、颅内肿瘤和颅内出血最为常见。主要临床表现有头痛、呕吐、眼部体征、意识障碍、生命体征改变、惊厥和四肢张力增高、脑疝等。治疗关键是降低颅内压，护理重点是密切监测生命体征、瞳孔、意识等变化，防止窒息，做好用药护理。

心跳呼吸骤停是儿科危急重症，常见原因有窒息、各种意外损伤、感染、心脏病、药物中毒和过敏等。其主要临床表现为意识突然丧失，大动脉搏动，心音消失，自主呼吸浅弱或消失，瞳孔散大等。针对心跳呼吸骤停的患儿，要及时发现，迅速按照"C－A－B"顺序实施心肺复苏术，并做好相应的护理工作。

急性呼吸衰竭简称呼衰，是小儿时期常见急症之一。可分为中枢性呼吸衰竭和周围性呼吸衰竭，前者由呼吸中枢病变所致，后者由呼吸器官或呼吸肌的病变引起。主要临床表现有呼吸系统症状、低氧血症表现和高碳酸血症表现。护理强调保持呼吸道通畅，合理给氧，密切观察生命体征的变化。应用人工辅助呼吸时要专人监护，防止继发感染。

充血性心力衰竭简称心衰，是小儿时期常见危急重症之一。小儿心衰以1岁以内的发病率最高，尤其是先天性心脏病引起者最多见。心衰患儿的护理强调休息，呼吸困难和青紫患儿给氧，指导合理喂养，保持大便通畅，密切观察病情变化，应用洋地黄制剂时注意仔细核对剂量、密切观察有无洋地黄中毒症状，应用利尿剂时注意避免出现低钾血症。

急性肾功能衰竭简称急性肾衰，临床主要表现为氮质血症、水及电解质紊乱和酸碱平衡失调。小儿肾衰最常见原因是肾性因素。护理强调严密观察病情，保证休息，注意营养均衡，根据病情控制液体入量，积极预防和控制感染。

案例分析

1. 患儿，女，2 岁，因发热咳嗽 1 天来院就诊，途中出现抽搐 1 次，呈全身性，持续约半分钟，查体：体温 39.5℃，心率 130 次/分，神志清楚，咽部充血，其余检查正常。

（1）该患儿首先应考虑出现了什么情况？

（2）主要护理措施有哪些？

2. 患儿，男，10 个月，发热、咳嗽 2 天，以肺炎收入院。入院第 2 天，突然烦躁不安，呼吸急促，发绀。查体：体温 38℃，呼吸 72 次/分，心率 188 次/分，听诊心音低钝，两肺细湿啰音增多，肝肋下 3.5cm。X 线检查心影扩大。

（1）该患儿最可能出现了什么并发症？

（2）该患儿最关键的治疗措施是什么？在执行该措施过程中注意哪些事项？

主要参考书目

1. 崔焱．儿科护理学．第4版．北京：人民卫生出版社，2006
2. 梁伍今．儿科护理学．北京：人民卫生出版社，2009
3. 沈晓明，王卫平．儿科学．第7版．北京：人民卫生出版社，2008
4. 庄思齐．儿科疾病临床诊断与治疗方案．北京：科学技术文献出版社，2010
5. 汪受传，洪黛玲．儿科护理学．北京：中国中医药出版社，2005
6. 汪受传．中医儿科学．第2版．北京：中国中医药出版社，2007
7. 胡亚美，江载芳．诸福棠实用儿科学．第7版．北京：人民卫生出版社，2008
8. 尤黎明，吴瑛．内科护理学．第4版．北京：人民卫生出版社，2006
9. 冯学斌．儿科学．北京：科学出版社，2007
10. 薛辛东．儿科学．北京：人民卫生出版社，2002
11. 杨绍基，任红．传染病学．第7版．北京：人民卫生出版社，2010
12. 郑显兰，符州．新编儿科护理常规．北京：人民卫生出版社，2010
13. 黄艳，何朝霞，王艳．传染科疾病病例解析．上海：第二军医大学出版社，2010
14. 王颖，宋锦平，冯萍．传染科护理手册．北京：科学出版社，2011
15. 孙秋华，李建美．中医护理学．北京：中国中医药出版社，2007
16. 洪黛玲，张玉兰．儿科护理学学习指导．第2版．北京：北京大学医学出版社，2008
17. 陆远强，鲍德国．现代心肺脑复苏．杭州：浙江大学出版社，2011
18. 胡嫦．儿科护理学．北京：中国医药科技出版社，2005
19. 徐润华，徐桂荣．现代儿科护理学．北京：人民军医出版社，2003
20. 范玲．儿科护理学．第2版．北京：人民卫生出版社，2006
21. 林梅．儿科护理学．北京：中国中医药出版社，2006
22. 朱念琼．儿科护理学．北京：人民卫生出版社，2001
23. 叶春香．儿科护理．第2版．北京：人民卫生出版社，2008
24. 何方．护理学专业应试与辅导．儿科护理学．北京：北京科学技术出版社，2011
25. 刘霞，孔德凤．实用儿科护理技术．山东：山东科学技术出版社，2009
26. 北京儿童医院．儿科临床操作手册．北京：人民卫生出版社，2010
27. 苏祖斐．实用儿童营养学．第3版．北京：人民卫生出版社，2009
28. 朱启镕，方峰．小儿传染病学．第3版．北京：人民卫生出版社，2009
29. 赵正言．实用儿科护理．北京：人民卫生出版社，2009